Archives of Oto-Rhino-Laryngology
Archiv für Ohren-, Nasen- und Kehlkopfheilkunde
Supplement 1988/I

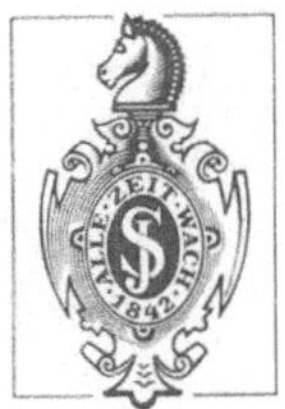

Verhandlungsbericht 1988

der Deutschen Gesellschaft
für Hals-Nasen-Ohren-Heilkunde,
Kopf- und Hals-Chirurgie

Teil I: Referate

Chirurgie des Felsenbeins
und der angrenzenden Schädelbasis
(außer Mittelohr-Chirurgie)

Schriftleitung K. Fleischer
Herausgeber M. E. Wigand

Mit 147 zum Teil farbigen Abbildungen
und 52 Tabellen

Springer-Verlag Berlin Heidelberg New York
London Paris Tokyo

Prof. Dr. med. Konrad Fleischer
Universitäts-HNO-Klinik
Feulgenstr. 10, 6300 Gießen

Prof. Dr. med. Malte Erik Wigand
Klinik und Poliklinik für HNO-Kranke
der Universität Erlangen-Nürnberg
Waldstr. 1, 8520 Erlangen

ISBN-13: 978-3-540-18846-9   e-ISBN-13: 978-3-642-83357-1

DOI: 10.1007/978-3-642-83357-1

CIP-Kurztitelaufnahme der Deutschen Bibliothek:
Deutsche Gesellschaft für Hals-Nasen-Ohren-Heilkunde, Kopf- und Hals-Chirurgie
Verhandlungsbericht ... der Deutschen Gesellschaft für Hals-Nasen-Ohren-Heilkunde,
Kopf- und Hals-Chirurgie.
Berlin; Heidelberg; New York; London; Paris; Tokyo: Springer
    Teilw. mit d. Erscheinungsorten Berlin, Heidelberg, New York.
    Teilw. mit d. Erscheinungsorten Berlin, Heidelberg, New York, Tokyo
1988.
Teil 1. Referate. – 1988. (Archives of oto-rhino-laryngology: Supplement; 1988,1)

NE: Archives of oto-rhino-laryngology / Supplement

2122/3130-543210

Inhaltsverzeichnis

**Chirurgie des Felsenbeins und der angrenzenden Schädelbasis
(außer Mittelohr-Chirurgie)**

M. Weidenbecher
Mißbildungen des Felsenbeins und der angrenzenden
Schädelbasis
(Mit 22 Abbildungen)   1

K. Jahnke
Die bedrohlichen Entzündungen des Felsenbeins und der
angrenzenden Schädelbasis
(Mit 5 Abbildungen) 63

W. Thumfart und E. Stennert
Verletzungen und Frakturen des Felsenbeins
und der angrenzenden Schädelbasis
(Mit 38 Abbildungen) 81

E. Stennert und W. Thumfart
Tumoren und Pseudotumoren des Felsenbeins
und der angrenzenden Schädelbasis.
Otochirurgisches Referat
(Mit 36 Abbildungen) 167

J. Menzel
Tumoren und Pseudotumoren des Felsenbeins
und der angrenzenden Schädelbasis.
Neurochirurgisches Referat
(Mit 46 Abbildungen) 343

Archives of
Oto-Rhino-Laryngology
© Springer-Verlag 1988

Mißbildungen des Felsenbeins und der angrenzenden Schädelbasis

M. Weidenbecher

Universitäts-Hals-Nasen-Ohren-Klinik (Direktor: Prof. Dr. M. E. Wigand)
Waldstraße 1, 8520 Erlangen

Inhaltsverzeichnis

1	**Einleitung**	2
2	**Diagnostik der Mißbildungen des Felsenbeins**	3
2.1	Diagnostik bei Verdacht auf Mißbildungen des Felsenbeins	4
2.1.1	Leitsymptom	4
2.1.2	Anamnese	4
2.1.3	Audiologie	4
2.1.4	Vestibularisprüfung	4
2.1.5	Diagnostik der Nn. VII, IX und X	4
2.1.6	Bildgebende Verfahren	5
3	**Isolierte Mißbildungen der lateralen Schädelbasis**	5
3.1	Lage- und Formanomalien des Felsenbeins	5
3.2	Mißbildungen des Mittelohres und temporofaziale Dysplasien	8
3.2.1	Die Atresia auris congenita	8
3.2.1.1	Die Bedeutung der Atresieplatte für die Chirurgie der Atresia auris congenita	9
3.2.1.2	Veränderungen der Paukenhöhle und ihres Inhalts	12
3.2.1.3	Das Felsenbein bei der Atresia auris congenita	13
3.2.2	Temporofaziale Dysplasien	14
3.3	Mißbildungen der Tube	15
3.4	Innenohrmißbildungen und ihre Beteiligung bei weiteren Syndromen	15
3.4.1	Klassifikation der Innenohrmißbildungen	16
3.4.2	Klinik der Innenohrmißbildung	17
3.4.3	Innenohrmißbildungen in Kombination mit weiteren Fehlbildungen	18
3.5	Fehlbildung des inneren Gehörganges	19
4	**Integrierte Mißbildungen der Ohrbasisregion**	19
4.1	Mißbildungen des kraniozervikalen Übergangs	19
4.1.1	Symptomatik der Mißbildungen des kraniozervikalen Übergangs	21
4.1.2	Diagnostik der Platybasie und der basilären Impression	21
4.2	Anomalien des Foramen jugulare	22
4.3	Kraniostosen	23
4.3.1	Turmschädel	23
4.3.1.1	Der einfache Turmschädel	23
4.3.2	Dysostosis cranio-facialis (Morbus Crouzon)	24
4.3.3	Akrozephalosyndaktylie (Apert-Syndrom)	24
4.3.4	Bedeutung der Kraniostosen für die Otologie	25
4.3.5	Diagnostik	25

4.4   Phakomatosen 25
4.5   Dehiszenzen der seitlichen Schädelbasis mit spontaner Liquor-Mittelohrfistel 27
4.5.1   Translabyrinthäre Liquor-Mittelohrfistel 28
4.5.2   Paralabyrinthäre Liquor-Ohrfistel 30
4.6   Symptome des spontanen Liquorflusses aus dem Mittelohr 31
4.6.1   Rezidivierende Meningitiden 31
4.6.2   Hörminderung 31
4.6.3   Vorhandensein von Liquor im Mittelohr 31
4.6.4   Bild eines Tumors im Mittelohr 31
4.6.5   Kombination von Otoliquorrhoe mit weiteren Mißbildungen 31
4.6.5.1 Diagnostik der spontanen Otoliquorrhoe 32

5   **Abnorme Verläufe von Gefäßen und Nerven** 32

5.1   Verlaufsanomalien des Nervus facialis 32
5.1.1   Der Fazialisverlauf bei der Mittelohrmißbildung 33
5.2   Chorda tympani 35
5.3   Moebius-Syndrom 36
5.3.1   Symptome des Moebius-Syndroms 36
5.3.2   Pathogenese des Moebius-Syndroms 37
5.3.3   Diagnose und Prognose des Moebius-Syndroms 38
5.4   Gefäßmißbildungen und Gefäßfehlverläufe im Mittelohr 38
5.4.1   Symptome der Gefäßmißbildung 41
5.4.2   Diagnostik der Gefäßanomalien im Mittelohr 42
5.5   Neurovaskuläre Abnormitäten im inneren Gehörgang und am Kleinhirnbrückenwinkel   42
5.5.1   Erkrankungen und Symptome, die durch den Druck von Gefäßen und Gefäßdysplasien
         auf Nerven im inneren Gehörgang und am Kleinhirnbrückenwinkel ausgelöst werden
         können 43
5.5.2   Gefäßvariationen im inneren Gehörgang 43

6   **Zusammenfassung** 49

Literatur 50

1 Einleitung

Mißbildungen des Felsenbeins und die damit verbundenen Funktionsstörungen sind nicht ganz selten und stellen daher der operativen Otologie zum Teil erhebliche Aufgaben.

Auch der Facharzt sollte die wichtigsten Krankheitseinheiten und ihre mannigfaltigen Erscheinungsformen kennen, um Leitsymptome und Untersuchungsbefunde richtig einordnen und eine zweckmäßige Therapieplanung einleiten zu können. Das Ziel dieses Referates ist es daher nicht, eine Übersicht über gängige Operationsmethoden zu liefern, sondern die chirurgische Klinik der relevanten Mißbildungen darzustellen. Es soll unter diesem Aspekt die in Handbüchern und früheren Literatursammlungen verzeichneten Kenntnisse zusammenfassen, durch die neueren Beiträge des Schrifttums ergänzen und insbesondere auch die diagnostischen und therapeutischen Errungenschaften jüngster technischer Entwicklungen einarbeiten. Wie immer werden dabei persönliche Ansichten und Erfahrungen einfließen. Daher bleibt eine solche Zusammenstellung im Ansatz stets auch subjektiv, und sie will keinen Anspruch auf Vollständigkeit erheben.

Um den Umfang zu straffen, mußten ohnehin detaillierte Besprechungen der Materie fortgelassen werden. Es darf auf frühere monographische Bearbeitungen verwiesen werden, so auf die Referate von Beck und Lehnhardt, die Mißbildungen des Innenohres betreffend, oder auf die ausführlichen Arbeiten von Hansen (1969) Krmpotić (1978), Helms (1978) und Menzel (1978) über die Gefäßversorgung des Innenohres und des inneren Gehörganges.

Auch die Referate von Krastel (1978), Jørgensen et al. (1964) und Terrahe (1972) zur Genetik und Diagnostik von Mittelohr- und Innenohrmißbildungen müssen als Referenz-Literatur hervorgehoben werden sowie diejenigen von Zülch (1956) und Walther (1944), die sich mit der Atresia auris congenita und mit Formfehlern der Ohrmuschel befassen. Diese Themen werden im vorliegenden Referat nur kurz behandelt, da es sich mit den „Mißbildungen des Felsenbeins und der angrenzenden Schädelbasis" beschäftigt und auftragsgemäß die Chirurgie dieses Grenzgebietes besprechen soll unter Ausklammerung der Mittelohrchirurgie. Die Tympanoplastik, selbst in ihrem weitergefaßten Sinne als Rekonstruktionsmethode bei Mißbildungen, Verletzungen, Entzündungen oder Tumoren des Mittelohres war nicht das Thema. In den nachfolgenden Abschnitten stand vielmehr diejenige Mikrochirurgie zur Besprechung an, die auch als Oto-Neurochirurgie bezeichnet wird. Sie von den Krankheitseinteilungen her zu ordnen und nach den Diagnostik- und Therapiemöglichkeiten aufzubereiten, war das Ziel des Referates.

Die Eingliederung einzelner Krankheitsbilder fiel nicht immer leicht. Schon der Begriff „Mißbildung" ist nicht klar zu definieren. Jørgensen versteht darunter z. B. ganz allgemein die pathologische Abweichung von der normalen Morphologie außerhalb der artgemäßen Variationsbreite. Aber was ist in diesem Zusammenhang „pathologisch", und wo endet die „Normvariante"? Wer häufiger CT-Bilder der Schädelbasis studiert, muß sich nicht selten fragen, ob da nicht im gegebenen Einzelfall eine Fehlstellung vorliegt, die vielleicht ursächlich an einer Funktionsstörung beteiligt ist. Oder es drängen sich angesichts der Häufigkeit von Variationen der arteriellen Gefäßversorgung im Kleinhirnbrückenwinkel berechtigte Zweifel auf, was denn überhaupt eine pathologische „Gefäßschlinge" sei. Wahrscheinlich wird das Krankhafte daran erst manifest, wenn Funktionsstörungen davon verursacht werden. Daß dies möglich ist, steht mittlerweile außer Zweifel, und so gehört die Erwähnung solcher Formabweichungen zum Thema. Dies gilt andererseits auch für die Schilderung von für den Felsenbeinoperateur relevanten Verlaufsvarianten von Nerven und Gefäßen, selbst wenn sie keine Krankheitszeichen auslösen. Der sich bildgebender Verfahren bedienende Diagnostiker muß sie jedoch ebenso kennen wie der ins Felsenbein vordringende Chirurg.

Zu streifen sind schließlich diejenigen Veränderungen, die auf einer kongenitalen Störung beruhen, jedoch erst im Verlauf der postnatalen Entwicklung manifest werden. Diese "delayed malformations" (Cottier 1980) sind in den verschiedenen Abschnitten angeführt.

2 Diagnostik der Mißbildungen des Felsenbeins

Die diagnostischen Verfahren bei Felsenbeinmißbildungen haben in den letzten Jahren an Umfang so zugenommen, daß eine detaillierte Abhandlung aller zur Verfügung stehenden Möglichkeiten ein eigenes Referat ausfüllen würde. Es darf deshalb auf die detaillierte Beschreibung von Terrahe 1972 hingewiesen werden. In dem hier gegebenen Zusammenhang sollen nur die diagnostischen Möglichkeiten beim Verdacht auf eine Mißbildung des Felsenbeins ohne Wertung der einzelnen Verfahren gestreift werden.

2.1 Diagnostik bei Verdacht auf Mißbildungen des Felsenbeins

2.1.1 Leitsymptom

Seit Geburt bestehende Schwerhörigkeit, spontaner Liquorfluß, Tinnitus, Gesichtsnervlähmung, rezidivierende Meningitiden, Schwindel u. a. sind Symptome, die an das Vorliegen einer Fehlbildung denken lassen und eine weitere Diagnostik nötig machen.

2.1.2 Anamnese

Sie umfaßt die Aufdeckung pränataler Schäden, perinataler Störungen und die frühkindliche Entwicklung. Wichtig sind eine spezielle, auf das Leitsymptom zugeschnittene Familienanamnese, nach Möglichkeit mehrere Generationen zurück, sowie der Zeitpunkt des Auftretens der ersten Symptome und eine Progredienz der Beschwerden.

Aus dem Zusammentragen von Leitsymptom und Anamnese kann dann eine gezielte weiterführende Diagnostik durchgeführt werden.

2.1.3 Audiologie

Ton- und Sprachaudiogramm sind bei den Ohrmißbildungen bewährte Tests, die über den Sitz der Hörstörung Auskunft geben. Bei hochgradiger Schwerhörigkeit, besonders wenn die Frage nach Hörresten bzw. nach der Funktion der Schnecke, des Hörnerven und der Hörbahn zu beantworten ist, sind spezielle diagnostische Maßnahmen wie Reflexmessungen im Mittelohr, die Elektrocochleographie, die Elektrostimulation der Schnecke, die CERA (cortical evoked response audiometry), oder die BERA (brain stem evoked response audiometry) unverzichtbar.

2.1.4 Vestibularisprüfung

Die thermische Prüfung des Gleichgewichtsorganes soll der Beantwortung der Frage dienen, ob und in welchem Grad das Vestibularorgan an der Mißbildung des Felsenbeins beteiligt ist. Sie kann Auskunft darüber geben, ob das periphere Endorgan (das Labyrinth) betroffen ist oder ob die Störung retrolabyrinthär gelegen ist.

2.1.5 Diagnostik der Nn. VII, IX und X

Bei entsprechender klinischer Symptomatik müssen die modernen elektrischen Untersuchungsmethoden der Hirnnerven eingesetzt werden. Besondere Bedeutung hat die Elektromyographie des N. facialis inklusive der Diagnostik des Nervus petrosus major (Schirmer-Test) für die Prognose der angeborenen Gesichtsnervlähmung, wie sie selten als Begleitsymptom der Ohrmißbildung oder in fast 70% bei der durch Thalidomid hervorgerufenen Atresia auris congenita auftritt. Eine neurologische Mitdiagnostik zum Ausschluß von Erkrankungen des Zerebrums und Zerebellums ist in speziellen Fällen anzustreben.

2.1.6 Bildgebende Verfahren

Zur Abklärung der Lokalisation und des Schweregrades einer Mißbildung werden die bildgebenden Verfahren heute den Ausschlag geben. Die klassischen Röntgenprojektionen sind weitgehend vom Computertomogramm abgelöst worden, da ihre Aussagekraft zu gering ist. Das CT gestattet es, bei einer Schichtdicke von 1 mm dem Operateur präoperativ Details über den Schweregrad einer Mißbildung und über die Lageanomalie, z. B. des N. facialis, Auskunft zu geben. Revolutionierend war auch die Möglichkeit, die topographischen Beziehungen von Gefäßen und Nerven im inneren Gehörgang und am Kleinhirnbrückenwinkel sichtbar zu machen, so daß Erkrankungen, die früher nur symptomatisch angegangen wurden, jetzt kausal behandelt werden können (z. B. Spasmus hemifacialis, Trigeminusneuralgie, Morbus Menière u. a.). Aber auch das MRT (Magnetic response tomography) und die Angiographie, speziell die Subtraktionsangiographie, sowie die retrograde Jugularographie bei Veränderungen der abfließenden Venenleiter, werden u. U. herangezogen werden müssen.

3 Isolierte Mißbildungen der lateralen Schädelbasis

3.1 Lage- und Formanomalien des Felsenbeins

Das Felsenbein, Pars pyramidalis des Os temporale, dessen Name die besondere Härte dieses Knochens hervorhebt, enthält bzw. begrenzt wichtigste funktionelle Strukturen: Die Hörschnecke und das Vorhofbogengangsorgan, die Kanäle für deren zugehörige Nerven (N. cochlearis, Nn. vestibulares), aber auch den Fazialisnerv mit seinen Nebenästen (N. petrosus major, N. stapedius, Chorda tympani), schließlich den N. glossopharyngeus (mit N. tympanicus) und den N. vagus als Teil der kaudalen Hirnnervengruppe. Ferner sind integriert die Arteria carotis interna und der Sinus sigmoideus (mit Bulbus und Vena jugularis) sowie der obere und untere Sinus petrosus.

Durch seine Härte und durch die sinnvolle konstruktive Einordnung in das kraftableitende Kreuzsystem knöcherner Trajekte (Felsenbein–Clivus–Keilbeinflügel) gehört es zu den stärksten Bauelementen der Schädelbasis. Gleichzeitig bildet es die Grenze zwischen mittlerer und hinterer Schädelbasis, so daß bei seinen Deformierungen diese beiden Fossae zwangsläufig involviert sind (Abb. 1). Die komplizierte Entwicklung des Felsenbeins mit seinen Strukturen macht dieses Organ für Fehlbildungen sehr empfindlich, was im schwersten Fall zur Aplasie führen kann.

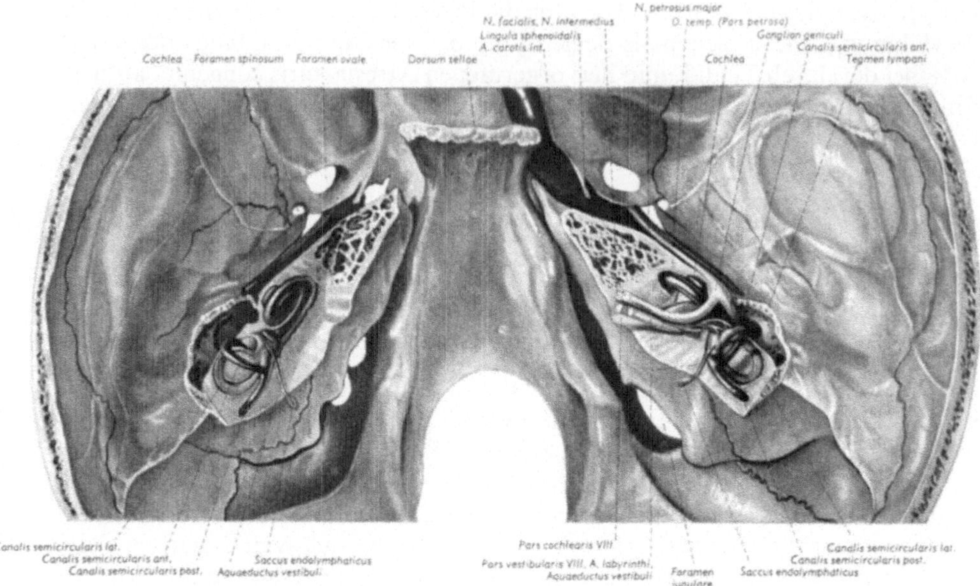

Abb. 1. Das Felsenbein in seiner Position zwischen den Schädelgruben (Aus Pernkopf 1960)

Die Literatur verzeichnet kaum Studien über isolierte Fehlstellungen des Felsenbeins an gesunden Menschen. Interessant sind deshalb die Untersuchungen von Serćer und Krmpotić (1960), die ohne äußerliche Schädeldeformitäten Asymmetrien der Achsen und eine gewisse Drehung der Pyramide zwischen den Keilbeinflügeln als Ursache für die Otosklerose ansehen. Rein spekulativ und durch eine prospektive Studie wäre auch der Frage nachzugehen, ob nicht knöcherne Veränderungen im inneren Gehörgang bzw. am Porus acusticus internus, oder eine Fehlstellung der Felsenbeine für die progrediente Innenohrschwerhörigkeit verantwortlich sind (Abb. 2).

In einem von uns beobachteten Fall zieht im CT-Bild der N. cochlearis an der hinteren Zirkumferenz des Porus acusticus entlang und steht mit diesem eng in Kontakt, so daß eine Neurolyse möglicherweise die Progredienz der Schwerhörigkeit hätte verhindern können.

Meist jedoch sind die Fehlstellungen des Felsenbeins in Fehlbildungssyndrome der Schädelbasis, wie z. B. beim Turmschädel, bei der Platybasie oder beim Morbus Crouzon einbezogen. Dabei hat nicht jede Lage- und Formanomalie Krankheitswert, sondern ist nur Teil einer allgemeinen Schädel- und Schädelbasismißbildung.

Nahezu regelmäßig finden sich Fehlstellungen der Felsenbeine bei Störungen des ersten Kiemenbogens. So gehen z. B. die Atresia auris congenita und die kraniofazialen Dysostosen in der Regel mit einer Lageanomalie des Felsenbeins und einer atypischen Verlaufsachse der Pyramide und des inneren Gehörganges, wie auf dem CT-Bild zu sehen ist (Abb. 3), einher (Terrahe 1971; Ebel 1970). Das Fel-

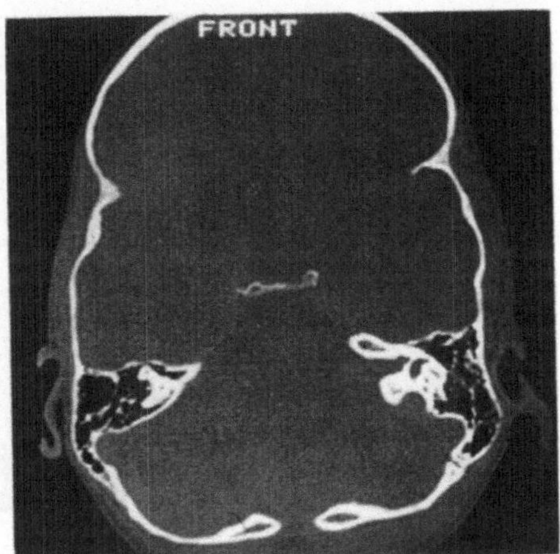

Abb. 2. Anomalie der Schädelbasis mit Fehlstellung und Verkürzung beider Pyramiden sowie großer vorderer und mittlerer Schädelgrube bei einem Patienten mit Taubheit auf dem rechten Ohr

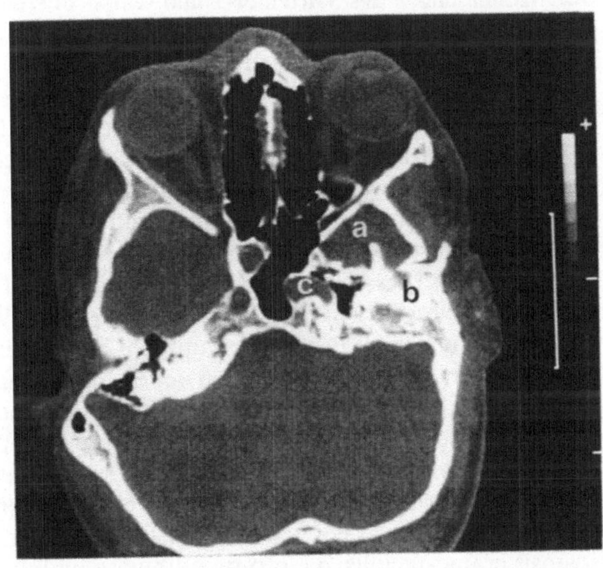

Abb. 3. Auf der axialen Schicht durch die Schädelbasis bei einer Atresia auris congenita ist das rechte Felsenbein nach anterior verlagert und verdreht, die mittlere Schädelgrube verkleinert, der Karotiskanal horizontal verlagert, der äußere Gehörgang fehlt. *a* mittlere Schädelgrube, *b* Felsenbein, *c* Karotiskanal

senbein ist in diesen Fällen um die Längsachse nach außen und unten mit einer Seitwärtsdrehung rotiert und kommt somit unterhalb der Basis zu liegen, so daß der laterale Bogengang parallel zum Boden der mittleren Schädelgrube zeigt. Verbunden ist diese Drehung häufig mit einer Verplumpung und Verkürzung der Pyramide. Sie ist nach Gerhardt und Otto (1981) bedingt durch ein Überwiegen des Hyoidbogens und der Grund für die Verlaufsanomalie des Nervus facialis. Eine solche Mißbildung der Schädelbasis und eine Rotation des Felsenbeins ließ sich mit Befunden, die mit der menschlichen Atresia auris congenita identisch sind, experimentell an Föten von Vitamin A-intoxikierten Ratten erzeugen (Abb. 4), was klinische Bedeutung für die endaurale Tympanoplastik bei der schweren Mittelohrmißbildung gewinnt.

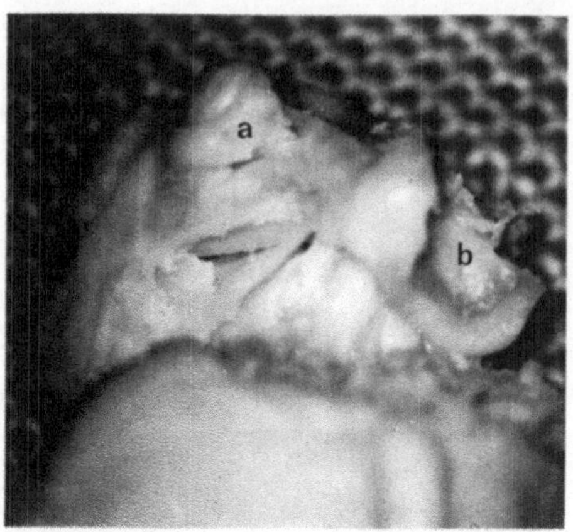

Abb. 4. Schwere Schädel- und Schädelbasismißbildung eines durch Vitamin A-Überdosierung mißgebildeten Rattenföten. *a* Auge,
b Schädelbasis

3.2 Mißbildungen des Mittelohres und temporofaziale Dysplasien

Unter den Mißbildungen des Felsenbeins spielt die kongenitale Atresie des Mittelohres für den Hals-Nasen-Ohren-Arzt die bedeutendste Rolle. Es sollen bei der
Aufarbeitung des Abschnittes jedoch nicht nur die Mißbildungen als solche wiedergegeben werden, sondern sie sollen in die klinische Bedeutung dieser Fehlbildungen integriert werden. Da die Bearbeitung dieses Themas nach klinisch-dia-
gnostischen und operativen Gesichtspunkten ferner im Hinblick auf eine Hörge-
rätversorgung sowie hinsichtlich genetischer Beratung und einer Indikationsstellung zur Hörverbesserung jedoch nicht Gegenstand dieses Referates ist, darf auf
die Referate von Jørgensen, Zühlke und Terrahe (1972) verwiesen werden.

Aus Störungen im Bereich der hinteren Enden der beiden ersten Kiemenbögen
sowie der benachbarten Strukturen der ersten Schlundtasche resultieren die Mißbildungen des Mittelohres und der darin enthaltenen Strukturen sowie benachbarter Organe. Gesteuert wird die Entwicklung der Kiemenbögen nach Hövels
(1953, 1957) von einem übergeordneten Determinationszentrum im Bereich des
Kopforganisators. Das Ergebnis eines Fehlverhaltens in der Embryogenese sind
z. B. die Atresia auris congenita sowie die kraniofazialen Syndrome, wie die Dysostosis cranio-facialis, die oto-mandibuläre und die oto-vertebrale Dysostose.

3.2.1 Die Atresia auris congenita

Die Mittelohrmißbildung stellt die häufigste Anomalie des Felsenbeins dar, obwohl nach v. Massenbach (1962) nur eine Atresie bei etwa 12 000 Geburten beobachtet wird. Da sie autosomal-dominant vererbt wird, ist ein gehäuftes familiäres
Vorkommen nicht selten, wobei sie meist einseitig, selten aber auch bilateral, auftreten kann. Das Charakteristikum der A. a. c. ist je nach Schweregrad die fehlende oder rudimentäre Ohrmuschel, der enge oder atretische äußere Gehörgang, die
Atresieplatte sowie ein verformtes Cavum tympani mit Mißbildungen der im Mittelohr enthaltenen Strukturen sowie u. U. eine dysplastische Mitbeteiligung des
knöchernen und membranösen Labyrinths.

Um die Klassifikation dieser Anomalie hat sich auf dem Boden seiner histologischen Studien besonders Altmann (1955) verdient gemacht. Klinisch unterscheiden sich die leichten von den schweren Mißbildungen durch das Vorhandensein einer Knochenplatte (= Atresieplatte) als laterale Begrenzung der Paukenhöhle. Altmann teilt die Mißbildungen des Ohres wie folgt ein:

Typ I: Gruppe 1: Trommelfell vorhanden, Abnormitäten der Ossikel, die Pauke ist normal.

Typ II: Gruppe 2: Paukenhöhle ist nicht verkleinert, die Ossikel sind teilweise mißgebildet, anstelle des Trommelfells findet sich die Atresieplatte.

Typ III: Die Paukenhöhle ist durch Knochen mehr oder weniger eingeengt, die Ossikel sind mißgebildet, die Atresieplatte verschließt das Cavum tympani.

Typ IV: Als schwerste Form der Mißbildung fehlt die Paukenhöhle, stattdessen findet sich spongiöser Knochen. Sie stellt eine echte Hemmungsmißbildung dar.

Die Einteilung der Mittelohratresieformen ist notwendig, um Gleiches mit Gleichem vergleichen zu können. Es kann jedoch häufig erst retrospektiv, d.h. aufgrund der operativen Befunde, eine detaillierte Typisierung durchgeführt werden. Aus diesem Grund hat es nicht daran gefehlt, prätherapeutisch auf dem Boden tomographischer Befunde eine Stadieneinteilung vorzunehmen (Naunton u. Valvassori 1968). Die konventionelle Röntgendiagnostik war jedoch nur bedingt in der Lage, die komplexe Anatomie der Mißbildungen innerhalb des Felsenbeins aufzuklären. Erst der Einsatz des Hochauflösungs-CTs machte es möglich, neben detaillierten Darstellungen des Paukenhöhleninhaltes den Zustand der Fensternischen, der Tube, aber auch der Weichteile in der Paukenhöhle abzubilden, was im Hinblick auf den Verlauf des Nervus facialis durch das Felsenbein große Bedeutung hat. Über die Mobilität der Ossikel bzw. eine alleinige Dysplasie des häutigen Labyrinths kann das Computertomogramm auch heute noch keine Aussage machen und allenfalls nur bedingt Hinweise geben.

3.2.1.1 Die Bedeutung der Atresieplatte für die Chirurgie der Atresia auris congenita

Die Atresieplatte stellt ein Hauptproblem bei der chirurgischen Behandlung der Mittelohrmißbildung dar, sie ist das Charakteristikum der schweren Mittelohratresie. Die teils kompakte, teils spongiöse Knochenplatte bildet die laterale Begrenzung der Paukenhöhle (Abb. 5). Nach Altmann steht sie nicht in der normalen Trommelfellebene, sondern mehr medial und engt somit das Paukenhöhlenlumen von lateral her ein. Nach Altmann setzt sie sich aus mehreren Quellen zusammen:

a) Aus einer Wucherung des Processus styloideus bei Aplasie des Os tympanicum. Dieser Meinung schließen sich Deutsch (1925), Reichert (1837), Marx (1922) und Lüscher und Wey (1965) an.

b) Aus einer Hypertrophie des Processus styloideus bei Hyperplasie des Os tympanicum (Abb. 6a, b).

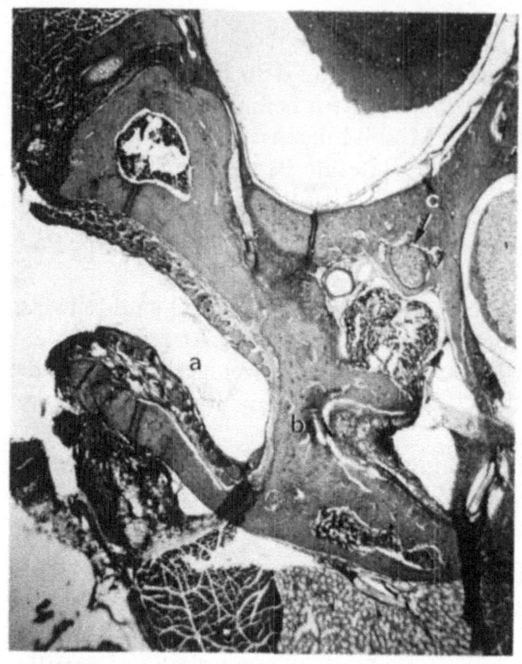

Abb. 5. Die Atresieplatte verschließt nach lateral das Mittelohr eines ausgewachsenen Rattenohres, welches im Sinne einer Atresia auris congenita mißgebildet war. *a* äußerer Gehörgang, *b* Atresieplatte, *c* Nervus facialis

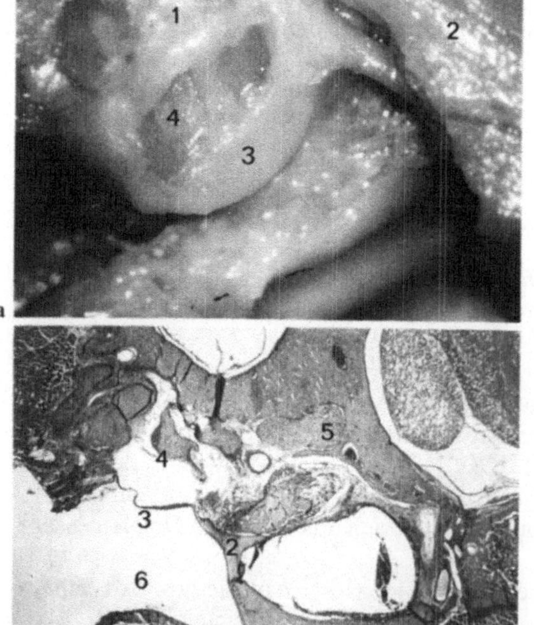

Abb. 6a, b. Das Trommelfell eines Rattenföten mit mißgebildetem Ohr geht nach kaudal in die noch knorpelige Atresieplatte über. Aus der knorpeligen Platte hat sich beim erwachsenen Tier eine Knochenplatte entwickelt, welche einer Hyperplasie des Os tympanicum entspricht (**b**). **a** *1.* Os tympanicum; *2.* Unterkiefer; *3.* knorpelige Atresieplatte; *4.* Trommelfell; **b** *1.* Os tympanicum; *2.* Atresieplatte; *3.* Trommelfell; *4.* Ossikel; *5.* Nervus facialis; *6.* äußerer Gehörgang

c) Aus einer Hypoplasie des Os tympanicum (Kiesselbach 1882; Alexander u. Benesi 1900; Politzer 1882; Lüscher u. Wey 1965).
d) Durch eine Hyperplasie der Pars mastoidea (Deutsch 1925).
e) Aus seinem Fortsatz der Squama des Os temporale (Marx 1922; Lüscher u. Wey 1965; Altmann 1955).

Nach eigenen Untersuchungen an Vitamin A-induzierten Ohrmißbildungen an Ratten stellt die Atresieplatte jedoch eine simultane Fehlbildung mehrerer Bestandteile dar und ist nicht als Hyper- oder Hypoplasie nur einer Anlagewurzel des Ohres oder seiner Umgebung zu verstehen. In den mikrochirurgisch und histologisch beurteilten Fällen scheint sie aus mehreren voneinander unabhängig sich entwickelnden Komponenten hervorzugehen, die jeweils in unterschiedlichem Ausmaß gebildet und miteinander am Aufbau der Atresieplatte beteiligt sind, wie Tabelle 1 zeigt.

Mit dem Vorhandensein einer Atresieplatte fehlt in der Regel ein äußerer Gehörgang oder er ist massiv eingeengt (selten). Auf dem Weg zum Mittelohr wird heute noch unter Umgehung der Atresieplatte der klassische Zugang über das Mastoid oder als Zweiwegeoperation über das Mastoid und die Atresieplatte bevorzugt (Ombrédanne 1957; House et al. 1958; Portman 1961; Wullstein 1968; Marquet 1981; Naumann; Kley 1954; Woodman). Wigand (1975) dagegen benützt selbst bei völligem Fehlen des äußeren Gehörganges ausschließlich den

Tabelle 1. Im Tierexperiment gefundene Bausteine am Aufbau der Atresieplatte

1. Os tympancium
2. Squama des Os temporale
3. Hyperplastische Labyrinthkapsel

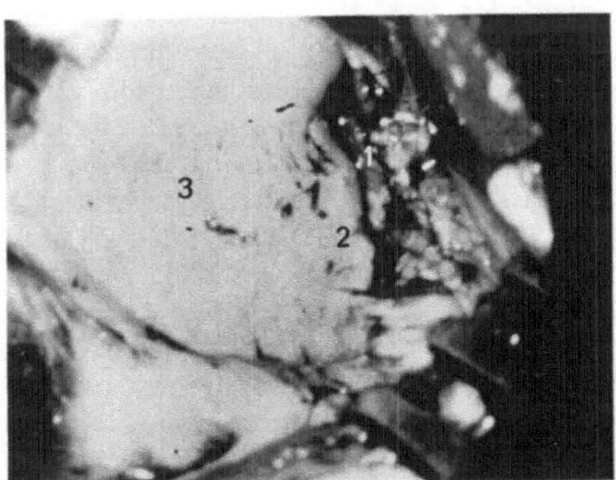

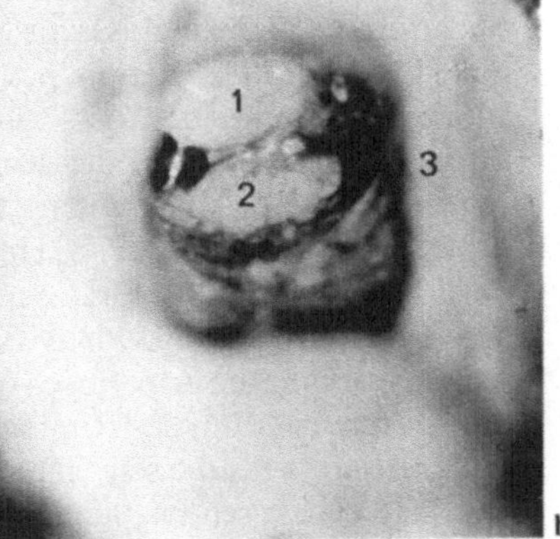

Abb. 7. a Atresieplatte eines linken Ohres nach Abpräparieren der Weichteile. Zwei Randzacken und die Arteria auricularis profunda als Landmarken. *1.* Arteria auricularis profunda; *2.* Randzacken; *3.* Atresieplatte. **b** Das Auffräsen der Atresieplatte führt in den Kuppelraum sowie auf Hammerkopf und Amboßkörper. *1.* Hammerkopf; *2.* Amboßköper; *3.* vordere Gehörgangswand (neu geschaffen)

endauralen Weg durch die Atresieplatte mit möglichster Erhaltung einer dem
Kiefergelenk und der Glandula parotis zugewandten, operativ geschaffenen vorderen Gehörgangswand. Da das Felsenbein bei der Atresia auris congenita zur
Schädelbasis hin rotiert ist, gelangt er deshalb von oben, wie auf Abb. 7 a, b zu sehen, d. h. vom Epitympanon her, auf die Ossikel. Bei 64 endaural operierten
schweren Atresien konnte der N. facialis in der Paukenhöhle stets identifiziert und
somit geschont werden. Der neu geschaffene knöcherne Gehörgang wird durch
einen prä- und einen postaurikulär gestielten Hautlappen in Verbindung mit ein-
geklebter Spalthaut offengehalten.

3.2.1.2 *Veränderungen der Paukenhöhle und ihres Inhalts*

Das Paukenhöhlenlumen variiert in seiner Ausdehnung. Von mittelgroß über
schmal bis zur Aplasie sind je nach Schweregrad der Mißbildungen alle Variationen möglich. In der Regel findet sich selbst bei der schweren Mißbildung ein luft-
haltiges Lumen, was auf eine funktionsfähige Tube hinweist. Die Mißbildungen
von Hammer und Amboß sowie Anteile des Stapes als Derivate des ersten Kiemenbogens (= Meckelscher Knorpel) und des zweiten Kiemenbogens (= Rei-
chertscher Knorpel) entstehen aus einer fehlenden Differenzierung infolge einer
Störung in diesen Knorpeln. Bei der kleinen Mittelohrmißbildung sind der Gehörgang und das Trommelfell normal, die Ossikel wenig mißgebildet, evtl. ver-
klumpt und verlagert und teilweise pathologisch fixiert (Sando et al. 1968; Ombrédanne 1957; Portmann 1961; Krampitz 1912; Moos u. Steinbrügge 1885; Panse 1912; Wolff 1964, Schuknecht 1971). Bei der mittelschweren und schweren
Mißbildung fehlt der äußere Gehörgang, die Atresieplatte verschließt das Mittelohr, die Paukenhöhle ist verlagert und kleiner, der N. facialis nimmt nach Angaben vieler Autoren einen leicht bis extrem abnormen Verlauf. Neben Veränderungen des Paukenhöhlenlumens und der Ossikel muß mit weiteren Veränderungen
im Mittelohr gerechnet werden, und zwar:
1. mit einem Fehlen, einer Verlagerung oder einem Verschluß des runden und/
   oder ovalen Fensters (Bernstein 1966; Nakamura u. Sando 1966; Everberg
   1968; Hough 1958; Arnold u. v. Ilberg 1971; Pou 1963; Gundersen 1967; Tabor
   1961; Fernandez u. Ronis 1964; Ombrédanne 1957), welches eine Schalleitungsschwerhörigkeit oder kombinierte Schwerhörigkeit zur Folge hat,
2. mit einem Fehlen oder einer Fehlentwicklung des Steigbügels (Gerhardt u. Otto 1970; Sando et al. 1968; Hemenway et al. 1969; McAskile 1957; Wright et
   al 1966; Plester 1961; Brette u. Simon 1983; Gundersen 1967; Harrison et al.
   1966; Axelsson et al. 1963; v. Schultheiss 1974; Beickert 1962) sowie einer sta-
   pediovestibulären Ankylose (Agazzi u. Bullo 1950), welche durch eine fehlende Differenzierung des Ringbandes bedingt ist. Dies führt zu einer Mittelohrschwerhörigkeit, die seit Geburt besteht und nicht progredient ist,
3. mit Mikrofissuren im Bereich des ovalen Fensters, die ein Überleiten von Infektionen auf das Innenohr ermöglichen (Cauldwell u. Anson 1942),
4. mit Mißbildung und Fehlen der Mittelohrmuskeln und Sehnen (Hoshimo u.
   Paparella 1971),
5. mit einem atypischen Verlauf von Gefäßen und Nerven (s. Abschn. 5.4).

3.2.1.3 Das Felsenbein bei der Atresia auris congenita

Mit der Mißbildung des Mittel- und Innenohres einhergehend, findet man bei der
A. a. c. fast regelmäßig ein verplumptes (Abb. 8) und verkürztes sowie nach außen
um die Längsachse rotiertes Felsenbein mit Seitwärtsdrehung von Labyrinth und
Mittelohr (Abb. 9 u. 10) (Terrahe 1972; Ebel 1970; Altmann 1965; Mayer 1933;
Hövels 1957). Das akustikovestibuläre Organ rotiert somit zur Schädelbasis hin,
was, wie bereits voranstehend erwähnt, für die Operation der Atresie Bedeutung
hat.

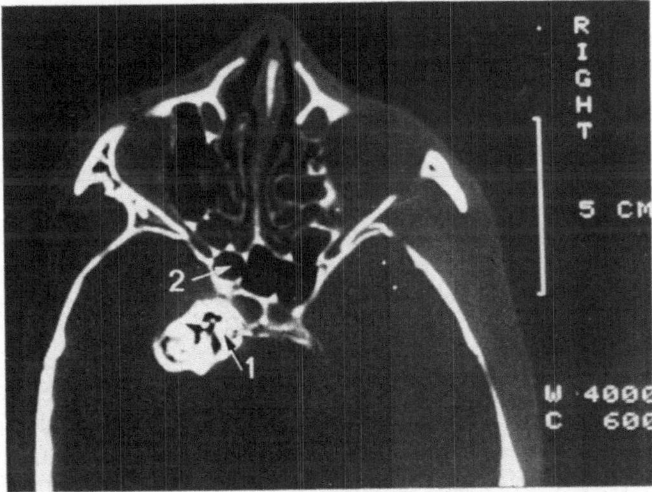

Abb. 8. Das CT-Bild eines Patienten mit Hemiatrophia faceii und Taubheit auf dem linken Ohr zeigt
eine schwere Anomalie des linken Felsenbeines mit fehlender Pyramide und mißgebildetem Mittelohr.
Die Labyrinthkapsel ist verlagert und liegt der Keilbeinhöhle fast an. *1.* Labyrinthkapsel; *2.* Keilbeinhöhle

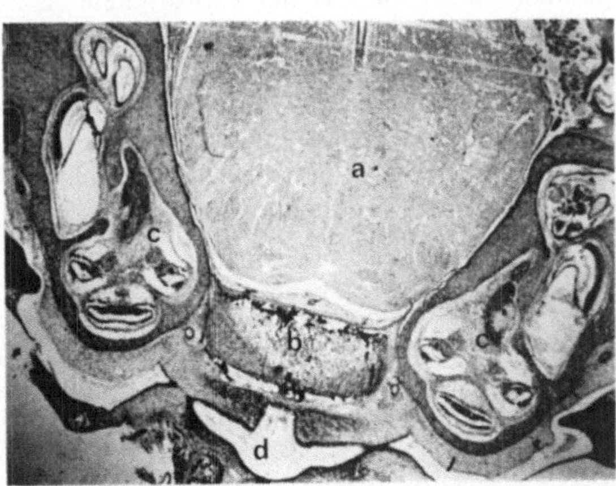

Abb. 9. Der Frontalschnitt durch den
Schädel eines mißgebildeten Rattenföten zeigt eine Rotation der Felsenbeine zur Schädelbasis. *a* Gehirn;
b Schädelbasis; *c* Innenohr; *d* Nasenrachenraum

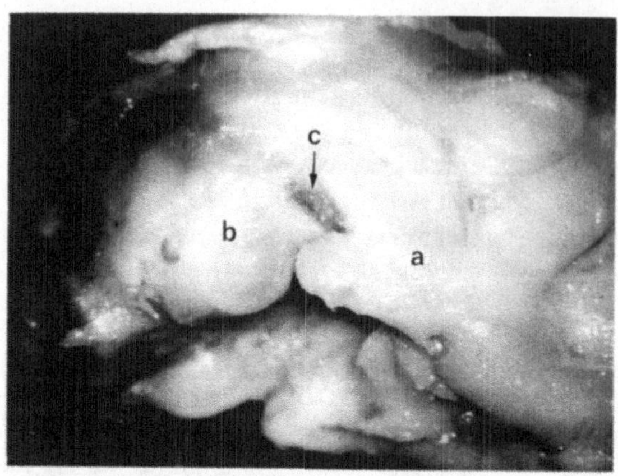

Abb. 10. Das Felsenbein eines mißgebildeten Rattenföten ist zur Schädelbasis hin rotiert, so daß die Trommelfellebene fast parallel zur Basis liegt. *a* Unterkiefer; *b* Ohranlage; *c* Trommelfellebene

3.2.2 Temporofaziale Dysplasien

Neben der isolierten Form der Atresia auris congenita werden Mittelohranomalien in Kombination mit Fehlbildungen von Gesicht und Schädel sowie der Extremitäten beobachtet. Sie sind Teile folgender Mißbildungssyndrome:

Die Dysostosis mandibulo-facialis
Erstmals wurde sie 1846 von Thomson, 1900 von Treacher und Collins und 1940 von Franceschetti und Zwahlen beschrieben. Es handelt sich um eine autosomaldominant vererbbare Erkrankung mit familiärer Häufung (Axelsson et al. 1963; Debusmann 1940; Fernandez u. Romis 1964; Cliff et al. 1969), die phänotypisch mit einer mandibulären Hypoplasie, mit einer antimongoloiden Augenstellung und einem Kolobom sowie einer Mittelohratresie und Beteiligung des Labyrinths einhergeht. Im Mittelohr finden sich die typischen Befunde der A. a. c. Die Mitbeteiligung des Innenohres wird in unterschiedlich hohem Prozentsatz von gelegentlich geringgradiger Schwerhörigkeit bis zur Taubheit (Harrison u. Spencer 1957; Livingston 1958; Sando et al. 1968) angegeben.

Die Dysostosis oto-mandibularis
Dieses Syndrom steht der Dysostosis mandibulo-facialis sehr nahe, wobei jedoch die Abnormitäten des äußeren und Mittelohres in den Vordergrund gerückt sind. Die Augensymptome fehlen, weshalb es auch als abortive Form des Treacher-Collins-Syndroms aufgefaßt werden kann.

Die Dysostosis oculo-auricularis (Goldenhar-Syndrom)
Neben Mißbildungen der Augen, Ohrfisteln und Aurikularanhängseln werden bei diesem Syndrom auch eine Mißbildung des äußeren Gehörganges sowie Anomalien der Paukenhöhle beobachtet.

Kraniofaziale Dysostosen
Sie sind gekennzeichnet durch eine Verformung des Schädels, bedingt durch einen vorzeitigen Verschluß der Nähte, sowie eine Verkürzung der Schädelbasis, einem

Exophthalmus und einer Unterentwicklung des Oberkiefers. Das Gehörorgan wird in Form von Ossikelmißbildungen und Verklumpung sowie Verschluß der Fenster betroffen (Lindsay et al. 1975; Blank 1960; Bergstrøm et al. 1972; Rosen u. Whitaker 1984). Zu diesen Erkrankungen zählen der Morbus Crouzon, das zerviko-okkulo-akustische Syndrom (Wildervanck) und die Akrozephalo-Syndaktylie (Apert-Syndrom).

Toxisch bedingte temporofaziale Dysplasie
Unter den toxisch bedingten Dysplasien des Felsenbeins sind die durch Thalidomid-Einnahme während der ersten Wochen der Schwangerschaft bedingten Mißbildungen das typischste und bekannteste Beispiel (Thalidomid-Embryopathie). Neben den Veränderungen an den Extremitäten (Dysmelien) und inneren Organen sind die Ohrmißbildungen das zweithäufigste Symptom (Kleinsasser u. Schlothauer 1964; Partsch 1926; Miehlke u. Partsch 1963; Lenz u. Knapp 1962; Kittel u. Saller 1964 u. a.). Sie traten so konstant auf, daß sie geradezu typisch für die Thalidomid-Embryopathien waren. Diese Anomalien im Bereich des 1. und 2. Kiemenbogens entsprachen denen der Atresia auris congenita, jedoch stets verbunden mit einer Fazialis- sowie Abduzenslähmung und einer gehäuft beobachteten Mitbeteiligung des Innenohres.

Fehlbildungen im Bereich des Mittelohrlumens und der Ossikel, verbunden mit einer Mittel- und Innenohrschwerhörigkeit
Sie finden sich beim Klippel-Feil-Syndrom (Livingston u. Delahunty 1968; Sando et al. 1968), dem Mohr-Syndrom, der Trisomie 13–15 und 16–18, dem Hurler-Syndrom und dem Pierre Robin-Syndrom.

3.3 Mißbildungen der Tube

Die Ohrtrompete ist in der Regel selbst bei schweren Mißbildungen des Ohres, außer bei der Aplasie, ausgebildet und funktionsfähig, was sich in einem lufthaltigen Mittelohr oder Warzenfortsatz zeigt. In seltenen Fällen jedoch kann sie nach Lüscher und Wey (1965), Lange, Altmann (1957) und Perlman (1939) auch a- oder hypoplastisch, nach Lucae partiell aplastisch und nach Moos und Steinbrügge (1885) und Marx (1922) obliteriert sein. Chirurgische Maßnahmen bei vorhandener, aber nicht funktionsfähiger Ohrtrompete sind problematisch, da z. B. nach Lasereröffnung des Tubenostiums trotz Einlegens eines Platzhalters ein Offenhalten der Tube selten erreicht wird.

3.4 Innenohrmißbildungen und ihre Beteiligung bei weiteren Syndromen

Die Mißbildungen des Innenohres können nach Gussen (1968) grob unterteilt werden in solche mit Veränderungen der knöchernen und membranösen Anteile und solche mit ausschließlichen Anomalien der Weichteilstrukturen des Innenohres. Die angeborenen Veränderungen, die mit einer sensoneuralen Taubheit oder Schwerhörigkeit einhergehen, betreffen nach Ward und Kinney (1962) besonders die Cochlea und den Sacculus. Sie sind nach Lindsay (1973) in 51 % genetisch bedingt und werden dominant oder rezessiv vererbt. Der Anteil an Weichteilveränderungen im Labyrinth, die prä-, peri- oder postnatal z. B. durch Toxine, Viren oder durch Strahlen verursacht werden, wird mit 46 % angegeben, während die Kombination einer Innenohrschwerhörigkeit mit weiteren Mißbildungen wie z. B. bei der Trisomie, beim Klippel-Feil-Syndrom oder beim Pendred-Syndrom nur 3 % der Patienten mit einer angeborenen oder progredienten sensoneuralen Schwerhörigkeit ausmacht. Ob eine Taubheit oder Schwerhörigkeit genetisch bedingt ist, degenerativ progredient verläuft oder intrauterin toxisch verursacht ist, läßt sich bei erloschener Innenohrfunktion in der Regel weder klinisch noch histologisch nachweisen (Cohn et al. 1968; Gussen 1968; Kelemen 1958 u. a.).

Den Weichteilveränderungen im normal ausgebildeten knöchernen Labyrinth stehen die Anomalien des Innenohres gegenüber, bei denen Mißbildungen der knöchernen Strukturen die Ursache der Hörminderung sind. So führt z. B. das Einwirken eines schädigenden Agens in der 3. Fetalwoche als Folge umschriebener, gefäßbedingter Ischämie (Otto et al. 1984) zur Aplasie, eine Schädigung in der 6. Woche zur Entwicklung einer Cochlea mit nur 1 ½ Windungen. Solche isolierten Anomalien der knöchernen Strukturen werden im Gegensatz zu Veränderungen der membranösen Anteile jedoch nur selten beobachtet. Eine völlige Aplasie des Innenohres kommt nach Paulsen und Frey (1968) selten vor und wurde erstmals von Michel beschrieben, wahrscheinlich als Folge einer mangelnden Anlage des Gehörbläschens (Altmann 1955). Häufiger jedoch finden sich partielle Anomalien der Bogengänge und des Vestibulums in Kombination mit weiteren Mißbildungssyndromen, wie z. B. der Atresia auris congenita, dem Waardenburg-Syndrom, dem Klippel-Feil-Syndrom oder der Thalidomid-bedingten Embryopathie (Jørgensen et al. 1964; Terrahe 1971; Mündnich 1957; Everberg 1960; Fisch 1959; Fleischer 1954; Evans 1956; Miehlke u. Partsch 1963; Livingstone 1959 u. a.). Altmann (1965), Mündnich und Terrahe haben im Handbuch der Hals-Nasen-Ohren-Heilkunde 1965 und 1979, ebenso Jackler et al. (1987) und Luxford und House (1987) unterschiedliche Mißbildungstypen des Innenohres aufgrund tomographischer Befunde ausführlich beschrieben, so daß hierauf verwiesen werden kann.

3.4.1 Klassifikation der Innenohrmißbildungen

Chromosomale oder toxische Störungen führen dazu, daß sich das Innenohr in seinen knöchernen und membranösen Strukturen fehlerhaft ausbildet. Je nach dem Schweregrad der Anomalie unterscheidet man nach Ormerod:

1. *Typ Michel* (1883): Gekennzeichnet durch eine Aplasie des Innenohres und des Hörnerven
2. *Typ Mondini-Alexander* (1791 und 1904): Diese Mißbildung ist gekennzeichnet durch eine Reduktion der Zahl der Schneckenwindungen, eine Abflachung der Kapsel, eine Mißbildung des Modiolus, verbunden mit Veränderungen der Lamina spiralis, des Corti-Organs und der Stria vascularis.
3. *Typ Bing-Siebenmann* (1907): Hier findet sich ein normales knöchernes Labyrinth mit mißgebildetem membranösem Labyrinth und Cochlea.

4. *Typ Scheibe* (1892): Es zeigt sich im histologischen Bild eine Degeneration des Corti-Organs und des Sacculus, während das knöcherne Labyrinth normal ausgebildet ist.

Neben dieser klassischen Einteilung haben Altmann (1965) und Schuknecht (1971) eigene Klassifikationen aufgrund histologischer Untersuchungen angegeben. Altmann z. B. teilt die Innenohrmißbildungen folgendermaßen ein:

Typ 1: Regressive Veränderungen der epithelialen Strukturen des Ductus cochlearis, des Sacculus und gelegentlich des Utriculus.

Typ 2: Anatomische Anomalie der Cochlea und manchmal auch anderer Teile des Innenohres.

Valvassori et al. (1969), Everberg (1960), Terrahe (1972), Agazzi und Bullo (1950) Jackler et al. (1987) haben die Mißbildungen des Innenohres auf dem Boden röntgenologischer Kriterien klassifiziert.

Trotz neuer Untersuchungstechniken, wie dem CT, lassen sich bis heute nur 20% aller Innenohrmißbildungen röntgenologisch darstellen. Ohne Wertung sei hier die Einteilung nach Jackler, Luxford und House (1987) aufgrund computertomographischer Auswertungen wiedergegeben.

a) *Fehlende oder mißgebildete Cochlea*
- Vollkommene Aplasie des Labyrinthes (Typ Michel)
- Aplasie der Cochlea: Vestibulum und Bogengänge sind normal oder mißgebildet
- Hypoplasie der Cochlea: Bogengänge und Vestibulum sind normal oder mißgebildet
- Unvollständige Teilung: Die Cochlea ist schmal mit fehlendem oder inkomplettem Septum interscalare
- Vestibulum und Cochlea bilden einen gemeinsamen Hohlraum.

b) *Normale Cochlea*
- Vergrößertes Vestibulum und vergrößerte Bogengänge
- Vergrößerter Aquäductus vestibuli, die Bogengänge sind normal, das Vestibulum ist normal oder vergrößert.

3.4.2 Klinik der Innenohrmißbildung

Eine Fehlbildung des Innenohres äußert sich in einer Taubheit oder einer hochgradigen und persistierenden Schwerhörigkeit seit Geburt. Von der seit Geburt bestehenden Taubheit bzw. nicht progredient verlaufenden hochgradigen Innenohrschwerhörigkeit zu trennen ist die degenerative, autosomal-dominant vererbte Schwerhörigkeit, bei der nach der Geburt ein Hörvermögen besteht, dieses in den ersten Lebensjahren jedoch progredient abnimmt, bis es letztlich zur Ertaubung kommt (Fisch 1959; Schneider 1937; Maffee et al. 1984; Huizing 1980; Feinmesser et al. 1961). Huizing ist im Handbuch für Hals-Nasen-Ohren-Heilkunde 1980 und Schuknecht in "Pathology of the Ear" 1974 ausführlich auf die Problematik der angeborenen Hörstörung eingegangen, hier würde die Mitteilung der Vielzahl von Einzelheiten den Rahmen des Referates sprengen, so daß ich auf diese beiden Arbeiten verweisen möchte.

Was bleibt für den Arzt zu tun? Da es medikamentös keine und operativ wenig Möglichkeiten gibt, den Patienten mit einer Innenohrschwerhörigkeit zu helfen, liegt seine Aufgabe sowohl im frühzeitigen Erkennen einer Schwerhörigkeit, um z. B. mit einem Hörgerät die Sprachbildung anzubahnen, als auch im Ausschluß weiterer Mißbildungen. Eine weitere wesentliche Aufgabe liegt in der genetischen Beratung der Eltern. Da das Wissen um dieses spezielle Gebiet im allgemeinen nicht umfassend genug ist, sollte man sich vor dem Begriff „Erbleiden" hüten. Obwohl viele genetisch bedingte Innenohrerkrankungen durch Zytogenetik oder Chromosomenanalyse geklärt sind, machen die selten vorkommenden angeborenen Erkrankungen auch heute noch Probleme, weshalb die Familienberatung nur von erfahrenen Humangenetikern durchgeführt werden sollte.

Ein neuer therapeutischer Gesichtspunkt zur Behandlung einer degenerativ bedingten cochleären Ertaubung wäre das Einsetzen eines „Cochlea Implants", vorausgesetzt, es ist ein funktionsfähiger N. cochlearis vorhanden, wobei jedoch noch nicht geklärt ist, wie lange der Nerv den kompletten Ausfall der Cochlea überlebt (House et al. 1958).

3.4.3 Innenohrmißbildungen in Kombination mit weiteren Fehlbildungen

Isolierte Anomalien der knöchernen Strukturen des Labyrinths sind seltene Ereignisse. Häufiger werden sie doch in Kombination mit Veränderungen des Mittelohres und anderer Organe beobachtet, so daß bei jeder angeborenen Schwerhörigkeit nach weiteren Mißbildungen geforscht werden muß. Die häufigsten Syndrome mit Innenohrbeteiligung sind:

a) *die Atresia auris congenita (A. a. c.):* Obwohl beide Anteile des Felsenbeins getrennt voneinander entstehen, ist sie nicht selten mit einer knöchernen und membranösen Anomalie des Innenohres kombiniert. So fand z. B. Naunton (Naunton u. Valvassori 1968) in 12%, Crabtree (1968) in 20% eine Beteiligung des Innenohres an der Schwerhörigkeit. In unserem Krankengut von 64 operierten schweren Atresien betrug die Beteiligung des Innenohres in Form einer sensoneuralen Schwerhörigkeit 25%.

b) *Thalidomid-Embryopathie:* Die Contergan-Verabreichung in den ersten drei Monaten der Schwangerschaft, also zum Zeitpunkt der zellulären Differenzierung, führte zu schweren Mißbildungen des N.facialis und des N.abducens, an den Extremitäten (Dysmelie-Syndrom) und an den inneren Organen. Die Beteiligung des knöchernen Labyrinths an der Ohrmißbildung betrug über 50% (Kittel u. Saller 1964; Miehlke u. Partsch 1963; Kleinsasser u. Schlothauer 1964; Lenz u. Knapp 1962; Jørgensen et al. 1964; Livingston 1965; d'Avignon u. Barr 1964; Terrahe 1972 u. a.).

c) *Weitere Syndrome,* zu denen eine Mißbildung der knöchernen und membranösen Innenohrstruktur und eine Schwerhörigkeit bzw. Taubheit gehören können, sind z. B. das Treacher-Collins-Syndrom, das Waardenburg-Syndrom, das Klippel-Feil-Syndrom, das Pendred-Syndrom, das Jervell-Syndrom, das Usher-Syndrom, die Trisomie 13–15 und 18, das Charge-Syndrom, das Wildervanck- und Goldenhar-Syndrom sowie das Pierre Robin-Syndrom.

3.5 Fehlbildung des inneren Gehörganges

Der innere Gehörgang ist bei vorhandenem Innen- und Mittelohr angelegt, wenn auch bei schweren Labyrinthdysplasien nicht selten verändert. So fand Valvassori (1969) im Tomogramm von Atresieohren eine ein- oder beidseitige Verengerung oder eine Verkürzung bzw. Aufweitung des inneren Gehörganges. Von Jackler et al. (1987) stammt der Fall eines verengten inneren Gehörganges unter 1,2 mm mit mißgebildeter Cochlea und rudimentärem audiovestibulärem Bündel. Einen erweiterten inneren Gehörgang beschrieb Black (1971) bei einer Trisomie 13–15, Igarashi et al. (1976) einen abnormalen Verlauf bei einem Pierre Robin-Syndrom, Fraser (1927) sowie Baumeister und Terrahe (1974) einen kurzen inneren Gehörgang bei einem Klippel-Feil-Syndrom und Jørgensen et al. (1964) einen fehlenden inneren Gehörgang mit fehlenden Nn. VII und VIII bei einer Thalidomid-bedingten Aplasie des Innenohres. Das Vorhandensein eines inneren Gehörganges mit einem funktionsfähigen N.cochlearis ist Voraussetzung für das Einsetzen einer Hörprothese bei der angeborenen oder erworbenen Taubheit.

4 Integrierte Mißbildungen der Ohrbasisregion

4.1 Mißbildungen des kraniozervikalen Übergangs

Die Platybasie und die basilären Impressionen sind Fehlbildungen am kraniozervikalen Übergang. Da diese beiden Bezeichnungen in der Literatur häufig synonym gebraucht werden, haben sie in der Klinik zu Mißdeutungen Anlaß gegeben. Beide stellen Fehlbildungen der Schädelbasis dar, die hauptsächlich in das Arbeitsgebiet von Neurologie, Neurochirurgie und Röntgenologie fallen, jedoch auch den Otologen beschäftigen können.

Platybasie
Die Platybasie wurde erstmals von Ackermann 1790 erwähnt, aber erst 1878 eingehend von Virchow beschrieben und 1911 von Schüller (O'Connell u. Turner 1950) an einem 21jährigen Mädchen röntgenologisch dargestellt. Man versteht unter Platybasie eine Abflachung der Schädelbasis, insbesondere einen flach verlaufenden Clivus. Durch diesen ist der Schädelbasiswinkel, der sich aus der Verbindungslinie von Planum sphenoidale und dem Clivus ergibt, größer als 145 °. Die Platybasie stellt somit eine Nivellierung der Schädelbasis dar, da die hintere Schädelgrube nun in der Ebene der mittleren Basis liegt, woraus eine Öffnung des Basiswinkels entsteht. Aus dieser Nivellierung der Schädelbasis kann eine anomale Stellung der Felsenbeine resultieren (Schmidt u. Fischer 1960).
  Die Platybasie stellt nach Fiser und Klaus (1969) die häufigste Skelettanomalie der Kopf-Hals-Region dar. Sie wird oft gar nicht oder nur rein zufällig diagnostiziert. Ihre Entstehung ist nach Pozo et al. (1984), Ray (1942), Bull et al. (1959), Hurwitz und Shepard (1966) sowie Paradis und Sax (1972) genetisch determiniert und tritt häufig familiär auf. Sie ist nach Garcin (1953) und Lindgren (1941) harmlos, führt selten zu neurologischen Komplikationen und wird deshalb nur

zufällig entdeckt. Die Frage, ob es sich um eine Variante der Schädelbasis oder eine Anomalie mit Krankheitswert handelt, ist nicht immer eindeutig zu beantworten.

Basiläre Impression

Die basiläre Impression wird häufig als Synonym für Platybasie gebraucht, obwohl die zwei Begriffe verschiedene Prozesse repräsentieren und nach McGregor streng voneinander zu trennen sind. Die basiläre Impression ist eine Deformität der hinteren Schädelgrube und des Anfangsteils der oberen Wirbelsäule. Sie ist häufig mit weiteren Skelettmißbildungen, wie dem Klippel-Feil-Syndrom oder dem Arnold-Chiari-Syndrom, kombiniert. Ihr Wesen besteht darin, daß sich die um das Foramen magnum gelegenen Anteile des Os occipitale zusammen mit den ersten Halswirbeln und speziell dem Dens epistropheus in den intrakraniellen Raum vorwölben und somit die hintere Schädelgrube einengen (O'Connell u. Turner 1950; Jost 1958; Hensinger 1986; Klaus 1969; Tada 1984; Schmidt u. Fischer 1960). Die Frage, ob es sich um eine Anomalie oder um eine Variante handelt, ist nach Gerlach (1954) noch ungeklärt. Nach Untersuchungen von Lindgren (1954) ist der Prozentsatz symptomloser Fälle im Kindesalter hoch, so daß oft sekundäre Schäden, wie z. B. ein Trauma, hinzukommen müssen, um das Erscheinungsbild klinisch manifest werden zu lassen. In einem höheren Prozentsatz entsteht die basiläre Impression jedoch in einer späteren Lebensperiode, wobei genetische Ursachen nach Jacobson (1985), Nachtwey und Schliak (1956), Partsch (1926) eine Rolle zu spielen scheinen. Sie beruht somit auf einer Entwicklungsanomalie des Os occipitale und der oberen Halswirbelsäule. Ihre klinische Bedeutung liegt in der sekundären Wirkung auf das zentrale Nervensystem mit progredienter neurologischer Symptomatik. Röntgenologisch lassen sich an der Schädelbasis zwei Formen von basilären Impressionen unterscheiden:
a) die vordere Impression
b) die mediale Impression

Unter klinischen Gesichtspunkten wird sie in eine primäre und sekundäre Form unterteilt:

Primäre basiläre Impression. Ein Teil der basilären Impression ist angeboren und gilt als primäre Anlagestörung. Man findet sie bei einer Gruppe von Erkrankungen, die genetisch bedingte biochemische und strukturelle Knochenveränderungen aufweisen. Zu ihnen gehören das Down-Syndrom, die Achondroplasie, das Arnold-Chiari-Syndrom, die Mukopolysacharoidose, die kleidokranialen Dysplasien und die Osteogenesis imperfecta (McGregor; Taylor u. Chakravorty 1964; Spillane 1952; Murray u. Jacobson 1977; DeBarros et al. 1968; Michejda u. Mnolascino 1975; Gardner u. Goodall 1950; Cogan u. Barrows 1954).

Sekundäre basiläre Impression. Die zweite Gruppe von basilären Impressionen kommt sekundär zustande als Folge von Erkrankungen, welche das Gefüge des Foramen occipitale schwächen und eine Nachgiebigkeit der Schädelbasis in ihrem zentralen Bereich hervorrufen. Zu ihnen gehören z. B. die Osteomalazie, der M. Behçet, die fibröse Knochendysplasie, Hypothyreoidismus, Metastasen u. a. (Moreton 1942; Winchester u. Grossman 1971; Partsch 1926; Bull et al. 1955). Sie ist stets das Ergebnis einer generalisierten Skeletterkrankung und bewirkt erst in

späteren Lebensjahren (3.–4. Lebensjahrzehnt) klinische Symptome. Mit 3–8%
tritt sie gegenüber der primären Form an Häufigkeit weit zurück.

4.1.1 Symptomatik der Mißbildungen des kraniozervikalen Übergangs

Die Platybasie als solche hat für die Klinik bisher wenig erkennbare Bedeutung,
obwohl wiederholt Spekulationen angestellt wurden, ob nicht Labyrintherkran-
kungen, u. a. die Otosklerose, mit ihr in kausalgenetischem Zusammenhang stehen. In Kombination mit basilären Impressionen kann sie klinische Symptome
hervorrufen. Bei der basilären Impression, die familiär gehäuft auftreten kann,
unterscheidet man eine manifeste, symptomlose Form, wobei erst durch das Hin-
zutreten von sekundären Schäden eine progressive klinische Symptomatik festzustellen ist. Diese besteht in
1. Kopfschmerz: Es finden sich typisch zunehmende nuchale Schmerzen, die mit
   einer kurzen Halswirbelsäule kombiniert sind.
2. Cochleovestibuläre Störungen: Sie können nach Kraus (1969), Elies (1984),
   Lazorthes und Anduze (1953) Teodori und Painter (1984), Lindgren (1954),
   Unger et al. (1973), Klaus (1969), Matson (1969), O'Connell und Turner
   (1950) in Form einer Menière-Symptomatik mit Nystagmus, Schwindel, progredienter Hörminderung und Tinnitus in Erscheinung treten.
3. Durch den steigenden intrakraniellen Hirndruck kann ein Spasmus hemifacialis und eine Symptomatik der kaudalen Hirnnerven, insbesondere des N. vagus, verbunden mit Sprach- und Schluckstörungen sowie zerebellären und bul-
   bären Symptomen, auftreten (Jost 1958; Nachtwey u. Schliack 1956, Obrador
   1963).

4.1.2 Diagnostik der Platybasie und der basilären Impression

Die Diagnose der Erkrankungen wird durch das Röntgenübersichtsbild, das konventionelle Tomogramm oder durch das Computertomogramm gestellt. Die basiläre Impression hat für die Klinik eine größere Bedeutung als die Platybasie. Zu
ihrer Diagnose haben verschiedene Autoren unterschiedliche Bezugspunkte zur
Beurteilung des klinisch relevanten Dens epistropheus angegeben.
1. *Chamberlain (1939):* Er zieht eine Gerade vom harten Gaumen zum hinteren
   Punkt des Foramen magnum. Die Densspitze soll unterhalb dieser Linie zu liegen kommen. Ein Überschreiten von mehr als 2,5–5 mm ist als pathologisch
   anzusehen. Da der Hinterrand des Foramen occipitale im Röntgenbild oft
   nicht erkennbar ist, zieht
2. *McGregor (1948)* eine Verbindungslinie zwischen dem hinteren Ende des harten Gaumens zum tiefsten Punkt des Okziput. Gewöhnlich reicht der Dens einige Millimeter über diese Linie hinaus.
3. *Fischgold-Linie (1952):* Er zieht eine Verbindung vom tiefsten Punkt beider
   Mastoide im transoralen anterior-posterioren Strahlengang. Atlas und Dens
   liegen normalerweise unterhalb dieser Linie, so daß die Densspitze diese Linie
   nicht mehr als 1–2 mm im Normalfall überragen darf.

4. Die von *Bull (1955) und Ray (1942)* angegebenen Bezugspunkte spielen gegenüber den Erstgenannten nur eine untergeordnete Rolle.

Für die röntgenologische Diagnostik haben die von Chamberlainsche und die Fischgold-Linie die größte Bedeutung. Gemeinsam ist diesen Bezugspunkten, daß der Dens epistropheus und der Atlaskörper diese Linien um mindestens 2 mm überragen müssen, um von einem pathologischen Befund zu sprechen. Der hochstehende Dens, der auf die basalen Gefäße oder das Rückenmark in Höhe des Foramen magnum drückt, ist für die neurologische Symptomatik verantwortlich. Seine Kürzung oder Resektion über einen transoralen, transzervikalen oder subokzipitalen Zugang befreit die Patienten zu einem hohen Prozentsatz von ihren Symptomen (Gardner 1973; Pia 1983). Ein operativer Eingriff sollte jedoch erst dann erfolgen, wenn alle konservativen Maßnahmen versagt haben oder eine akute Einklemmung droht. Fiser (1969) berichtete z. B. über 19 operierte Patienten mit schwerer neurologischer Symptomatik. So konnte bei 42% der Patienten durch Resektion der Okzipitalschuppe und des dorsalen Atlasbogens ein gutes und in 42% ein leicht positives Ergebnis erzielt werden. Elies (1984) befreite 4 Patienten mit cochleovestibulären und neurologischen Störungen durch eine transorale Resektion des Dens von Schwindel und Tinnitus, ebenfalls Janet, der zwei Kinder mit Ataxie und Nystagmus heilen konnte.

4.2 Anomalien des Foramen jugulare

Das dem Felsenbein nahegelegene Foramen jugulare ist nach den anatomischen Untersuchungen von Lang (1983) und de Chiro et al. (1963) ein Durchlaß in der Schädelbasis von unterschiedlicher Länge, Form und Größe. Es ist in eine Pars nervosa (Durchtrittsstelle der Nn. IX–XI) und eine Pars vasorum (Durchtrittsstelle des Bulbus venae jugularis) unterteilt. Die Trennung dieser Fächer geschieht nach Lang in 30% durch ein knöchernes und in 16% durch ein membranöses Septum. Nach Livingstone (1968) besteht in 54% ein einheitliches Foramen. Die Anatomie hat Bedeutung für den an der Schädelbasis tätigen Operateur, wenn es darum geht, Tumoren in der Pars vasorum und Pars nervosum zu entfernen und die Nerven zu schonen.

Die Gesamtlänge sowie der Durchmesser des Foramen jugulare sind nach den Untersuchungen von Lang (1983), Graham (1977), Zuckerkandl (1873) und Streit (1903) rechts größer als links, wie auf der Abbildung 11 zu sehen. Dadurch ist nach Hofmann (1925) und de Chiro et al. (1963) der rechte Bulbus in seinem Durchmesser größer als links. Die Form des Foramen jugulare ist nach den Untersuchungen von Lang unterschiedlich. Er fand es in 7% kreisrund, in 11% rautenförmig, in 22% oval und in 17% eiförmig und es hat in 41% die Form zweier aufeinandergestellter Halbkreise. Aus dieser im Röntgenübersichtsbild der Schädelbasis darstellbaren Form lassen sich u. a. Rückschlüsse auf die im Foramen jugulare enthaltenen Veränderungen ziehen. So spricht z. B. eine Erweiterung des Foramens mit glatten Rändern für ein Neurinom der Nn. X, XI oder XII, unscharfe Ränder dagegen sprechen für einen malignen Prozeß oder für Metastasen. Eine Erweiterung findet sich jedoch nicht nur bei Tumoren im Bereich des Foramen jugulare, sondern auch bei vaskulären Mißbildungen, z. B. einem von de Chi-

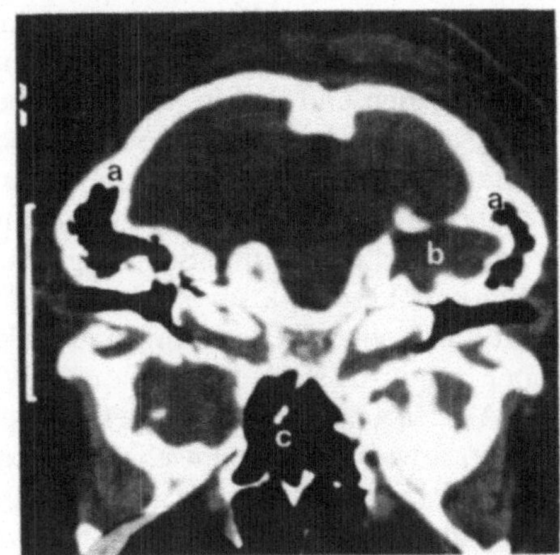

Abb. 11. Im axialen CT-Bild ein großes Foramen jugulare auf der rechten Seite. *a* Mastoid; *b* Foramen jugulare; *c* Keilbeinhöhle

ro beschriebenen Aneurysma der Galenschen Vene. In diesen Fällen ist die Pars vasorum vergrößert und glatt begrenzt, während die Pars nervosum normal gestaltet ist.

4.3 Kraniostosen

4.3.1 Turmschädel

Die klassische Schilderung des Turmschädels findet man bereits in Homers Ilias bei der Beschreibung des Thersites (Günther 1931). Die eigentlich wissenschaftliche Bearbeitung geht auf Virchow sowie Uhthoff (im 19. Jahrhundert) zurück.

Der Turmschädel, der in Europa selten angetroffen wird, ist charakterisiert durch einen pathologischen Hochkopf, verbunden mit einem Exophthalmus, einem Strabismus und einer progredienten Optikusatrophie. Nach Gerlach (1960) unterscheidet man drei Formen:
1. den einfachen Turmschädel ohne weitere knöcherne Anomalien;
2. die Dysostosis cranio-facialis (Morbus Crouzon);
3. die Akrozephalosyndaktylie (Apert-Syndrom).

4.3.1.1 Der einfache Turmschädel

Beim Turmschädel handelt es sich nach Schläpfer (1939) und Engerth (1933) um eine autosomal dominant vererbbare Erkrankung mit familiärer Häufung. Für die Otologie ist diese selten zu beobachtende Dysostose, die vermutlich eine abortive Form des M. Crouzon darstellt, von geringer Bedeutung, da eine Mitbeteiligung des Ohres insgesamt nur selten gefunden wird. Nach Haas (1930), Crouzon, Siemens (1924), Irion (1931) und Günther (1931) kann es bei dieser primären Dysostose durch den vorzeitigen Verschluß der Lambda-, der Kreuz- und Pfeilnaht zur Erhöhung des intrakraniellen Liquordruckes und damit zum Hydrocephalus internus mit Hirnatrophie kommen. Der vorzeitige Verschluß der Suturen führt zum kompensatorischen Höhenwachstum im Fontanellenbereich und zu gedrungenen und verkürzten Felsenbeinen bds. mit einer Außenrotation um die Längsachse (Terrahe 1971; Schönenberg 1957). Ogilvi (1927) dagegen sieht diese Rotation der Felsenbeine bedingt durch eine primäre Vergrößerung der großen Keilbeinflügel, welche die Felsenbeine nach seitlich schieben und rotieren. Die vordere und die hintere Schädelgrube sind bei dieser Erkrankung ektatisch und nach kaudal gesenkt, woraus eine Platybasie resultiert. Der Schädel entwickelt sich durch eine Steilstellung und Verkürzung der vorderen Schädelgrube nach oben, wodurch sich sein Umfang verkleinert (Gerlach 1954).

Als Ursache des vorzeitigen Verschlusses der Suturen werden nach Baldwin (1968) sowie Gerlach „falsche Ossifikationszentren" bzw. Entzündungen der Suturen diskutiert. In der normalen menschlichen Zephalogenese spielen nach neueren Untersuchungen zwei Induktionszentren (Vorder- und Hinterhauptorganisator) eine Rolle. Nach Gruber und Kellner liegt beim Turmschädel eine Störung des großenzephalen Determinationsgeschehens im Bereich des vorderen Kopforganisators vor. Hövels (1953) konnte nachweisen, daß mit zunehmendem Mißbildungsgrad des Kopfes auch Nachbarbezirke wie Nase, Ohren und Vorderhirn mit einbezogen werden. Da das Ausmaß der Störung im Organisationszentrum unterschiedlich ist, gehen die einzelnen o. g. Mißbildungstypen des Schädels nach Jaensch (1952) ineinander über. Insgesamt ist die Pathogenese der Dyszephalien noch unbefriedigend geklärt.

4.3.2 Dysostosis cranio-facialis (Morbus Crouzon)

Diese vererbbare, sich in den letzten Schwangerschaftsmonaten entwickelnde Kraniostose ist gekennzeichnet durch eine Synostose besonders der Kranz- und Lambdanaht. Dadurch bedingt entsteht eine Hypoplasie der vorderen und mittleren Schädelgrube, weshalb der Schädel kurz erscheint und das Hinterhaupt nicht vorgewölbt ist. Der Schädel wächst im Bereich der Fontanelle nach oben und in die Breite, die Augenhöhlen sind verkürzt, die Distanz der Orbitae vergrößert und der Oberkiefer hypoplastisch. Der intrakranielle Druck kann gesteigert sein, woraus ein Hydrocephalus internus entsteht, der zu einer progredienten Hirnatrophie mit Schwachsinn bzw. zu einer Optikusatrophie mit Sehverlust führt. Nager (1954) fand beim M. Crouzon pathologisch veränderte Gehörknöchelchen, Wiegand (1954) eine Stenose des äußeren Gehörganges und eine Mittelohrschwerhörigkeit, Ruttin (1926) eine Cochlearis- und Vestibularisbeteiligung in Form von Schwindel und Hörminderung.

4.3.3 Akrozephalosyndaktylie (Apert-Syndrom)

Diese Schädelform ist uncharakteristisch, sie ähnelt dem Turmschädel oder dem M. Crouzon. Charakteristisch für diese vererbbare Form der Kraniostosen sind Verwachsungen von Fingern und Zehen. Auch bei diesem Krankheitsbild können sich ähnliche otologische Befunde wie beim M. Crouzon finden.

4.3.4 Bedeutung der Kraniostosen für die Otologie

Die Bedeutung für die Otologie liegt nach Günther (1931) in einer Fehlstellung der Felsenbeine, einer Hypoplasie der Schädelbasis, einer Verkleinerung der basalen Foramina, im Auftreten paralabyrinthärer Hyperostosen am inneren Gehörgang, am Tegmen tympani mit Verlegung des Antrums (Brunner 1931; Terrahe 1971) sowie in Verlaufsanomalien des N. facialis. Der äußere Gehörgang kann fehlen, das Paukenhöhlenlumen verkleinert sein, die Ossikel mißgebildet, der Hammerkopf fixiert und das ovale Fenster nach Wiegand (1954) Nager (1953) und Sando et al. (1968) verschlossen sein.

Bei erhöhtem Liquordruck, der nicht obligatorisch bei den Kraniostosen besteht, kommt es nach Graepel (1935), Ruttin (1926) und Haardt (1924) zur Atrophie des Ganglion spirale und des Ductus cochlearis und damit zu einer progressiven, vestibulo-cochleären Störung sowie zu einer progredienten Sehnervenatrophie (Barré u. Worninger 1930; Thompson 1920; Brunner 1931; Graepel 1935; Greig 1926).

Otologische Symptome bei den Kraniostosen:
1. *Hörminderung vom Schalleitungstyp,* bedingt durch Ossikelmißbildung, Gehörgangsatresie und Verschluß des ovalen Fensters
2. *Progressive Innenohrschwerhörigkeit,* bedingt durch den erhöhten Liquordruck mit einer Atrophie des cochleären Systems als Folge.

4.3.5 Diagnostik

Die Diagnose einer Kraniostose kann in der Regel aus dem klinischen Erscheinungsbild gestellt werden. Die Zusammenarbeit von Pädiater, Ophthalmologen und Neurologen ist notwendig, um frühzeitig einer progredienten Gehirnatrophie vorzubeugen und Veränderungen am Nervus opticus und am cochleo-vestibulären System zu erkennen. Neben dem klinischen Bild sichern das Röntgenbild und das Computertomogramm des Schädels die Diagnose. Fehlbildung des Schädels, der Basis, ein frühzeitiger Verschluß der Suturen und vertiefte Impressiones gyrorum sind für die Kraniostosen typische röntgenologische Befunde. Durch eine Eröffnung der Kalotte parallel zu den Nähten und Einsetzen von Silikon können die drohende Hirnatrophie und der Visusverlust sowie die Hörminderung verhindert werden. Durch diese operative Maßnahme haben die Kinder ansonsten eine normale Lebenserwartung.

4.4. Phakomatosen

Die Phakomatosen, deren Name von van de Hoeve geprägt wurde, und welche sich aus dem griechischen Phakos = Linse (linsenförmige Hautveränderungen) ableitet, werden nach Zülch (1956) auch als Hamartome oder Hamartoblastomatosen bezeichnet. Sie gelten als Grenzfälle zwischen angeborenen Mißbildungen mit Wachstumstendenz und echten Tumoren (Beal u. Delarney 1983; Norman 1958; Bundey u. Evans 1969). Sie werden als hereditäre Erkrankungen angesehen, wo hingegen Gerlach exogene Ursachen für ihre Entstehung vermutet. Da Haut und Nervensystem aus dem Ektoderm entstehen, wird ihnen eine einheitliche Pathogenese zugeordnet.

Nach Obrador (1963) gehören folgende Erkrankungen zu den Phakomatosen:

a) *Die tuberöse Sklerose* (Bourneville-disease): Dieses Krankheitsbild ist gekennzeichnet durch einen Befall von Nieren, Lunge und Gehirn sowie der Haut mit kleinen Tumoren. Durch das intrakranielle Wachstum dieser Tumoren kann es nach Beal und Delaney (1983) Terada und Nahai (1985) und Obrador (1963) zu intrakranieller Drucksteigerung des Liquors mit Krampfanfällen kommen. Wir hatten die Gelegenheit, einen jungen Patienten mit einem Befall der Haut des äußeren Gehörganges zu beobachten, wobei diese Tumoren zu einer Stenose des Gehörganges mit Schwerhörigkeit führten, auch traten zerebrale Krampfanfälle auf.

b) *Die Angiomatosen:* Zu den Angiomatosen gehören
– die Enzephaloangiomatose Sturge-Weber,
– die retinozerebelläre Angiomatose Hippel-Lindau,
– die Angiomatosen der Haut und des Nervensystems.

Diese Erkrankungen haben für den Otologen nur geringe klinische Bedeutung, können aber, sofern sie in der hinteren Schädelgrube oder im Mastoid liegen, zu objektivierbarem Tinnitus führen. Operative Eingriffe (Norlen 1959; Alexander u. Norman 1960) am Gehirn können die klinische Symptomatik, z. B. die Krampfanfälle bessern.

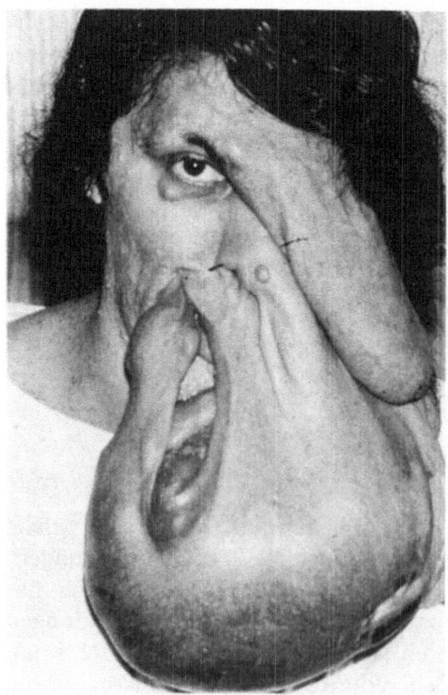

Abb. 12. 29jährige Patientin mit einer Elephantiasis faceii und einer Einblutung in die linke Wange sowie Neurofibromen der Haut

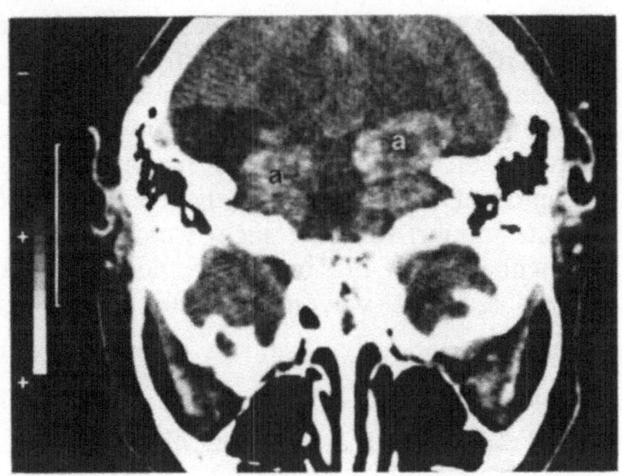

Abb. 13. CT-Bild eines 30jährigen
Patienten mit beidseitigen Akustikusneurinomen und hochgradiger
Schallempfindungsschwerhörigkeit
rechts sowie Taubheit auf dem linken
Ohr (bei Morbus Recklinghausen).
a Neurinome

c) *Die Neurofibromatose von Recklinghausen:* Bei der von Recklinghausenschen Erkrankung, die dominant vererbbar ist, handelt es sich um eine Erkrankung, die mit Hautpigmentierung (Café au lait-Flecken), peripheren Neuromen
(= Schwannome) der Haut und Tumoren am Kleinhirnbrückenwinkel und an
den Rückenmarksnerven einhergeht (Riccardi 1981; Fienman u. Yakovac 1970;
Isu et al. 1983 (Abb. 12). Das ein- oder beidseitige Vorkommen dieser Neubildungen am inneren Gehörgang ist die bekannteste und für den Otologen wichtigste
Form. Da diese Tumoren am VIII. Hirnnerven früher oder später immer zur Ertaubung führen, ist die Erkrankung vor allem bei beidseitigem Befall für den Betroffenen folgenschwer (Abb. 13). Wigand (1982) hat deshalb über einen erweiterten transtemporalen Zugang bei elf Patienten mit einem beidseitigen Akustikusneurinom diese Tumoren unter Schonung des Hörnerven und der Gefäße evtl.
auch mehrzeitig verkleinert, um den Druck von Nerv und Gefäß wegzunehmen
um das Gehör so lange wie möglich zu erhalten, z. B. bis zur Beendigung der Be-
rufsausbildung oder zur Erlernung der Zeichensprache.

Eine eingehende Darstellung dieser Problematik ist im Kapitel „Tumoren des Felsenbeins" zu finden.

4.5 Dehiszenzen der seitlichen Schädelbasis
mit spontaner Liquor-Mittelohrfistel

Angeborene Liquorfisteln in das Mittelohr sind seltene Abnormitäten der lateralen Schädelbasis, die in der Regel in den ersten Lebensjahren manifest werden. Sie
stellen Verbindungswege zwischen dem Subarachnoidalraum und dem Mittelohr
dar, und wurden erstmals 1897 von Ascot beschrieben. Es handelt sich um Fehlbildungen des Felsenbeins, die wegen der Gefahr einer aufsteigenden Infektion
bei Mittelohrentzündung klinische Bedeutung haben. Da diese Fehlbildungen im
Gegensatz zu den erworbenen traumatischen Fisteln selten sind, wird häufig nicht
daran gedacht und ihre Diagnose erst spät gestellt, so daß sie wegen rezidivierender Meningitiden eventuell zu wiederholten neurochirurgischen Eingriffen veran-

lassen. Die Verbindung des Subarachnoidalraumes zum Mittelohr kann paralabyrinthär oder translabyrinthär erfolgen. Aus den zusätzlich zu erhebenden klinischen und röntgenologischen Befunden, z. B. einer Hörminderung oder einer Labyrinthmißbildung, ergeben sich Hinweise auf den einen oder anderen Überleitungsweg. So sollte jeder Patient mit einer unklaren oder rezidivierenden Meningitis und einer seit Geburt bestehenden Schwerhörigkeit bzw. Ertaubung auf eine otogene Liquorfistel untersucht werden. Hicks (1980) berichtete in diesem Zusammenhang über 19 Kinder mit einer Pneumokokken-Meningitis, die alle einen Hörverlust hatten, wovon 13 Kinder Anomalien am knöchernen Labyrinth aufwiesen.

4.5.1 Translabyrinthäre Liquor-Mittelohrfistel

Typisch für diese Fistel ist nach Curtin (1982) eine hochgradige sensoneurale Schwerhörigkeit bzw. Taubheit in Verbindung mit einer Mißbildung des Innenohres, wobei die Labyrinthdysplasie nach Mondini oder ein abnorm erweitertes Vestibulum labyrinthii am häufigsten gefunden wird. So beschreiben Brodsky (1984), Stool et al. (1967), Carter und Wolpert (1975), Wolfowitz (1979) sowie Kaufman et al. (1977) eine direkte Verbindung zwischen dem inneren Gehörgang und dem erweiterten Vestibulum des Labyrinthes. Phelps (1968) berichtete über 22 Patienten mit röntgenologisch nachgewiesenen Innenohrdeformitäten in Form einer Dilatation oder Dysplasie des Labyrinthes oder einem fehlenden Modiolus, sowie einer abnorm weiten Verbindung zwischen der Cochlea und dem Vestibulum, verbunden mit einer Schwerhörigkeit, wovon 8 Patienten eine spontane Otoliquorrhoe hatten. Der Perilymphaustritt in das Mittelohr, wobei es sich um Liquor handelt, geschieht nach den Beobachtungen von Jones, Fairborn, Barr, Bennett (1966), Guindi (1981), Nenzelius (1951), Gacek und Leipzig (1979), Althaus (1981), Wersäll, Skolnik (1959), Spitz et al. (1961), Farrior (1971), Crook (1967), Desiardins et al. (1982) Rice (1967), Gundersen (1970), Bottema (1975), Kraus (1971) und Biggers et al. (1973) am ovalen Fenster, wo es durch den erhöhten Druck im Vestibulum zu einem Spontandefekt in der Fußplattenmitte oder im Ringband bzw. am Promontorium oder am runden Fenster kommen kann.

Der Liquor kann auf verschiedenen Wegen in das Labyrinth gelangen:

Offener Ductus cochlearis
Der Ductus cochlearis stellt eine Verbindung zwischen dem Subarachnoidalraum und dem Vestibulum des Innenohres dar. Der membranöse dünne Schlauch, der sich normalerweise in der Kindheit verschließt, verläuft in einem kurzen und engen knöchernen Kanal parallel zum inneren Gehörgang. Röntgenologisch läßt er sich nur schwer im Tomogramm darstellen. Valvassori konnte ihn in 50 von 3700 tomographierten Felsenbeinen finden. Sein Durchmesser betrug in diesen Fällen weniger als 1,5 mm. Nach Meinung von Jampolsky (1935), Perlman (1939), Schuknecht (1971), Igarashi (1962), Anson et al. (1965), Barr und Wersäll (1981) entsteht der Überdruck (= Liquordruck) im Vestibulum des Labyrinths durch diesen offenen Ductus cochlearis. Er kann nach Stroud und Calcaterra (1970) besonders beim mißgebildeten Steigbügel zur Spontanperforation der

Fußplatte mit Otoliquorrhoe führen. Diese vermehrte Ansammlung von Hirnwasser im Vestibulum kompliziert u. U. auch die Stapeschirurgie, weil es dann nach der Platinektomie zu massivem Perilymphfluß ("stapes gusher") kommen kann, der nur schwer zu beherrschen ist. Dieser offene Ductus cochlearis wird u. a. auch für eine plötzliche Ertaubung mit Ruptur der runden Fenstermembran verantwortlich gemacht. Die Ursache des dabei entstehenden Hörverlustes ist nach Simon ein Bruch der intracochleären Membran. Das Vorhandensein eines offenen Ductus cochlearis ist jedoch nicht unumstritten, auch wenn es Bauer (1962) gelang, histologisch einen zystisch erweiterten offenen Ductus bei einer Liquorfistel am runden Fenster nachzuweisen.

Liquorfluß entlang dem Nervus VIII
Dieser von Arnold und v. Ilberg (1971) am Tierversuch mit Tusche, Thorotrast und radioaktivem Streptomycin nachgewiesene und bereits von Kobrak (1949), Kley (1951) und Beck (1965) u. a. vermutete Weg führt entlang der Perineuralscheide des 8. Hirnnerven in den Modiolus und über das Ganglion spirale cochleae in den Perilymphraum.

Liquorfluß entlang dem Fundus des inneren Gehörganges
Die Lamina cribrosa stellt die laterale Wand des inneren Gehörganges dar, die durch ein Netz von Nerven durchsetzt ist. Nach den Beobachtungen von Gundersen (1970), Kaufman et al. (1969), Nenzelius (1951), Stroud (1970) und Farrior (1971) sind Duralücken, ein fehlendes retikuläres Netz, Defekte im Perineuralraum für einen Durchtritt des Liquors in das Vestibulum verantwortlich.

Liquorfluß entlang dem Nervus facialis
Gacek und Leipzig (1979) beschrieben den Fall einer Arachnoidalzyste im Antrum, die sich entlang dem N. VII erstreckte. Die Zyste konnte durch eine intralumbale Kontrastmittelgabe nachgewiesen werden.

Die folgende Abbildung zeigt in Anlehnung an Phelps (1986) schematisch den Durchtrittsweg des Liquors über das Labyrinth in das Mittelohr (Abb. 14).

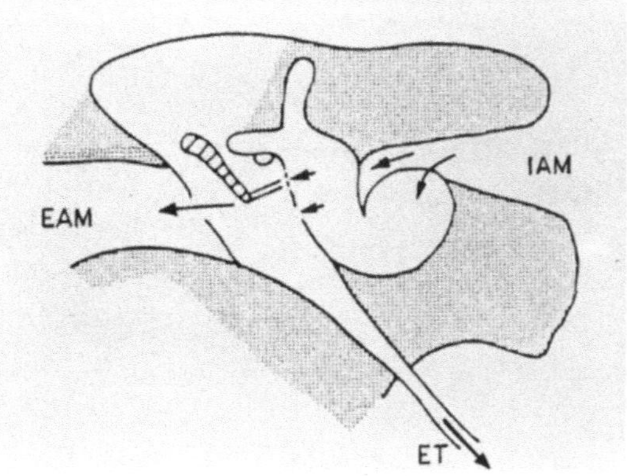

Abb. 14. Translabyrinthäre Wege des Liquors vom Subarachnoidalraum ins Mittelohr. *EAM*, äußerer Gehörgang; *IAM*, innerer Gehörgang; *ET*, Ohrtrompete

4.5.2 Paralabyrinthäre Liquor-Ohrfistel

Dieser Typ von Fistel ist gekennzeichnet durch ein normales Hörvermögen, regelrechte Innenohrstrukturen, rezidivierende Meningitiden und Liquorfluß über das Mittelohr in den Rachen und die Nase.
Folgende Überleitungswege werden diskutiert:

Defekt am Tegmen tympani
Dieser angeborene Defekt am knöchernen Dach des Mittelohres und an der hinteren Fläche des Felsenbeins sowie im vorderen Teil der Pyramidenspitze wird nach Kapur (1986), Lang (1983), Ahren und Thulin (1965) sowie Bougash in 5% bei Sektionen und davon in 20% beidseits gefunden. Die Defekte der knöchernen Strukturen können nach Kelemen (1933) an Stellen mit knöchernem Umbau entstehen, zu Meningo- und Meningoenzephalozelen und bei erhöhtem intrakraniellen Druck zur Spontanperforation führen (Bhatnager 1977; Koch 1950; Kaufmann 1969; Schurr 1960; Paparella et al. 1978; Updegraff 1958; Lang 1983; Gavilan et al. 1984; Dysart 1959; Kapur u. Bangash 1986).

Liquorfluß über die Hyrtlsche Fissur
Der Verbindungsweg, zwischen dem Labyrinth und dem Bulbus venae jugularis gelegen, ist in der Regel verschlossen. Persistiert sein Lumen, wobei dann stets eine Innenohrmißbildung vorliegt, kann es nach Gaçek und Leipzig (1979) zu einer Meningozele kommen, die perforieren kann, wobei Liquor in das Mittelohr gelangt.

Syndrom der Pyramidenspitze
Bei diesem erstmals von Cornfield 1913 beschriebenen Syndrom findet man nach Kline (1933), Kraus und McCabe 1982, Dubois, Kaufman et al. (1977) sowie Grobovschek (1984) röntgenologisch eine große apikale lufthaltige Zelle an der Pyramidenspitze, die sich aus peritubären, paralabyrinthären und Zellen des Tractus subarcuatus entwickelt. Durch den Druck des Liquors soll sich der Knochen ausdünnen, arrodieren und Liquor von der Pyramidenspitze in die Tube fließen.

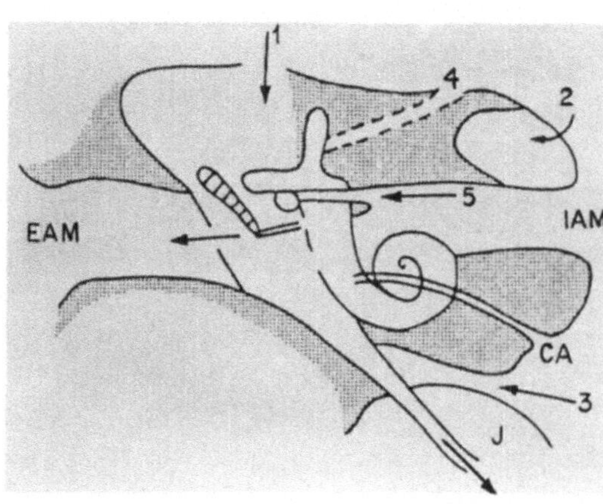

Abb. 15. Paralabyrinthäre Liquorfisteln vom Subarachnoidalraum ins Mittelohr. *1.* Tegmen tympani; *2.* Pyramidenspitzenzelle; *3.* Hyrtlsche Fissur; *4.* Canalis petromastoideus; *5.* Fazialiskanal

Liquorfluß entlang des Canalis petromastoideus
Der knöcherne Kanal zieht entlang der subarkuatalen Gefäße unterhalb des Bogenganges ins Antrum. Er kann manchmal im Computertomogramm nachgewiesen werden. Ob er für eine spontane Liquorrhoe verantwortlich gemacht werden
kann, ist jedoch noch nicht eindeutig geklärt.

In der Abb. 15 sind in Anlehnung an Phelps (1986) die translabyrinthären Wege schematisch dargestellt.

4.6 Symptome des spontanen Liquorflusses aus dem Mittelohr

4.6.1 Rezidivierende Meningitiden

Jede rezidivierende bakterielle Meningitis unklarer Genese bei Kindern muß den
Verdacht auf eine otogene Mißbildung mit spontaner Otoliquorrhoe aufkommen
lassen. Die Kombination von Hörminderung mit Labyrinthmißbildung macht
nach Hicks (1980) sowie Stool et al. (1967) u. a. eine spontane Liquor-Mittelohrfistel sehr wahrscheinlich und somit eine weitergehende Diagnostik notwendig
(s. u.).

4.6.2 Hörminderung

a) Sie kann vom *Schalleitungstyp* sein. Die Ursache liegt in einer Verminderung
   der Schwingungsfähigkeit der Ossikel durch den Liquor im Mittelohr oder
   durch eine vom Tegmen herabhängende Meningozele, worauf Bennet (1966)
   und Koch (1950) schon hingewiesen haben.
b) *Schallempfindungsschwerhörigkeit.* Sie ist in der Regel durch eine Mißbildung
   der Innenohrstrukturen (z. B. Mondini-Mißbildung) bedingt. Sie ist, verbunden mit Liquor im Mittelohr, ein Hinweis für eine translabyrinthäre Fistel.

4.6.3 Vorhandensein von Liquor im Mittelohr

Vorhandensein von Liquor im Mittelohr bei intaktem Trommelfell oder einer nasalen Liquorrhoe.

4.6.4 Bild eines Tumors im Mittelohr

Als Ursache ist eine vom Tegmen tympani herabhängende Meningoenzephalozele anzusehen.

4.6.5 Kombination von Otoliquorrhoe mit weiteren Mißbildungen

Kombination von Otoliquorrhoe mit weiteren Mißbildungen, wie z. B. der Trisomie 15, dem Klippel-Feil-Syndrom oder dem DiGeorge-Syndrom. Da diese Syn-

drome häufig mit Labyrinthmißbildungen und Schwerhörigkeit bzw. Taubheit kombiniert sind, gilt es, bei entsprechender Symptomatik einen translabyrinthären Weg auszuschließen.

4.6.5.1 Diagnostik der spontanen Otoliquorrhoe

Wenn der Verdacht auf einen spontanen Liquorfluß auftaucht, sollten folgende diagnostische Untersuchungen durchgeführt werden:
a) Hals-Nasen-Ohren-ärztliche Untersuchung
b) Bei Verdacht auf Flüssigkeit hinter dem Trommelfell kann die Punktion des Mittelohres zum Nachweis von Liquor herangezogen werden.
c) Nachweis von Liquor im Nasensekret.
d) Cochleovestibuläre Diagnostik (Audiogramm, Vestibularisuntersuchung)
e) Computertomographie der Felsenbeine im axialen Strahlengang zum Nachweis einer Innenohrmißbildung, eines weiten Aquaeductus cochleae, einer großen apikalen Zelle oder eines durch Flüssigkeit verschatteten Mastoids. Fisteln in der Gegend des Labyrinthes lassen sich allerdings nicht röntgenologisch darstellen.
f) Zisternomeatographie. Die wichtigste Methode zum Nachweis eines Überleitungsweges zwischen dem Subarachnoidalraum, dem Innenohr und dem Mittelohr ist nach Gundersen und Haye (1970) die intralumbale Verabreichung von Pantopaque oder Indigocarmin bzw. Fluoreszin. Sie sollte präoperativ immer durchgeführt werden, um den Überleitungsweg zu identifizieren und um die Entscheidung eines transtympanalen, translabyrinthären oder transtemporalen Zugangsweges zum Verschluß der Fistel zu ermöglichen.

5 Abnorme Verläufe von Gefäßen und Nerven

5.1 Verlaufsanomalien des Nervus facialis

Der Nervus facialis unterliegt am nicht mißgebildeten äußeren und Mittelohr, abgesehen von kleinen Abweichungen unterhalb des lateralen Bogenganges, in der Regel keiner Verlaufsanomalie (Hahlbrock 1960). Da der Gesichtsnerv als Nerv des 2. Kiemenbogens unmittelbar mit der Entwicklung des Mittelohres verbunden ist, sind massive Anomalien seiner Lage und seines Verlaufes im tympanalen und mastoidalen Anteil nur bei den Mißbildungen des 1. und 2. Kiemenbogens anzutreffen (Graf 1968; Sedée 1973; Beck 1965; Gerhardt u. Otto 1981; Schmalhausen 1923; Crabtree 1968; Fowler 1961 u.a.). Es muß also bei jeder Anomalie dieser Strukturen, ob leicht oder schwer, mit einer Verlaufsvariante, Mißbildung oder Unterentwicklung des Nerven gerechnet werden (Altmann 1965; Ruedi 1954; Hahlbrock 1960; Kodama et al. 1982; Alexander u. Benesi 1900; Krampitz 1912; Ombrédanne 1957). Die Fehlverläufe sind für den Otochirurgen wegen der Nachbarschaft zum oftmals dysplastischen Labyrinth sowie zu den Gefäßen (z. B. persistierende Arteria stapedialis) von chirurgischer Bedeutung. Die häufigste Anomalie des Fazialisnerven im Mittelohr ist jedoch nicht die Verlaufsanomalie, sondern die Dehiszenz des knöchernen Kanales mit Hernienbildung. So beobachteten Hough (1963) und Johnson (1970) in 20%, Sammut in 63%, Dietzel (1961) und Kettel (1946) in 75%, Baxter (1971) und Durcan (1967) in 57% solche Knochenlücken. Diese Dehiszenzen gibt es im gesamten Nervenverlauf, sie werden aber über der ovalen Nische am häufigsten beobachtet und erschweren die Präparation in der ovalen Nische oder machen sie unmöglich. Die Ursache des gehäuften Vorkommens über der Fossa ovalis liegt nach Graf (1968) darin, daß der Nerv im Primordialkranium nicht in einem Kanal, sondern in einer Rinne liegt, die sich sekundär knöchern verschließt. Diese Dehiszenzen können bis zu einem Drittel des Umfanges des Fazialiskanals ausmachen und vom Musculus tensortympani bis zur Eminentia pyramidalis reichen. Sie wurden von Dietzel als „große Dehiszenzen" bezeichnet.

5.1.1 Der Fazialisverlauf bei der Mittelohrmißbildung

Extreme Fehlverläufe und eine Parese des N. facialis werden selten bei der sporadisch, d. h. im Rahmen der allgemeinen Mißbildungshäufigkeit, auftretenden Atresia auris congenita beobachtet. In großer Zahl und geradezu typisch ist seine Verlaufsanomalie und Parese nach Miehlke und Partsch (1963), Kittel (1964), d'Avignon (1964) sowie Kleinsasser (1964) u. a. bei der Thalidomid-bedingten Ohrmißbildung, die häufig mit einer Abduzensparese und Gliedmaßenmißbildung kombiniert ist. Jahrsdoerfer (1981) fand in 13 von 54 Ohren, Crabtree (1968) in 22 von 50 Fällen einen abnormalen Verlauf, wovon 15 einen scharfen Knick in Richtung Temporo-Mandibulargelenk machten. Belluci (1981) fand bei 71 Ohren einen freiliegenden Nerv, wobei 13mal der Nerv einen anomalen Verlauf aufwies. Die häufigste Verlaufsanomalie bei der schweren Atresie ist die Bildung eines Knies (60 °-Winkel) unterhalb des lateralen Bogenganges, verbunden mit einem abnorm kurzen intratympanalen Nervensegment. Es sei hier auf die umfassenden Arbeiten von Fowler (1961), Proctor und Gerhardt verwiesen. Dickinson und Srisoloon (1968) beobachteten Fehlverläufe des Nerven über dem Promontorium, über den Steigbügel und den Musculus stapedius sowie nahe dem Sinus sigmoideus. Woodman beschrieb einen atypischen Verlauf entlang der Dura, Gerhardt (1981), Jahrsdoerfer (1981), Theissing (1975), Henner (1960), Altmann (1955), Kettel (1946), Wullstein (1957), Streit (1903), Livingstone (1959), Behrens u. a. einen abnormen Verlauf an der Außenseite des Felsenbeines bzw. eine anterior-laterale Verlagerung des mastoidalen Anteils. Feldmann (1975) beschrieb einen extremen Verlauf des Nerven mit Eintritt am Trautmannschen Dreieck bei regelrechtem Verhalten im tympanalen und mastoidalen Teil. Arndt (1967), Bosek, Caparosa (1966), Fowler (1961), Miehlke (1960), Botman (1955), Heermann (1967), Minnigerode (1965) u. a. beobachteten beim mißgebildeten Ohr eine Zwei- und Dreiteilung des Nervenhauptstammes, unterhalb des Bogenganges oder am Steigbügel. Diese Fehlverläufe des Nerven können wiederum zur Mißbildung des Steigbügels Anlaß geben. So beschrieb Graf (1968) den Nervenverlauf durch die Schenkel eines um 90 ° gedrehten Steigbügels und Altmann (1955) einen hypoplastischen Nervus facialis, der zusammen mit der Arteria stapedialis durch die Stapesschenkel zog.

Der Grund für diese Verlaufsvarianten ist noch im Dunkeln. Padget (1948) z. B. glaubt, daß das Wachstum der Maxilla verantwortlich ist, während Schmalhausen (1923), Beck (1965) und Sedée (1973) der Ansicht sind, daß der atypische Verlauf etwas mit der Entwicklung der Paukenhöhle zu tun hat. Gerhardt und Otto (1981) vertreten die Meinung, daß zwei Bewegungen in der späteren Region des Felsenbeines letztlich für den Nervenverlauf verantwortlich sind, und zwar

1. eine Drehung der Meningen zusammen mit weiteren Teilen der Schädelbasis, wie z. B. dem Labyrinth, dem Hyoid und dem proximalen Anteil des Unterkiefers, und

2. als zweite Bewegung eine Rotation des lateralen Felsenbeins nach dorsal, bedingt durch eine Differenzierung des Mandibularbogens.

Aus diesen Bewegungen resultiert einmal eine Verlagerung des Nerven nach anterior mit Verlegung der ovalen Nische und einer Steigbügelmißbildung und zum andern eine Verlagerung nach lateral in Richtung Mastoid, so daß der Nerv nicht – wie normal – hinter dem Processus styloideus den Warzenfortsatz verläßt.

Eigene Beobachtungen an 64 operierten schweren Mittelohratresien können die Häufigkeit dieser extremen Fehlverläufe jedoch nicht bestätigen, was mit den Beobachtungen von Livingstone (1958) übereinstimmt, der nur einen Fehlverlauf bei 99 operierten atretischen Ohren fand. Stets konnte der Nerv, von kleinen Abweichungen abgesehen, an typischer Stelle im Mittelohr oberhalb der ovalen Nische identifiziert werden. Diese eigenen operativen Erfahrungen werden auch durch tierexperimentelle Untersuchungen und Befunde an Vitamin A-intoxikierten Ratten bestätigt (Weidenbecher 1978). Hierbei fanden sich der menschlichen Atresia auris congenita vergleichbare Mißbildungen, wie Atresieplatte, verformtes Tympanon und mißgebildete Ossikel sowie rotierte Felsenbeine und Fehlverläufe sowie Anomalien des Nervus facialis (Tabelle 2). Der Nerv war, wenn auch z. T. hypoplastisch, über der ovalen Nische gelegen und stets identifizierbar. Diese Hypoplasie des Nerven ist aufgrund der tierexperimentellen Untersuchungen durch seine Einmauerung in massivem Knochen (Abb. 16) also durch ein mechanisches Moment und nicht durch eine Unreife des Fazialiskernes bedingt, eine Ansicht, die auch von Rossberg (1961) vertreten wird. Gestützt wird dies durch

Tabelle 2. Pathologische Befunde im Verlauf des N. facialis durch d. Felsenbein teratogen geschädigter Ratten

---

Atypische Lage des Ganglion geniculi
Gering atyp. Verlauf durch das Felsenbein
Dehiszenz d. Fall.-Kanals, bzw. freilieg. Nerv
Hypopl. d. N. auf $1/_2$–$^1/_{10}$ der Normalstärke
Atypische Lage d. For. stylomastoideum
Gemeinsamer Verlauf v. N. VII und N. V
N. fac. u. Art staped. verl. d. d. Stapesschenkel
Verzweigung d. Hauptst. unterhalb d. ov. Fensters

Dreiteilung d. Nerven a. For. stylomastoid
Ummauerung d. Nerven durch hyperpl. Knorpel

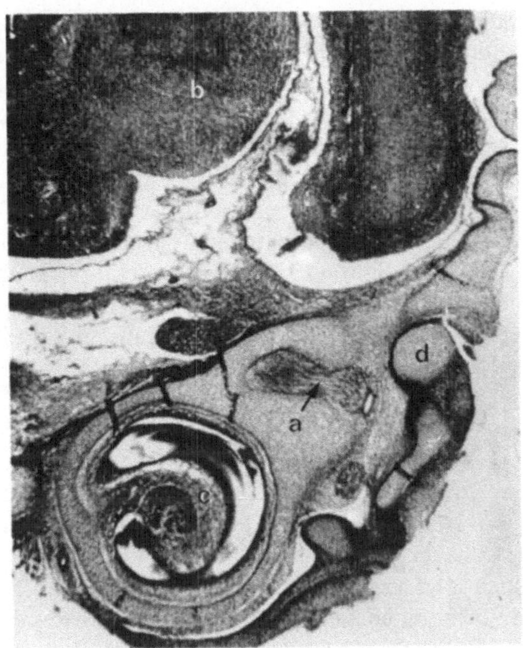

Abb. 16. Schnitt durch das Felsenbein eines Föten. Der Nervus facialis ist in massiven Knorpel eingemauert, das Labyrinth zur Basis hin rotiert. *a* Nervus facialis; *b* Gehirn; *c* Innenohr; *d* Ossikel

die histologischen Untersuchungen des Fazialiskernes (Weidenbecher u. Maak 1979).

Aufgrund der tierexperimentellen Befunde, bestätigt durch die eigenen Beobachtungen, kann gesagt werden, daß in der Chirurgie der Mittelohrmißbildungen auf dem Weg zum Mittelohr durch die Atresieplatte hindurch zwar mit Verlaufsvarianten des Fazialisnerven gerechnet werden muß, daß die Häufigkeit solcher Fehlverläufe jedoch als nicht sehr groß anzusehen ist. Wenn man den von Wigand (1975) angegebenen direkten endauralen Zugangsweg zum Mittelohr wählt, ist die Gefahr, den Nerven zu verletzen, gering, weil man von oben in das Mittelohr vorstößt und den Nerv identifizieren kann.

5.2 Chorda tympani

Die Chorda tympani ist neben dem Nervus facialis der zweite bedeutende Nerv im Mittelohr, der, wenn auch selten, einer Anomalie unterliegen kann. Fehlverläufe sind nur im Zusammenhang mit der Atresia auris congenita beobachtet worden (Hough 1958). Entwicklungsgeschichtlich läuft der Nerv außen um den zweiten Viszeralbogen herum, weshalb er bei der Atresia auris congenita nach Lüscher (1965) lateral der Atresieplatte zu suchen ist. Die Chorda tympani scheint in ihrem Verlauf unterschiedliche Lokalisationen einzunehmen, denn Marx (1899) fand sie bei der schweren Mittelohrmißbildung medial der Atresieplatte. Nach Lüscher, Lucae (1864) und Gaupp (1869) würde die Chorda, wenn der Processus styloideus später als das Os tympanicum entstehen würde, in der Atresieplatte verlaufen müssen. In der Regel ist die Chorda tympani dünner als der N. facialis, kann aber, wenn sie dicker als normal ist und der N. facialis nicht in seiner knöchernen Schale liegt und verlagert ist, mit ihm verwechselt werden. Jahrsdoerfer (1981) fordert deshalb, bei der Operation der Mittelohrmißbildung die Chorda so lange als den N. facialis anzusehen, bis dieser identifiziert ist. Nach Altmann (1951), Kraus und Ziv (1971) kann die Chorda von einer knöchernen Hülle umgeben sein und so mit dem N. facialis verwechselt werden, nach Minnigerode (1965) aufgezweigt sein und nach Altmann, Fowler (1961) und May (1984) einen vertikalen intratympanalen Verlauf nehmen. Nach Kelemen (1958), Botros (1957) und Saito (1970), Hahlbrock (1960) und Lüscher (1965) kann sie in seltenen Fällen völlig fehlen oder nach May (1986) keine neuralen Elemente enthalten. Ob die Chorda Fasern des N. facialis enthält, ist noch nicht geklärt, wird von May jedoch abgelehnt.

5.3 Moebius-Syndrom

1880 wies Graefe, 1881 Harlem auf eine in ihrer Symptomatik nicht progressive angeborene Erkrankung hin, die 1888 und 1892 von Moebius eingehender untersucht und seitdem als Moebius-Syndrom in die Literatur eingegangen ist. Es handelt sich nach Legumetal um eine autosomal-dominant und rezessiv vererbbare Erkrankung, die nach Webber (1910), Legum (1981), Masaki (1971) und Baraitser (1977) familiär gehäuft auftritt. So berichten u. a. Masaki, van der Wiel (1957), Krüger (1963), Olson et al. (1970), Collins (1982), Becker et al. (1974) und Fortanier und Speiser (1935) über die Vererbbarkeit dieser Erkrankung vom Vater auf den Sohn mit identischen Ausfallserscheinungen und gleichem Schweregrad.

5.3.1 Symptome des Moebius-Syndroms

Für den Hals-Nasen-Ohren-Arzt hat das Moebius-Syndrom nur geringe Bedeutung. Die Diagnose wird in der Regel kurz nach der Geburt vom Pädiater ausschließlich klinisch gestellt, der das Kind für die nächsten Jahre betreut.

Man spricht von einem Moebius-Syndrom dann, wenn mehr als ein Hirnnerv komplett oder inkomplett gelähmt ist. Die Symptome des Moebius-Syndroms sind nur selten vollzählig und in ihrer Intensität gleich ausgeprägt, weshalb die Diagnose nach der Geburt oft nur schwer zu stellen ist. Bei gering ausgeprägter Symptomatik fallen die Kinder nur durch den fehlenden Lidschluß, ein maskenartiges Gesicht oder Trinkschwierigkeiten auf. Obligatorisch ist die angeborene komplette oder inkomplette, ein- oder beidseitige *Fazialisparese*. In der überwiegenden Anzahl der Fälle ist sie mit einer ein- oder beidseitigen *Abduzensparese* kombiniert. Aus dem Ausfall beider Hirnnerven kann klinisch die Diagnose eines Moebius-Syndroms gestellt werden. Daneben, jedoch mehr fakultativ, vervollständigen ein Ausfall des N. occulomotorius, eine *geistige Retardierung, Muskeldefekte,* z. B. des M. pectoralis oder trapezius, sowie *Mißbildungen an den Extremitäten* (z. B. Klumpfuß) das Vollbild des Moebius-Syndroms.

5.3.2 Pathogenese des Moebius-Syndroms

Obwohl über 100 Kinder mit einem Moebius-Syndrom bekannt und z. T. autopsiert wurden (Heubner 1900; Rainy u. Fowler 1903; Spatz u. Ullrich 1931 u. a.), sind Genese und Sitz des Defektes bis heute noch unklar. Die von Moebius aufgestellte These eines „infantilen Kernschwundes" mit fehlender Ausreifung der Kerne der befallenen Hirnnerven wird heute von der Mehrzahl der Autoren (Kunn 1895; Richter 1958; Miehlke 1960; Sprofkin 1956 u. a.) anerkannt, wofür auch der Befall weiterer Hirnnerven und nicht nur des N. facialis spricht. In der Literatur wird jedoch die Genese der Muskellähmung sehr kontrovers diskutiert, ohne die von Moebius aufgestellte These widerlegen zu können. Nardelli (1983) faßt die in der Literatur dargelegten Ursachen der Muskellähmung zusammen und teilt sie wie folgt ein:
a) supranukleäre und nukleäre Läsion;
b) Ursache der Lähmung im peripheren Nerv;
c) Ursache der Lähmung im Erfolgsorgan, also der peripheren Muskulatur.

Zu a) Für eine *supranukleäre und nukleäre Ursache* sprechen nach den Untersuchungen von Richter (1958), Marfan und Armand-Delille (1901), Spatz (1931), Heubner (1900), Mauthner, Masaki (1971), Sprofkin (1956) und Neurath (1907) das Fehlen des Fazialiskernes, der Neurone sowie der Ganglienzellen mit sekundären Muskeldefekten, da der Muskel keinen Nervenanschluß gewinnt. Moebius sowie Miehlke sehen die Ursache der Lähmung im Kerngebiet, halten aber eine sekundäre Kernreifung mit Rückbildung der N. VII-Parese für möglich. Neurath (1907) und Pitner (1965) lehnen ebenso wie Riggs (1959), Richter (1958) und Henderson (1939) diese Genese ab, weil sie bei ihren autopsierten Fällen normale Fazialiskerne, dafür aber Blutungen im Hirnstamm fanden.

Zu b) Der Grund für eine Lähmung der peripheren Muskulatur wird im *peripheren Nerven,* z. B. in seinem horizontalen Segment (Henderson) gesehen. Obersteiner, Abromeit (1909) dagegen vermuten eine Degeneration des Nerven durch fehlenden Anschluß an den peripheren Muskel. Einen weiteren Grund für den Ausfall des peripheren Nerven sieht Rossberg (1961) in einer Störung der Nervenfunktion durch die Einmauerung in hyperplastischen Knochen des Felsenbeins, woraus eine Hypoplasie des Nerven mit eingeschränkter Funktion resultiert. Eigene Untersuchungen an Ratten (Weidenbecher 1976), bei welchen durch Vitamin A-Überdosierung toxischer Schäden am 1. und 2. Kiemenbogen erzeugt wurden, unterstützen die Ansicht von Rossberg. Der Fazialisnerv war in diesen Fällen in seinem Durchmesser deutlich reduziert und in hyperplastischen Knochen eingemauert. Das Fazialiskerngebiet zeigte im Lichtmikroskop dagegen normale Zellzahl und Zellform (Weidenbecher u. Maak 1979).

Zu c) Ursache im peripheren Muskel. Masaki (1971), Pitner (1965), Lennon (1910), Rainy und Fowler (1903) erklären die Gesichtsnervlähmung beim Moebius-Syndrom mit einem Defekt in der Entwicklung der Fazialismuskulatur und mit sekundärer Unterentwicklung des Nerven. So konnte Lennon bei seinen Fällen bioptisch keinen normalen Muskel oder Anteile eines früher existierenden Muskels nachweisen, weshalb er an einen mesenchymalen Defekt mit fehlender Muskulatur und sekundärer Nervendegeneration glaubt.

5.3.3 Diagnose und Prognose des Moebius-Syndroms

Die Diagnose eines Moebius-Syndroms wird, wie bereits erwähnt, ausschließlich vom Pädiater aus den klinischen Befunden gestellt. Der Otologe kann durch Elektrodiagnostik des peripheren Nerven die Frage klären, ob eine Lähmung komplett oder inkomplett ist. Da sich aufgrund klinischer Erfahrung die Parese des N. VII nicht bessert, der Kern vermutlich nicht ausreift, ist somit die Aufgabe des Hals-Nasen-Ohren-Arztes beendet. Wenn man jedoch die in unseren Tierversuchen gefundenen pathologischen Veränderungen am Fazialiskanal und am Nerven als Grundlage der Parese ansieht, dann ist die Lähmung durch eine Hypoplasie des Nerven bedingt. In diesen Fällen könnte eine komplette Dekompression des N. facialis in einem möglichst frühen Stadium seine Reifung beschleunigen und einen Rückgang der Parese zur Folge haben, eine Indikation, die bereits von Miehlke und Partsch (1963) in Betracht gezogen wurde.

Kinder mit einem Moebius-Syndrom wachsen normal auf. Durch Übung der mimischen Gesichtsmuskulatur oder durch plastische Eingriffe kann das klinische Bild der Parese gebessert werden (Menkes 1985; Edgerton et al. 1975).

5.4 Gefäßmißbildungen und Gefäßfehlverläufe im Mittelohr

Seitdem die Mittelohrchirurgie im großen Stil durchgeführt wird, sind die insgesamt selten vorkommenden arteriellen Gefäßanomalien im Mittelohr häufiger beschrieben worden, so daß man ihrer stets gegenwärtig sein muß. Sie erlangen durch ihren atypischen Verlauf für den im Mittelohr tätigen Otochirurgen klinische Bedeutung. Venöse Fehlverläufe werden außer einem hochstehenden Bulbus venae jugularis und einem weit vorverlagerten Sinus sigmoideus nicht beobachtet. Zu den arteriellen und venösen Fehlverläufen gehören

a) die persistierende Arteria stapedialis,
b) die fehlverlaufende Arteria carotis interna,
c) ein Ast aus der Arteria meningea media,
d) ein Ast aus der Arteria vestibularis,
e) die kongenitale arteriovenöse Fistel,
f) der hochstehende Bulbus venae jugularis,
g) der vorverlegte Sinus sigmoideus.

Im folgenden sollen die Gefäßmißbildungen und Verlaufsanomalien detailliert dargestellt werden:

zu a) Persistierende Arteria stapedialis
Unter den Gefäßanomalien des Mittelohres ist sie die häufigste arterielle Mißbildung (Hough 1963). Sie erscheint erstmals beim 3 mm großen Embryo und wurde 1836 von Hyrtl beschrieben, der ihren Ursprung aus der Arteria maxillaris sah. Alexander (1899), Kelemen (1958), Cauldwell (1942) und Hogg fanden bei ihren histologischen Untersuchungen dagegen, daß die Arteria stapedialis aus der primitiven Hyoidarterie der späteren Carotis interna hervorgeht. Das Gefäß durchbricht den Boden der Paukenhöhle und zieht durch die Stapesschenkel in den Canalis facialis. Sie teilt sich in einen medialen Ast zum großen Keilbeinflügel und

einen lateralen Ast zur Arteria meningea media. Nager und Nager (1953) sind jedoch der Meinung, daß sie im Canalis facialis entsteht und zur Arteria carotis interna zieht. Normalerweise hat sie sich fast völlig zurückgebildet und ist beim Erwachsenen als rudimentäre Arteria carotico-tympanici, welche zum Jacobsonschen Nerv zieht, zu finden. Ihre einseitige Persistenz ist vielfach beschrieben worden, seitdem die Mittelohrchirurgie in großer Breite angewandt wird. Sie kann nach Beobachtungen von Kelemen auch beidseitig vorkommen. Durch ihren Verlauf zwischen den Stapesschenkeln, für dessen Form sie verantwortlich gemacht wird, kompliziert sie nach Berichten von Brock (1922), Steffen (1968), Quain (1844), Maran (1965), Alexander (1899) und Hogg die Chirurgie in der ovalen Nische, da sie die Entfernung des Steigbügels ohne vorherige Koagulation unmöglich macht. Uneinigkeit herrscht über die Rolle der Arterie bei der Formgebung des Steigbügels. Maran und Steffen sind der Meinung, daß sie den Steigbügel formt. Hough (1963) jedoch vertritt die Ansicht, daß nicht die persistierende Arterie den Steigbügel formt, sondern daß das Mesenchym des 2. Kiemenbogens den Ring um die Arterie bildet und daß der Druck der sich ausdehnenden Labyrinthkapsel zur speziellen zellulären Differenzierung des Steigbügels beiträgt.

zu b) Ast der Arteria meningea media
Wenn dieser Ast vorhanden ist, verläuft er mit dem Nervus facialis und erscheint am hinteren Ende der ovalen Nische. Dadurch kommt es bei der Extraktion des Steigbügels zur Blutung in das Vestibulum.

zu c) Ast aus der Arteria vestibularis
Dieses kleine Gefäß entspringt aus der Arteria carotis interna und zieht zum vestibulären Teil der Fußplatte. Dort kann es bei der Extraktion der Fußplatte zur Blutung in das Vestibulum kommen.

zu d) Arteria carotis interna
Embryologisch entsteht der kraniale Teil der Carotis interna aus der Weiterführung der dorsalen Aorta. Die Carotis interna liegt vor der Cochlea und vor dem Mittelohr und ist von diesem durch eine Knochenplatte, die nach Kecht weniger als 0,5 mm dick bzw. im hohen Alter durch ständige Pulsationen resorbiert sein kann, getrennt. Die Pars transversa ist in 96% nach Lang in einen knöchernen Kanal gehüllt. Dehiszenzen, wie sie 1899 von Kase erstmals beschrieben wurden, können in diesem Bereich durch eine Wandschwäche in der Media zu einem Aneurysma des Gefäßes ins Mittelohr führen. Zu unterscheiden von dieser Form des angeborenen Aneurysmas sind die traumatisch entstandenen Aneurysmen. Da diese angeborenen Dehiszenzen meist auf der Seite der embryonalen Hyoidarterie auftreten, vermuten Steffen (1968), Lane und Waisman (1980), McCabe, Stallings (1964), Lynch et al. (1983), daß an der Abgangsstelle eine Wandschwäche des Gefäßes besteht. Die Arterie erscheint dann im Extremfall nur von Schleimhaut bedeckt als pulsierender, mit pulssynchronem Tinnitus einhergehender Tumor im Mittelohr, der bis zum Promontorium reichen kann.
    Neben dieser Dehiszenz der knöchernen Schale sind die von Marx 1899 erstmals beschriebenen und seitdem häufiger beobachteten abnormalen Verläufe durch das Mittelohr bekannt geworden (Lapayowker et al. 1971; Hansen 1970;

Conlay 1969; Cohen u. Briant 1981; Glasgold et al. 1971; Saito et al. 1975; Goldman, Martin et al., Goodmann u. Cohen 1981). Die Ursache der Verlaufsanomalie wird im Druck der Arteria stapedialis nach lateral auf die sich entwickelnde Arteria carotis gesehen. Eine Therapie ist in der Regel wegen der Blutung nicht möglich. In seltenen Fällen kann die Arterie beidseits gänzlich atrophiert sein (Wolff 1944).

zu e) Kongenitale arterio-venöse Fistel
Die arterio-venöse Fistel am Boden der Paukenhöhle stellt eine Verbindung vom Bulbus venae jugularis zur Carotis interna dar (Smyth u. Black 1975). Sie kann angiographisch nachgewiesen werden und ist ebenfalls durch eine Erweiterung des Bulbus venae jugularis gekennzeichnet. Nach Beschreibungen von Stoll und Kühner (1966), welche 7 Fälle beobachtet haben, führt sie zu pulssynchronem Tinnitus, der durch Embolisierung der Fistel zum Verstummen gebracht werden kann.

zu f) Hochstehender Bulbus venae jugularis
Der Bulbus venae jugularis stellt das Verbindungsstück zwischen dem Sinus sigmoideus und der Vena jugularis dar. Er variiert in seinem Durchmesser zwischen 15 und 20 mm und ist nach Graham (1977), di Chiro (1963), Overton (1972) sowie Hofmann (1925) rechts meist größer als links. Mitard (1971), Laff (1930) sowie Hofman beschrieben eine einseitige Hypoplasie bzw. eine einseitige Aplasie des Bulbus. In diesen Fällen ist der kontralaterale Blutleiter massiv erweitert, er kann das Bild eines Tumors im Foramen jugulare vortäuschen und zu objektivierbarem, permanentem Tinnitus führen, was wir an einem jungen Mädchen mit Tinnitus und Aplasie des einen und kontralateralen Hyperplasie des gegenüberliegenden Blutleiters beobachten konnten. Eine einseitige Erweiterung kann man nach di Chiro (1963) und Fischer (1914) in seltenen Fällen auch bei intrakranieller vaskulärer Mißbildung, z. B. einem Aneurysma der Galenschen Vene bzw. einer arterio-venösen Fistel zwischen Arteria carotis interna und dem Bulbus venae jugularis beobachten. Der Bulbus liegt unterhalb des Felsenbeins, am Boden der Paukenhöhle und ist durch eine massive oder dünne Knochenschale oder auch durch pneumatische Zellen von der Paukenhöhle getrennt. Körner beschrieb 1890 erstmals Dehiszenzen am Dach des Bulbus in 30 von 450 untersuchten Fällen. Er vermutet die Ursache dieser Defekte als anlagebedingt oder durch verstärkten Druck bei einer Stauung der Vena jugularis hervorgerufen. Der Dom des Bulbus kann schmal und tief bzw. weit und hoch ins Mittelohr ragen. In 77% liegt der rechte Bulbus, in 13% der linke Bulbus tiefer, Befunde, die von Graham (1977) und Malcolm sowie Körner ausführlich beschrieben wurden. Der Bulbus liegt nach vorne nahe der Arteria carotis interna und dem Ductus cochlearis, nach posterior nahe dem hinteren Bogengang und dem inneren Gehörgang. Der häufigste pathologische Befund ist nach Steffen (1968), Graham (1977), Overton (1972) und Robin (1972) der Bulbushochstand. Er kann entweder frei liegen oder von einer dünnen Knochenschale bedeckt aus dem Boden der Paukenhöhle bis zum Anulus fibrosus oder zum Steigbügel ragen und so einen Tumor im Mittelohr vortäuschen. Bei dieser Verlaufsanomalie kann es nach Berichten von Altmann (1955), Körner (1890), Lang (1983), Smyth (1975), Robin (1972), Black

(1971), Page (1914), Hildebrand, Hough (1963) u. a. bei operativen Eingriffen wie Parazentese oder Tympanotomie zu einer massiven venösen Blutung kommen, worauf Hildebrand 1890 erstmalig hinwies. Sie kann durch Auflage von Gelatine in der Regel zum Sistieren gebracht werden.

zu g) Sinus sigmoideus
Der Sinus sigmoideus nimmt in der Regel einen konstanten Verlauf und ist das Verbindungsstück zwischen dem Sinus transversus und dem Bulbus venae jugularis. Er liegt an der dorsalen Wand des Mastoids und kann bei schlechter Pneumatisation weit nach vorne verlagert sein, so daß er im Extremfall der hinteren knöchernen Gehörgangswand anliegt und bei Eröffnung des Antrums leicht verletzt werden kann (Tucker 1981; Walther 1944; Lyssenkow 1926) (Abb. 17). Statistisch gesehen ist der rechte Sinus sigmoideus in der Regel größer als links. Auch liegt er nach Körner in 77% rechts tiefer als links. Mitard (1971) und Hofmann (1925) beschrieben eine Hypoplasie eines Blutleiters und Hyperplasie der Gegenseite, auf welcher ein massiver permanenter Tinnitus bestand.

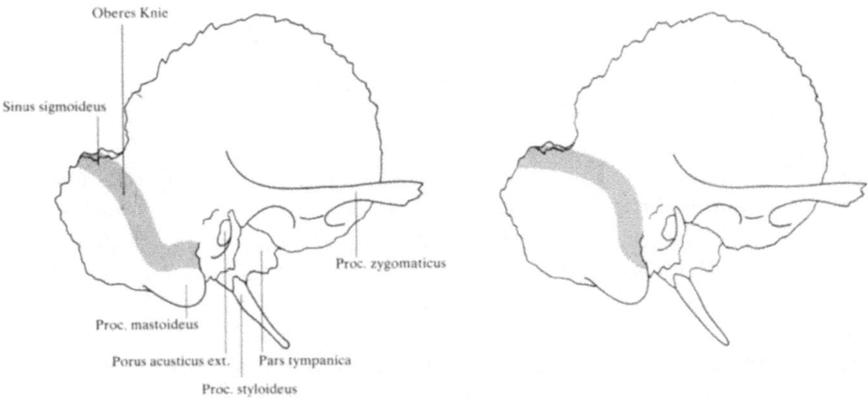

Abb. 17. Bei atypischem Verlauf kann der Sinus sigmoideus der hinteren Gehörgangswand eng anliegen. (Aus Plester et al. 1978)

5.4.1 Symptome der Gefäßmißbildung

Die Verdachtsdiagnose einer Gefäßanomalie im Mittelohr kann aufgrund folgender Symptome gestellt werden:
1. Pulssynchroner Tinnitus;
2. Einseitige Schallempfindungsschwerhörigkeit, die nicht progredient verläuft;
3. Otoskopisches Bild eines Tumors im Mittelohr bei intaktem Trommelfell;
4. Spontane arterielle Blutung über die Tube aus Mund und Nase,
5. Völlegefühl im Ohr.

5.4.2 Diagnostik der Gefäßanomalien im Mittelohr

Ergibt sich aus dem otoskopischen Bild und der Anamnese die Verdachtsdiagnose einer Gefäßmißbildung im Mittelohr, dann können folgende Maßnahmen zur Klärung beitragen:

1. Hörprüfung: Sie zeigt in der Regel eine Schalleitungsschwerhörigkeit, welche durch eine Verminderung der Schwingungsfähigkeit der Kette bedingt ist.
2. Gefäßdarstellung der Arteria carotis interna oder eine retrograde Darstellung der Vena jugularis.
3. Computertomogramm mit Kontrastmittel im Weichteil- oder Knochenfenster zur Darstellung der Mittelohrräume und des Foramen jugulare.
4. Tympanoskopie: Sie dient bei unklaren Prozessen sowohl der Diagnosestellung und, wenn möglich, auch zugleich der Therapie. Von einer Punktion durch das intakte Trommelfell ist wegen der Gefahr einer profusen Blutung abzuraten.
5. Magnetic response tomography (MRT): Sie dient der Darstellung von Weichteilprozessen in und unterhalb des Foramen jugulare. Sie hat den Vorteil, daß es zu keiner Strahlenbelastung des Patienten kommt.

5.5 Neurovaskuläre Abnormitäten im inneren Gehörgang und am Kleinhirnbrückenwinkel

Die Anatomie der Gefäße im inneren Gehörgang, am Porus acusticus internus und im Kleinhirnbrückenwinkel unterliegt einer großen Variationsbreite. Wenn die unterschiedlichen Gefäßverläufe und damit ihre veränderten Beziehungen zu den Nn. V, VII-IX sowie Nn. XI und XII auch nicht als reine Mißbildungen angesehen werden können, so sind sie doch im Sinne Cottiers (1980) als "delayed malformations" aufzufassen und können zu einem späteren Zeitpunkt klinische Bedeutung erlangen. Die angeborene Anlage gewinnt also durch sekundäre Wirkung klinische Relevanz. Dandy hat 1934 als erster die Beobachtung einer pulsierenden Kleinhirnarterie mit direkter Berührung der Trigeminuswurzel bei einem Patienten mit Trigeminusneuralgie mitgeteilt, ohne daraus praktische therapeutische Konsequenzen zu ziehen. Die von ihm geäußerte Vermutung einer Kausalbeziehung zwischen einer abnormen Gefäßnervenberührung und entsprechenden Funktionsstörungen der betroffenen Hirnnerven sind erst später von Neurochirurgen aufgegriffen worden (Eisenbrey u. Hegarty 1956; Haines et al. 1979; Gardner 1962; Wilson et al. 1980; Dereux 1960; Krayenbühl 1957; Sava, Samii 1983 u. a.). Sie haben entsprechende Dekompressionsoperationen am N. trigeminus bei der Trigeminusneuralgie oder am N. facialis beim Spasmus hemifacialis sowie am N. cochleo-vestibularis bei einschlägigen Symptomen einer cochleo-vestibulären Insuffizienz empfohlen. Mit der Vorlage größerer eigener Erfahrungsdaten hat vor anderen Jannetta (1980) die sog. „neurovaskuläre Dekompression" in der hinteren Schädelgrube als Standardeingriff mit lateralem, subokzipitalem Zugangsweg etabliert. Daß derartige „Neurolysen" am VII. und VIII. Hirnnerven mit Vorteil auch vom transtemporalen Zugang über die mittlere Schädelgrube her auszuführen sind, konnten Wigand et al. (1982) zeigen.

5.5.1 Erkrankungen und Symptome, die durch den Druck von Gefäßen und Gefäßdysplasien auf Nerven im inneren Gehörgang und am Kleinhirnbrückenwinkel ausgelöst werden können

Folgende Erkrankungen werden heute mit neurovaskulären Abnormitäten in Verbindung gebracht:
1. Die Trigeminusneuralgie.
2. Der Spasmus hemifacialis.
3. Der Morbus Menière.
4. Der Tinnitus.
5. Die progrediente Schallempfindungsschwerhörigkeit.
6. Der Torticollus spasticus.
7. Fakultativ die arterielle Hypertonie.

5.5.2 Gefäßvariationen im inneren Gehörgang

Für die vorstehend aufgeführten Symptome und Erkrankungen spielt das Verhalten folgender Gefäße mit großer Wahrscheinlichkeit eine ursächliche Rolle:
a) Die Arteria cerebellaris anterior inferior (Aica) et posterior (Paica).
b) Die Arteria labyrinthii.
c) Die Venen mit atypischem Verlauf und Durchmesser.
d) Arterio-venöse Mißbildungen.
e) Gefäßtumoren, z. B. Angiome oder Aneurysmen mit Kontakt zu den Hirnnerven.

Asymmetrische Gefäßverläufe zwischen der rechten und linken Seite sind dabei jedoch noch nicht pathologisch, wie anatomische Studien von Mazzoni (1969) und Sunderland (1945) gezeigt haben. Im folgenden sollen die einzelnen Gefäße und ihre Beziehung zu den Nerven des inneren Gehörganges und des Kleinhirnbrückenwinkels dargestellt werden:

zu a) Das Verhalten der *Arteria cerebellaris anterior inferior* und der Arteria cerebellaris anterior posterior im inneren Gehörgang, am Porus acusticus und am Kleinhirnbrückenwinkel.

Der Verlauf der Aica wurde detailliert von Mazzoni und Sunderland untersucht. Aufgrund ihrer Untersuchungen an Leichen bildet die Aica in 64% eine arterielle Schlinge, die eine enge Beziehung zum Porus acusticus und zum inneren Gehörgang und damit zu den Nn. VII und VIII hat. In 25% der Fälle geht das Gefäß bis zum Porus, in 39% geht es mit den Nn. VII und VIII in den inneren Gehörgang und bildet dort eine Schlinge und läuft zum Kleinhirn zurück. In 36% fehlt es oder hat keine Beziehung zum inneren Gehörgang. Bedeutend für die Klinik sind die 64%, in welchen das Gefäß eine Beziehung zum inneren Gehörgang und damit zum N. facialis und statoacusticus hat (Lewy u. Grant 1938; Atkinson 1949).

Die Größe der Aica ist umgekehrt proportional zur Paica, auch ist die rechte Aica meist größer als die linke. Penzholz (1938) und Jannetta (1975) gehen davon aus, daß es durch eine Arteriosklerose zu einer Verdickung der Gefäßwand und durch die ständigen Pulsationen zur Aufdehnung der Schlinge mit Vergrößerung

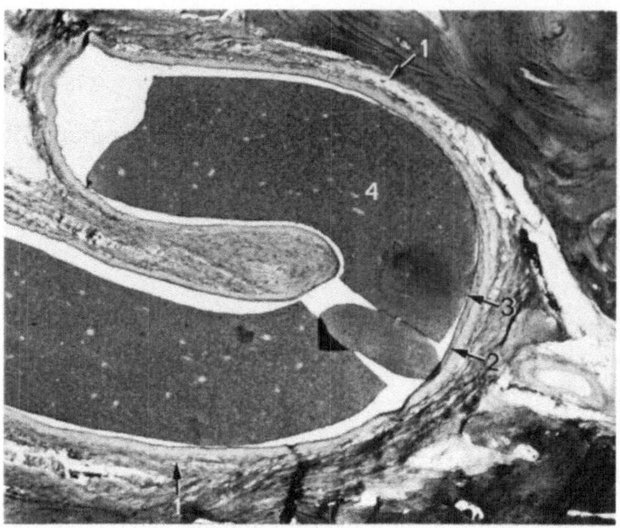

Abb. 18. Histologischer Längsschnitt durch eine A. cerebello-subarcuata von 0,9 mm $\varnothing$ (*1*), fixiert in der Fossa subarcuata. Trotz einer lokalen Prädisposition durch das knöcherne Widerlager kommt es an der distalen Kleinhirnarterie lediglich zu einer geringen Aufsplitterung der Membrana elastica interna (*2*) mit einer Verbreiterung der Intima (*3*) im Bereich der Konvexität der Schlinge (*4*) = Füllung des Gefäßes (EvG-Färbung)

des Gefäßkalibers kommt (Gartenschlauchphänomen). Durch diesen erhöhten mechanischen Druck kommt es zur Irritation der empfindlichen Wurzeleintrittszone in der Regel dann, wenn das Gefäß rechtwinkelig zum Nerven verläuft. Diese Wurzeleintrittszone stellt den Schnittpunkt zwischen zentralen und peripheren Myelien dar. Hier bestehen Defekte im Myelin und machen den Nerven empfindlicher gegen mechanische Reize (Ruby u. Jannetta 1975). Lewy und Grant diskutieren zwar ebenfalls eine Arteriosklerose als auslösenden Faktor, sehen die Ursache der Beschwerden jedoch mehr im Thalamus gelegen. Die Feststellung, daß arteriosklerotische Wandveränderungen und Gefäßverlängerungen zusammen mit einem Schrumpfen des Gehirns (Jannetta) für den mechanischen Druck auf den Nerven verantwortlich gemacht werden können, kann jedoch nicht unwidersprochen bleiben. Nach den Untersuchungen von Hosemann (1983) gibt es an den Prädilektionsstellen der Arteriosklerose, nämlich an den Aufzweigungen der Gefäße, keine Sklerose, sondern eine Intimafibrose (Abb. 18). Vielmehr muß man davon ausgehen, daß es durch die Abnahme der Dorrschen Verzweigungspolster (Abb. 19), die der Anpassung der Gefäßwand auf Zug und Druck sowie Scherkräften dienen, es im Alter an den Gefäßabgängen zu einem Längenwachstum der nachgeschalteten, gekrümmten Gefäße kommt. Mit dem Wegfall der Verzweigungspolster wandert die „Sklerose" in Richtung kleine Arterien. Leptomeninx-Veränderung durch Trauma und Infektion führen zu zusätzlichen Veränderungen der Gefäßwand und schwächen sie. In Kombination mit der Entwicklung arterieller Schlingen kann die Leptomeninx so als Ursache einer Transparenzminderung der Gefäßwand am Ort arterieller Kompression gelten. Ihr ist deshalb eine erhebliche Potenz in der Pathogenese neurovaskulärer Syndrome zuzuschreiben. So berichtet Jannetta über 229 Patienten mit einem Spasmus hemifacialis, bei welchem in 210 Fällen eine arterielle Schlinge, 4mal eine Vene und 3mal ein Tumor für das Krankheitsbild verantwortlich waren. Wigand (1982) fand bei 7 Patienten mit einem Spasmus hemifacialis eine arterielle Schlinge für die Symptomatik verantwortlich und konnte nach Dekompression des Nerven die Beschwerden behe-

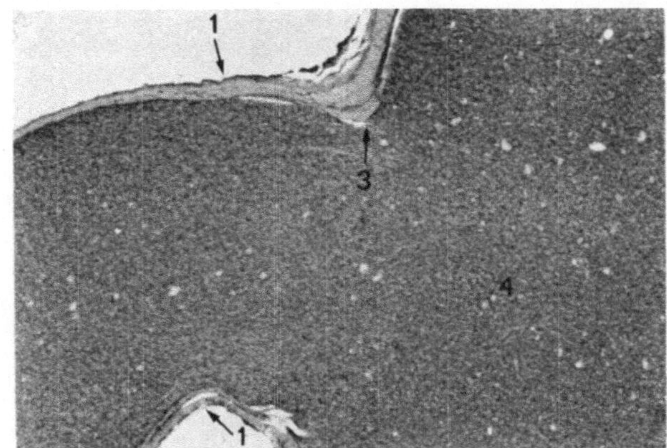

Abb. 19. Abgang einer 1,7 mm ∅ großen AICA (*1*) aus der A. basilaris (*2*) mit einem „Verzweigungspolster" (*3*). *4* Füllung des Gefäßes (EvG-Färbung)

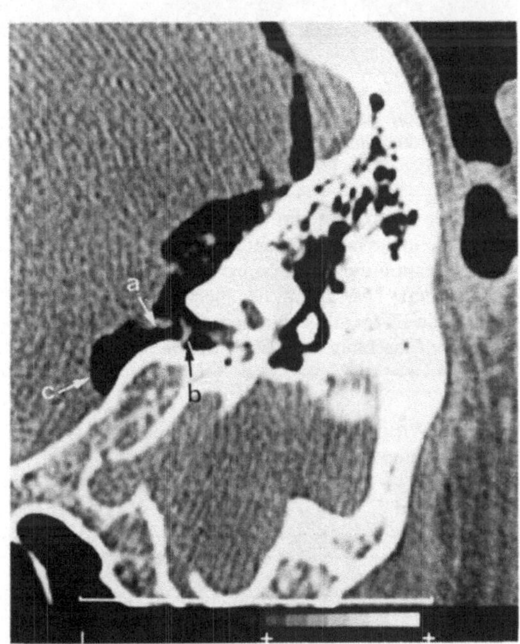

Abb. 20. Bei der 49jährigen Patientin mit einem Morbus Menière kreuzt eine arterielle Gefäßschlinge das akustikovestibuläre Bündel (CT-Bild mit Luft). *a* Akustikovestibuläres Nervenbündel; *b* Arterielle Gefäßschlinge; *c* Luftblase vor dem inneren Gehörgang

ben. Umstritten ist in den letzten Jahren die Behandlung des Morbus Menière, wobei die Theorie eines Hydropses im Innenohr einer neurovaskulären Genese dieser Erkrankung gegenübersteht. Die Ergebnisse von Jannetta (bei 26 von 38 Patienten war eine arterielle Schlinge die Ursache), oder von Wigand und Haid, die in über 60 Fällen ebenfalls eine arterielle Schlinge (Abb. 20 u. 21), aber auch einen Prolaps des Flocculus oder eine Strangulation durch Bindegewebe fanden, zeigen, daß die neurovaskuläre Dekompression, kombiniert mit einer Neurektomie des N. vestibularis, auf lange Sicht die sicherste Methode ist, die Patienten von ihrem Schwindel dauerhaft zu befreien und das Hörvermögen zu stabilisieren (Tabelle 3 u. 4).

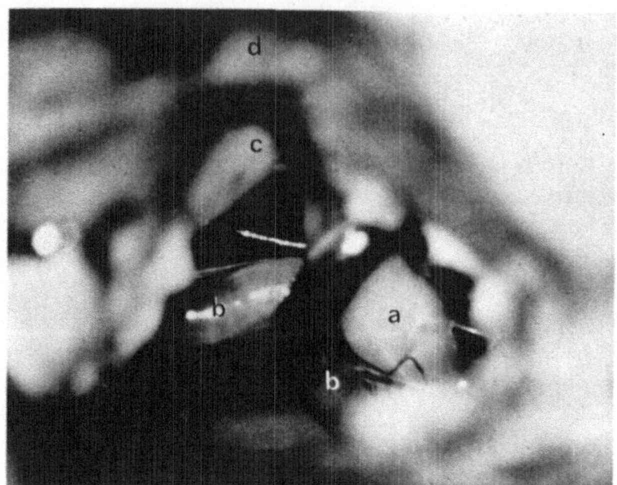

Abb. 21. Über einen transtemporalen Zugang ist der innere Gehörgang freigelegt. Der Nervus vestibularis wird von einer arteriellen Schlinge umfaßt. *a* Nervus vestibularis; *b* arterielle Schlinge; *c* innerer Gehörgang; *d* Felsenbein

Tabelle 3. Intraoperativ gefundene Abnormitäten am Kleinhirnbrückenwinkel, die zur Irritation des Nervus cochlearis und Nervus vestibularis geführt haben

- Laterale neurovaskuläre Interferenz
- Mediale neurovaskuläre Interferenz
- Kompression durch Flocculus
- Horizontale Dislokation der Nerven VII und VIII
- Vertikale Dislokation der Nerven VII und VIII
- Fibröse Einschnürung/Strangulation

Tabelle 4. Wirkung chirurgischer Therapie auf das Hörvermögen bei Patienten mit M. Menière

Hörvermögen	Fälle	%
Nach Neurektomie des N. vestubilaris ($n = 48$)		
Gebessert	5	11
Unverändert	28	58
Verschlechtert	12	25
Ertaubt	3	6
Nach Neurektomie und Neurolyse ($n = 15$)		
Gebessert	2	13
Unverändert	9	61
Verschlechtert	2	13
Ertaubt	2	13

zu b) Arteria labyrinthii (= A. auditiva interna). Die Labyrintharterie ist für die Sauerstoffversorgung des cochleo-vestibulären Systems verantwortlich. Eingehende Untersuchungen über die Gefäßversorgung des Innenohres stammen von Siebenmann (1890), Charachon (1961), Anson (1965), Bast (1931), Seymour, Hansen (1970) und Nager (1953). Der Verlauf dieses Gefäßes hat nach Wigand

(1982) und Fisch (1969) Bedeutung für die Gehörerhaltung bei der Entfernung des Akustikusneurinoms, da es oft mit dem Tumor sehr verbacken ist. Es hat sich in den von Wigand über den erweiterten transtemporalen Zugang operierten 164 Tumoren der mittleren Schädelgrube gezeigt, daß der Unversehrtheit der Labyrintharterie besondere Bedeutung zukommt. So lag die Chance der Gehörerhaltung bei Entfernung eines Akustikusneurinoms bei 50%, wenn sich der Tumor vor der Operation audiologisch rein retrocochleär dargestellt hatte, die Labyrintharterie zu dieser Zeit also noch voll intakt gewesen war. Dagegen zeigten Fälle, die zuvor eine cochleäre Beteiligung angezeigt hatten (deren Labyrintharterie offensichtlich schon vorgeschädigt war), eine 10% geringere Quote der Gehörerhaltung.

Die Labyrintharterie hat nach Sunderland (1945), Stopford (1916), Symon, Obrador (1956) und Nager (1953) in 17% einen variablen Abgang aus der A. basilaris und in 83%, nach Simunic in 90%, einen Abgang aus der A. cerebellaris anterior inferior. Selten entspringt sie auch aus der A. basilaris, der A. vertebralis oder der A. cerebelli inferior posterior. Sie kann nach Mazzoni in 45% als doppeltes Gefäß, z. B. aus der Aica, oder in 4% als Dreifachgefäß (Mazzoni 1969; Walker 1965; Fisch 1969) durch den inneren Gehörgang zur Cochlea führen. Als Einzelgefäß umschlingt sie den N. statoacusticus und liegt dann in einer Rinne zwischen beiden Anteilen (Krmpotić 1978). Selten ist es oberhalb des N. facialis zu finden. Bei verdoppeltem Gefäß liegt ein dicker Ast vor dem N. statoacusticus, der zweite Ast hinten unten. Bis zu den Untersuchungen von Hansen (1970) war die Labyrintharterie als Endarterie, nach Befunden von Perlman und Kimura (1959), Alford (1974) und Igarashi (1962) als funktionelle Endarterie, angesehen worden. An gefäßgefüllten Felsenbeinpräparaten konnte Hansen jedoch zeigen, daß bis zu 14 Gefäße durch den inneren Gehörgang zu den Gefäßen des Mittelohres ziehen können.

zu c) Venen des Kleinhirnbrückenwinkels. Die Vena cerebri superior et posterior sowie die Vena petrosa gehören zum Galenschen Venensystem. Verlaufsvariationen bzw. vergrößerte Durchmesser können zum Kontakt mit dem akustikovestibulären Bündel führen und die gleiche Symptomatik wie eine arterielle Schlinge hervorrufen. Ektasien täuschen bei der sehr wechselhaften Anatomie im Angiogramm das Bild eines Tumors im Kleinhirnbrückenwinkel vor (Takahashi et al. 1967) und können bei jungen Menschen zu Neuralgien und Spasmus hemifacialis führen (Jannetta 1980).

zu d) Gefäßdysplasien. Gefäßdysplasien im Bereich des Porus bzw. im Kleinhirnbrückenwinkel können das klinische Bild eines Akustikusneurinoms mit cochleo-vestibulärer Symptomatik wie Hörminderung, Tinnitus, Schwindel, aber auch mit Fazialisschwäche, Spasmus hemifacialis, Trigeminus- und Glossopharyngeusneuralgie vortäuschen (Sundaresen et al. 1976; Hori et al. 1971; Walker 1965; Benedetti et al. 1975; Johnson 1978; Porter 1973; Dandy 1929). Es handelt sich hierbei nach Sundaresen (1976), Graham (1977) und Castaigne (1967) um selten vorkommende Fehlbildungen im inneren Gehörgang. Sie können nach den Erfahrungen von Omojola (1982), Porter (1973), Dereux (1960) einer spontanen Regression mit Rückbildung der Symptome unterliegen. Kaplan (1959) glaubt, daß sie aus einem Defekt in der kapillaren Entwicklung entstehen. Sie werden deshalb auch als kongenitale Hamartome von vasoaktivem Gewebe ausgehend betrachtet (Persky 1986). Vom Akustikusneurinom unterscheiden sie sich im angiographischen Bild sowie im normalen Proteingehalt des Liquors.

zu e) Aneurysmen. 70–90% der Aneurysmen werden nach Drake (1973), Yasargil (1969), Eisenbrey (1956), Castaigne (1967), Johnson (1978), Dereux (1960), Benedetti (1975), Green (1972) und Hori (1971) aufgrund einer subarachnoidalen Blutung diagnostiziert. So fanden Lane (1980), Kendall und Symon (1977) bei 208 arteriographisch untersuchten Patienten mit Kleinhirnbrückenwinkeltumoren 13 Aneurysmen und nur zwei Angiome.

zu f) Angiome. Die Angiome der mittleren Schädelgrube werden hauptsächlich von der A. cerebellaris anterior inferior versorgt und ebenso wie die Aneurys-

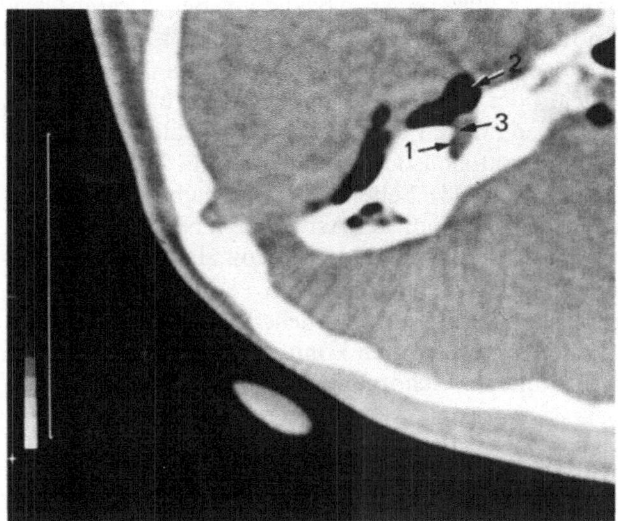

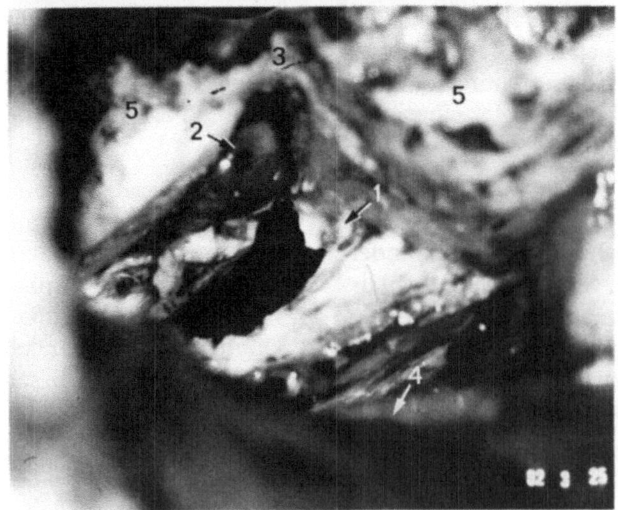

Abb. 22. a Ein „Prozeß" verhindert das Eindringen von Luft in den inneren Gehörgang bei einem Patienten mit Schwindel, Hörminderung und Tinnitus. *1* Innerer Gehörgang, *2* Luft im Kleinhirnbrückenwinkel, *3* Tumor im inneren Gehörgang.
b Der Tumor ist im Kleinhirnbrückenwinkel über einen transtemporalen Zugang nach Schlitzung der Dura freigelegt. *1* Dura, *2* Angiom, *3* Felsenbein, *4* Duraspatel

men zu 90% an einer Subarachnoidalblutung diagnostiziert. Liegt das Angiom am Kleinhirnbrückenwinkel, so kann es eine ähnliche Symptomatik wie das Akustikusneurinom hervorrufen. Menzel (1978) berichtete über ein Angiom, welches zur Fazialisparese und Hörminderung führte, wobei sich nach Exstirpation des Tumors die Symptomatik zurückbildete. Wir hatten Gelegenheit, ein Angiom am inneren Gehörgang bei einem 50jährigen Patient zu diagnostizieren, der über Gangunsicherheit, unsystematischen Schwindel, flüchtige einseitige Lähmung des N. facialis, Tinnitus und Hörminderung klagte. Die Vestibularisuntersuchung und die Luftzisternomeatografie ergaben einen „Tumor" im inneren Gehörgang, der wenig aus dem Porus ragte (Abb. 22 a, b). Über einen erweiterten transtemporalen Zugang (Wigand et al. 1982) zeigte sich ein Gefäßtumor, der in einer zweiten Sitzung (Samii 1983) subokzipital entfernt wurde und histologisch ein Angiom ergab.

zu g) Arteriovenöse Fistel. Die arterielle Versorgung dieser Fisteln geschieht aus Ästen der Carotis interna und des vertebrobasilären Kreislaufs. Der venöse Schenkel ist hierbei der Sinus transversus. Die Symptomatik dieser Fistel besteht nach Obrador (1963) und Devine (1959) zu 67% in einem pulssynchronen, objektiv hörbaren Tinnitus mit Hypakusis und Kopfschmerzen. Die Indikation zum operativen Eingriff mit Unterbindung oder Embolisation der zuführenden Gefäße besteht bei massivem Tinnitus.

6 Zusammenfassung

Die Aufgabe des Referates bestand darin, bereits bekannte und klinisch sowie operativ relevante Mißbildungen des Felsenbeins und angrenzender Strukturen, wie z. B. Veränderungen am kranio-zervikalen Übergang, Gefäßmißbildungen im Mittelohr, Dehiszenzen der seitlichen Schädelbasis, Anomalien des Foramen jugulare und beim Turmschädel sowie Mittelohrmißbildungen, mit neuen Erkenntnissen im Hinblick auf ihre otologische und otoneurochirurgische Bedeutung synoptisch zusammenzufassen.

Möglich wurde dies durch die Fortentwicklung bildgebender Verfahren, insbesondere mit dem Computertomogramm und dem MRT (magnetic response tomogram), und einer dadurch verbesserten präoperativen Diagnostik. Neue therapeutische Ansatzpunkte resultierten aber nicht nur aus subtileren tomographischen Befunden und elektroakustischen Hörprüfungen, sondern auch aus experimentellen Untersuchungen, wie z. B. der Erzeugung von Mißbildungen des 1. und 2. Kiemenbogens. Hierbei ergaben sich u. a. für den operativen Zugang zum Mittelohr bei der Atresia auris congenita wichtige Befunde im Hinblick auf den Verlauf des Nervus facialis im Cavum tympani. Die zum Teil empirisch gewonnenen, durch anatomische Studien sowie durch die Luftzisternomeatographie bestätigten Erkenntnisse über das Verhalten von Gefäßvarianten im Kleinhirnbrückenwinkel zu den Nerven im inneren Gehörgang, ermöglichen es heute, Erkrankungen wie z. B. den Spasmus hemifacialis, den Morbus Menière sowie Gefäßdysplasien und Tumoren über einen erweiterten transtemporalen Zugang kausal und dauerhaft sowie funktionserhaltend zu therapieren.

Literatur

Abromeit B (1909) Beitrag zur Kenntnis der kongenitalen Muskeldefekte. Monatsschr Psychiat Neurol 25:440–447

Agazzi C, Bullo E (1950) L'indagine radiologica stratigrafica dell'atresia auris congenita. Arch Ital Otol 61:507–532

Ahren C, Thulin CA (1965) Letal intracranial complications following inflation in the external auditory canal in treatment of serous otitis media due to the defects in petrous bone. Acta Otol (Stockh) 60:407–421

Alexander G (1899) Ein Fall von Persistenz der Arteria stapedia beim Menschen. Monatsschr Ohrenheilk 33:273–276

Alexander G, Benesi O (1900) Zur Kenntnis der Entwicklung und Anatomie der kongenitalen Atresie des menschlichen Ohres. Monatsschr Ohrenheilk 49:97–101

Alexander GL, Norman RM (1960) The Sturge-Weber-Syndrome. J Wright & Sons, Bristol

Alford BR et al. (1974) Diagnostic tests of facial nerve function. Otolaryngol Clin North Am 7:331–342

Althaus SR (1981) Perilymph fistulas. Laryngoscope 91:538–560

Altmann F (1951) Malformations of the Eustachian tube, the middle ear and its appendages. Arch Otol 54:241–266

Altmann F (1955) Problem of so-called congenital atresia of the ear. Ann Otol 64:824–858

Altmann F (1955) Entzündliche und degenerative Erkrankungen des peripheren Cochlear- und Vestibularnerves. Fortschr HNO-Heilk 11:80–145

Altmann F (1957) The ear in servere malformations of the head. Arch Otol:66 (7)

Altmann F (1965) Mißbildungen des Ohres. Hals-Nasen-Ohrenheilkunde Bd III/1 S.660, Berendes, Link, Zöllner (Hrsg) Thieme, Stuttgart

Anson BJ et al. (1965) The vestibular and cochlear aqueducts. Their variational anatomy in the adult human ear. Laryngosc 75:1203–1223

Anson BJ et al. (1966) The blood supply of the otic capsule of the human ear. Ann Otol 75:921–944

Anson BJ, Donaldson JA (1973) Surgical anatomy of the temporal bone and ear. W B Saunders, Philadelphia

Anson BJ, Warpeha RL, Rensink MJ (1968) The gross and microscopic anatomy of the labyrinths. Ann Otol 77:583–607

D'Aprile P, Krajewska G, Perniola T et al. (1984) Congenital dislocation of dens of the axis in a case of neurofibromatosis. Neuroradiol 26:405–406

Arndt HJ (1967) Zweiteilung des N. facialis zwischen Ganglion geniculi und Foraman stylomastoideus. HNO XV:116–118

Arnold W, v Ilberg C (1971) Verbindungswege zwischen Liquor- und Perilymphraum. Arch Klin Exp 198:247–261

Atkinson WJ (1949) The anterior inferior cerebellar artery: its variations pontine distribution and significance in the surgery of cerebello-pontine angle tumours. J Neurosurg Psychiat 12:137–151

d'Avignon M, Barr B (1964) Ear abnormalities and cranial nerve palsies in thalidomide children. Arch Otol 80:136–140

Axelsson A, Brolin I, Engström H, Lidéen G (1963) Dysostosis mandibulo-facialis. J Laryngol Otol 77:572–592

Baldwin JC (1968) Dysostosis craniofacialis of Crouzon. Laryngoscopy 78:1660–1676

Baraitser M (1977) Genetics of Moebius syndrome. J Med Gen 14:415–417

Barr B, Wersäll J (1981) Cerebrospinal otorrhea with meningitis in congenital deafness. Arch Otolaryngol (Chicago) 81:26–28

Barré JA, Worninger E (1930) Oxycephalie avec atrophie optique et troubles vestibulaires. Rev d'oto-neuro-optic 8:465–468

Basek M (1962) Anomalies of the facial nerve in normal temporal bones. Ann Otol 71:382–390

Bast T (1931) The blood supply of the otic capsule. Anat Rec 48:141

Bauer E (1962) Spontane Oto-Liquorrhoe auf Grund einer kongenitalen Mißbildung des Aquaeductus cochlea. Z Laryngol 41:704–723

Bauer KH (1932) Die zirkuläre Kraniotomie als Entlastungstrepanation bei drohender Turmschädelerblindung und bei nicht lokalisierbaren Hirngeschwülsten. Dtsch Z Chir 237:402–421

Bauer KH, Bode W (1930) Dysostosis craniofacialis (M. Crouzon) und Turmschädelbildung. Handbuch Erbbiologie Menschen, Teil III, Springer, Berlin

Baumeister S, Terrahe K (1974) Innenohrmißbildung beim Klippel-Feil-Syndrom. Laryngol Rhinol 53:126–130

Baxter A (1971) Dehiscence of the Fallopian canal. J Laryngol 85:587–594

Beal S, Delaney P (1983) Tuberous sclerosis with intracranial aneurysm. Arch Neurol 40:826–827

Beck C (1965) Biochemie des Ohres. Handbuch Hals-Nasen-Ohren-Heilkunde Bd III/1, Thieme, Stuttgart

Becker, Christensen F, Lund HT (1974) A family with Moebius-Syndrome. J Pediatr 84:115–117

Beickert P (1962) Operative Möglichkeiten bei Mißbildungen des Mittelohres. Z Laryngol 41:33–45

Belluci RJ (1981) Congenital aural malformations: Diagnosis and treatment. Otolaryngol Clin North Am 14:95–124

Benedetti A, Curri D, Carbonin C (1975) Aneurysm of the internal auditory artery revealed by a partial cerebellopontine angle syndrome. Neurochirurgia 18:126–130

Bennett RJ (1966) A subarachnoid-tympanic fistulae. A report of two cases of the rare indirect type. J Laryngol Otol 80:1242–1252

Bergstrøm L, Neblett M et al. (1972) Otologic manifestations of a acrocephalosyndactyly. Arch Otol 96:117–123

Bernstein L (1966) Congenital absence of the oval window. Arch Otol 83:533–537

Bhatnager HN (1977) Meningoencephalocele of the mastoid. Ear-Nose-Throat J 56:20–28

Biggers WP, Howell N et al. (1973) Congenital ear anomalies associated with otic meningitis. Arch Otolaryngol 97:399–401

Black FO, Sando J, Wagner JA (1971) Middle and inner ear abnormalities. Arch Otol 93:615–619

Black FO, Sando I, Wagner JA, Hemenway W (1971) Middle and inner ear abnormalities, 13–15 (D 1) trisomy. Arch Otolaryngol 93:615

Blank C (1960) Apert's Syndrome. Observations on a British series of 39 cases. Ann Hum Gen 24:151–164

Bories J (1958) L'artériographie vertebrale. Monographies médicales et scientifiques. Garnier, Paris

Botman JWM (1955) Endotemporal branching of the facial nerve. Acta Otol 45:111

Botros G (1957) The facial nerve in the surgery of congenital atresia of the ear. Ann Otol 66:173–181

Bottema T (1975) Spontaneous cerebrospinal fluid otorrhea. Arch Otol 101:693–697

Brette D, Simon B (1983) Malformations mineurs de l'oreille interne correlations radio-cliniques. Ann Oto-Laryngol (Paris) 100:465–474

Brock W (1922) Drei neue Fälle von persistierender Arteria stapedia beim Menschen. Monatsschr Ohrenheilk 56:683–685

Brodsky L (1984) Spontaneous cerebrospinal fluid otorrhea and rhinorrhea coexisting in a patients with meningitis. Laryngoscopy 94:1351–1354

Brunner H (1931) Über die Beteiligung des Ohres beim Turmschädel. Monatsschr Ohrenheilk 65:1021–1044

Bull JWD, Nixon WLB et al. (1955) Radiological criteria and familial occurrence of primary basilar impression. Brain 78:229–247

Bull JWD, Nixon WLB, Pratt RTC (1959) Padget's disease of the skull and secondary basilar impression. Brain 82:20–22

Bundey S, Evans K (1969) Tuberous sclerosis: a genetic study. J Neurol Neurosurg Psychiatr 32:591–603

Caparosa PJ, Klassen D (1966) Congenital anomalies of stapes and facial nerve. Arch Otol 83:420–422

Carter BL, Wolpert SM (1975) Recurrent meningitis associated with an anomaly of the inner ear. Neuroradiol 9:55–61

Castaigne P, Pertuiset B et al. (1967) Aneurisme de l'artère auditive interne révelée par une paralysie faciale récidivante. La Presse Médicale 75:49–54

Cauldwell EW, Anson BJ (1942) Stapes, fissula ante fenestram and Associated structures in man. Arch Otolaryngol 36:891–925

Charachon R (1961) Anatomie de l'artère auditive interne chez l'homme. Thèse Lyon

Clark JL, De Santo LW, Facer GW (1978) Congenital deafness and spontanous CSF otorrhea. Arch Otolaryng 104:163–166

Cliff MM, Lapayowker MS, Woloshin HJ (1969) Congenital abnormalities of the temporal bone. Sem Roentgenol (New York) 4:122–128

Cogan DG, Barrows LJ (1954) Platybasie and the Arnold Chiari malformation. Arch Ophthalmol 52-13–29

Cohen SR, Briant DR (1981) An anomalous course of the internal carotid artery – a warning. J Otolaryngol 10:283–286

Cohn AM, Beal DD, Kohut RI (1968) Inner ear pathology in unilateral congenital deafness. Ann Otol 77:43–53

Collins DL, Schimke RN (1982) Moebius syndrome in a child and extremity defect in her father. Clin Gen 22:312–314

Conlay J, Hildyard S (1969) Aneurysm of the internal carotid artery, presenting in the middle ear. Arch Otol 90:35–38

Cottier H (1980) Störungen der ontogenetischen Entwicklung. In: Pathogenese Bd 1, Springer, Berlin Heidelberg New York

Crabtree JA (1968) Tympanoplastic techniques in congenital atresia. Arch Otol 88:63–70

Crook JP (1967) Congenital fistula in the stapedial footplate. South Med J (Birmingham) 60:1168–1170

Curtin HD, Vignand J, Bar D (1982) Anomaly of the facial canal in a Mondini malformation with recurrent meningitis. Radiology 144:335–341

Dandy WE (1929) Operation for the cure of Tic Douloureux; Partial section of the sensory root at the porus. Arch Surg 18:687–734

DeBarros MC, Farias W, Ataide L (1968) Basilar impression and Arnold-Chiari malformation. J Neurol Neurosurg Psychiatr 31:596–605

Debusmann M (1940) Familiäre Gesichtsmißbildung. Arch Kinderheilk 120:133

De Graaf W (1952) Congenital atresia of the auditory canal. Two stage operation with fenestration. Arch Otol 55:172–174

Dereux J, Deberdt R (1960) Syndromes de l'angle ponto-cérébelleux par lésions et malformations vasculaires. Sem Hôp Paris 36:1849–1851

Desjardins R, Guerguerian AJ, Dube J et al. (1982) Meningitis and the congenital fistula of the internal ear. Otolaryngol (Toronto) 11 (2):97–100

Deutsch L (1925) Zur Morphologie und Genese der angeborenen Gehörgangsatresie. Monatsschr Ohrenheilk 59:993–1001

Devine KD, Beahrs DM, Lovestedt SA et al. (1959) Congenital arterio-venous fistulas of the face and neck. Plast Reconstr Surg 23:273–282

DiChiro G, Fisher RL, Nelson KB (1963) The jugular foramen. J Neurosurg 21:447–460

Dickinson JT, Srisoloon P (1968) Congenital anatomy of the facial nerve. Arch Otol 88:357–359

Dietzel K (1961) Über die Dehiszenzen des Fazialiskanals. Z Laryngol Rhinol Otol 40:366–379

Drake CG (1973) Cerebello-pontine angle arterio-venous malformations. Adv Neurosurg, Vol 1, Springer, Berlin Heidelberg New York, p 265

Driesen W (1960) Operationsbefunde am Zentralnervensystem bei basilären Impressionen und verwandten Mißbildungen der atlanto-occipitalen Region. Acta Neurochir 9:9–68

Durcan DJ, Shea JJ et al. (1967) Bifurcation of the facial nerve. Arch Otol 86:619–631

Dysart BR (1959) Spontaneous cerebrospinal otorrhea. Report of a case with successful surgical repair. Laryngoscope 59:935–939

Ebel KD (1970) Röntgenologische Semiotik und Craniometrie bei Dyscranien. Habilitationsschrift Köln

Edgerton MT et al. (1975) Surgical treatment of Moebius syndrome by platysma and temporalis muscle transfer. Plast Reconstr Surg 55:305–311

Eisenbrey AB, Hegarty WM (1956) Trigeminal neuralgia and arteriovenous aneurysm of the cerebellopontine angle. J Neurosurg 13:647–649

Elies W (1984) Surgery in craniocervical dysplasia. Otolaryngol Clin North 17:553–563

Elies W, Poppendieck J, Grehn S (1982) Der weite innere Gehörgang – seine Wertigkeit in der Differentialdiagnose des Akustikusneurinoms. Laryngol Rhinol Otol (Stuttgart) 61:9–11

Engerth J (1933) Angeborene Turmschädelbildung bei einem erbgleichen Zwillingspaar. J Neurol 149:670–690

Evans CA, Christiansen RL (1976) Cephalic malformations in Saethre-Chotzen syndrome. Acrocephalosyndactyly type III. Radiol 121 (2):399–403

Evans TH (1956) The variability of the lateral semicircular canal. Ann Otol Rhinol 65:993–994

Everberg G (1960) Further studies on hereditary unilateral deafness. Acta Otol-Laryngol 51:615–635

Everberg G (1968) Congenital absence of the oval window. Acta Otol Laryngol (Stockh) 66:320–332

Falconer MA, Rushworth RG (1960) Treatment of encephalo-trigeminal angiomatosis by hemispherectomy. Arch Dis Child 35:433–447

Farrior JB, Endicott JN (1971) Congenital mixed deafness: Cerebrospinal fluid otorrhea ablation of the aqueduct of the cochlea. Laryngoscope 81:684–699

Feinmesser M, Zelig S, Zelig Y (1961) Congenital deafness associated with onychodystrophy. Arch Otol 74:507–508

Feldmann H (1975) Supraganglionärer Verlauf des N.facialis durch Warzenfortsatz und Epitympanon: eine bisher nicht beobachtete Anomalie. Arch Otol 210:346–347

Fernandez AO, Ronis ML (1964a) Congenital absence of the oval window. Laryngoscope 74:186–197

Fernandez AO, Ronis ML (1964b) The Treacher-Collins-Syndrome. Arch Otolaryngol 80:505–520

Fienman NL, Yakovac G (1970) Neurofibromatosis in childhood. J Pediatr 76:339–346

Fisch L (1959) Deafness as port of a hereditary syndrome. J Laryngol Otol 73:355–359

Fisch U (1969) Disorders of the skull base region. Wiley & Sons, New York, pp 121–130

Fischer AG (1914) A case of complete absence of both internal carotid arteries. J Anat Physiol 48:37–46

Fischer E (1959) Akzessorische freie Knochenelemente in Umgebung des Foramen occipitale magnum. Fortschr Röntgenstr 91:638

Fiser Z, Klaus E (1969) Therapeutische Aspekte bei der basilären Impression. Acta Neurochirurgica 21:43–55

Fleischer K (1954) Beitrag zur Morphologie des Taubstummenschläfenbeins. Arch Ohr–Nase 164:308–319

Fortainer AH, Speiser N (1935) Eine Erblichkeitsforschung bei einer Familie mit angeborenen Beweglichkeitsstörungen der Hirnnerven. Genetica 17:471–486

Fowler EP Jr (1961a) Verlaufsanomalien des N.facialis im Schläfenbein. Z Laryngol 40:360–365

Fowler EP Jr (1961b) Variations in the temporal bone course of the facial nerve. Laryngoscopy (St Louis) 71:937–946

Franceschetti A, Klein D (1949) The mandibulo-facial dysostosis: a new hereditary syndrome. Acta Ophthalnol 27:143–223

Fraser GR (1965) Association of congenital deafness with goitre (Pendred-syndrome). A study of 207 families. Ann Hum Gen (Lond) 28:201–249

Fraser GR, Froggatt P et al. (1965) Genetic aspects of cardioanditory syndrome of Jervell and Lange Nielsen. Ann Hum Gen 28:133–157

Fraser JS (1927) A case of congenital deafness with malformation of the bony and membranous labyrinths on both sides. Proc Royal Soc Med 20:475–477

Friedmann J (1974) Pathology of the ear. Blackwell Scientific Publications, Oxford

Gacek RR, Leipzig B (1979) Congenital cerebrospinal otorrhea. Ann Otol 88:358–365

Garcin R, Oeconomos D (1953) Les aspects neurologiques, des malformations congénitales de la charnière craniorachidienne. Masson, Paris

Gardner R, Goodall RJ (1950) The surgical treatment of Arnold-Chiari malformation in adults. J Neurosurg 7:199–206

Gardner WJ, Sava GA (1962) Hemifacial spasm. A reversible pathophysiologic state. J Neurosurg 19:947–958

Gardner WJ (1973) Anomalies of the cranio-vertebral junction. In: Joumans (ed), Neurological Surg, vol 1, WB Saunders, Philadelphia

Gaupp E (1869) Ontogenese und Phylogenese des schalleitenden Apparates bei Wirbeltieren. Ergebnisse d Anatomie u Entwicklungsgeschichte 8:990–1140

Gavilan J, Trujillo M, Gavilan C (1984) Spontaneous encephalocele of the middle ear. Arch Otol 110:206–207

Gerhardt HJ, Otto H-D (1970) Steigbügelmißbildungen. Acta Otol 70:35–44

Gerhardt HJ, Otto H-D (1981) The intratemporal course of the facial nerve and its influence on the development of the ossicular chain. Acta Otol 91:567–573

Gerlach H (1954) Die Beziehung der Innenohrschwerhörigkeit zu den chronischen Liquorzirkulationsstörungen. Acta Otolaryngol 4:324–335

Gerlach J (1960) Mißbildungen des Schädels und des Gehirns. In: Olivecrona H, Tönnis W (Hrsg) Handbuch der Neurochirurgie, Bd IV, Teil 1, Springer, Berlin Göttingen Heidelberg

Gerlach J, Jensen HP, Koch W (1967) Pädiatrische Neurochirurgie. Thieme, Stuttgart

Glasgold NC, Singleton GT, Holly EH (1971) Aberrant internal carotid artery presenting as a mass in the middle ear. Arch Otol 94:269–273

Goodmann R, Cohen NL (1981) Aberrant internal carotid artery in the middle ear. Ann Otol 90:67–69

Graepel H (1935) Ohrmißbildung bei Turmschädel. Inaugural Diss Freiburg i B

Graf K (1968) Seltene Verlaufsanomalie des Nervus facialis in der Paukenhöhle. Pract Oto Rhino Laryngol 30:270–276

Graham MD (1977) The Jugular Bulb. Its anatomy and clinical considerations in contemporary otology. Laryngoscopy 87:105–125

Green JR, Vaugham RJ (1972) Blood vessel tumours and hematomas of the posterior fossa in adolescence. Angiology 23:474–487

Greig (1926) Oxycephaly. Edinburgh Med J 33:189–201

Grobovschek M (1984) „Zystische Veränderung" im Bereich der Pyramidenspitze. Digit Bilddiagn 4:20–22. Thieme, Stuttgart

Günther H (1931) Der Turmschädel als Konstitutionsanomalie und als klinisches Symptom. Ergebnisse Inneren Med Kinderheilk Bd 40:140–148

Guindi GM (1981) Congenital labyrintho-tympanic fistula – a recently recognized entity in children. J Otolaryngol (Toronto) 10:67–71

Gundersen T (1967) Congenital malformations of the stapes footplate. Arch Otol 85:171–176

Gundersen T, Haye R (1970) Cerebrospinal otorrhea. Arch Otol 91:19–23

Gussen R (1968) Mondini type of genetically determined deafness. J Laryngol Otol 82:41–55

Haardt W (1924) Turmschädel. Monats Ohrenheilk 58:367–369

Haas L (1930) Über einige Probleme der Schädelnahtverknöcherung. Nervenarzt 3:284–291

Hahlbrock KH (1960) Zweiteilung des Nervus facialis im Warzenfortsatz. Arch Ohren 174:463–469

Haid T, Wigand ME, Berg M (1985) Results of vestibular nerve section and neurolysis of the eighth cranial nerve in Menière's disease. Elsevier Science Publishers BV. New Dimensions in Otorhinolaryng, Head and Neck Surg 2:35–37

Haines SJ, Martinez JA, Jannetta PJ (1979) Arterial cross-compression of the trigeminal nerve at the pars in trigeminal neuralgia. J Neurosurg 50:257–259

Hansen CC (1969) Die Gefäße des inneren Gehörganges und ihre Verbindung zum Mittelohr-Gefäßnetz. Arch Ohren-Nasen-Kehlkopfheilk 194:229–232

Hansen CC (1970) Vascular anatomy of the human temporal. Annals 79:269–273

Harris HH (1978) Cerebrospinal otorrhea and recurring meningitis: Report of three cases. Laryngoscope 88:1577–1585

Harrison M, Spencer (1957) The Treacher-Collins-Franceschetti-Syndrome. J Laryngol 71:597–604

Harrison WG, Shambough GE et al. (1966) Congenital absence of the round window. Laryngoscope 76:967–978

Heermann J (1967) Zwei- und dreigeteilter Fazialis in der Pauke mit Aplasie des ovalen Fensters – Fazialisneurinom unter dem Amboßschenkel. Z Laryngol 46:451–461

Helms J (1978) Die Gefäße der hinteren Schädelgrube. Anatomie, Pathophysiologie, Klinik – eine Übersicht. Arch Otol Rhinol-Laryngol 219:179–196

Hemenway WG, Sando I, Chesney D (1969) Temporal bone pathology following maternal rubella. Arch Klin Exp Ohr 193:287–300

Henderson JL (1939) The congenital facial Diplegia Syndrome: Clinical features, pathology and aetiology. A review of sixty-one cases. Brain 62:381–403

Henner R (1960) Congenital middle ear malformations. Arch Otol 71:454

Hensinger RN (1986) Osseous anomalies of the craniovertebral junction. Spine 11:323–333

Herzog T (1914) Beitrag zur Pathologie des Turmschädels. Brun's Beitr 90:464–489

Heubner O (1900) Über angeborenen Kernmangel. Charité Ann 25:211–243

Hicks GW, Wright JW (1980) Cerebrospinal fluid otorrhea. Laryngoscopy 90 [Supp 25]:Part 2

Hövels O (1953) Zur Pathogenese der Mißbildungen des 1. Visceralbogens unter besonderer Berücksichtigung der Dysostosis mandibulo-facialis. Z Kinderheilk 73:568–576

Hövels O (1957) Zur Systematik der Mißbildungen des 1. Visceralbogens unter besonderer Berücksichtigung der Dysostosis mandibulo-facialis. Z Kinderheilk 150:144–150

Hoff JD, Stephens CB, Arnold GE (1972) Theoretical anomalies of the stapedial artery. Ann Otol 81:860–870

Hofmann L (1925) Zwei seltene Fälle von seltenen anatomischen Befunden am Schläfenbein. Monatsschr Laryngol 59:405–408

Hoogland GA (1977) The facial nerve coursing across the oval window area. Pract Otorhinol 39:148–154

Hori T, Hirakawa, Ishigima B, Manake S (1971) Aneurysm in internal auditory meatus. Case report. J Neurosurg 35:605–609

Hosemann W (1983) Intimafibrose der Kleinhirnarterien – ein Beitrag zur Pathogenese der neurovaskulären Syndrome. Laryngol Rhinol Otol 62:522–525

Hoshimo T, Pararella M (1971) Middle ear muscle anomalies. Arch Otol 94:235–239

Hough JVD (1958) Malformations and anatomical variations in the middle ear during the operation for mobilization of the stapes. Laryngoscope 68:1337–1379

Hough JVD (1963) Congenital malformations of the middle ear. Arch Otol 78:335–343

House HP, House WF, Hildyard VH (1958) Congenital stapes footplate fixation. Laryngoscope 68:1389–1402

Huizing EH (1980) Hereditäre Innenohrschwerhörigkeit. In: Berendes, Link, Zöllner (Hrsg) Hals-Nasen-Ohrenheilkunde in Praxis u Klinik, Bd 6, Teil Ohr II, Kp 40. Thieme, Stuttgart

Hurwitz LJ, Shepard WH (1966) Basilar impression and disordered metabolism of bone. Brain 89:223–234

Hyrtl J (1873) Lehrbuch der Anatomie des Menschen. 6. Auflage

Igarashi M, Filippone M, Alford B (1976) Temporal bone findings in Pierre Robin-Syndrome. Laryngoscopy 50:1679–1687

Igarashi M, Schuknecht HF (1962) Pneumococcic otitis media, meningitis and labyrinthitis. Arch Otol 74:399–404

Igarashi M, Takahashi M, Alford R (1977) Inner ear morphology in Down's-Syndrome. Acta Otolaryngol 83:175–181

Irion O (1931) Über Ätiologie des Turmschädels. Zbl Gynäkol:207–213

Isu T, Miyasaka, K et al. (1983) Atlantoaxial dislocation associated with neurofibromatosis. Report of three cases. J Neurosurg 58:451–453

Iwata H (1935) Angeborene Mißbildungen des äußeren Ohres. Beiträge Anatomie Bd 5:258–273

Jackler RK, Luxford WM, House WF (1987) Congenital malformations of the inner ear: A classification based on embryogenesis. Laryngoscope 97 (Supp 40):2–14

Jackler RK, Motta G et al. (1987) Congenital malformations of the inner ear. Histologic findings in five temporal bones. Laryngoscope 97 (Supp 40):18–24

Jacobson RI (1985) Abnormalities of the skull in children. Neurol Clin 3:117–145

Jaensch PA (1952) Schädeldysostosen. Z ges Inn Med 7:426–431

Jahrsdoerfer RA (1981) The facial nerve in congenital middle ear malformations. Laryngoscope 91:1217–1230

Jampolsky LN (1935) Über den morphologischen Zusammenhang des Subarachnoidalraumes mit dem Labyrinth. Monatsschr Ohrenheilk 69:23–27

Jannetta PJ (1975) Trigeminal neuralgia and hemifacial spasm – etiology and definitive treatment. Trans Am Neurol Assoc 100:89–91

Jannetta PJ (1976) Microsurgical approach to the Trigeminal nerve for Tic Doulourex. Prog Neurol Surg (Basel) 7:180–200

Jannetta PJ (1980) Neurovascular compression in cranial nerve and systemic disease. Ann Surg 192:518–525

Jørgensen MB, Kristensen HK, Buch NH (1964) Thalidomide-induced aplasia of the inner ear. J Laryngol Otol (London) 78:1095–1101

Johnson JH, Kline DG (1978) Anterior inferior cerebellar artery aneurysms. J Neurosurg 48:455–460

Johnson LG, Kingsley TC (1970) Herniation of the facial nerve in the middle ear. Arch Otol 91:598–602

Jost F (1958) Zur Klinik der basilären Impression. Wiener Klin Wochenschr 70:237–243

Kahn EA, Crosby E (1982) Tumors of the posterior fossa. In: Schneider RC, Kahn EA, Crosby EC (eds) pp 292–303

Kaplan HA (1959) The transcerebral venous system. An anatomical study. Arch Neurol (Chicago) 1:148–152

Kapur TR, Bangash W (1986) Tegmental and petromastoid defects in temporal bone. J Laryngol Otol (London) 100:1129–1132

Kaufman B, Jordan VM, Pratt LL (1969) Positive contrast demonstration of a fistula through the fundus of the internal auditory meatus. Acta Radiol 9:83–99

Kaufman B, Nielsen FE et al. (1977) Acquired spontanous, non-traumatic normal-pressure cherebrospial fluid fistulas originating from the middle fossa. Radiol 122:379–387

Kelemen G (1933) Über Fissuren im knöchernen Innenohr. Arch Ohrenheilk 137/138:36–53

Kelemen G (1958a) Arteria stapedia bilateral persistance. Arch Otol 67:668–677

Kelemen G (1958b) Pathology of congenital deafness. Med Sci Rep:531–536

Kelemen G (1963) Frustrated anomaly of the internal carotid. Arch Otol 77:491–499

Kendall B, Symon (1977) Investigation of patients with cerebellopontine angle-syndrome. Neuroradiol 13:65–84

Kettel K (1946) Abnormal course of the facial nerve in the Fallopian canal. Arch Otol 44:406–408

Kiesselbach W (1882) Versuch zur Anlegung eines äußeren Gehörganges bei angeborenen Mißbildungen beider Ohrmuscheln mit Fehlen der äußeren Gehörgänge. Arch Ohrenheilk 19:127–131

Kittel G, Saller K (1964) Ohrmuschelmißbildung in Beziehung zu Thalidomid. Z Laryngol 43:469–488

Klaus E (1969) Die basiläre Impression. Hürzel-Verlag, Leipzig

Kleinsasser O, Schlothauer R (1964) Ohrmißbildungen im Rahmen der Thalidomid Embryopathie. Laryngol 43:344–367

Kley E (1951) Zu Herkunft der Perilymphe. Z. Laryngol Rhinol 30:486–502

Kley W (1954) Tympanoplastik bei Atresia auris congenita. Laryngol Rhinol 33:734–738

Kline OR (1933) Spontaneous cerebrospinal otorrhea. Arch Otol 18:34–39

Kobrak HG (1949) Labyrinthliquor. Theoretische und angewandte Physiologie des Labyrinthliquors. Arch Ohr 150:30–112

Koch H (1950) Meningocele of the temporal bone. Acta Otol (Stockh) 38:56–61

Kodama A, Sando J, Myers (1982) Severe middle ear anomaly with under developed facial nerve. A temporal bone histopathologic case report. Arch Otolaryngol 108:93–98

Körner O (1890) Über die Fossa jugularis und die Knochenlücken im Boden der Paukenhöhle. Arch Ohrenheilk 30:236–239

Kos AO, Harold F, Schuknecht F, Singer JD (1966) Temporal bone studies in 13–15 and 18 trisomy syndromes. Arch Otolarnygol 83:439–445

Krampitz P (1912) Über einige seltene Formen von Mißbildungen des Gehörorganes. Z Ohrenheilk 64:44–54

Krastel A (1978) Angiographische Diagnostik der Gesichtsregion und der Schädelbasis. Arch Oto-Rhino-Laryngol 219:93–113

Kraus E (1969) Die basiläre Impression. Hinel-Verlag, Leipzig

Kraus EM, McCabe BF (1982) The giant apical air cell syndrome. A new entity. Ann Otol Rhinol 91:237–239

Kraus P, Ziv M (1971) Incus fixation due to congenital anomaly of chorda tympani. Acta Oto-laryngol (Stockh) 72:358

Krayenbühl H, Yasargil MG (1957) Die vaskulären Erkrankungen im Gebiet der Arteria vertebralis und Arteria basilaris. Eine anatomische und pathologische, klinische und neuroradiologische Studie. Fortschr Röntgenstr Nuklearmed, Bd 80

Krmpotić-Nemanić J (1978) Anatomie, Variationen und Mißbildungen der Gefäße im Kopf- und Halsbereich. Arch Oto-Rhino-Laryngol 219:1–91

Krüger KE, Friedrich D (1963) Familiäre kongenitale Motilitätsstörungen der Augen. Klin Monatsbl Augenheilk 142:101–117

Kunn C (1895) Die angeborenen Beweglichkeitsdefekte der Augen. Beitr Augenheilk 2:711–847

Laff HJ (1930) Unilateral absence of sigmoid sinus. Arch Otol 11:151–197

Lane RL, Waisman RA (1980) Carotid artery aneurysms, an otolaryngologic perspective. Laryngoscope 90:897

Lang DV (1983) Macroscopic bony deficiency of the tegmen tympani in adult temporal bones. J Laryngol Otol (London) 97:685–688

Lang J, Schreiber T (1983) Über Form und Lage des Foramen jugulare, des Canalis caroticum und des Foramen stylomastoideum sowie deren postnatale Lageveränderungen. HNO 31:80–87

Lapayowker MS, Liebmann EP, Ronis ML, Safer JN (1971) Presentation of the internal carotid artery. As a tumor of the middle ear. Radiology 98:293–297

Lazorthes MG, Anduze H (1953) L'hydrocéphalie secondarie à la platybasie. L'aspect clinique particulier de l'hydrocéphalie par la blocage cisternal. Rev Neurol 89:607–614

Legum C, Godel V, Nemet P (1981) Heterogeneity and pleiotropism in the Moebius syndrome. Clinical genetics 20:254–259

Lennon MB (1910) Congenital defects of the muscles of the face and eyes. Infantiler Kernschwund of Moebius. Report of three cases. Calif State J Med 8:115–117

Lenz W, Knapp K (1962) The Thalidomid embryopathie. Dent Med Wochenschr 87:1232–1242

Lewy FH, Grant FC (1938) Physiopathologic and pathoanatomic aspects of major trigeminal neuralgia. Arch Neurol Psychiatr 40:1126–1134

Lindgren E (1941) Roentgenological views on basilar impression. Acta radiol (Stockh) 22:297–301

Lindgren E (1954) Basiläre Impression. In: Olivecrona H, Tönnis W (Hrsg) Handbuch der Neurochirurgie, Bd II, Röntgenologie. Springer, Berlin Heidelberg Göttingen, S 5–11

Lindsay JR (1973a) Inner ear histopathology in genetically determined deafness. Ann Otol 82:15–73

Lindsay JR (1973b) Profound childhood deafness. Inner ear pathology. Ann Otology [Supp 5] März

Lindsay JR, Black FO, Donnelly WU (1975) Acrocephalosyndactyly, temporal bone findings. Ann Otol 84:174–178

Livingstone G (1958) Congenital atresia of external auditory meatus. J Laryngol 72:750–755

Livingstone G (1959) The establishment of sound conduction in congenital deformities of the ear. J Laryngol 73:231–241

Livingstone G (1965) Congenital ear abnormalities. Due to Thalidomide. Proc Roy Soc Med 58:493–497

Livingstone G, Delahunty JE (1968) Malformation of the ear associated with congenital ophthalmic and other conditions. J Laryngol Otol 82:495–504

Lucae A (1864) Anatomisch-physiologische Beiträge zur Ohrenheilkunde. Virchows Archiv 29:33–83

Lüscher E, Wey W (1965) Mißbildung von Ohrmuschel und Tuba pharyngotympanica. Arch Ohren 184:450–454

Luxford W, House WF (1987) Sound detection with the cochlear implant in five ears of four children with congenital malformations of the cochlea. Laryngoscopy (Supp 40):15–17

Lynch JC, Amaral MA, Pareira AS (1983) Giant aneurysma of the petrous portion of the carotid artery. J Neurol Neurosurg Psychiatr 46:685–687

Lyssenkow NV (1926) Austrittsvarianten des Sinus petrosus inferior. Anat Anz Bd 61:497–503

Mafee MF, Selis JE, Yannias DA et al. (1984) Congenital sensorineural hearing loss. Radiol 150:427–434

Maran AGD (1965) Persistant stapedial artery. J Laryngol Otol (London) 79:971–975

Marfan AB, Armand-Delille (1901) Paralysie faciale congénitale du côte droit. Bull Soc Méd d'Hôp 18:1007–1014

Marquet J (1981) Congenital malformations and middle ear surgery. J R Soc Med 74:119–128

Marx A (1922) Beitrag zur Morphologie und Genese der Mittelohrmißbildungen mit Gehörgangsatresie. HNO 1(2):230–246

Marx E (1899) Die Bedeutung der Arteria carotis interna in der Hals-Nasen-Ohrenheilkunde. Monatsschr Ohrenheilk 33:251

Masaki S (1971) Congenital bilateral facial paralysis. Arch Otolaryngol 94:260–263

Massenbach v W (1962) Vorläufiges Ergebnis der Umfrage von Extremitätenmißbildung. Geburtsh, Frauenheilk 22:1283–1295

Matson DD (1969) Platybasia. Neurosurgery of infancy and childhood. Charles C Thomas, Springfield/Ill, pp 119–121

May M (1984) Red Chorda Tympani nerve and Bell's Palsy. Laryngoscopy 84:1507–1513

May M (1986) The facial nerve. Thieme, Stuttgart

Mayer EG (1933) Unusual malformations of petrous bone. Arch Ohrenheilk 135:226–231

Mazzoni A (1969) Internal auditory canal arterial relations of porus acusticus. Ann Otol Rhinol Laryngol 78:797–814

McAskile K (1957) Surgical management of congenital atresia of the ear. Laryngoscope 67:691–694

McGregor M (1948) Significance of certain measurements of skull in diagnosis of basilar impression. Br J Radiol 21:171–181

McNab JRF, Fairburn B (1977) Spontaneous cerebro-spinal fluid otorrhea. J Laryngol Otol (London) 91:897–902

Menkes JH (1985) Textbook of child neurology. Lea and Febiger, Philadelphia pp 256–258

Menzel J (1978) Gefäßpathologische Prozesse der hinteren Schädelgrube mit hals-nasen-ohrenärztlicher Symptomatik. Referat, Hamburg

Merio P, Risak E (1943) Klippel-Feilsches Syndrom, basiläre Impression und endokrine Erkrankungen. So-called Platy-basie. Proc Mayo Clin 18:353

Michejda M, Mnolascino FJ (1975) Skull base abnormalities in Down's syndrome. Ment Retard
   131:24–26

Miehlke A (1960) Die Chirurgie des Nervus facialis. Urban & Schwarzenberg, München

Miehlke A, Partsch CJ (1963) Ohrmißbildung, Facialis- und Abducenslähmung als Syndrom der Tha-
   lidomidschädigung. Arch Ohr Nase 181:154–174

Minnigerode R (1965) Intratympanale Aufzweigung der Chorda tympani, eine seltene anatomische
   Verlaufsvariante. Acta otol 59:20–22

Mitard D, Legent G et al. (1971) Hypoplasie sinuso-jugulaire. Ann Radiol (Paris) 14:949–954

Moebius PJ (1892) Über infantilen Kernschwund. Münchn Med Wochenschr 39:17–21

Moos S, Steinbrügge H (1885) Untersuchungsergebnisse von 6 Felsenbeinen dreier Taubstummer. Z
   Ohrenheilk 15:87–95

Moreton RD (1942) Basilar invagination. Proc Mayo Clin 18:353–357

Mündnich K (1957) Die angeborenen Mißbildungen des Ohres und ihre Behandlung durch plastische
   und mikrochirurgische Eingriffe. Münchn Med Wochenschr 99:469–472

Murray RO, Jacobson HG (1977) Radiology of skeletal disorders: exercises in diagnosis. 2nd ed. Edinburgh London Ch Livingstone, p 94

Nachtwey W, Schliak H (1956) Zur Kenntnis neurologischer Syndrome bei Skelettmißbildungen der
   Okzipito-Zervikalgegend. Nervenarzt 27:165–173

Nager GT (1954) Origins and relations of the internal auditory artery and the subarcuate artery. Ann
   Otol 63:51–61

Nager GT, Nager M (1953) The arteries of the human middle ear. Ann Otol 62:923–949

Nakamura S, Sando I (1966) Congenital absence of the oval window. Arch Otolaryngol 84:131–136

Nardelli E, Bongiovanni LG, Moretto G, Fiaschi A (1983) Moebius-Syndrome. Pathological study of
   a peripheral nerve. A case report. Acta Neurologica (Napoli) NS 5:360–367

Naunton RF, Valvassori GE (1968) Inner ear anomalies, their association with atresia. Laryngoscope
   78:1041–1049

Nenzelius C (1951) On spontaneous cerebrospinal fluid otorrhea due to congenital malformations.
   Acta Otolaryngol 39:314–328

Neurath R (1907) Zur Frage der angeborenen Funktionsdefekte im Gebiet der motorischen Hirnnerven. Ibid 54:1224–1228

Norlén G (1959) The surgical treatment in Sturge-Weber's disease. Neurochirurgia 1:242–255

Norman RM (1958) Malformations of the nervous system, birth injury and diseases of early life. In:
   Greenfield JG (ed) Neuropathology. E Arnold, London

Obrador S (1963) Some neurosurgical aspects of the so-called phakomatoses. J Neurosurg 20:296–
   302

Obrador S, Sanchez J (1956) Neurologische Syndrome der Mißbildungen des Hinterhauptbeines und
   der Halswirbelsäule und ihre chirurgische Behandlung. Zbl Neurochir 16:125–137

O'Connell JEA, Turner JWA (1950) Basilar impression of the skull. Brain 73:405–426

Ogilvi AG, Posel (1927) Scaphocephaly, oxycephalie and hypertelorism. Arch Dis Child 2:146–154

Ogura Y, Clemis J (1971) A study of the cross anatomy of the human vestibular aquaeduct. Ann Otol
   Rhinol 80:813–825

Olson JE, Dorwart RH, Brant WE (1982) Use of high resolution thin section CT scanning of the petrous bone in temporal bone anomalies. Laryngoscopy 92:1274–1278

Olson WH, Bardin CW, Walsh GO, Engel WK (1970) Moebius syndrome. Neurology 20:1002–1008

Ombrédanne MM (1957) 100 opérations d'aplasie de l'oreille avec imperforation du conduit. Acta Oto
   Rhino Laryngol 8:315–331

Omojola MF, Fox AJ et al. (1982) Spontaneous regression of intracranial arterio-venous malformations. J Neurosurg 57:818–822

Ormerod FC (1960) The pathology of congenital deafness. J Laryngol 74:919–924

Otto H-D (1979) Pathogenese der Aurikularanhänge, Melotie und Polyotie. Arch Otorhinolaryngol
   225:45–56

Otto H-D (1983) Pathogenese der branchiogenen Überschußmißbildungen (Choristien), Teil I: Epi-
   thelversprengungen. HNO-Praxis Leipzig 8:161–169

Otto H-D (1983) Pathogenese der branchiogenen Überschußmißbildungen (Choristien), Teil 2: Epi-
   thelretentionen (branchiogene Fisteln und Zysten). HNO-Praxis Leipzig 8:247–257

Otto H-D (1984) Die Rostralkrümmung der proximalen Viszeralbogenabschnitte – eine bisher unbekannte Embryonalbewegung. Anat Anz Jena 155:239–249

Otto H-D (1984) Der Irrtum der Reichert-Gauppschen Theorie. Ein Beitrag zur Onto- und Phylogenese des Kiefergelenks und der Gehörknöchelchen der Säugetiere. Anat Anz Leipzig 155:223–238

Otto H-D, Gerhardt HJ, Biedermann F (1984) Pathogenesis of dysplasias of the face and the ear and dystopias of the temporal region. Int J Pediatr Otorhinolaryngol 7:159–172

Overton SB, Ritter FN (1972) A high-placed jugular bulb in the middle ear: A clinical and temporal bone study. Presented at the AMA Meeting, San Francisco/California

Padget DH (1948) The development of the cranial arteries in the human embryo. Contr Embryol Carneg Inst 32:205–261

Page JR (1914) A case of probable, injury to the jugular bulb following myringotomy in infant. Ann Otol 23:161–167

Panse R (1912) Schläfenbein und äußeres Ohr. In: Pathologische Anatomie des Ohres. Vogel-Verlag Leipzig, S 6–12

Paparella MM, Meyerhoff WC, Oliviera CA (1978) Mastoiditis and brain hernia. Laryngoscope 88:1097–1106

Paradis RW, Sax DS (1972) Familial basilar impression. Neurology 22:554–560

Partsch F (1926) Beitrag zum Krankheitsbild der kongenitalen Halswirbelsynostose. Arch Orthop Unfallchir 24:199–208

Paulsen HJ, Frey KW (1968) Schneckenmißbildungen. Arch Klin Exp Ohr Nase Kehlkopf Heilk 192:376–383

Penzholz H (1983) Die operative Behandlung der Trigeminusneuralgie. Act Neurol 10:29–33

Perlman HB (1939) The Eustachian tube. Abnormal patency and normal physiologie state. Arch Otol 30:212–238

Perlman HB, Kimura AB, Fernandez C (1959) Experiments on temporary obstruction of the internal auditory artery. Laryngoscope 69:591–613

Perlman HB, Lindsay JR (1939) Relationship of the internal ear spaces to the meninges. Arch Otol 29:12

Pernkopf E (1960) Topografische Anatomie, Bd IV. Urban & Schwarzenberg, München Berlin Wien

Persky MW (1986) Congenital vascular lesions of the head and neck. Laryngoscope 96:1002–1015

Phelps PD (1986) Congenital cerebrospinal fluid fistulae of the petrous temporal bone. Clin Otolaryngol 11:79–92

Pia HW (1983) Craniocervical malformations. Neurosurg Rev 6:169–175

Pimontel-Appel B, Vignaud J (1979) Cerebrospinal fluid otorrhea due to a congenital defect of the petrous bone (Otorrhée de liquide céphalo-rachidien d'origine pétreuse congénitale). J Neuroradiol (Paris) 6:15–31

Pitner SE, Edwards JE, McCormick WF (1965) Observations on the pathology of the Moebius Syndrome. J Neurol Neurosurg Psychiat 28:362–374

Plester D (1961) Mißbildungen des Stapes bei der Dysostosis mandibulo-facialis. Acta Oto-Laryngol 53:55–60

Plester D, Wende S, Nakayama N (eds) (1978) Kleinbrückenwinkel-Tumoren. Diagnostik und Therapie. Springer, Berlin Heidelberg New York

Politzer A (1882) Lehrbuch der Ohrenheilkunde, Bd II. Ferdinand Enke, Stuttgart

Porter RJ, Fletcher Eyster E (1973) Aneurysm in the anterior inferior artery at the internal acoustic meatus: report of a case. Surg Neurol 1:27–28

Portmann M (1961) Present stapedial surgical procedure. Arch Otol 74:11–17

Pou JW (1963) Congenital absence of the oval window. Laryngoscope 73:384–391

Pozo JL, Crockard HA, Ransford AO (1984) Basilar impression in osteogenesis imperfecta. A report of three cases in one family. J Bone Joint Surg 66:233–238

Pracy R (1977) Surgery for congenital conductive deafness. Proc R Soc Med 70:823–826

Quain R (1844) The anatomy of the arteries of the human body and its application to pathology and operative surgery. London

Rainy H, Fowler JS (1903) Congenital facial diplegia due to nuclear lesion. Ann J Ophthalmol 1:149–155

Ray BS (1942) Platybasia with involvement of central nervous system. Ann Surg 116:231–250

Reichert C (1837) Über die Visceralbögen der Wirbeltiere im Allgemeinen und deren Metamorphosen bei Vögeln und Säugetieren. Arch Anat Physiol Wissensch Med:120–222

Riccardi VM (1981) v. Recklinghausen Neurofibromatosis. New Engl J Med 305:1617–1626

Rice WJ, Waggoner CG (1967) Congenital cerebrospinal fluid otorrhea via a defect into the stapes footplate. Laryngoscopy 27:341–349

Richards SH, Gibbin KP (1977) Recurrent meningitis due to congenital fistula of stapedial footplate. J Laryngol Otol 91:1063–1071

Richter RB (1958) Unilateral congenital hypoplasia of the facial nucleus. J Neurophathol Exp Neurol 17:33–37

Riggs EH (1959) Contribution to the pathology of Moebius Syndrome. J Neuropathol Exp Neurol 18:329

Robin PE (1969) A case of upwardly situated jugular bulb in the left middle ear. J Laryngol 86:1026

Robin PE (1972) A case of upwardly situated jugular bulb in left middle ear. J Laryngol Otol (London) 86:1241–1246

Rosen HM, Whitaker LA (1984) Cranial base dynamics in craniofacial dysostosis. J Maxillofacial Surg 12:56–61

Rossberg G (1961) Ohrmißbildungen und Contergan. Zugleich ein Beitrag zur Entwicklung des Ohres und des Nervus facialis. Arch Ohrenh 179:73–99

Ruby JR, Jannetta PJ (1975) Hemifacial spasm. Ultrastructural changes in the facial nerve induced by neurovascular compression. Surg Neurol 4:369–370

Ruedi L (1954) The surgical treatment of atresia auris congenita. Laryngoscope 64:666–684

Ruttin E (1926) Cochlear- und Vestibularbefunde bei Turricephalus. Arch Ohrenheilk 115:105–114

Saito H, Chikamori Y, Yanagihara N (1975) Aberrant carotid artery in the middle ear. Arch Oto-Rhino-Laryngol 209:83–87

Saito H, Matsumuro M, Takata N (1981) Histopathologic study of congenital aural atresia in the human embryo. Arch Otol 107:215–220

Saito H, Ruby R, Schuknecht HF (1970) Course of the sensory component of the nervus intermedius in the temporal bone. Ann Otol 79:960–966

Samii M (1983) Pathogenese und operative Behandlung des Spasmus facialis. Act Neurol 10:11–17

Sando I, Hemenway WG, Morgan WR (1968) Histopathology of the temporal bones in mandibulofacial dysostosis (Treacher-Collins Syndrome). Transactions Am Acad of Ophthalm (Rochester) Otolaryngol 72:913–924

Schläpfer H (1939) Dyscephalie bei zwei Schwestern. Klin Monatsbl Augenheilk 103:469–477

Schmalhausen JJ (1923) Der Suppensorialapparat der Fische und das Problem der Gehörknöchelchen. Anat Anz 56:534

Schmidt H, Fischer HE (1960) Die occipitale Dysplasie. Thieme, Stuttgart

Schneider K (1937) Untersuchungen einer mit hereditär-degenerativer Innenohrschwerhörigkeit stark belasteten Sippe. Z Hals-Nasen-Ohrenheilk 42:314–320

Schönenberg H (1957) Zur Pathogenese des Turmschädels, der Dysostosis cranio-facialis sowie der Acrocephalosyndactylie. Z Kinderheilk 79:355–373

Schüller A (1911) Zur Röntgendiagnose der basilären Impression des Schädels. Wien Med Wochenschr 61:2593–2599

Schuknecht H (1971) Anatomical variants and anomalies of surgical significance. J Laryng (London) 85:1238–1241

Schultheiss v G (1974) Isolierte Stapesankylose als Teilsymptom eines hereditären Mißbildungssyndroms. Laryngol 53:643–647

Schurr PH (1960) Endaural cerebral hernia. Br J Surg 47:414–417

Sedée GA (1973) Facial nerve and dysplasie of the temporal bone. Pract Otorhinolaryngol 35:222–228

Serćer A (1960) L'augulation de la base cranienne et le probléme d'otospongiose. Rev Laryngol 81:929–938

Serćer A, Krmpotić-Nemanić J (1960) La transformation de la base cranienne au cours de la vie. Rev Laryngol 5–6:323–381

Siebenmann F (1890) Die Korrosions-Anatomie des knöchernen Labyrinthes des menschlichen Ohres. JF Bergmann, Wiesbaden

Siemens W (1924) Zur Ätiologie des Turmschädels. Virchows Arch 253:746–765

Skolnik EM, Ferrer JC (1959) Cerebrospinal otorrhea. Arch Otol 70:795–799

Smyth GDL, Black JHA (1975) A case of protruding jugular bulb. Laryngoscope 75:669–672

Spatz H, Ullrich O (1931) Klinischer und anatomischer Beitrag zu den angeborenen Beweglichkeitsdefekten im Hirnnervenbereich. Z Kinderheilk 51:579–597

Spillane JD (1952) Three cases of achondroplasia with neurological complications. J Neurol Neurosurg Psychiatr 15:246–252

Spillane JD, Pallis C, Jones AM (1957) Developmental abnormalities in the region of the foramen magnum. Brain 80:11–48

Spitz EB, Wagner S, Sataloff J et al. (1961) Cerebrospinal fluid otorrhea and recurrent meningitis. J Pediatr 59:397–401

Sprofkin BF, Hillman JW (1956) Moebius Syndrome – congenital oculofacial paralysis. Neurology 6:50–54

Stallings JO, Cabe BM (1964) Congenital middle ear aneurysm of internal carotid. Arch Otol 90:39–43

Steffen TN (1968) Vascular anomalies of the middle ear. Laryngoscope 78:171–197

Steurer H (1926) Handbuch der speziellen pathologischen Anatomie und Histologie, Bd VII. In: Lubarsch O, Henke F (Hrsg) Springer, Berlin, S 445

Stoll W, Kühner A (1966) Objektive Ohrgeräusche durch arterio-venöse Mißbildungen im Bereich des Sinus transversus und Sinus sigmoideus. Laryngol Rhinol Otol 8:269

Stool S, Leeds NE, Shulman K (1967) The syndrome of congenital deafness and otitic meningitis. J Pediatr 71:547–552

Stopford JSB (1916) The arteries of the pons and medulla oblongata. J Anat Physiol 50:131–164

Streit H (1903) Über otologisch wichtige Anomalien des Hirnsinus, über accessorische Sinus und bedeutende Venenverbindungen. Arch Ohrenheilk 58:85–128

Stroud MH, Calcaterra TC (1970) Spontaneous perilymph fistulas. Laryngoscope 80(1):479–487

Sundaresan N, Eller T, Ciric I (1976) Hemangiomas of the internal auditory canal. Surg Neurol 6:119–121

Sunderland S (1945) The arterial relations of the internal auditory meatus. Brain 68:23–27

Tabor JR (1961) Absence of the oval window. Arch Otol 74:515–521

Tada S (1984) Platybasia, skull base prolapse, syringomyelia and Chiari's anomaly. Rinsho Hoshasen 29:1041–1042

Takahashi M, Wilson G, Hanafee W (1967) The significance of the petrosal vein in the diagnosis of cerebellopontine angle tumors. Radiology 89:834–840

Taylor AR, Chakravorty BC (1964) Clinical syndromes associated with basilar impression. Arch Neurol 10:475–484

Teodori JB, Painter MJ (1984) Basilar impression in children. Pediatrics 74:1097–1099

Terada J, Nakai K (1985) Tuberous sclerosis with an atypical radiological skull change. Neurosurgery 16:804–807

Terrahe K (1971) Das Gehörorgan bei den kraniofazialen Mißbildungssyndromen nach Crouzon und Apert. Z Larnygol Rhinol 50:794–802

Terrahe K (1972) Diagnostik der Mißbildungen des Ohres und des Ohrschädels. Arch Klin Exp Ohr-Nasen Kehlkopf Heilk 202:85–151

Theissing J (1975) Über operativ beobachtete Facialismißbildung. HNO 23:310–312

Thompson (1920) Case of oxycephaly. Proc Roy Soc Med (London) 13, Sect Children: 130

Tucker AG (1981) A case of postauricular sinus. J Laryngol 95:619–621

Updegraff TR (1958) Cerebrospinal fluid rhinorrhea from temporal bone defect. J Iowa Med Soc 48:602–603

Uhthoff W (1905) Über hochgradigen Exophthalmus bei Schädelmißbildung. Klin Monatsbl Augenheilk 43:1–91

Unger E, Ehrig J, Egger H (1973) Die basiläre Impression als Ursache cochleo-vestibulärer Störungen. Z Laryngol Rhinol 52:114–120

Ungerecht K (1955) Zur Technik gehörverbessernder Operationen bei schweren Ohrmißbildungen. Arch Ohr-Nasen-Kehlkopfheilk 167:619–622

Valvassori G, Clemis JD (1978) The large vestibular aqueduct syndrome. Laryngoscope 88, vol 1:723–728

Valvassori G, Neunton RF, Lindsay JR (1969) Inner ear anomalies: clinical and histopathological considerations. Ann Otol 78:929–938

Velhagen (1904) Turmschädel und Sehnervenatrophie. Münchner Med Wochenschr II:1389–1392

Verbiest H (1962) Arterial and arterio-venous aneurysms of the posterior fossa. Psychiat Neurol Neurochir 65:329–369

Virchow R (1851) Kretinismus. Verh Physik Med Ges Würzburg 2:230

Walker EA (1965) The vertebro-basilar arterial system and the internal auditory angiography. Laryngoscopy 75:369–407

Walther J (1944) Anatomic variations of the lateral and Sigmoid sinus. Arch Otol 39:307–311

Ward PH, Honrubia V (1968) Inner ear pathology in deafness due to maternal rubella. Arch Otol 87:22

Ward PH, Kinney CE (1962) Congenital Deafness. Laryngoscopy 72:435–456

Webber SG (1910) Congenital ophthalmoplegia externa. Boston Med Surg J 163:721–723

Weidenbecher M (1978) Vitamin A-induzierte Ohrmißbildung der Ratte als Modell zur Formanalyse der „Atresia auris congenita". Habil Erlangen

Weidenbecher M (1981) Vitamin A induced ear malformations in rats as a model for analysis of atresia auris congenita. Ann Otol:90 (Supp 81)

Weidenbecher M, Maak G (1979) Das Verhalten des Fazialisnerven bei Vitamin A und Thalidomid-induzierter Atresia auris congenita. HNO 27:302–307

Wiegand R (1954) Dysostosis cranio-facialis mit beidseitiger häutiger Gehörgangsatresie. Arch Ohrenheilk 166:128–139

Van der Wiel (1957) Hereditary congenital facial paralysis. Acta Genet Stat Med 7:348

Wigand ME (1975) Das Konzept der endauralen Tympanoplastik bei kongenitalen Atresien. Laryngologie 54:148–154

Wigand ME, Haid T, Berg M, Rettinger G (1982) The enlarged transtemporal approach to the cerebellopontine angle. Acta Otorhinol Ital 2:571–582

Wigand ME, Hellweg FC, Berg M (1982) Tinnitus nach Eingriffen am achten Hirnnerven. Laryngologie 61:132–134

Wilson CB, Yorke C, Prioleau G (1980) Microsurgical vascular decompression for trigeminal neuralgia and hemifacial spasm. Western J Medicine 132:481–484

Winchester PH, Grossman H (1971) Congenital skull dysplasias. In: Newton TH, Potts DG (eds) Radiology of the skull and brain, vol 2, Mosby, St. Louis

Wolff D (1944) Bilateral atrophy of the internal carotid artery. Ann Otol 53:625–634

Wolff D (1964) Malformations of the ear. Arch Otolaryngol 79:288–301

Wolfowitz B (1979) Spontanous CSF otorrhea simulating serous otitis. Arch Otol 105:496–499

Wright CG, Brown OE et al. (1966) Auditory and temporal bone abnormalities in charge association. Ann Otol 95:480–486

Wullstein HL (1957) Dekompression des Nervus facialis. Arch Ohrenheilk 171:138–139

Wullstein HL (1968) Kongenitale Gehörgangsatresien und Mißbildungen des Mittelohres. In: Operationen zur Verbesserung des Gehörs. Thieme, Stuttgart

Wullstein HL (1984) Die operativen Aufgaben in der Basis Kranii für die HNO-Heilkunde. Teil III. HNO 32:401–412

Yasargil MG (1969) Microsurgery applied in neurosurgery. Thieme, Stuttgart

Zuckerkandl E (1873) Beiträge zur Anatomie des Schläfenbeines. Monatsschr Ohrenheilk 7:101–108

Zülch KJ (1956) Biologie und Pathologie der Hirngeschichte. In: Olivecrona H, Tönnis W (Hrsg) Handbuch der Neurochirurgie, Bd III. Springer, Berlin Göttingen Heidelberg

Archives of
Oto-Rhino-Laryngology
© Springer-Verlag 1988

Die bedrohlichen Entzündungen des Felsenbeins und der angrenzenden Schädelbasis

K. Jahnke

Universitäts-Hals-Nasen-Ohren-Klinik Tübingen (Direktor: Prof. Dr. D. Plester)

1 Einleitung 63

2 Vorkommen und Häufigkeit 64

3 Pathogenese, Überleitungswege 64

4 Allgemeine Symptomatik und Diagnostik 65

5 Meningitis, Meningoenzephalitis 66

6 Epiduraler Abszeß (extraduraler Abszeß), subduraler Abszeß 68

7 Sinusthrombose 70

8 Hirnabszeß 73

9 Otitis externa necroticans, Ostitis und Osteomyelitis des Schläfenbeins 76

10 Zusammenfassung 77

Literatur 77

1 Einleitung

Pathogenese, Diagnostik und Therapie der entzündlichen otogenen endokraniellen Komplikationen wurden von Beck, Ganz, Kressner und Kornmesser im Handbuch der Hals-Nasen-Ohren-Heilkunde (1980) ausführlich und unter weitestgehender Berücksichtigung der verfügbaren Weltliteratur abgehandelt. Die chirurgische Therapie wurde in der Naumannschen Operationslehre von Fleischer (1976) einprägsam und umfassend dargestellt. Hier soll der heutige Wissensstand ohne langwierige Wiederholungen für den praktizierenden Arzt in Klinik und Praxis klar und übersichtlich beschrieben werden. Vorangestellt sei die These, daß die beeindruckende Entwicklung neuroradiologischer Untersuchungsverfahren in den letzten 10 Jahren nicht nur die Qualität der Diagnostik selbst erheblich verbessern konnte, sondern in einigen entscheidenden Punkten auch das operative Vorgehen beeinflußte und verändern ließ, wie es in den vorgenannten Veröffentlichungen nicht vorauszusehen war.

Als wichtigste entzündliche Komplikationen sind zu nennen:

a) die eitrige Meningitis und Meningoenzephalitis,
b) der epidurale und der subdurale Abszeß (Empyem),
c) die Sinusthrombose,
d) der Hirnabszeß und
e) die Otitis externa necroticans, Osteomyelitis.

   Als weitere Komplikation wird von einigen Autoren (Symonds 1931; Schuknecht 1974; Pfaltz u. Griesemer 1983; Lenz et al. 1984) die otogene Hirndrucksteigerung hinzugerechnet.

2 Vorkommen und Häufigkeit

Insgesamt sind otogene endokranielle Komplikationen in den entwickelten Ländern dadurch seltener geworden, daß die Otitis media acuta zumeist rechtzeitig und ausreichend lange antibiotisch behandelt wird (House 1946) und daß zahlreiche Maßnahmen für eine gute Belüftung des Mittelohres getroffen werden, zweitens durch eine frühzeitigere Sanierung von Cholesteatomeiterungen. In der Universitäts-Hals-Nasen-Ohren-Klinik Tübingen wurden in den Jahren 1960–1986 60 Patienten mit entzündlicher otogener endokranieller Komplikation behandelt, von denen 34 eine Meningitis bzw. Meningoenzephalitis hatten, 9 einen epiduralen Abszeß, ein Patient einen subduralen Abszeß, 8 eine Sinusthrombose und 13 einen Hirnabszeß. Bei 5 dieser Patienten lagen simultan zwei unterschiedliche endokranielle Komplikationen vor. Alle Komplikationsarten kamen sowohl im Kindesalter als auch in späteren Lebensabschnitten vor, ohne signifikante Häufung. Das männliche Geschlecht überwog in unserem Krankengut im Verhältnis 7 : 3. Daß diese Komplikationen nach wie vor lebensbedrohlich sind, ergibt sich daraus, daß infolge einer endokraniellen Komplikation 6 dieser Patienten verstarben. Im osteuropäischen Raum scheinen entzündliche endokranielle Komplikationen noch häufiger zu sein (Smeja 1984), so dort, wo die ärztliche Versorgung in ländlichen Regionen unzureichend ist. Besonders häufig kommen otogene endokranielle Komplikationen in unterentwickelten Ländern vor, z. B. in einigen afrikanischen Staaten. Samuel et al. (1986) behandelten zwischen 1978 und 1983 224 otogene endokranielle Komplikationen in einer Population schwarzer Afrikaner, davon 74% im Alter bis zu 15 Jahren. Neben unzulänglichen Behandlungsmöglichkeiten – lange Wege, fehlende Medikamente, Ärztemangel – ist hier vor allem bei Kindern der schlechte Ernährungszustand ein wesentlicher Faktor.

3 Pathogenese, Überleitungswege

Bei Kindern und Jugendlichen kommt es vor allem im Verlauf einer Otitis media acuta oder einer akuten Mastoiditis zu entzündlichen endokraniellen Komplikationen, in unserem Krankengut in 13 von 19 Fällen. Bei Erwachsenen ist eine vernachlässigte Cholesteatomeiterung etwas häufiger ursächlich anzuschuldigen, nämlich in 29 unserer 39 Fälle. In zwei Sonderfällen breitete sich eine klinisch blande verlaufende Mittelohrentzündung über Frakturspalten nach vorausgegangenem laterobasalem Trauma aus. Selten ist eine Komplikation bei Mittelohroperation Ursache der endokraniellen Entzündung (vgl. Bradley et al. 1984).

Die Kenntnisse der Überleitungswege und die sich daraus ergebende klinische Symptomatik wurden schon Ende des vergangenen Jahrhunderts erarbeitet (Körner 1902). Die Infektion kann sich auch auf direktem Wege ausbreiten, z.B. entlang Gefäßkanälen, dann oft als Osteothrombophlebitis, oder in kleinen Knochenlücken bei Kindern. Kürzlich wurde das Auftreten rezidivierender Meningitiden wegen Otobasisdefektes bei Mondinifehlbildung erneut beschrieben (Elverland u. Mair 1983; Barcz et al. 1985; Valmari u. Palva 1986). Bei Cholesteatomeiterung kann durch Knochenarrosion des Tegmen tympani ein epiduraler oder – selten – subduraler Abszeß, eine Meningitis oder ein meist duranaher Schläfenlappenabszeß per continuitatem entstehen. Oder es kann sich nach Ausbildung eines perisinösen Abszesses eine Thrombophlebitis des Sinus sigmoideus entwickeln. In anderen Fällen kann die Infektion des Mittelohres zunächst über die Labyrinthfenster oder über eine Labyrinthfistel zu einer eitrigen Labyrinthitis führen, aus der sich via innerer Gehörgang, Aquaeductus cochleae oder Aquaeductus vestibuli dann bei zu spät einsetzender Therapie – oft schon innerhalb weniger Stunden – eine Meningitis oder ein Kleinhirnabszeß bilden kann.

In der Tübinger Universitäts-Hals-Nasen-Ohren-Klinik ist eine der bedeutendsten Felsenbeinsammlungen Europas zu studieren, nämlich die Albrecht- und Schwarz-Sammlung (vgl. Schuknecht 1987), in der auch einige sehr eindrucksvolle Beispiele otogener Komplikationen histologisch dokumentiert sind. Einige der Fälle wurden kürzlich neu überarbeitet (Goetz 1987), in 5 Fällen konnten die histologischen Befunde mit noch vorhandenen Krankenunterlagen korreliert werden (s. Abb. 3a–c). Die Ergebnisse bestätigten die hier kurz zusammengefaßten Vorstellungen zur Pathogenese otogener endokranieller Komplikationen.

4 Allgemeine Symptomatik und Diagnostik

Da die entzündlichen otogenen endokraniellen Komplikationen in der Antibiotika-Ära insgesamt stark rückläufig sind und die heutige Ärztegeneration diesbezüglich wenig praktische Erfahrung hat – abgesehen von einzelnen Kollegen, die in Ländern der dritten Welt tätig waren –, wird die korrekte Diagnose klinisch gelegentlich verzögert gestellt werden. Erschwerend kommt hinzu, daß schon die otologischen Symptome einschließlich der Symptomatik einer Mastoiditis, vor allem aber das Krankheitsbild einer Sinusthrombose oder eines Hirnabszesses durch eine vorangegangene antibiotische Therapie teilweise maskiert sein kann, d.h. nicht mehr klassisch ist. Das traf auch auf die Mehrzahl unserer Patienten mit Hirnabszeß zu (s.u.). In einigen Fällen lag die auslösende akute Mittelohrentzündung bereits Wochen zurück und war inzwischen abgeklungen. Bei der diagnostischen Beurteilung der Klinik sind allgemeine Krankheitszeichen wie septische Temperaturen, eine stark beschleunigte Pulsfrequenz vor allem bei bakterieller Meningitis, das Blutbild mit Linksverschiebung und die deutlich erhöhte Blutsenkungsgeschwindigkeit wichtige Zeichen. Die neurologische Untersuchung wird neben dem Nachweis bzw. Ausschluß eines Meningismus Hirndruckzeichen (Bradykardie, Papillenödem, Stauungspapille) zu beachten haben, bevor die Liquordiagnostik (cave Einklemmungsgefahr) durchgeführt wird. Bei Hirnabszeß kann die Liquorzellzahl normal sein, eine Pleozytose findet sich vor allem bei nahe den Liquorräumen gelegenem Abszeß. Das EEG ist von geringerer Bedeutung und wird vor allem zur Verlaufskontrolle bei Enzephalitis oder Hirnabszeß eingesetzt, dann ist es ähnlich dem schnell wachsender Hirntumoren (Herdbefund).

Röntgennativaufnahmen des Schädels bzw. der Felsenbeine sind nur für die Diagnostik des Ausgangsherdes von Bedeutung. Entscheidend neue diagnostische Maßstäbe konnten in den letzten 15 Jahren durch die außerordentlich schnelle Entwicklung neuroradiologischer Untersuchungsmethoden gesetzt werden. Die Computertomographie ist bei jedem Verdacht auf entzündliche otogene endokranielle Komplikation unverzüglich zu veranlassen. Bei bakterieller Meningitis ist sie für Verlaufskontrollen von besonderem Wert, zur Beurteilung des begleitenden Hirnödems, zum Nachweis oder Ausschluß einer Enzephalitis und eines beginnenden Hirnabszesses. Dieser stellt sich als umschriebener Bereich geringerer Dichte dar, der nach Kontrastmittelgabe von einer ringförmigen, gleichmäßig dicken Struktur deutlich dichterer Anhebung umgeben ist, je nach Abszeßstadium mehr oder minder gut sichtbar. Dieses der Abszeßkapsel entsprechende Enhancement wird wiederum von einem Ödem der angrenzenden Hirnsubstanz umgeben, das als Zone verminderter Dichte erscheint.

Die Hirnszintigraphie bei Abszeß wird heute seltener angewandt, obwohl sie in einzelnen Abszeßstadien ähnliche Informationen gibt. Die Angiographie der Hirngefäße ist nicht zuletzt auch, weil sie für den Patienten belastender ist, in den Hintergrund getreten. Sie wird noch häufig bei Verdacht auf Sinusthrombose durchgeführt. Doch auch hier kann sie zum Teil durch Computertomographie mit gleichzeitiger Kontrastmittelgabe ersetzt werden. Ein besonderer Stellenwert wird in Zukunft der Kernspintomographie zukommen, wie die Untersuchungen von Schroth und Mitarbeitern (1987) zeigen konnten.

5 Meningitis, Meningoenzephalitis

Die bakterielle Meningitis gilt nicht nur in früheren Arbeiten als die häufigste otogene endokranielle Komplikation (Moser u. Oeken 1966), sondern auch im neueren Schrifttum (Gower u. McGuirt 1983; Grasl u. Türk 1984 sowie Samuel et al. 1986). Im eigenen Krankengut waren es 34 von 60 Patienten (s. o.), von denen 2 an den Folgen der Erkrankung verstarben. Von Gower und McGuirt (1983) wurde eine Letalität von 7,9% nach akuter Mittelohrentzündung und von 30,7% nach chronischer Mittelohrentzündung angegeben.

Fallbeispiel: Eine 69jährige Patientin wurde im somnolenten Zustand in die Klinik eingewiesen, Ohrsekretion rechts habe seit 5 Wochen bestanden. Neben einem ausgeprägten Meningismus wurden verminderte Reflexe der linken Extremitäten festgestellt. Das rechte Trommelfell war stark gerötet. Im Liquor ließen sich 30 000 Drittelzellen nachweisen, als Erreger Pneumokokken. Diagnose: Meningoenzephalitis. Bei rechtsseitiger Mastoidektomie fanden sich starke Einschmelzungen und freier Eiter, die

Dura der mittleren und der hinteren Schädelgrube war jedoch reizlos, der Sinus sigmoideus führte Blut. Trotz Intensivtherapie erlag die Patientin wenige Stunden postoperativ einem Atem- und Kreislaufversagen, offensichtlich hatte die Therapie zu spät begonnen. Computertomographie stand damals noch nicht zur Verfügung, eine Sektion war nicht möglich, so daß weitere Informationen fehlen.

Das Erregerspektrum ist sehr unterschiedlich. So hängt es davon ab, ob eine akute oder eine chronische Mittelohrentzündung der Ausgangsherd ist. Im Schrifttum werden häufig Pneumokokken und Streptokokken angegeben, auch Hämophilus influenzae (Eavey et al. 1985). Bei chronischen Entzündungsprozessen werden zunehmend gramnegative Organismen wie Escherichia coli, Proteus und Pseudomonas aeruginosa gefunden. Auffallend ist die relativ hohe Zahl der Fälle, bei denen keine Keimisolierung gelingt. Das könnte in einem Teil der Fälle auf die antibiotische Anbehandlung zurückzuführen sein. Zur sofortigen intravenösen antibiotischen Abschirmung werden wegen ihrer guten Liquorgängigkeit bei Entzündung vor allem Penizilline bevorzugt, die mit Breitspektrum-Antibiotika wie Chloramphenicol ergänzt werden. Im eigenen Krankengut fanden sich mit 37% eindeutig am häufigsten Pneumokokken, übrigens auch bei Samuel und Mitarbeitern (1986).

Auf die Symptomatik und Diagnostik der Meningitis soll hier nicht näher eingegangen werden. Die Computertomographie des Schädels ist seit einigen Jahren besonders zum Ausschluß zusätzlicher Komplikationen einschließlich Hirnabszeß und für Verlaufsbeobachtungen von Bedeutung.

Hierzu ein Fallbeispiel: Ein 60 Jahre alter Patient wurde vom Notarzt eingewiesen, nachdem er seit 2 Tagen wegen einer linksseitigen Otitis media acuta mit Penizillin behandelt worden war und septische Temperaturen bis zu 40 ° Celsius entwickelte sowie zunehmend benommen wurde. Im Liquor fanden sich 4 000 Drittelzellen, davon 90% Granulozyten. Da betahämolysierende Streptokokken der Gruppe A nachgewiesen wurden, wurde mit Penizillin 30 mega/24 h und einem Aminoglykosid behandelt, außerdem Chloramphenicol. Otoskopisch fand sich eine linksseitige Trommelfellperforation mit eitriger, nicht fötider Sekretion, die retroaurikuläre Region war unauffällig. Im Computertomogramm des

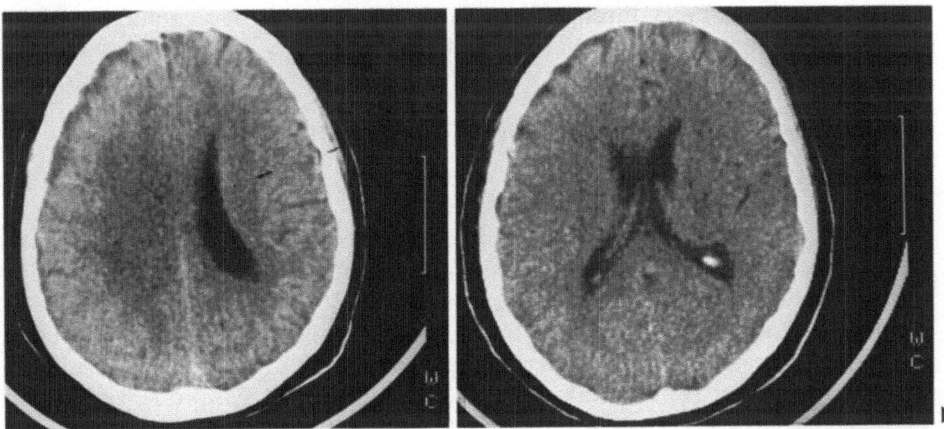

Abb. 1 a, b. Computertomogramm des Schädels, 60 Jahre alter Patient, otogene Meningitis mit subduralem Abszeß und Hirnödem. Präoperativ (**a**) ist der linke Seitenventrikel infolge eines linkshemisphärischen Hirnödems komprimiert, angedeutete Mittellinienverlagerung nach rechts. Außerdem besteht ein als Empyem anzusehender, subkallotärer, hypodenser Erguß fronto-temporo-parietal links. Postoperativ (**b**) ist der linke Seitenventrikel wieder weitgehend entfaltet, fronto-temporal links ist noch ein flacher subduraler Resterguß nachweisbar

Schädels ließ sich ein massives linksseitiges Hirnödem mit Kompression des linken Seitenventrikels nachweisen (Abb. 1a), dem klinisch eine rechtsseitige Hemiparese und eine Somnolenz entsprachen. Fronto-temporo-parietal links fand sich ein als Empyem interpretierter subkallotärer hypodenser Erguß. Das linke Mastoidzellsystem war verschattet. Die Mastoidektomie ergab neben verdickter Schleimhaut entzündliches Sekret, die Dura der mittleren und hinteren Schädelgrube war jedoch unauffällig. Postoperativ besserten sich das Allgemeinbefinden und die neurologische Symptomatik schnell, computertomographisch bildete sich das Ödem zurück, das Ventrikelsystem war innerhalb weniger Tage normal entfaltet, der subdurale Resterguß links frontotemporal war noch flach darzustellen (Abb. 1b).

Fast alle Patienten mit otogener Meningitis oder Meningoenzephalitis kommen wegen der klaren klinischen Symptomatik mit bereits gestellter Diagnose in die Hals-Nasen-Ohren-Klinik, oft von den Intensivstationen anderer Kliniken. Der Ausgangsherd wird vielfach schon aufgrund der (Fremd-)Anamnese und/ oder des Trommelfellbefundes vermutet, gelegentlich auch von Neuroradiologen, da das Anfertigen eines Computertomogrammes des Schädels bei Meningitis heute zum Standard gehört.

Wie bei allen entzündlichen otogenen endokraniellen Komplikationen gilt der Grundsatz der otochirurgischen Sanierung des Ausgangsherdes. Die Operation bei Meningitis ebenso wie bei epiduralem oder subduralem Abszeß kann auch bei schlechtem Allgemeinzustand und eingeschränkter Bewußtseinslage ohne wesentlichen Zeitverlust durchgeführt werden, gegebenenfalls in Lokalanästhesie, wenn der Patient nicht zu unruhig ist. Bei dem Eingriff wird üblicherweise retroaurikulär vorgegangen. Nach kompletter Mastoidektomie wird die Tabula interna der mittleren und der hinteren Schädelgrube glattgeschliffen und nach Darstellung eines Überleitungsweges die Dura freigelegt, in erster Linie zum Nachweis oder Ausschluß eines epiduralen Abszesses. Bei geringstem Verdacht auf Thrombose des Sinus sigmoideus, vor allem bei perisinösem Abszeß wird der Sinus punktiert. Liegt eine Labyrinthitis vor, so ist das Ausräumen des Labyrinthes heute kaum noch indiziert, so in keinem der Tübinger Fälle. Eine Zisternendrainage wurde in keinem unserer Fälle durchgeführt. Die Indikation ergäbe sich aufgrund präoperativer computertomographischer Befunde.

6 Epiduraler Abszeß (extraduraler Abszeß), subduraler Abszeß

Ein Epiduralabszeß entsteht dann, wenn durch eine Entzündung wie *Mastoiditis*, eine *Petrositis* oder ein *Cholesteatom* die Tabula interna destruiert wird und sich Eiter zwischen angrenzender Knochenschale und Dura ansammelt. Die Dura ist häufig mit Granulationen bedeckt. In den meisten Fällen wird die Diagnose eines epiduralen Abszesses erst intraoperativ, d. h. bei Durchführung einer Mastoidektomie oder seltener bei Radikaloperation gestellt, da seine Symptome gering ausgeprägt und uncharakteristisch sind. Gelegentlich bestehen klopfende Halbseitenkopfschmerzen. Vielfach wäre der epidurale Abszeß präoperativ mit Hilfe eines Computertomogrammes darzustellen. Dieses wird jedoch bei der klinischen Diagnose einer Mastoiditis wegen des großen Aufwandes gerade bei Kindern und der damit verbundenen zeitlichen Verzögerung häufig nicht veranlaßt. Im Falle eines präoperativ schon diagnostizierten Epiduralabszesses wäre das operative

Vorgehen nicht beeinflußt. Wie in 2 Fällen unserer 9 Patienten mit Epiduralabszeß können sich weitere Komplikationen entwickeln, in beiden Fällen bestand eine otogene Meningitis.

Fallbeispiel eines epiduralen Abszesses: Ein 3jähriger Junge litt seit 2 Wochen an rechtsseitigen Ohrschmerzen, weshalb er vom Kinderarzt antibiotisch behandelt wurde. Der hinzugezogene Hals-Nasen-Ohren-Arzt veranlaßte die Krankenhauseinweisung wegen Verdachts auf Mastoiditis. Das Kind war febril, die BSG 120 n. W. in der ersten Stunde. Retroaurikulär fand sich eine starke Schwellung mit Rötung der Haut, intraoperativ zeigte sich, daß die Warzenfortsatzzellen weitgehend eingeschmolzen waren, bei Freilegung der Dura der hinteren Schädelgrube entleerte sich ein ausgedehnter Epiduralabszeß. Der Knochen wurde weit ins Gesunde abgetragen. Als Erreger konnten Pneumokokken nachgewiesen werden. Der weitere Verlauf war unter antibiotischer Therapie komplikationslos.

Bei epiduralem Abszeß sollen alle Durabereiche, die mit Granulationen bedeckt sind, soweit freigelegt werden, daß ein etwa 5 mm breiter Streifen gesunder Dura dargestellt ist (Fleischer 1976). Nicht in allen Fällen kann man derart verfahren, wie die folgenden Fälle verdeutlichen sollen.

Bei der 8 Monate alten Patientin bemerkte die Mutter 3 Tage vor stationärer Aufnahme einen Infekt der oberen Luftwege, am Aufnahmetag eine Rötung und Schwellung im Bereich des linken Mastoids. Das Kind wurde von dem konsultierten Kinderarzt sofort in eine auswärtige Kinderklinik eingewiesen. Nach ausführlicher Diagnostik einschließlich Computertomographie des Schädels (Abb. 2 a–c) sowie eingeleiteter antibiotischer Therapie wurde das Kind unter dem Verdacht einer linksseitigen Mastoiditis mit Beteiligung des linken Zygomatikums in unsere Klinik verlegt. Die umgehend durchgeführte linksseitige Mastoidektomie bei Mastoiditis mit subperiostalem und epiduralem Abszeß ließ

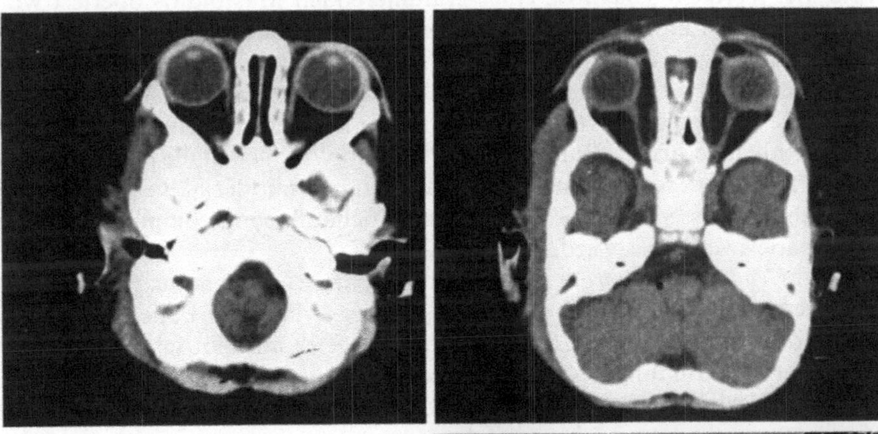

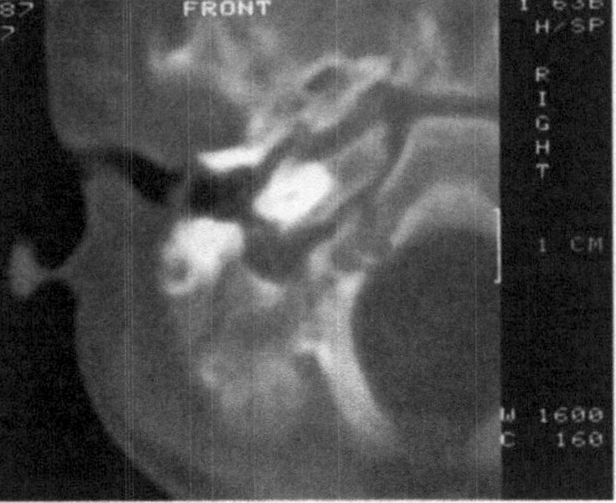

Abb. 2 a–c. Präoperatives Computertomogramm eines 8 Monate alten Kindes mit Immundefekt. Ausgehend von einer Mastoiditis hatte sich eine Osteomyelitis der linken Schädelhälfte einschließlich Zygomatikum mit subperiostalem und epiduralem Abszeß entwickelt (s. Text). Im Computertomogramm erkennt man die eindrucksvolle Weichteilschwellung links

eine Osteomyelitis nahezu der gesamten linken Schädelhälfte erkennen. Der Knochen wurde stumpf soweit abgetragen, wie er malazisch war. Die Dura der mittleren Schädelgrube wurde auf diese Weise zwar in 2 cm Durchmesser freigelegt, der begrenzende Knochen konnte jedoch nicht als gesund bezeichnet werden. Postoperativ ergaben sich normale Liquorwerte. Die weiteren klinischen Untersuchungen einschließlich Knochenmarkspunktion und immunologische Untersuchungen ließen einen Immundefekt mit granulozyten-spezifischen und lymphozytotoxischen Antikörpern nachweisen. Allgemeinbefinden und die Laborparameter besserten sich unter Langzeittherapie mit Antibiotika und Kortikoiden. Nach Durchführung der Mastoidektomie standen folglich die hämatologische Diagnostik und Therapie im Vordergrund, letzterer ist die Ausheilung zu verdanken. Es ist anzunehmen, daß derartige Verläufe in Zukunft häufiger vorkommen werden.

Weiteres Fallbeispiel: Ein 5jähriges Mädchen wurde uns mit einer retroaurikulären Schwellung vorgestellt. Das Kind litt der Vorgeschichte nach seit etwa 6 Wochen an linksseitigen Ohrenlaufen und Ohrenschmerzen. Der Gehörgang war mit purulentem Sekret gefüllt, das Trommelfell mit Granulationen bedeckt. Nach pädiatrischer Voruntersuchung wurde die Mastoidektomie noch am selben Tag durchgeführt. Mittelohr und Mastoid waren voll von Granulationen, es fand sich kaum freier Eiter, die Warzenfortsatzzellen waren weitgehend eingeschmolzen. Der Sinus sigmoideus lag großflächig frei, er war jedoch blutführend. Außerdem lag die Dura der hinteren und der mittleren Schädelgrube in großen Anteilen frei und war ebenso wie der Sinus mit Granulationen bedeckt. In diesem Fall hätte die schulmäßige Entfernung allen erkrankten Knochens einen ausgedehnten Defekt mit dem großen Risiko eines Hirnprolapses ergeben. Deshalb beschränkten wir uns auf die Entfernung des Granulationsgewebes, das sowohl zur Bakteriologie einschließlich Tierversuch als auch zur Histologie gegeben wurde. Histologisch wurde die Verdachtsdiagnose einer Mittelohrtuberkulose gesichert. Intraoperativ war differentialdiagnostisch auch an das Vorliegen eines Malignoms gedacht worden.

Der Autor führte 1987 zwei Nachoperationen bei Kindern durch, die primär unter der Verdachtsdiagnose einer granulierenden Mastoiditis operiert worden waren, in einem Fall mit Sinusthrombose, und bei denen histologisch mit Verzögerung die Diagnose eines Rhabdomyosarkoms gestellt worden war.

Der einzige Fall eines gesicherten subduralen Abszesses in unserem Krankengut wurde oben geschildert. Es ist heute nicht mehr gerechtfertigt, auch angesichts der Seltenheit derartiger Empyeme, die Dura im Verdachtsfalle probatorisch tangential zu punktieren. Vielmehr sollte der Eingriff mit der Sanierung des Mittelohres abgeschlossen und postoperativ ein Hochauflösungscomputertomogramm des Schädels veranlaßt werden.

Ein *Gradenigo-Syndrom* mit Abduzensparese, Trigeminusbetriligung und diskretem Minigismus fand sich nur bei einer 21jährigen Patientin mit akuter Mastoiditis und *Petroapicitis*. Nach hochdosierter antibiotischer Therapie und sofortiger Ausräumung des ausgedehnten Zellsystems einschließlich der Pyramidenspitzenzellen bildete sich die Symptomatik innerhalb 24 Stunden zurück.

7 Sinusthrombose

Bei Mastoiditis mit perisinösem Abszeß kann die Wand des Sinus sigmoideus entzündlich infiltriert werden und in der Folge ein wandnaher Thrombus entstehen, der infiziert wird. Die Gefährlichkeit der Sinusthrombose ist einmal auf die mögliche Sepsis zurückzuführen, zum anderen auf die retrograde Ausdehnung des Thrombus bis in den Sinus transversus mit entsprechender Abflußstörung und venöser Stauung. Die Entzündung kann drittens direkt auf das Kleinhirn übergreifen und dort zu einem Abszeß führen.

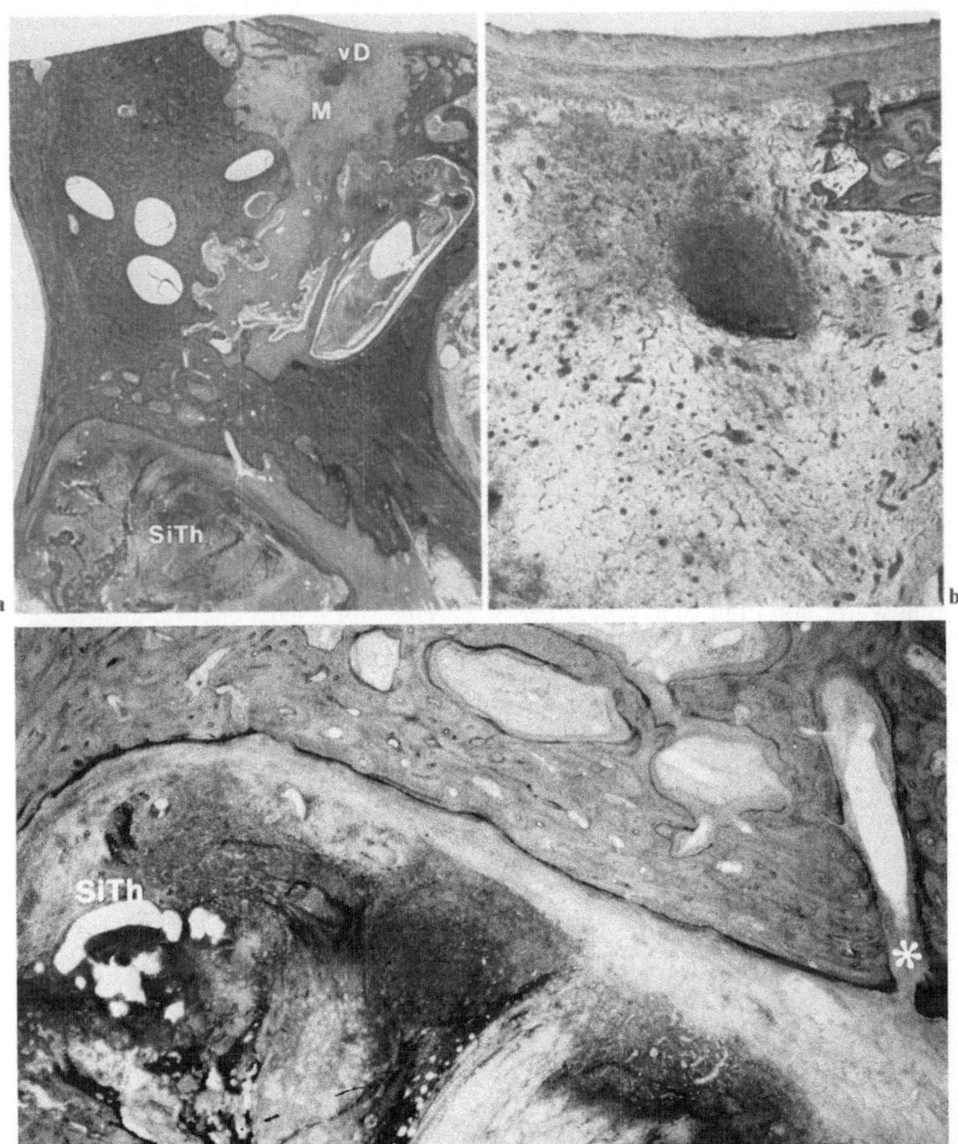

Abb. 3 a–c. Fallbeispiel einer tödlichen Sinusthrombose, Histologie der Albrecht- und Schwarz-Sammlung, Tübingen aus dem Jahre 1934. 70 Jahre alter Landwirt, der 7 Wochen präoperativ erstmals eine linksseitige eitrige, nicht fötide Ohrsekretion bemerkt hatte. Nach Mastoidektomie, bei der sich Granulationen und ein perisinöser Abszeß fanden, der Sinus jedoch noch blutführend war, Besserung des septischen Krankheitsbildes für eine Woche. Tod 13 Tage postoperativ an Bronchopneumonie. *Sektionsbefund:* Todesursache embolische Abszesse beider Lungen. Eitrige Thrombophlebitis des rechten Sinus sigmoideus, die bis in die obere Vena jugularis interna hinabreichte. *a* Übersicht, *vD* = verdickte Dura der mittleren Schädelgrube über dem Knochendefekt des Tegmen tympani bei granulierender Mastoiditis (*M*). *SiTh* = Thrombophlebitis des Sinus sigmoideus. *b* Knochendefekt der Tabula interna der mittleren Schädelgrube in stärkerer Vergrößerung, darüber die verdickte Dura. *c* Sinusthrombose (*SiTh*) in stärkerer Vergrößerung, Stern zeigt möglichen Überleitungsweg

Eine Sinusthrombose fanden wir in 8 von 60 Fällen, und zwar 6mal allein, 1mal mit Meningitis und 1mal mit Hirnabszeß kombiniert. Bemerkenswerterweise war nur in einem der Fälle das Griesinger-Zeichen, nämlich die Druckdolenz über dem Emmissarium positiv, zugleich bestand eine Druckdolenz der Vena jugularis interna. Der Allgemeinzustand aller 8 Patienten war deutlich reduziert, außerdem lagen regelmäßig septische Temperaturen und eine hohe Blutsenkungsgeschwindigkeit vor. Auf die Bedeutung der Computertomographie des Schädels mit und ohne Kontrast wurde von verschiedenen Autoren hingewiesen (vgl. Sneed 1983).

Der in den Abbildungen 3 a–c dargestellte Fall eines 70jährigen Patienten zeigt einen charakteristischen Verlauf aus der vorantibiotischen Ära.

Alle 8 Patienten, die in unserer Klinik zwischen 1960 und 1986 wegen einer Sinusthrombose behandelt wurden, konnten geheilt werden. In einem Fall (Abb. 4a, b) entwickelte sich ein *otitischer Hydrozephalus* mit Kopfschmerzen und Doppelbildern bei beidseitiger Abduzensparese als führende Symptome. Hier lag, wie auf den Kernspintomographie-Abbildungen sehr deutlich zu sehen war, auch eine Blockierung des Sinus sagittalis superior vor. Als Pathomechanismus wurde von Pfaltz und Griesemer (1984) eine Störung der endokraniellen Hämodynamik angenommen. Eine Rolle spielen ein erhöhter endokranieller venöser Druck und eine reduzierte Absorption von Liquor cerebro-spinalis. Die Therapie sieht eine Dekompression durch Shunt wie bei Hydrozephalus anderer Ursache vor.

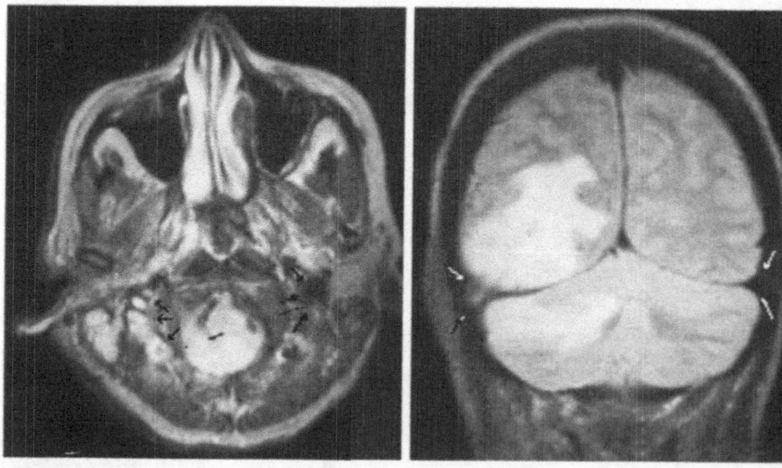

Abb. 4a, b. Kernspintomogramm des Schädels einer 40 Jahre alten Patientin mit otogener Sinusthrombose (Sinus sigmoideus und Sinus transversus links) sowie venösem Hirninfarkt temporookzipital (s. Text). Das axiale vorwiegend protonen-leicht T2-gewichtete axiale Schnittbild zeigt die relative Signalanhebung im linken Mastoid durch die entzündliche Sekretverhaltung. Während der rechte Bulbus venae jugularis Flußsignale zeigt (Signalauslöschung durch Fluß aus der Schicht, *Pfeile rechts*), sind linksseitig im Verlauf des Sinus sigmoideus signalangehobene Thromben zu erkennen (*SE*, *TR* = 2000 ms, *TE* = 60 ms). Die T2-gewichtete koronare Schicht rechts (*TR* = 2000 ms, *TE* = 120 ms) zeigt durch relative Signalanhebung die Ausbreitung des entzündlichen Prozesses im Bereich der Kleinhirnhemisphäre und des Okzipitallappens links. Wie auch der Sinus sagittalis superior ist der Sinus sigmoideus rechts im Signal gemindert als Hinweis auf eine normale Blutströmung in diesen Blutleitern. Dagegen ist der Sinus sigmoideus im Entzündungsbereich signalangehoben, was auf eine entzündungsbedingte Blutstase und Thrombenbildung im Sinne einer entzündlichen Sinusthrombose hinweist

Zur chirurgischen Therapie einer Sinusthrombose ist festzustellen, daß bei geringstem Verdacht nach Mastoidektomie der Sinus weit ins Gesunde freizulegen ist. Bei verdächtigem Palpationsbefund oder Granulationen bzw. Schwarten wird punktiert. Läßt sich kein Blut punktieren und ist die Thrombose gesichert, dann erfolgt die Schlitzung mit Thrombektomie bei allen Patienten mit septischen Temperaturen. Der Sinus wird auf etwa 1 cm Länge geschlitzt, anschließend der Thrombus abgesaugt, während zugleich eine Drucktamponade nach Meier-Whiting des proximal freiliegenden Sinusanteiles vorbereitet wird. Das Mastoid wird abschließend über den unteren Wundwinkel drainiert oder mit einem Antibiotika-getränkten Streifen tamponiert. Die Unterbindung der Vena jugularis interna ist nur dann erforderlich, wenn sie oder der Bulbus direkt betroffen sind. Die Therapie mit Antikoagulantien, die wir bei fehlenden Kontraindikationen befürworten, wird nach wie vor kontrovers diskutiert.

8 Hirnabszeß

Der Hirnabszeß, der sich im Schläfenlappen oder im Kleinhirn entwickelt, ist nach wie vor die gefährlichste otogene endokranielle Komplikation. Es handelt sich um Überleitungsabszesse, die sich aus einer umschriebenen eitrigen Enzephalitis entwickeln. Die Ausbildung der Kapsel dauert 1–5 Wochen.

Entscheidend ist die rechtzeitige Diagnose, die in vielen Fällen dadurch erschwert ist, daß typische Herdsymptome nicht vorhanden sind. Das gilt vor allem für das Initialstadium und die latente Phase. Im Manifestationsstadium nehmen Ödementwicklung und Abszeßgröße zu und führen zu einer progredienten endokraniellen Drucksteigerung mit Kopfschmerzen und Erbrechen. Nur 2 unserer 6 Patienten mit Temporallappenabszeß hatten ein spezifisches Herdsymptom, indem einer an einer amnestischen, ein weiterer an einer sensorischen Aphasie als Hinweis auch der Beteiligung der oberen Temporalwindung litt. Nur einer unserer sieben Patienten mit Kleinhirnabszeß zeigte spezifische Herdsymptome wie Rotationsnystagmus und Fallneigung zur erkrankten Seite, Ataxie und Adiadochokinese. Bekanntlich ist die Symptomatik der Kleinhirnabszesse in vielen Fällen auch deshalb nicht klassisch, weil die labyrinthäre Ausfallsymptomatik nach vorangegangener Labyrinthitis im Vordergrund steht. Auffallend in unserem Krankengut ist, daß alle Hirnabszesse bei chronischer Mittelohrentzündung mit Granulationen bzw. Cholesteatom auftraten. Browning (1984) wies darauf hin, daß nicht nur das Cholesteatom (46% seiner Fälle), sondern auch die chronisch granulierende Schleimhauteiterung das Risiko des Hirnabszesses in sich birgt (38% seiner Fälle). 15% der Patienten hatten eine modifizierte Radikalhöhle. Samuel und Mitarbeiter (1986) betonten, daß in ihrem Krankengut, das vorwiegend junge Patienten betraf (s. o.), Granulationen häufiger vorkamen (62%) als ein Cholesteatom (38%). Übersichtsstatistiken gehen davon aus, daß heute das Verhältnis von akuter zu chronischer Mittelohrentzündung bei Hirnabszeß bei etwa 1 : 10 liegt (vgl. auch Ganz 1980).

Für die Therapie des Hirnabszesses ist ein entscheidender Punkt, ob der Verdacht auf Hirnabszeß erst während eines Ohreingriffes entsteht oder die Diagnose neuroradiologisch bereits präoperativ gesichert wurde. In der Mehrzahl der Fälle

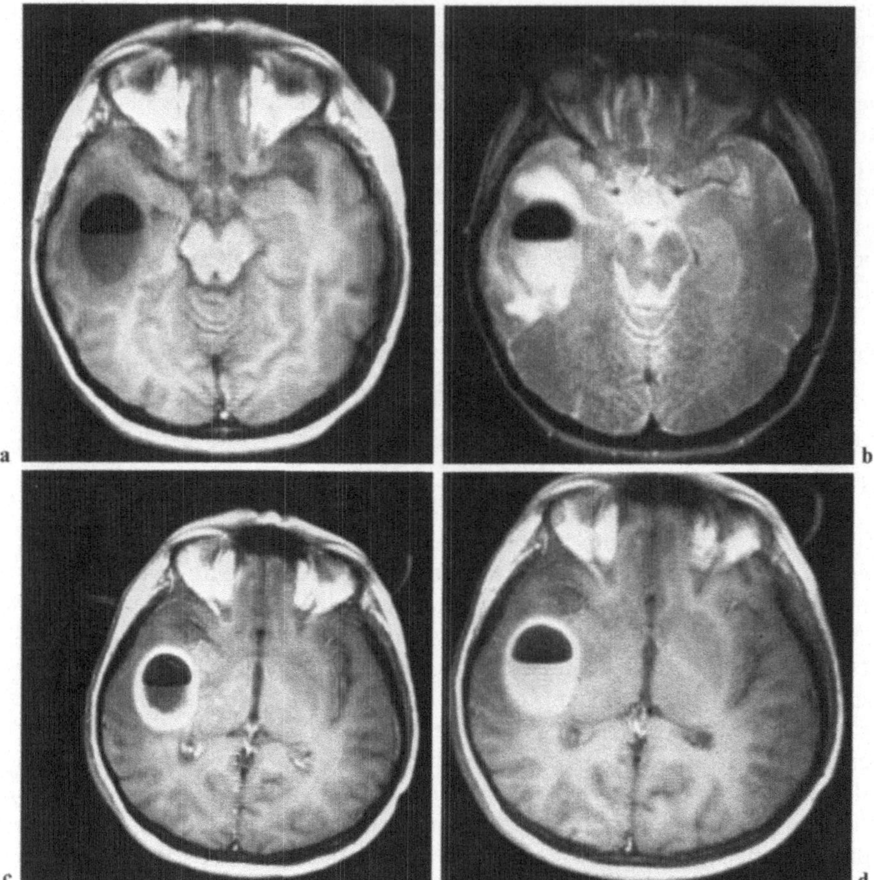

Abb. 5a–d. Kernspintomogramm des Schädels einer 27 Jahre alten Patientin mit Temporallappenabszeß links bei ausgedehntem Cholesteatom. 1,5 Tesla, Spin-Echo-Aufnahmen Schichtdicke 8 mm. Die
T1 betonte Aufnahme oben links ($TR = 400$ ms, $TE = 30$ ms) zeigt den horizontalen Gas-Flüssigkeitsspiegel. Auf der T2 betonten Aufnahme oben rechts ($TR = 2000$ ms, $TE = 120$ ms) werden Abszeßinhalt und perifokales Ödem im Signal relativ angehoben und damit vom umgebenden Parenchym besser
abgrenzbar. Die kontrastangehobenen, T1-betonten Aufnahmen (untere Reihe) lassen kurz nach intravenöser Applikation von Gadolinium-DTPA eine Anfärbung der Abszeßkapsel erkennen (links). Im
Verlaufe der nächsten 30–60 min diffundiert das Kontrastmittel langsam in das Zentrum des Abszesses
(*Abb. rechts*). Die Kernspintomographien verdanke ich Herrn Oberarzt Dr. Schroth, Abteilung für
Neuro-Radiologie der Universität Tübingen (Direktor: Prof. Dr. K. Voigt).

wird letzteres der Fall sein. Dann sollte das therapeutische Vorgehen grundsätzlich mit dem Neurochirurgen abgestimmt werden. Es wird erstens vom Allgemeinzustand und insbesondere von der Bewußtseinslage des Patienten abhängen,
außerdem von der Lokalisation, Größe und dem Stadium des Abszesses. Einige
Hirnabszesse lassen sich allein durch hochdosierte antibiotische Therapie unter
regelmäßiger computertomographischer Kontrolle ausheilen (vgl. Brand et al.
1984). Manche Neurochirurgen sehen die Indikation zur Operation erst bei erhöhtem Hirndruck oder bei multiplen Abszessen. Die stereotaktische Punktion

und anschließende Instillation durch den Neurochirurgen wird zunächst dann die alleinige Maßnahme bleiben, wenn der Allgemeinzustand kritisch ist und – sicherlich bei otogenen Abszessen selten – ein herdferner Abszeß vorliegt. Die Punktion ist besonders wichtig für den Keimnachweis, anschließend wird über eine Stahlnadel, die als Dauerdrainage liegenbleibt, ein Antibiotikum gegeben. Dieser Vorgang kann mehrfach wiederholt werden. Bei ausreichendem Allgemeinzustand und herdfernem Abszeß sollte die Sanierung des Ohres, die grundsätzlich immer zu erfolgen hat, direkt im Anschluß an Punktion und Instillation durchgeführt werden. Bei ausreichendem Allgemeinzustand und herdnahem Abszeß hingegen wird noch während der sanierenden Mittelohroperation die Punktion und Instillation erfolgen, ggf. auch die Drainage über das Mittelohr oder die Tamponade des Abszesses, wie es in dem Fall der 27jährigen Patientin geschah, der in der Abb. 5 a–d dargestellt wurde.

Wird der Verdacht auf Hirnabszeß erst während einer Operation gestellt, so sehen wir uns heute teilweise zu einem anderen diagnostischen und therapeutischen Vorgehen veranlaßt als vor 15 Jahren (vgl. Ganz 1972). Dies gilt vor allem hinsichtlich der diagnostischen Hirnpunktion. Sie ist als probatorische Punktion des Hirngewebes nicht mehr vertretbar. Nur dann, wenn lediglich eine Verbindung zwischen Mittelohr und Abszeßhöhle bei freiliegender Dura anzufrischen ist, gelten die Richtlinien von Körner (1902), nach denen der Abszeß auf dem Weg, auf dem er entstanden ist, auch angegangen wird. In diesen Fällen kann die Höhle anschließend einer Spülbehandlung unterzogen werden. Die tiefe probatorische Hirnpunktion ohne Vorliegen eines Computertomogramms ist wegen des Risikos der Keimverschleppung und der zusätzlichen Schädigung von Hirnsubstanz grundsätzlich abzulehnen. Bei erst intraoperativ entstandenem Verdacht auf Hirnabszeß sollte man sich folglich im Regelfall auf die sanierende Operation beschränken und zur weiteren Diagnostik postoperativ die Computertomographie und/oder die Kernspintomographie des Schädels veranlassen. Nach entsprechender Vorbehandlung – bei Hirnabszeß ist auch die sog. Abszeßgängigkeit von Belang – wird dann nach den o. g. Gesichtspunkten weiter verfahren.

Regelmäßige computertomographische Kontrollen geben auch eine große Sicherheit hinsichtlich der Gefährdung des Patienten durch Einbruch des Abszesses in den Seitenventrikel, ein Ereignis mit auch heute noch zumeist deletären Folgen. Klinisch weisen plötzliches Erbrechen, zunehmender Meningismus und Bewußtseinsverlust auf diesen Verlauf hin.

Die neurochirurgische Abszeßexstirpation kann bei Schläfenlappenabszessen indiziert sein, wenn sich eine stabile Kapsel gebildet hat und das Ohr vor Diagnosestellung schon saniert worden war.

Von unseren 6 Patienten mit Temporallappenabszeß überlebten alle die Erkrankung, während 3 der 7 Patienten mit Kleinhirnabszeß starben, einer kurz nach Einlieferung in das Klinikum vor Einleitung therapeutischer Maßnahmen. Die Letalität wurde von Ganz (1980) bei Berücksichtigung des neueren Schrifttums mit einem Drittel angegeben. Charakteristisch ist, daß früher die Prognose mit Überlebensraten definiert wurde. Nach Angaben von Samuel und Mitarbeitern (1986) starben 19 (36%) der 53 Fälle. Diese Werte sind abhängig von der betroffenen Region, wie auch unser Krankengut zeigt. Statistisch gesehen sind sie auch abhängig davon, ob es sich um ein otologisches oder um ein – allgemein negativ selektiertes – neurochirurgisches Krankengut handelt. Besonders gut korreliert die Prognose mit der Bewußtseinslage des Patienten bei Beginn der fachärztlichen Behandlung. Sehr unterschiedliche Angaben finden sich zum Ausmaß der Defektheilungen. Bei Zustand nach Temporallappenabszeß werden Epilepsieraten von bis zu 95% mitgeteilt, eine Zahl, die bei heutiger interdisziplinärer stadiengerechter Therapie nicht mehr zutreffen sollte.

9 Otitis externa necroticans, Ostitis und Osteomyelitis des Schläfenbeins

In unserem Krankengut traten keine Meningitis, Sinus-Thrombose oder Hirnabszeß als Folge einer Otitis externa necroticans auf. Das nach wie vor lebensbedrohliche Krankheitsbild führt in etwa 10 % der Fälle zu einer dieser klassischen entzündlichen endocraniellen Komplikationen (Corey et al. 1985). Als klinische Entität ist es definiert durch eine Pseudomonasinfektion des äußeren Gehörgangs bei älteren Diabetikern (Meltzer u. Kelemen 1959; Chandler 1968). Bei dieser außerordentlich schmerzhaften Otitis externa finden sich vor allem am Gehörgangsboden, am Übergang vom knorpligen zum knöchernen Anteil, Granulationen, unter denen sich Knochennekrosen verbergen. In frühen Stadien können diese auf das Os tympanicum oder auf die vordere Gehörgangswand begrenzt sein. Bei unzureichender und verspäteter Therapie greift die Entzündung regelmäßig auf die benachbarten Weichteile und im Sinne einer Osteomyelitis auf das gesamte Schläfenbein über, später auf den Clivus, das Os occipitale und sogar auf die Gegenseite. Klinische Hinweise sind Ausfälle einzelner Hirnnerven, wie vor allem des N. facialis und der caudalen Hirnnervengruppe mit entsprechender Symptomatik (Chandler et al. 1986).

Die Diagnostik dieser hartnäckigen, zu Rezidiven neigenden Gehörgangsentzündung beruht nach Erregernachweis auf radiologischen Verfahren, die auch für die weitere Verlaufskontrolle von größter Bedeutung sind. Im axialen hochauflösenden Computer-Tomogramm des Schädels können einerseits Osteolysen dargestellt werden, wenn ein bestimmter Demineralisierungsgrad vorliegt. Es sind aber auch Weichteilinfiltrationen der Umgebung des äußeren Gehörgangs nachzuweisen, die in die Glandula parotis und in das Kiefergelenk und kontinuierlich bis zum Nasopharynx reichen können. Die tatsächliche Ausdehnung der Osteomyelitis kommt erst in der Knochenszintigraphie mit Technetium [99] oder mit Gallium [67] voll zur Darstellung, allerdings mit begrenzter Auflösung. Hier sind in Zukunft Zusatzinformationen durch die Kernspintomographie zu erwarten (Gherini et al. 1986).

Die Behandlung der Otitis externa necroticans kann nicht intensiv genug durchgeführt werden. Nach möglichst optimaler Einstellung des Diabetes mellitus und Verbesserung des Allgemeinzustandes wird der äußere Gehörgang regelmäßig durch Absaugen des Sekretes, Curretage von Granulationen und Applikation von Lösungen neuer halbsynthetischer Penicilline (z. B. Azlocillin) gepflegt. Nekrotischer Knochen und Sequester müssen – bis hin zur Felsenbeinresektion – entfernt werden, soweit der oft beeinträchtigte Allgemeinzustand des Patienten einen ausgedehnten Eingriff zuläßt. *Entscheidend* ist jedoch die systemische Langzeittherapie mit subtil ausgetesteten Antibiotika. Uns bewährte sich bei 7 Patienten, die eine ausgedehnte Osteomyelitis des Felsenbeines aufwiesen, die kombinierte Therapie mit halbsynthetischen Penicillinen wie Azlocillin (Theopold 1978; Koch 1983) mit Tobramycin in hoher Dosierung. Die adjuvante Therapie mit hyperbarem Sauerstoff bei 2 unserer Patienten führte nicht zu den günstigen Resultaten, welche von anderen Autoren berichtet wurden (vgl. Chandler et al. 1986). Wesentlich ist. daß die antibiotische Therapie etwa 2 Wochen über den Zeitpunkt des klinisch und knochenszintigraphisch nachgewiesenen Abklingens der Entzündung hinaus durchgeführt wird.

10 Zusammenfassung

Entzündliche otogene Komplikationen sind durch die antibiotische Therapie zwar selten geworden, sie haben jedoch wenig von ihrer lebensbedrohenden Gefährlichkeit verloren. Erschwerend ist, daß ihre Symptomatik durch Antibiotika-Behandlung uncharakteristisch werden kann. Bei geringstem Verdacht auf Petroapicitis, Meningitis, epiduralen Abszeß, extraduralen Abszeß, Sinusthrombose, Hirnabszeß oder Otitis externa necroticans muß ein Computertomogramm des Schädels angefertigt werden. Bei Meningitis hat es für den Ausschluß zusätzlicher Komplikationen und für Verlaufskontrollen (enzephalitische Komponente, entzündliches Hirnödem) große Bedeutung. Aus der Diagnostik der Hirnabszesse ist es nicht mehr wegzudenken, und zwar zur sicheren Lokalisierung des Abszesses und zur Stadienbeurteilung. Dort wie auch bei Sinusthrombose gibt die Verwendung von Kontrastmitteln wichtige zusätzliche Informationen. Die diagnostische Zukunft gehört zumindest teilweise der Kernspintomographie. Die beeindruckende Entwicklung dieser neuroradiologischen Diagnostik hat auch die Therapie aller bedrohlichen Entzündungen des Felsenbeines beeinflußt. So sind probatorische Hirnpunktionen bei alleinigem Verdacht auf Abszeßbildung nicht mehr zu rechtfertigen. jeder Abszeß kann nach exakter Lokalisierung stadiengerecht in Abstimmung mit dem Neurochirurgen behandelt werden.

Literatur

Barcz DV, Raymond P, Wood II MD, Stears J, Jafek BV, Shields M (1985) Subarachnoid space: middle ear pathways and recurrent meningitis. Amer J Otolaryng 6:157–163

Beck CHL (1980) Otogene Sinusthrombose. In: Berendes J, Link R, Zöllner F (Hrsg) Hals-Nasen-Ohren-Heilkunde in Praxis und Klinik, Bd 6, Ohr II, Thieme, Stuttgart New York, S 30:1–7

Bradley PF, Manning KF, Shaw MDM (1984) Brain abscess secondary to otitis media. J Laryngol Otol 98:1185–1191

Brand B, Caparosa RJ, Lubic LG, Pittsburgh PA (1984) Otorhinological brain abscess therapy – past and present. Laryngoscope 94:483–487

Browning GG (1984) The unsafeness of safe ears. J Laryngol Otol 98:23–26

Chandler JR (1968) Malignant External Otitis. Laryngoscope 78:1257–1294

Chandler JR, Grobman L, Quencer R, Serafini A (1986) Osteomyelitis of the base of the skull. Laryngoscope 96:245–251

Corey JP, Levandowski RA, Panwalker AP (1985) Prognostic implications of therapy for necrotizing external otitis. Am J Otol 4:353–358

Debruyne F (1985) Lateral sinus thrombosis in the eighties. J Laryngol Otol 99:91–93

Denecke HJ (1953) Die otorhinolaryngologischen Operationen. In: Zenker R, Helberg G, Hegemann G (Hrsg) Allgemeine und spezielle chirurgische Operationslehre, 2. Aufl. Bd V, Teil. Springer, Berlin Göttingen Heidelberg

Eavey RD, Yin-Zao Gao MD, Schuknecht HF, Gonzalez-Pineda M (1985) Otologic features of bacterial meningitis of childhood. J Pediatr 106:402–407

Elverland HH, Mair IWS (1983) Recurrent meningitis, congenital anacusis and Mondini anomaly. Acta Otolaryngol 95:147–151

Fernandes CMC, Steinberg JL (1986) Intracranial otogenic complications: a persisting problem. Laryngoscope 96:272–278

Fleischer K (1976) Chirurgische Behandlung der otogenen endokraniellen Komplikationen. Otogener Extraduralabszeß–Otogene Meningitis. In: Naumann HH (Hrsg) Kopf- und Hals-Chirurgie, Operations-Manual, Bd 3. Thieme, Stuttgart, S 295–319

Fleischer K (1987) Hörschäden nach Meningitis einst und jetzt. HNO 35:199–202

Ganz H (1980) Otogener Hirnabszeß. In: Berendes J, Link R, Zöllner F (Hrsg) Hals-Nasen-Ohren-Heilkunde in Praxis und Klinik, Bd 6, Ohr II. Thieme, Stuttgart, 32:1–33

Gherini SG, Brackmann DE, Bradley WG (1986) Magnetic resonance imaging and computerized tomography in malignant external otitis. Laryngoscope 96:542–548

Goetz MJRM (1987) Zur Histologie der otogenen entzündlich/endokraniellen Komplikationen. Eine Aufarbeitung der Albrecht/Schwarz-Sammlung. Inaugural-Dissertation. Medizinische Fakultät der Universität Tübingen

Gower D, McGuirt WF (1983) Intracranial complications of acute and chronic infectious ear disease: a problem still with us. Laryngology 93:1028–1033

Grasl M, Türk R (1984) Zur Therapie der otogenen und rhinogenen Meningitis. Laryngol Rhinol Otol 63:392–395

Holt GR, Gates GA (1983) Masked mastoiditis. Laryngoscope 93:1034–1037

House HP (1946) Otitis media: Comparative study of results obtained in therapy before and after introduction of sulfonamide compounds. Arch Otolaryngol 43:371–378

Joubert MJ, Stephanov S (1977) Computerized tomography and surgical treatment in intracranial suppuration. J Neurosurg Bd 47:73

Karamitsos D, Gavalas G, Karvelis N, Dokianakis D (1982) Otogene Hirnabszesse: Neurochirurg oder Otochirurg? HNO 30:60–62

Khan NA (1982) Die otogene und rhinogene Meningitis. Laryngol Rhinol Otol 61:98–101

Kimmelman CP, Grossman R (1983) Intratemporal carotid aneurysm as a complication of chronic otitis media: treatment with balloon catheter obliteration. Case Report Otolaryng. – Head and Neck Surgery, pp 306–308

Koch U (1983) Otitis externa maligna. Laryngol Rhinol Otol 6:276–279

Körner O (1902) Die otitischen Erkrankungen des Hirns, der Hirnhäute und der Hirnblutleiter, 3. Aufl. Bergmann, München

Kornmesser HJ (1980) Otogene Meningitis. In: Berendes J, Link R, Zöllner F (Hrsg) Hals-Nasen-Ohren-Heilkunde in Praxis und Klinik, Bd 6, Ohr II. Thieme, Stuttgart New York, S 31:1–26

Kressner A (1980) Tympanogene Labyrinthitis. In: Berendes J, Link R, Zöllner F (Hrsg) Hals-Nasen-Ohren-Heilkunde in Praxis und Klinik, Bd 6, Ohr II. Thieme, Stuttgart New York, S 29:1–35

Kunze St (1981) Hirnabszeß. Deutsches Ärzteblatt, Heft 52/53 S 2477–2484

Lenz RP, Graeme A, McDonald GA (1984) Otitic hydrocephalus. Laryngoscope 94:1451–1454

Link R (1961) Gestaltwandel klassischer Krankheitsbilder im HNO-Gebiet durch Antibiotika und Chemotherapie. Arch Ohr-Nasen-Kehlkopf-Heilk 178:178–193

Meadow R, Valman B (1983) Archives of disease in childhood. J Br Paediatr Assoc 58:152–155

Meltzer PE, Kelemen G (1959) Pyocyaneous osteomyelitis of the temporal bone. Laryngoscope 68:1300

Miyamoto RT, Worth RM (1986) Otogenic cerebellar abscess. Ann Otol Rhinol Laryngol 95:647–648

Moser F, Oeken W (1966) Otogene Meningitis, otogene Sinusthrombose, otogener Hirnabszeß. In: Berendes J, Link R, Zöllner F (Hrsg) Hals-Nasen-Ohrenheilkunde, Bd III/2. Thieme, Stuttgart

Pfaltz CR, Griesemer C (1983) Complications of acute middle ear infections. Ann Otol Rhinol Laryngol 112:133–137

Samuel J, Fernades CMC, Steinberg JL (1986) Intracranial otogenic complications: a persisting problem. Laryngoscope 96:272–278

Schonsted-Madsen U, Sehested P, Brask T (1984) Benign intracranial hypertension caused by mastoiditis and lateral sinus obstruction: the value of computerized tomography in diagnosis. J Laryngol Otol 98:395–398

Schroth G, Kretzschmar K, Gawehn J, Voigt K (1987) Advantage of magnetic resonance imaging in the diagnosis of cerebral infections. Neuroradiology 29:120–126

Schuknecht HF (1974) Pathology of the ear. Harvard University Press, Cambridge (Mass), pp 225–228

Schuknecht HF (1987) Temporal bone collections in Europe and the United States. Ann Otol Rhinol Laryngol 95, No 3, Part 2

Smeja (1984) Persönliche Mitteilung

Sneed WF (1983) Lateral sinus thrombosis. Amer J Otol 4:258–262

Symonds CP (1931) Otitic hydrocephalus. Brain 54:55–71

Teichgräber JF, Per-Lee JH, Turner JS (1982) Lateral sinus thrombosis: a modern perspective. Laryngoscope 92:744–751

Theopold HM (1978) Zur Diagnostik und Therapie der sog. malignen Otitis externa. Laryng Rhinol Otol 7:662–666

Valmari P, Palva A (1986) Recurrent meningitis due to pneumococci and non-typable haemophilus influenzae in a child with a Mondini malformation. Case Report Infection 14 Nr 1, pp 42–43. MMV Verlag, München

Venezio FR, Naidich TP, Shulman ST (1982) Complications of mastoiditis with special emphasis on venous sinus thrombosis. J Pediatr 101:509–513

Zange J (1919) Labyrinthentzündungen und Folgekrankheiten im Schädel. Bergmann, Wiesbaden

Zülch KJ (1964) Neurologische Diagnostik bei endocraniellen Komplikationen von otorhinologischen Erkrankungen. Arch Ohr-Nasen-Kehlkopf-Heilk 183:1

Archives of
Oto-Rhino-Laryngology
© Springer-Verlag 1988

Verletzungen und Frakturen des Felsenbeins und der angrenzenden Schädelbasis

W. Thumfart und E. Stennert

Universitäts-Hals-Nasen-Ohren-Klinik Köln, Joseph-Stelzmann-Str. 9, 5000 Köln 41

Inhaltsverzeichnis

1	**Einleitung**	82
2	**Verletzungsmechanismen**	85
3	**Typischer Frakturverlauf**	88
3.1	Längsfraktur	88
3.1.1	Typische Folgen der Längsfraktur	90
3.2	Querfrakturen	90
3.2.1	Typische Folgen der Querfrakturen	91
4	**Ätiologie**	92
5	**Verletzungshäufigkeit**	95
5.1	Häufigkeit der Felsenbeintraumen	95
5.2	Häufigkeit der Felsenbeinfrakturen	96
6	**Symptomatik**	97
6.1	Leitsymptome aller Felsenbeintraumen	99
6.1.1	Fazialisparese	99
6.1.2	Hörstörungen	100
6.1.3	Vestibuläre Störungen	101
6.1.4	Andere Hirnnervenläsionen	101
6.1.5	Intrakranielle Komplikationen	101
7	**Diagnostisches Vorgehen**	102
7.1	Erste Maßnahmen	102
7.2	Definitive Diagnostik	106
7.2.1	Liquordiagnostik	107
7.2.2	Hörprüfungen	108
7.2.3	Gleichgewichtsprüfungen	108
7.2.4	Röntgendiagnostik der Felsenbeintraumen	109
8	**Diagnostik am N. facialis**	114
8.1	Diagnostische Grundlagen	116
8.2	Funktionsdiagnostik	116
8.2.1	Klinische Beurteilung	116
8.2.2.	Elektrophysiologische Beurteilung	118

8.2.3   Indikationen zur Operation 124
8.3   Topodiagnostische Teste 127
8.4   Abschließende Bemerkungen zur Fazialisdiagnostik und Topodiagnostik 130

9   Indikationen und Zeitplan der Versorgungsmaßnahmen 130

9.1   Vitale Indikationen 130
9.2   Absolute Indikationen 131
9.3   Relative Indikationen 131
9.4   Zeitpunkt für eine operative Intervention 131
9.5   Anästhesiologische Gesichtspunkte 132
9.6   Wahl des operativen Zugangsweges 132

10   Operatives Vorgehen 134

10.1   Blutungen 134
10.2   Duraplastiken 135
10.3   Fazialisläsionen 137
10.3.1   Transmastoidal-transattischer Zugang 138
10.3.2   Kombinierter transmastoidal-transtemporaler Zugang 139

11   Chirurgische Maßnahmen am N. facialis 144

11.1   Anastomosentechnik 146

12   Chirurgische Versorgung der Perilymphfisteln 148

13   Spätkomplikationen 150

13.1   Entzündliche Spätkomplikationen 150
13.2   Traumatisches Cholesteatom 150

14   Rehabilitation funktioneller Störungen nach Felsenbeintraumen 151

14.1   Hörstörungen 151
14.2   Gleichgewichtsstörungen 152
14.3   Fazialis-Funktionsstörungen 153
14.4   Geschmacksstörungen 154
14.5   Kaudale Hirnnervenstörungen 154

Literatur 155

1 Einleitung

Die chirurgische Versorgung von Schädelbasisverletzungen und insbesondere von Traumen des Felsenbeins hat innerhalb der Schulmedizin erst eine kurze Tradition. Bis zum Ende des letzten Jahrhunderts waren solche Verletzungen nur dann Anlaß zur Intervention, wenn intrakranielle Drucksteigerungen beobachtet wurden, die dann zu Schädeltrepanationen mit dem Ziel der Ausräumung extra- oder intraduraler Hämatome führten. Selbst während des 1. Weltkrieges war die Neurochirurgie dieser Läsionen auf die Behandlung offener Frakturen oder Schußverletzungen beschränkt. Die historische Entwicklung der Traumatologie des Ohres und damit des Felsenbeins untergliederte Strohm (1986) in 5 Phasen:

Erste Phase
Sie fiel in die zweite Hälfte des 19. Jahrhunderts und betraf grundlegende Erkenntnisse über die Ursachen der Schädelbasisfrakturen, die Mechanismen der Krafteinwirkung, die Bedeutung und Lokalisation elastischer Elemente des Schädelknochens, insbesondere an der Schädelbasis sowie die typischen Erscheinungsbilder dieser Traumen (Barnick 1897; von Bergmann 1880; von Bruns 1854; Canvy 1888; Felizet 1873; Heer 1892: Hermann 1881; Messerer 1880, 1884; Schwartze 1885; von Wahl 1883).

Zweite Phase
Sie befaßte sich um die Jahrhundertwende vor allem mit den Auswirkungen der laterobasalen Frakturen auf das Mittel- und Innenohr (Barnick 1897; Linck 1909, 1920), wobei Passow (1905) in seinem Buch „Die Verletzungen des Ohres" bereits eine eindrucksvolle Zusammenstellung der Ätiologie und Symptomatologie derartiger Läsionen mit modern anmutenden Behandlungskonzepten gab.

Dritte Phase
In den 20er Jahren dieses Jahrhunderts betrafen die Untersuchungen einerseits
a) post-mortem-Untersuchungen zur Biomechanik der Schädelbasisfrakturen (Linck 1909; Uffenorde 1924; Ulrich 1926; Matti 1918, 1922), zum anderen aber auch die
b) Erarbeitung der Indikationen zur chirurgischen Versorgung aufgrund klinischer Befunde, wie dies repräsentativ für die Otochirurgie Voss (1910, 1936) in seinem Buch „Die Chirurgie der Schädelbasisfrakturen aufgrund 25jähriger Erfahrung" dargestellt hat. Zum erstenmal wurde hier nicht nur die kurative Chirurgie behandelt, sondern auch die präventive Chirurgie unter der besonderen Berücksichtigung der indirekt offenen Schädelfrakturen bedacht, da erst jetzt die Bedeutung der pneumatisierten Räume des Mittelohres für die aufsteigenden Infektionen in das grundlegende Interesse der klinischen Versorgung laterobasaler Traumen rückte.

Vierte Phase
Sie basiert auf der Grundlage der Mikrochirurgie des Mittelohres nach den Prinzipien der Tympanoplastik (Wullstein 1958; Zöllner 1957) und der Einführung der Antibiose zur chirurgisch-funktionellen Rehabilitation von Ohrtraumen und der dadurch geringer werdenden Bedeutung der präventiven Ohrchirurgie bei Schädelbasistraumen. Escher hat 1964 in seiner Monographie „Funktionelle Ohrchirurgie traumatischer Mittelohrläsionen" die Grundlagen auch mit dem Ziel der Vermeidung traumatischer Cholesteatome dargestellt.

Fünfte Phase
Sie beginnt in den 60er Jahren mit Referaten über
a) Aufgaben des Hals-Nasen-Ohren-Arztes bei lateralen Schädeltraumen mit klaren Angaben zur Entstehung, Symptomatologie, Diagnostik und vor allem operativen bzw. konservativen Versorgung laterobasaler Schädelfrakturen mit vitaler, absoluter und relativer Indikation operativer Eingriffe (Boenninghaus 1960, 1966, 1979; Escher 1964, 1973, 1978);
b) die Erfahrung des Hals-Nasen-Ohren-Arztes und Otochirurgen in Zusammenarbeit mit den benachbarten Fächern, vor allem der Neurochirurgie bzw.

Neurologie (Hirntrauma), Anästhesie (Reanimation, Narkose, Intensivpflege), Ophthalmologie (Augenmuskelstörungen) und Kieferchirurgie (Kiefer- und Kiefergelenksfrakturen mit Gehörgangsvorderwand-Fraktur), die Kley in seinem Referat „Die Unfallchirurgie der Schädelbasis und der pneumatischen Räume" 1968 in immer noch gültiger Weise zusammengestellt hat;

c) die Mikrotraumen des Innenohres (Kelemen 1944) und dadurch bedingte Labyrinthfisteln und Fensterrupturen (Boenninghaus u. Gülzow 1981; Goodhill 1971, 1976, 1981; Healy et al. 1976; Love u. Waguespack 1981) rückten in dieser Phase der otochirurgischen Versorgung von Felsenbeintraumen einerseits als Aufgabe zur frühzeitigen otochirurgischen Versorgung innerhalb der ersten Woche, andererseits als mögliche Spätfolge stumpfer laterobasaler Schädeltraumen (Feldmann 1986) in das Interesse des Hals-Nasen-Ohren-Arztes und Otochirurgen;

d) die Versorgung der Fazialisparese. Diese gehört in dieser Phase mit vielfältigen Beiträgen (Boenninghaus 1966; Dietzel 1977; Fisch 1970, 1974a,b, 1976, 1979, 1980; Helms 1976, 1979; House u. Crabtree 1965; Jongkees 1965; Kettel 1965; Miehlke 1965, 1973, 1979, 1986; von Schulthess 1961; Schwerdtfeger u. Schwerdtfeger 1979; Stennert 1977, 1979, 1980; Wigand u. Thumfart 1982; Wigand 1983; Wullstein u. Fleischer 1958) zur weiteren Entwicklung der Ohrtraumatologie. Nach Ansicht der Autoren dieses Referates muß heute noch hinzugefügt werden die

Sechste Phase
Sie ist charakterisiert durch die Neuentwicklung oder Erweiterung der operativen Zugänge zur Schädelbasis. Für den Otochirurgen war hierfür die Wiederentdeckung des transtemporalen Zugangs zur Pyramidenspitze durch House im Jahre 1961 ein entscheidendes Schlüsselereignis. Mit dieser Pioniertat wurden der innere Gehörgang und der Kleinhirnbrückenwinkel unter Schonung des Labyrinths sowie des N. facialis in seinem gesamten Verlauf zugänglich.

Aufgabe dieses Referateteils wird es darum sein,
a) die modernen Entwicklungen in der Diagnostik, vor allem die neuen radiologischen Verfahren, Liquor- und Perilymphnachweise sowie die elektrophysiologischen Methoden bei Verletzungen und Frakturen des Felsenbeins als Richtlinie für das Hals-Nasen-Ohren-ärztliche Vorgehen bei diesen Traumen zu erarbeiten und
b) die Möglichkeiten und Wege der modernen otochirurgischen Versorgung von Felsenbeintraumen einschließlich der Komplikationen und die Rehabilitation von Spätfolgen darzustellen.

Ausgeklammert ist die rekonstruktive Chirurgie des Mittelohres, wie sie in den großen Operationslehren (Wullstein u. Wullstein 1985) und Operationsatlanten (Saunders u. Paparella 1971) eingehend beschrieben und dargestellt ist.

Wie das isolierte Schädelhirntrauma stellt auch das Trauma des Felsenbeins eine Herausforderung an die Bereitschaft zur Zusammenarbeit der medizinischen Fachbereiche dar. Wenn Mehrfachverletzungen vorliegen, müssen Entscheidungen und Handlungen frühzeitig – *möglichst schon am Unfallort* – beginnen und in die für den Behandlungserfolg richtige Richtung weisen. Diese „präklinische" Erstversorgung ist oft verlaufsbestimmend.

Hierfür erforderliche Sofortmaßnahmen an der Unfallstelle, während des Transportes des Verletzten, spätestens aber unmittelbar bei der Kliniksaufnahme betreffen die Zusammenarbeit *aller* involvierten Fachdisziplinen!

Es muß an dieser Stelle unmißverständlich betont werden, daß die Negierung traumabedingter Komplikationen wie der Fazialissofort- oder Spätparese, der Labyrinthtraumatisierung mit Hör- und Gleichgewichtsstörung und der Ohrblutung oder Otoliquorrhö (Grote 1986: „vom Neurochirurgen werden Blut- oder Flüssigkeitsaustritt aus dem Ohr zunächst einmal 'nur' mit registriert") wegen der erheblichen Folgen für den Patienten und auch aus forensischen Gründen nicht toleriert werden können. In diesem Zusammenhang überrascht es nicht, daß 1987 auf einem Symposium über Notfallmedizin mit besonderer Berücksichtigung der Schädeltraumen (Karimi et al. 1987) die Otologie durch keinen Vertreter berücksichtigt wurde. Dabei hat Kley 1968 das Schädelbasistrauma als Schädelhirntrauma in seinem Referat einschließlich der Notfall- und Akutversorgung in nach wie vor gültiger Weise beschrieben und schon damals seine Forderung aufgestellt, daß der Hals-Nasen-Ohren-Arzt bei der Versorgung eines jeden Schädelverletzten teilnehmen sollte. Gerade diese Forderung ist nach unserer Ansicht an vielen deutschen Kliniken, vor allem Universitätskliniken, noch bei weitem nicht erfüllt, wobei dies auch neuere amerikanische Arbeiten noch für die 70er Jahre beklagen (Griffin et al. 1979).

Auch unter dem Gesichtspunkt, daß das nahezu immer vorhandene Hirntrauma zu einer zunächst abwartenden Haltung für das operative Vorgehen geführt hat, muß dennoch der Hals-Nasen-Ohren-Arzt in die Zeitplanung des therapeutischen Vorgehens nach Stabilisierung der vitalen Funktionen mit der Wahl der bestmöglichen Rekonstruktion der geschädigten Strukturen unter Einsatz optimaler moderner Techniken einbezogen werden. Diese begründen schließlich die Fähigkeit des Otorhinolaryngologen, die „kommunikativen, neurophysiologischen und ästhetischen Potenzen des Felsenbeins" zu restituieren (Hagan et al. 1979).

2 Verletzungsmechanismen

Von Bruns' (1854) Verdienst ist es, als Erster mittels Schraubstockversuchen die Elastizität des Schädels gemessen zu haben, um zu überprüfen, bis zu welcher Grenze eine durch Druck oder Schlag erlittene Formveränderung durch Rückstellkräfte wieder ausgeglichen werden kann. Von Bergmann (1880), Felizet (1873), Hermann (1881) u. a. haben in ähnlichen Versuchen nachgewiesen, daß die Schädelbrüche nach bestimmten physikalischen Gesetzen zustande kommen. Aus diesen physikalischen Eigenschaften des Schädels leiteten von Wahl (1883) und Messerer (1884) dann die beiden heute noch gültigen Grundformen aller Schädelbrüche ab:

1. Die *direkten* Brüche als *Biegungs- oder Äquatorialbrüche,* die die Folge einer Gewalteinwirkung unmittelbar an jener Stelle sind, wo das Trauma auf den Schädelknochen einwirkt.
2. Die *indirekten* Brüche oder *Berstungsbrüche,* die das Resultat einer Formveränderung des gesamten Schädelknochens bei breitflächiger Gewalteinwirkung sind, was dazu führt, daß Frakturen entfernt vom Ort der unmittelbaren Gewalteinwirkung entstehen, nämlich dort, wo die Spannungskräfte am größten sind und gleichzeitig die Elastizität des Schädelknochens am geringsten ist. Dies gilt vor allem für die Schädelbasis, wobei hier in erster Linie die gut pneumatisierten Räume des Felsenbeins, also in besonderem Maße des Mittelohres und Mastoids mit der oft nur dünnen knöchernen Decke des Tegmen tympani et antri betroffen sind. „Die nahegelegenen Hohlräume und Foramina wirken als Konzentrationspunkte der Traumen und schlucken die traumatische Energie" (Dürrer u. Busek 1969).

Erwähnenswert ist, daß Passow 1905 die grundsätzlich verschiedene Symptomatologie der Längs- und Querbrüche des Felsenbeins noch nicht klar heraus-

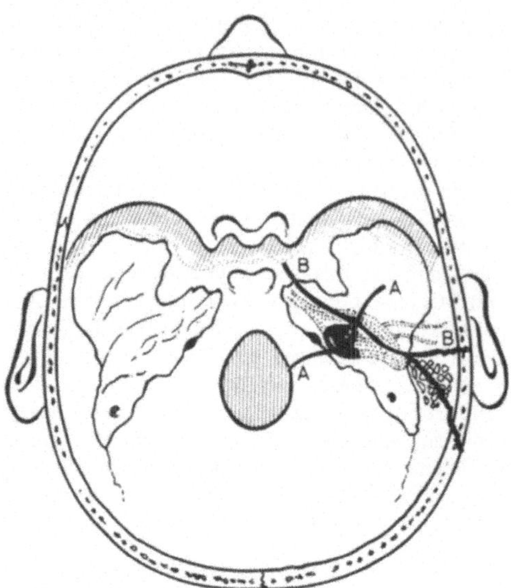

Abb. 1. Verlauf der Längs-(*B-B*) und Querfraktur (*A-A*)

gestellt hat. Hier bedurfte es der Entwicklung der Röntgenologie (Pfisterer 1957),
die mit den Aufnahmetechniken nach Schüller, Mayer und Stenvers erst eine Einteilung und symptomatische Zuordnung möglich machte. Conrad Ulrich (1926)
ist die heute noch gültige Einteilung in folgende Verletzungsformen des Felsenbeines zu verdanken (Abb. 1):

a) Felsenbein-Längsfraktur,
b) Felsenbein-Querfraktur.

Zu ergänzen sind:

c) Felsenbein-Komplexfraktur. Als solche sind nach unseren heutigen, vor allem
   intraoperativen Erkenntnissen die kombinierten Frakturen mit irregulären
   Frakturverläufen durch das Felsenbein und die angrenzende Schädelbasis und
   mit Aussprengung meist eines oder mehrerer Knochenfragmente besser zu be-
   zeichnen.
d) Ringfrakturen, die vom Bereich der hinteren Schädelgrube um das Gebiet des
   Foramen magnum ausgehen und in das Felsenbein einstrahlen.

Die auslösende Gewalteinwirkung kann uni- oder bilateral, temporal oder
fronto- bzw. okzipital als scharfes, stumpfes oder indirektes Trauma auftreten
(letzteres über die Einstauchung der Wirbelsäule bzw. über Unterkiefer und Un-
terkiefergelenksköpfchen).

Die Interpretation des Pathomechanismus von Schädelbasisfrakturen ist trotz der Arbeiten von Voss
(1936), Nager (1949), Ruttin (1937), Grove (1939), Davies (1963), Hofmann (1925), Kettel (1957),
Koch (1966), Matti (1922) noch immer kontrovers (Wigand 1983). Während sie Voss überwiegend den
Biegungskräften zuschrieb, sehen sie Boenninghaus (1960), Glaninger (1965), Loepp und Lorenz (1955)
u. a. mit ganz wenigen Ausnahmen als Berstungsbrüche an.

Eine nur lokal einwirkende Kraft wird den Schädelknochen an umschriebener
Stelle biegen und ggf. eine Fraktur am Punkt der maximalen Spannung erzeugen
(Abb. 2). Wird dagegen eine größere Fläche komprimiert, so verformt sich der
Schädel wie ein Ball, und es resultiert ein indirektes Bersten quer zur Richtung

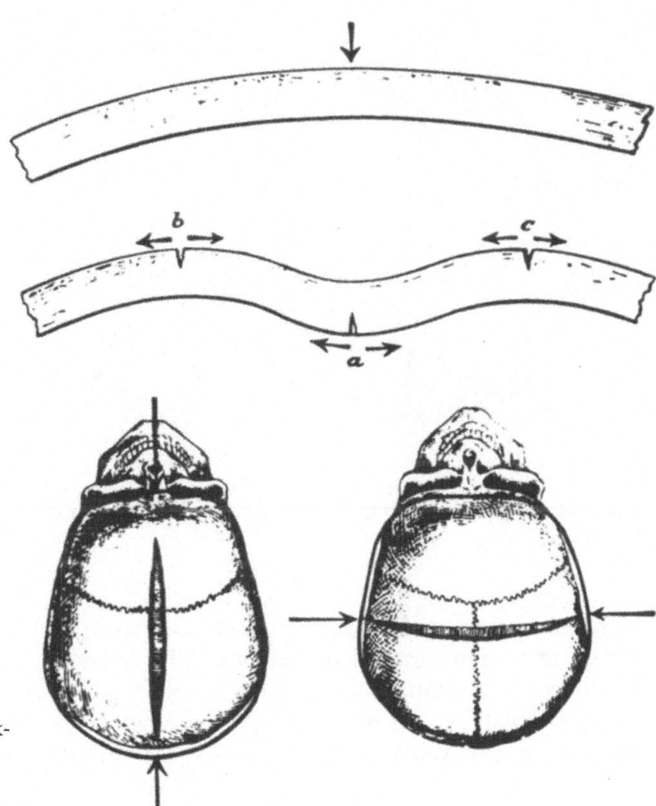

Abb. 2. Krafteinwirkung auf den Schädelknochen und Effekte (nach Matti)

der angreifenden Kraft. Die Berstungslinien verlaufen dabei wie die Meridiane eines Globus. Demzufolge nähern sich die Frakturlinien zum Zentrum hin einander an (Abb. 3).

Die mechanischen Gesetze stehen jedoch zum Teil mit klinischen Befunden speziell am Felsenbein im Widerspruch. In Übereinstimmung mit Beobachtungen von Wigand (1983) haben wir wiederholt gefunden, daß eine Längsfraktur die Tendenz zeigt, zur Felsenbeinspitze hin wieder auseinander zu laufen. Dies würde deshalb den Charakteristiken von Biegungsfrakturen eher entsprechen.

Eine weitere mögliche Erklärung liegt neben den Biegungs- vor allem auch in den Scherkräften einer Fraktur, deren Mechanismen im Bereich der Schädelbasis in letzter Zeit erst durch die hochgeschwindigkeitskinematographischen Untersuchungen von Helms (1983) sowie Schadel und Strathmann (1986), davor Devillier (1971), untersucht wurden. Danach kommt es zu erheblicher passagerer Dislokation des Felsenbeins unter Eröffnung der Sutura sphenopetrosa und petrosquamosa. Offensichtlich spielen mehrere Bruchmechanismen oder Kombinationen am Zustandekommen der Felsenbeinfrakturen eine Rolle.

Brüche des Felsenbeins durch Traumen sind jedoch auch möglich durch verschiedene andere auslösende Kräfte wie Barotraumen (Lehnhardt 1965), Elektrotraumen (Kittel 1966 u. a.) oder Stich- und Schußverletzungen. Zu erwähnen sind auch die Mikrotraumen des Labyrinths und der Labyrinthkapsel, wie sie

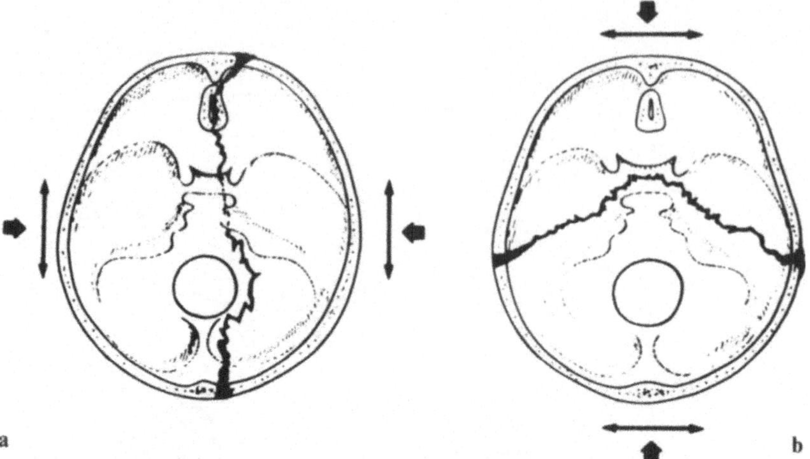

a
b

Abb. 3a, b. Mechanismus des Berstungsbruchs mit Felsenbeinquerfraktur (a) und Felsenbeinlängsfraktur (b)

in histologischen Präparationen von Schlittler (1936), Voss (1936), Wittmaack (1932) und in neuerer Zeit von einer Vielzahl von Autoren, vor allem auch in Form isolierter Stapesluxation oder als Ruptur der runden Fenstermembran als Resultat einer Felsenbeintraumatisierung beschrieben wurden (Ballantyne 1983; Freeman u. Edmonds 1972; Goodhill 1971; Kohut 1986).

3 Typischer Frakturverlauf

3.1 Längsfraktur

Sie strahlt von verschiedenen Stellen der posteriolateralen Schädelkonvexität im Bereich des Schläfen- oder Scheitelbeines, seltener des Hinterhauptbeines in das Felsenbein ein. Sie zieht dabei typischerweise vom Planum mastoideum bzw. der Schläfenbeinschuppe her kommend in die hintere obere Gehörgangswand, die sie nach medial in Richtung „Brücke" durchsetzt. Hier stellt wiederum die laterale knöcherne Begrenzung des Aditus ad antrum einen Locus minoris resistentiae dar. Aber auch etwas weiter kaudal gelegene Frakturverläufe können häufig beobachtet werden, die etwa die Mitte der hinteren Gehörgangswand durchziehen und dann in der Tiefe den Faloppischen Kanal im oberen Drittel seines mastoidalen Verlaufsabschnitts treffen.

Derartige Frakturen können entweder „gedeckt" sein, otoskopisch also nicht gesichert werden oder zur Ausbildung von Stufenbildungen in der Gehörgangswand führen, die dann im allgemeinen auch von einer Verletzung des Gehörgangsepithels mit Blutungen in den Gehörgang begleitet werden.

Als Folge der oben erwähnten Rückstellkräfte kann die bleibende Ausbildung einer Gehörgangsstufe fehlen. Dennoch vermag die dem Trauma kurzfristig fol-

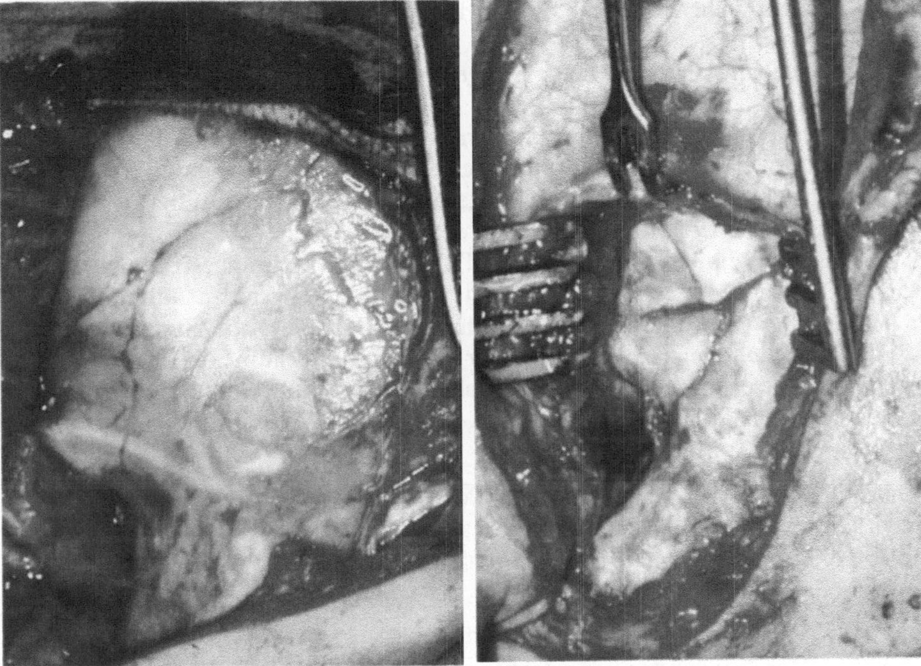

Abb. 4   **Abb. 5**

Abb. 4. Y-förmige Aufspaltung der von der Temporalschuppe einstrahlenden Längsfraktur an der Jochbeinwurzel

Abb. 5. Komplexfraktur des Felsenbeins mit Knochenaussprengung

gende Knochendislokation den Anulus tympanicus aus seiner Verankerung zu lösen, das Trommelfell einzureißen und die Gehörknöchelchen zu luxieren.

Die Mehrzahl der Frakturen endet jedoch nicht im Sinus tympani posterior, sondern dehnt sich weiter nach ventromedial aus, wobei sie wiederum zunächst der Schwachstelle des Paukendachs in Richtung Ganglion geniculi folgen und hierbei meistens in deren innerem Anteil, also medial des Hammer-Amboß-Komplexes verlaufen (Voss 1936; Ulrich 1926; Miehlke et al. 1981; Fisch 1979; Helms 1979). Gelegentlich endet die Fraktur in der Gegend des Tensor tympani. Auch Einstrahlungen in das Dach des Canalis musculo-tubarius oder des Canalis caroticus kommen vor.

Eine von uns häufig gemachte Beobachtung zeigt, daß die von hinten oben aus der Okzipitalregion in die pneumatischen Räume des Mittelohres einstrahlenden Längsfrakturen sich in der Temporalschuppe in wenigstens 2 typische Schenkel aufteilen (Abb. 4, 5). Der eine Frakturschenkel verläuft, wie soeben beschrieben, durch die hintere obere Gehörgangswand in Richtung Aditus bzw. Sinus tympani posterior. Der andere Schenkel zieht weiter kranial über die Basis der Temporalschuppe nach ventral und setzt sich von hier aus in einem nach medial gerichteten Bogen auf der Pyramidenvorderfläche fort. Dabei lassen sich folgende Variationen unterscheiden:

1. Die Fraktur zieht ventrolateral vom Labyrinthblock und endet am Ganglion geniculi (häufigster Verlauf!).
2. Die Fraktur passiert das Ganglion geniculi und verläuft bis in das Foramen lacerum.
3. In seltenen Fällen dehnt sich die Fraktur über das Foramen lacerum noch durch das Keilbein zur kontralateralen Schädelhälfte aus, so daß trotz einseitiger Traumaeinwirkungen eine bilaterale Längsfraktur resultiert (Harvey u. Jones 1980; Griffin et al. 1979).
4. Mitunter durchquert die Fraktur die Pyramide im Verlauf des Tegmen tympani, um an der hinteren Pyramidenkante longitudinal weiter zu laufen, gelegentlich bis in das Foramen jugulare der hinteren Schädelgrube (Stenger 1909).
5. Häufiger noch biegt die Längsfraktur von der Hinterkante der Pyramide zum Foramen lacerum rechtwinklig in Richtung Clivus und trennt die Pyramidenspitze ab, ein Verlauf, der in der älteren otriatrischen Literatur als Felizet'sche Fraktur (1873) bezeichnet wird.

Bei der Aufzweigung der Längsfraktur in die beiden erwähnten Schenkel spielt ganz offensichtlich das Os zygomaticum eine entscheidende Rolle, indem die Jochbeinwurzel wie ein Brückenpfeiler wirkt, der das Wasser in zwei Strömungsrichtungen teilt.

3.1.1 Typische Folgen der Längsfraktur

Im Verlauf der Fraktur kann die Dura vor allem der mittleren Schädelgrube, seltener der hinteren Schädelgrube, verletzt werden und damit eine Liquorrhö entstehen. Exzeptionell sind spontane Enzephalozelen im Frakturverlauf des Tegmenbereiches oder Hirnhernien (Kemming 1986) wie auch Liquorsinus des Sinus sphenoidalis, der von Laasonen et al. (1982) in 36 Fällen beschrieben wurde.

Verletzungen der A. menigea media führen zu epiduralen Hämatomen (Grote 1986). Sehr selten (unter 1% nach Kley 1968 u. a.) ist die A. carotis interna entweder in ihrem knöchernen Kanal oder im Bereich des Foramen lacerum, selten auch mit Beteiligung des Sinus cavernosus mit schweren, in aller Regel letalen Blutungen betroffen. Gelegentlich resultiert eine traumatische Carotis-Cavernosus-Fistel (eigene Beobachtung).

Ferner können die großen venösen Blutleiter wie Sinus petrosus, Sinus cavernosus und Sinus sigmoideus betroffen sein (Hagan 1979 et al., Devillier 1971, Griffin 1979 et al.).

Bei der typischen Längsfraktur des Schläfenbeines wird fast immer das Mittelohr an der einen oder anderen Stelle geschädigt (Escher 1978, Kley 1968), während die Labyrinthkapsel meist unberührt bleibt.

3.2 Querfrakturen

Diese verlaufen an unterschiedlichen Stellen des Schläfenbeins quer zur Felsenbeinpyramidenachse. Verursacht durch ein okzipitales oder frontales, in einigen Fällen auch kombiniertes frontookzipitales Biegungstrauma des Schädels nehmen die Frakturlinien in der Regel ihren Ausgang in der hinteren Schädelgrube und lassen sich einteilen in:

a) *Innere Querbrüche* durch den inneren Gehörgang sowohl mit konkomitanter Verletzung der darin enthaltenen Nerven als auch der Cochlea (Grove 1939; Kettel 1962; Mc Hugh 1959; Voss 1936). Nach Ulrich (1926) können sie auch das Dach des inneren Gehörgangs in Richtung Ganglion geniculi kreuzen und in den Canalis musculo-tubarius hinein verlaufen.

b) *Äußere Querbrüche,* das Labyrinth selbst treffend, wobei die Fraktur zwischen Labyrinth und Cochlea an der medialen Fläche des Mittelohres zwischen den beiden Fenstern austritt, einer Region, die Grove (1939) als bevorzugte Fissurlokalisation der Labyrinthkapsel definierte. Häufig kommt es je nach Intensität des Traumas im Verlauf dieser Frakturen auch zu Aussprengungen von Knochensplittern oder ganzen Pyramidenteilen.

c) *Ringfrakturen* als komplette oder inkomplette Ringfrakturen der hinteren Schädelgrube, die durch Stauchung der Wirbelsäule in die Schädelbasis, durch Traktion des Schädels (Sturzhelmverletzungen des Motorradfahrers), Torsion oder Schleuderung und Aufprall des Kopfes mit daraus resultierender basaler Scharnierfraktur und halbkreisförmigem Bruch des Schädeldaches am Hinterkopf einhergehen können (Pfisterer 1957; Schulz u. Jahn 1983). Diese Frakturen sind selten und zeichnen sich wegen der Schwere des Traumas in der Regel durch kurze Überlebenszeiten aus.

d) *Komplexfrakturen* mit völlig atypischen Frakturverläufen in Längs- und Querrichtung und mit Aussprengung von Fragmenten des Felsenbeins entweder als Kombination von Längs- und Querfraktur oder infolge der von Helms (1983) beschriebenen multiplen Zerrungs- und Dislokationskräfte.

e) *Isolierte Querfrakturen des Warzenfortsatzes* mit Absprengung desselben, wie wir sie in einem eigenen Fall bei einem Kind beobachten konnten, das von einem Felsen gestürzt war.

f) *Längs- und Querfrakturen, die die an das Felsenbein grenzenden Regionen tangieren,* nämlich in das Kiefergelenk in seinem Dachbereich von der Squama her einstrahlen, aber auch Unterkiefertraumen, hervorgerufen durch eine Fraktur des Gelenkfortsatzes. Diese können nicht nur die vordere Gehörgangswand frakturieren, sondern nach Einzelbeobachtungen bis in die mittlere Schädelgrube disloziert werden (Musgrove 1986). Wie in einem eigenen Fall beobachtet, kann es durch derartige Frakturen zur Zerreißung des N. facialis in der Fossa retromandibularis kommen.

3.2.1 Typische Folgen der Querfrakturen

Das Trommelfell oder der äußere Gehörgang werden von diesen Frakturen praktisch nie betroffen (Boenninghaus 1960; Kley 1968; Escher 1973, u. a.). Dennoch kann durch den weiteren Verlauf zum Sulcus musculo-tubarius einerseits eine frakturbedingte Liquorrhö, oft als Pseudorhinoliquorrhö, andererseits eine indirekt offene Schädelfraktur über die Tube mit all ihren Konsequenzen entstehen, auf die Ulrich (1926) und Voss (1936) bereits hingewiesen haben. Da nach Escher

(1973), Khan (1985) u. a. diese Frakturen vor allem beim Verlauf durch das Labyrinth nur bindegewebig verheilen, besteht damit eine immanente Gefahr der aufsteigenden Infektion auch noch nach Jahren.

Durch neurale Läsionen im inneren Gehörgang oder Labyrinthverletzungen resultiert bei Querfrakturen der komplette Ausfall des Hör- und Gleichgewichtsorgans sowie eine Fazialisläsion in einem höheren Prozentsatz als bei Längsfrakturen (Bebear 1983; Fisch 1979).

Aus Komplexfrakturen resultieren nicht nur die für Längsfrakturen typischen Fazialisläsionen und Mittelohrschädigungen und die für Querfrakturen pathognomonischen Innenohr- und Gleichgewichtsläsionen sondern, wie von Devillier (1971) dargestellt, auch Dislokationen des Felsenbeins in postero-medialer Richtung mit multiplen Frakturlinien und Sutursprengungen, die infolge dieser knöchernen Verlagerungen den V. und VI. Hirnnerven mitbetreffen, das Kiefergelenk einbeziehen und schließlich die A. carotis interna mit Ausbildung einer Carotis-Cavernosus-Fistel beteiligen können (De Grood 1977; Duthel et al. 1985). Außerdem kann es hierbei zu isolierten Aussprengungen des Labyrinthmassivs kommen.

4 Ätiologie

Verkehrs- und Arbeitsunfälle
Obwohl bei den Verletzungen eines Felsenbeins Verkehrsunfälle die häufigste Ursache darstellen, wobei sie sich nach postmortalen Untersuchungen von Sevitt (1968) bei 50% der tödlichen Verkehrsunfälle und nach Untersuchungen von Freytag (1963) bei 72% der tödlichen Kopfschlagverletzungen finden, ergibt sich aus der Literatur doch ein breites Spektrum möglicher Ursachen (Boenninghaus 1960, 1974; Kley 1968) (Tabelle 1). Als typisches Beispiel sei der von diesen beiden Autoren erwähnte Mechanismus der Kopfquetschung zwischen Eisenbahnpuffern als Arbeitsunfall oder ein eigener Fall mit Einklemmung des Kopfes zwischen Eisentür und Eisentürrahmen und bilateraler Felsenbeinfraktur, beidseitiger Fazialisparese und nachfolgender Carotis-Cavernosus-Fistel mit pulsierendem Exophthalmus beidseits als sehr schwere Verlaufsform angeführt.

Tabelle 1. Ätiologie der Felsenbeintraumen ($n = 77$)

Autounfall	24 (31%)
Zweiradunfall	14 (22%)
Sturz	23 (30%)
Fremdkörpereinwirkung (stumpf, scharf)	6 (8%)
Sonstige	7 (9%)

Sportverletzungen
Auch die Sportverletzungen, wie im eigenen Krankengut ein Turmspringer mit Verletzungen des einen Felsenbeins im Sinne der Längsfraktur durch Aufprall auf

das Sprungbrett und nachfolgender Verletzung der Gegenseite durch Aufschlag des ungeschützten Ohres auf die Wasseroberfläche mit Trommelfellzerreißung und Überdruckläsion des Innenohres wie auch die indirekten Felsenbeintraumatisierungen durch Boxschlag auf den Unterkiefer mit Eintreiben der Kondylen in die mittlere Schädelgrube (Musgrove 1986; Conover 1985) sind gerade in jüngeren Lebensjahren als Ursache schwerer Felsenbeintraumen anzuführen.

Treppenstürze
Eine indirekte Traumatisierung des Felsenbeins über den Unterkiefer, aber auch über Okzipitalverletzungen kommt für die typischen Treppenstürze vorwiegend beim Einholen von alkoholischem Nachschub über die Kellertreppe bei abendlichen Festivitäten in Betracht.

Im Vergleich der Geschlechter überwiegt das männliche bei den Schädelfrakturen mit 4:1 und speziell bei den Felsenbeinfrakturen mit 3:1, während nach Angaben von McGhee et al. (1987) nach Reitunfällen das Verhältnis umgekehrt ist.

Direkte Fremdkörperverletzungen
Verletzungen wie das Abrutschen eines Q-Tips mit Trommelfellzerreißung und Hörknöchelchendislokation (Rettinger et al. 1983) oder die von Miehlke 1981 angeführte Stricknadeltraumatisierung des Felsenbeins mit Fazialisläsion und Otoliquorrhö sind eher selten. Sonderformen sind hier die von Laeber (1964) beschriebene Schweißperlenverletzung mit Fazialisparese und komplettem Labyrinthausfall und die von Nagy und Sipos (1983) berichtete letale Einsprengung der Felsenbeinspitze in das Stammhirn nach Traumatisierung des Ohres mit einem konischen Gegenstand (Schirmspitze).

Indirekte Fremdkörperverletzungen
Weitaus häufiger sind die breitflächig ansetzenden Schädeltraumatisierungen durch herabfallende Balken (Kley 1968) bis hin zum Cola-Automaten (Griffin et al. 1979), die auch bei nur unilokulärem Auftreffen auf den Schädel multiple, beidseitige und vor allem Komplexfrakturen des Felsenbeins verursachen können.

Schußverletzungen
Als Sonderformen der Fremdkörperverletzung sind sämtliche Schußverletzungen der Schädelbasis anzusehen, die in Friedenszeiten zwar Ausnahmeverletzungen darstellen, in Kriegszeiten jedoch in fast 50% der Fälle zu einem Hörverlust des betroffenen Ohres führen (Siirala 1949). Vor allem im amerikanischen Sprachraum sind wegen der Zunahme von Straftaten mit Handfeuerwaffen seit 1967 größere Zahlen von Schußverletzungen des Felsenbeins einschließlich intracranieller Komplikationen, Carotis- und Sinus-Verletzungen, Temporallappenaphasie, bitemporaler Hemianopsie, Fazialisparalysen, Hörverlusten, Hirnabszessen und Meningitiden für 35 überlebende Fälle beschrieben (Hagan et al. 1979).

Auch aus Südamerika sind von Alvarez-Cruz (1985) eine Reihe von Schußverletzungen des Felsenbeins berichtet worden, wobei die Überlebenden nach der obligaten Entfernung der Kugel und der Sanierung und Abdichtung der Mittelohrräume nahezu regelmäßig einer Fazialisrekonstruktion bedurften. Im europäischen Raum hat Wozasek (1986) den ungewöhnlichen Fall einer retroaurikulären Schußverletzung mit „Missing-bullet-Syndrom" berichtet, bei dem der Patient als Fassadenkletterer durch einen Schuß getroffen wurde, das Projektil beim Sturz aus dem 1. Stock jedoch aus der Schußwunde wieder herausgefallen war. Erst die Computertomographie konnte diesen Sachverhalt bei Fehlen des Geschosses durch die genaue Abgrenzung der Verletzung aufklären.

Suizidale Verletzungen

Cushing hatte bereits 1908 die Temporal- und Mastoidregion als relativ häufigen Sitz für suizidale Faustfeuerwaffenverletzungen angeführt. Goodman beobachtete 1965 in 43% suizidaler Kopfschußwunden einen Durchtritt der Geschosse durch das Schläfen- und Felsenbein. Sonderformen stellen die bei Kley u. a. schon erwähnten Verletzungen durch Bolzenschußapparate dar, die jedoch nicht nur im Bereich der Schlachtviehtötung, sondern auch als Nagelschußapparate von Zimmerleuten Schädelbasisverletzungen mit Felsenbeintraumatisierung verursachten (Luotonen 1986).

De la Motte (1973) schilderte als Rarität den Suizidversuch durch Einführen zweier aus verschiedenen Steckdosen abgeleiteter elektrischer Gerätekabel in die Gehörgänge mit dadurch bedingtem Labyrinthausfall und Fazialisparese.

Elektrotraumen

Ausnahmsverletzungen stellen Elektrotraumen des Felsenbeins dar, die nach Kittel (1965) in Form der Blitzschlagverletzungen des Ohres in der russischen Literatur beispielsweise nur siebenmal angeführt sind. Zuletzt haben über 3 derartige Fälle Cudennec et al. (1986) u. a. bei zwei Funkern mit Blitzschlag über den Hörer am Ohr und einem Angler über die Angelrute berichtet. Weitere Beobachtungen sind von Boenninghaus (1979), Oeken (1957), Theissing (1962) und Wagemann (1956) mitgeteilt.

Explosionstraumen

Als indirekte Traumatisierung des Felsenbeins ohne Frakturen gilt das Explosionstrauma des Felsenbeins und der darin enthaltenen sensorischen Organe, wie in Tierversuchen (Brunner 1940; Stenger 1909; Wittmaack 1932; Schuknecht 1950), aber auch durch histologische Untersuchungen (Alexander 1938; Nassulphis 1946; Schlittler 1936; Ulrich 1926; Voss 1936; Nager 1949, u. a.) beschrieben. Dabei traten die typischen Folgen des resultierenden Innenohrtraumas mit Zerreißung der Reissnerschen Membran, Verlagerung der Tektorialmembran, Degeneration des Cortischen Organs und auch Einblutungen, letztere nicht nur in die perilymphatischen Räume, sondern auch in den Hörnerven selbst auf. Rüedi und Furrer (1946) haben eine nach wie vor gültige Einteilung dieser Traumen in Explosionstrauma, Knalltrauma und akustisches Trauma geliefert.

Escher (1978) teilte die damals durchgeführten heroischen Selbstversuche mit Hammerschlag auf das chirurgisch freigelegte Mastoid mit. Schuknecht (1950) sah die durch diese stumpfen Traumen verursachte Druckwelle mit erheblicher Dislokation der Basilarmembran als die Ursache der Schädigung des Cortischen Organs an.

Barotraumen
Nicht nur Explosionen werden als Ursache von Fensterrupturen (Bombenexplosion in der Berliner Diskothek „La Belle", Matthias 1986) berichtet, sondern vor allem Drucksteigerungen in Form des Barotraumas bei Tauchern (tierexperimentelle Arbeiten von Chang 1950 sowie Fraser et al. 1983). Hierbei sind die Mitteilungen einer Ruptur der Membran des runden Fensters mit Perilymphfistel in den 70er Jahren (Allam 1976; Caruso et al. 1977; Freeman u. Edmonds 1972; Goodhill 1971; Love u. Waguespack 1981) auch im deutschen Sprachraum von einer Vielzahl ähnlicher Mitteilungen gefolgt worden (Arnold u. v. Ilberg 1972; Heermann et al. 1976; Chüden 1979; Boenninghaus u. Gülzow 1981). Als Sonderform des Barotraumas gelten die Innenohrembolien durch Gasblasenbildung bei der Caisson-Krankheit (Kongreßreferat Lehnhardt 1965; Boenninghaus u. Feldmann 1970). Demgegenüber treten Barotraumen durch simple Vorgänge wie Niesen mit dadurch verursachter Stapesfußplattenfraktur (Azem et al. 1972) in den Hintergrund.

Sonderformen
Angaben über einen traumatischen Morbus Menière durch Verletzung des Ductus cochlearis (Conrad u. Aschoff 1976) nach Felsenbeintrauma sind nach wie vor umstritten (Frenzel 1982), ihm könnten jedoch ähnliche Mechanismen wie bei den übrigen Innenohrtraumen des Felsenbeins zugrunde liegen.

Besonders erwähnenswert sind als Residualschaden einer abgelaufenen Felsenbeintraumatisierung auch über Jahre bestehende Fensterrupturen (Feldmann 1986).

Iatrogene Verletzungen
Nach Miehlke 1981 sind die iatrogenen Verletzungen des Felsenbeins vor allem wegen des Problems der Operation in einem infizierten Gebiet Anlaß für eine unmittelbare operative Revision.

Geburtstraumen durch Zangengeburten mit Mastoidimpression gehören als iatrogene Verletzungen heute der Vergangenheit an. Nach Hepner (1951) sowie Manning und Adour (1972) kommen diese aber auch vorwiegend spontan und in vier Fünftel der Fälle linksseitig infolge der ersten Hinterhauptslage zustande. Sonderformen iatrogener Folgeschäden des Felsenbeins haben Hemenway et al. (1968) in 44 Fällen von Poststapedektomiefisteln aufgezeigt, bedingt durch Druckläsionen infolge Ortswechsel in den Rocky Mountains.

5 Verletzungshäufigkeit

5.1 Häufigkeit der Felsenbeintraumen

Bedingt durch Mehrfachverletzungen sind die Angaben über den Anteil der Felsenbeintraumen am gesamten Unfallgeschehen zwangsläufig einer Auslese unterworfen und damit sehr unterschiedlich. Rohrt (1973) fand im Osloer Krankengut mit 120 Patienten einen Anteil von 8,4% Felsenbeinfrakturen bei Schädeltraumen. Dietz (1966) kam bei 3 230 stationär behandelten Schädelverletzten auf

Tabelle 2. Alters- und Geschlechtsverteilung der
Felsenbeintraumen (eigenes Krankengut, $n = 77$)

Unter 10 Jahren	15%
10–20 Jahre	25%
20–30 Jahre	20%
30–40 Jahre	20%
40–50 Jahre	10%
50–60 Jahre	10%
Männlich zu weiblich	57:20 (3:1)

13,4% Schädelbasisverletzungen, von denen wiederum 70%, also die Mehrzahl
auf laterobasale Frakturen entfielen. Koslowski und Thies (1964) berichten über
18% Felsenbeinfrakturen unter 5900 Schädelhirntraumen, Schima (1961) dagegen über 38% laterobasale Frakturen. Auch nach Kley (1968) überwiegen die laterobasalen Frakturen gegenüber den frontobasalen. Heute sind dagegen die laterobasalen gegenüber den frontobasalen Schädelfrakturen zurückgetreten (Wigand 1983).

Verkehrsunfälle, seien es Auto- oder Zweiradunfälle, seltener ein Überfahren-
werden, stellen mehr als die Hälfte aller Felsenbeintraumen. Auffällig ist der hohe
Anteil an jüngeren Patienten (Tabelle 2). Zwar stellen kindliche Felsenbeintraumen nach Kretschmer (1984) sowie Selly und Fränkel (1961) nur Einzelfälle dar,
sie machten jedoch bis zu 10% der Schädelfrakturen unseres Krankengutes aus.

5.2 Häufigkeit der Felsenbeinfrakturen

Soweit von uns die Literatur gesichtet wurde, fanden wir unter Einbeziehung unserer eigenen Fälle Berichte über insgesamt 1012 Felsenbeinfrakturen publiziert.
Aus dieser Fallübersicht ergibt sich folgende Verteilung (Tabelle 3):

80% Längsfrakturen, 15% Querfrakturen und 5% Komplexfrakturen.

In dieser Tabelle sind die *bilateralen Felsenbeinfrakturen* nicht enthalten. Pfisterer (1957) hat aus Anlaß eines eigenen Falles bis Ende der 60er Jahre 8 solcher
Frakturen zusammengetragen. Darunter waren 6 Todesfälle infolge eitriger Meningitis, einer davon noch als Spätkomplikation nach 15 Jahren. Grove (1960)
hatte unter 146 Felsenbeinfrakturen 34 beiderseitige Frakturen gesehen, das entspricht 23%. Tos (1973) gab in seinem Krankengut von 230 Felsenbeinfrakturen
in 18 Fällen (8%) eine Bilateralität an. Als Besonderheit berichteten Harvey u.
Jones (1980) über 8 bilaterale Felsenbeinfrakturen, bei denen sich jeweils nur an
einer einzigen umschriebenen Stelle eine Schädelläsion als Ort der Traumaeinwir-
kung nachweisen ließ.

Ob die von Griffin et al. (1979) aus Dallas angeführte Rate von 29% bilateraler Felsenbeinfrakturen darauf hinweist, daß durch intensivmedizinische Maßnahmen auch schwersttraumatisierte Schädelbasisverletzte im Vergleich zu früher
häufiger überleben oder ob dies aus der routinemäßigen Hinzuziehung des Hals-
Nasen-Ohren-Arztes zu jedem Schädeltrauma in Dallas resultiert, kann nicht klar
entschieden werden.

Tabelle 3. Häufigkeit der Längs- und Querfrakturen des Felsenbeins

Autor	Längs- fraktur	Quer- fraktur	Komplex- fraktur	Rate Längs/ Querfraktur
Boenninghaus	82	9	–	9:1
Escher	26	6	–	5:1
Grove	146	16	–	9:1
Morich	36	1	4	7:1
Neuberger u. Hussarek	21	3	6	7:1
Proctor	26	18	–	6:4
Roche	16	16	–	1:1
Ruttin	50	10	–	5:1
Scheifele	72	8	6	9:1
Strohm	122	17	4	7:1
Tos	222	26	–	9:1
Voss	46	6	6	8:1
Eigene Fälle	58	17	10	8:1
Summe, $n = 1012$	823 (80%)	153 (15%)	36 (5%)	6:1

Tabelle 4. Felsenbeinfrakturen (eigenes Krankengut, $n = 77$)

Längsfraktur einseitig	51 (66%)
Querfraktur und Komplexfraktur	17 (22%)
Längsfraktur beidseitig	6 (8%)
Kombinierte Fraktur und Längsfraktur kontralateral	1 (1%)
Gehörgangsvorderwandfraktur	2 (3%)

Im eigenen Krankengut können wir unter 77 Felsenbeinfrakturen auf 7 bilaterale verweisen, das entspricht 10% (Tabelle 4).

6 Symptomatik

Vorbemerkung

Generell müssen Felsenbeintraumen als Schädelhirntraumen angesehen werden, so daß beim akut Verletzten die Hirnsymptomatik mit entsprechender Störung des Bewußtseins bis zum Koma, in schweren Fällen bis zum Atemstillstand bzw. zentralen Hirntod im Vordergrund steht. Die Bewältigung dieser Akutsymptomatik obliegt im Rahmen der Notfall- und Intensivmedizin der Kooperation von Anästhesiologen, chirurgischen Traumatologen, Neurochirurgen und Neurologen. Dennoch ist auch für den HNO-Chirurgen wichtig zu wissen, daß nach initialer Bewußtlosigkeit ein freies Intervall auftreten kann, dem dann eine sekundäre Eintrübung durch die Entwicklung eines epi- oder subduralen Hämatoms folgen kann (Grote 1986). Karimi et al. (1987) raten deshalb zur Durchführung eines zweiten CT 24 Std nach Anfertigung eines ersten Akut-CT, um derartige verzögerte Komplikationen aufzuspüren. Die Beobachtung der Vigilanz des Patienten und eine evtl. Pupillendifferenz wie auch Änderung der Atemfrequenz und Atemtiefe sowie Zeichen des Schocks müssen auch dem Hals-Nasen-Ohren-Arzt geläufig sein.

Es bedarf keiner Diskussion, daß die Beherrschung der vitalen Probleme des Verunfallten in der Verantwortung des Anästhesiologen, Allgemein-Chirurgen und Neurochirurgen liegt. Es muß jedoch als Anachronismus und für den Patienten gefährliche Fehleinschätzung gewertet werden, wenn noch heute von neurochirurgischer Seite die Ansicht vertreten wird, daß der Otorhinolaryngologe erst dann hinzugezogen werden sollte, wenn „Blut, Liquor oder Hirnbrei aus dem Gehörgang austritt" (Grote 1986).

Wer die physischen, psychischen und sozialen Konsequenzen einer Gesichtslähmung, Kehlkopflähmung ohne und mit Ateminsuffizienz, Schlucklähmung, partiellen oder völligen Ertaubung und Gleichgewichtsstörung als so nebensächlich betrachtet, daß ihnen bei der Akutversorgung keine Aufmerksamkeit geschenkt zu werden braucht, der handelt ärztlich unverantwortlich und setzt sich auch aus medicolegaler Sicht dem Vorwurf der Fahrlässigkeit aus.

Hinter die otorhinolaryngologischen Probleme treten diejenigen der Kieferchirurgie (Versorgung einer Kieferfraktur mit Einstellung der Okklusion) zurück. Für die Beurteilung und Behandlung der sehr viel vitaleren Probleme an der vorderen und seitlichen Schädelbasis ist der HNO-Chirurg kompetent.

Die otologische Symptomatik

- *Leitsymptom der Längsfraktur:* Es sind die Gehörgangsblutung in 32% (Voss) bis 76% (Rohrt) im Mittel 51% (Tos, eigenes Krankengut) und/oder -Liquorrhö im Mittel in 10% (Strohm 1982, 8% eigenes Krankengut).
- *Leitsymptome der Querfraktur:* Im Vordergrund steht der akute *Hörverlust* bis zur *Ertaubung* mit *Drehschwindel, Erbrechen* und *Spontannystagmus* zur gesunden Seite (in 25% des eigenen Krankengutes). Diese Symptomatik tritt in vermindertem Ausmaß auch beim stumpfen Felsenbeintrauma mit und ohne Fensterruptur oder Hörknöchelchenluxation auf (Portmann 1983). Eine Liquorrhö findet sich dabei allenfalls als *Pseudorhinoliquorrhö* (Escher 1973 u. a.).
- *Leitsymptome der Komplexfraktur:* Hier handelt es sich wiederum vornehmlich um Gehörgangsblutungen und/oder -Liquorrhöen, hinzu kommt aber der für diese schwere Form des Traumas typische Austritt von Hirnsubstanz aus dem Gehörgang. Außerdem bestehen häufig Symptome sensoneuraler Ausfälle wie *Ertaubung, Schwindel, Spontannystagmus* und *Erbrechen.* Überlagert sind die Leitsymptome dieser schweren Frakturen durch ihre gleichzeitige Kombination mit Verletzungen der Frontobasis und des Gesichtsschädels einschließlich des Kiefergelenks, die in 12–20% vorliegen (Boenninghaus 1960; Kley 1968).

Differentialdiagnostisch ist daran zu denken, daß eine Impression der vorderen Gehörgangswand mit Gehörgangsblutung durch Kiefer- bzw. Kiefergelenksfrakturen eine Felsenbeinfraktur vortäuschen kann (Goldberg et al. 1971; Akers et al. 1982).

Andererseits kann eine Gehörgangsblutung trotz Felsenbeinlängsfraktur bei der Sonderform der Mastoidquerfraktur fehlen. Nach Proctor et al. (1956) besteht dann lediglich ein ausgeprägtes mastoidales Hämatom als sog. „battle sign" (17% des eigenen Krankengutes).

6.1 Leitsymptome aller Felsenbeintraumen

6.1.1 Fazialisparese

Sie ist nach Übereinstimmung in der Literatur als sicheres Zeichen einer Felsenbeinverletzung und nur in Ausnahmefällen als zentrale Lähmung durch das Schädelhirntrauma anzusehen (Hough 1970; Bebear 1983; May 1986). Überraschend sind dabei die Literaturangaben über die Häufigkeit dieser Läsion bezogen auf *alle* Schädeltraumen. Nach Turner (1943) stellen Fazialislähmungen die zweithäufigste Nervenschädigung nach der des N. olfactorius dar. Fleischer u. Nockemann (1962) fanden in einem nicht-selektionierten Kontingent von 5 047 Patienten mit Schädeltraumen in 77 Fällen, also bei 1,5% Fazialisparesen.

Jongkees (1965) dagegen gab für 25% der von ihm behandelten Fazialisparesen ein Schädeltrauma als Ursache an. Da die Mehrzahl der von Jongkees behandelten Fazialisparesen iatrogener Ursache waren, ist hier von einem spezifisch-selektionierten Krankengut auszugehen. Auch May (1986) beschreibt für 268 seiner 1 575 behandelten Fazialisparesen ein Trauma als Ursache (17%). Hiervon waren wiederum 82 durch eine Felsenbeinfraktur bedingt (5%). Im Vergleich zu den Angaben der älteren Literatur finden sich jedoch in den neueren Arbeiten wie auch im eigenen Krankengut (Tabelle 5) wesentlich höhere Anteile von Fazialisparesen bei Felsenbeintraumen, nämlich etwa 65%. Auch hier handelt es sich um ein selektioniertes Krankengut, bei dem vornehmlich die Fazialisparese die Indikation zur Klinikeinweisung war.

Absolut gesehen tritt die Fazialisparese aufgrund des Frakturmechanismus bei *Längsfrakturen* in 15–35%, bei *Querfrakturen* in 30–50% auf (Bebear 1983; Devriese 1983; Fisch 1979; Miehlke et al. 1981 u.a.). Dies entspricht einem Verhältnis von ca. 1:2, d.h., daß die Fazialisparese bei Querfrakturen zweimal häufiger als bei Längsfrakturen in Erscheinung tritt. Über diesen Werten liegende Zahlen gibt Strohm (1986) an, der für Längsfrakturen 55% und für Querfrakturen 88% Fazialisparesen ermittelte, so daß danach Fazialisparesen bei Längs- und Querfrakturen im Verhältnis 2:3 vorkommen.

Die Selektionierung des Krankenguts größerer Kliniken und insbesondere von Zentren, in denen Felsenbein- und Fazialischirurgie betrieben wird, beruht ganz wesentlich darauf, daß sich hier die Fälle mit länger dauernden, irreversiblen oder mit Defekten ausgeheilten Paresen sammeln. Nach unseren Erfahrungen werden nämlich maximal 70% der Felsenbeintraumen innerhalb der ersten 14 Tage nach dem Trauma vom HNO-Arzt untersucht. Dies ist auch heute noch immer mit ein Grund für die Schwie-

Tabelle 5. Felsenbeinfrakturen ($n = 77$) und Fazialisparese (eigenes Krankengut, $n = 51$)

Einseitig	47 (61%)
Beidseitig	4 (5%)
Gesamt	51 (66%)
Komplette Sofortparese	26 (34%)
Inkomplette Sofortparese	1 (1%)
Komplette Spätparese	11 (14%)
Inkomplette Spätparese	8 (10%)
Nicht zuzuordnen	5 (6%)

rigkeit der Differenzierung in eine Sofort-, Früh- (bis 3 Tage nach dem Trauma) oder Spätparese (von Schulthess 1961). Dabei impliziert die Sofortparese immer noch eine schwere Schädigung und damit einen Notfall, der – in Übereinstimmung mit den elektrophysiologischen Befunden – einer Frühversorgung bedarf: „Die Sonne sollte darüber nicht untergehen" (Miehlke et al. 1981; Wigand 1983).

Sofort- und Frühparesen waren im eigenen Krankengut in 60% der traumatischen Fazialisparesen aufgetreten.

6.1.2 Hörstörungen

„Einem Schädeltrauma entkommt das Ohr nur selten unbeschädigt" (Passow 1905). So wird jedes Felsenbeintrauma eine mehr oder weniger ausgeprägte Hörstörung verursachen. Es geht hier nicht um das akustische Trauma, sondern die durch eine direkte Verletzung des Felsenbeins auftretenden Effekte der Erschütterung, Fraktur, Trommelfellzerreißung, Hörknöchelchenluxation und -fraktur sowie Fensterrupturen (Portmann 1983). Im einzelnen kommen folgende Ursachen (Mechanismen) der Hörstörung in Betracht:

a) *zentrale Hörstörung* infolge einer Hirnkontusion mit Perzeptionsschwerhörigkeit, negativem Recruitment und relativ schlechtem Sprachverständnis (Boenninghaus 1960),

b) *direkte Verletzung des N. cochlearis* vorwiegend im Verlauf von Querfrakturen, aber auch Längsfrakturen,

c) *direkte Innenohrläsion* infolge Fraktur oder Erschütterung. Diese Perzeptionsschwerhörigkeiten weisen eine sehr variable Ausprägung auf: Ertaubungen finden sich vornehmlich bei Komplex- und Querfrakturen. Die Häufigkeit der Ertaubung durch Felsenbeintraumen liegt bei etwa 30% (Tabelle 6). Pantonale Hörstörungen unterschiedlichen Ausmaßes finden sich ebenso wie Hochtonperzeptionsschwerhörigkeiten auch ohne nachweisbare Fraktur (Rüedi u. Furrer 1947) als einzige Folge eines Felsenbeintraumas. Ein fluktuierendes Hörvermögen kann Ausdruck einer Fensterruptur oder Perilymphfistel sein, wobei diese Symptomatik nicht zwingend ist (Goodhill 1971; Plester 1982).

d) *Schädigung des Schalleitungs-Apparates:* Sie tritt durch Schädigung des Trommelfells, Hämatombildung im Mittelohrbereich, Subluxation oder komplette Unterbrechung der Hörknöchelchenkette in rund 60% auf. Dies entspricht auch den Befunden im eigenen Krankengut. Nach Boenninghaus (1960) finden sie sich bei 80% der Felsenbeintraumen. Escher hat 1963 und 1964 eine funktionelle Einteilung dieser Schwerhörigkeiten in Typ I, II und III gegeben (Typ I: reine Schalleitungsschwerhörigkeit; Typ II: Schalleitungsstörung im Bereich der tiefen Frequenzen mit sensoneuralem Hochtonverlust; Typ III: kombinierter Hörverlust für Luft- und Knochenleitung).

Tabelle 6. Hörvermögen bei Felsenbeinfrakturen ($n = 77$)

Schalleitungsschwerhörigkeit	25 (32%)
Ertaubung oder an Taubheit grenzende Innenohrschwerhörigkeit	23 (30%)
Kombinierte Schwerhörigkeit	21 (27%)
Ohne Hörstörung oder leichte Hochtonsenke	7 (9%)
Keine Messung (3jähriger Patient)	1 (1%)

e) *Tinnitus:* Er tritt als bleibendes und oft quälendes Phänomen nach ca. 40% der Felsenbeintraumen auf (Wigand 1983).

6.1.3 Vestibuläre Störungen

Sie treten selten isoliert auf (Gros 1967; Klingenberg 1929). Nach Boenninghaus finden sie sich in 30% und nach eigenen Erfahrungen in über 40% aller frischen Felsenbeintraumen. Es gehört zu den Aufgaben des HNO-Arztes, die peripheren Vestibularisstörungen von den zentral-bedingten abzugrenzen. Dies kann im Einzelfall schwierig sein, weil nach Schädelhirntraumen auch Kombinationsschäden vorkommen. Bezüglich dieser Differentialdiagnostik muß auf die umfangreiche Spezialliteratur verwiesen werden (Boenninghaus 1960, 1979; Frenzel 1982; Haid 1986; Scherer 1984; Hamann 1987 u. a.).

Bis heute entziehen sich die vestibulären Symptome mit Ausnahme der Fensterruptur und des posttraumatischen Menière einer chirurgischen Therapie, wobei allerdings in der Regel eine zentrale Kompensation durchschnittlich innerhalb von 4 Wochen nach dem Trauma auftritt (Mittermaier 1941). Geschwindigkeit und Grad der Kompensation von Gleichgewichtsstörungen sind dabei stark altersabhängig.

6.1.4 Andere Hirnnervenläsionen

Selten und meist mittelbar betroffen sind der N. abducens und N. trigeminus (Kley 1968) sowie die kaudale Hirnnervengruppe, also der N. glossopharyngeus, N. vagus und N. accessorius. Sie können durch das Trauma aber auch *direkt* betroffen werden, wie z. B. bei Schußverletzungen. Häufiger sind sie jedoch *indirekt* durch Zerrungen oder Einblutungen aus den großen venösen Blutleitern oder durch eine Carotis-Sinus-Cavernosus-Fistel bedingt, wie wir dies z. B. bei einem Bergsteiger nach einem Kletterunfall sehen konnten. Dennoch machen diese Hirnnervenläsionen im eigenen Krankengut knapp 10% aus.

6.1.5 Intrakranielle Komplikationen

a) *Blutungen:* Kley hat 1968 die epiduralen, subduralen, subarachnoidalen und intrazerebralen Hämatome ausführlich dargestellt. Diese werden üblicherweise vom Neurochirurgen versorgt. Eine Ausnahme bilden lediglich
– das akut-verlaufende epidurale Hämatom infolge Ruptur der A. meningea media und
– das chronische Hämatom nach Verletzung des Sinus sigmoideus bzw. transversus, das jeweils auch vom Otochirurgen behandelt werden kann (Wigand 1983).

b) *Meningitis, Meningoencephalitis, Hirnabszeß:* Während diese direkt oder indirekt über offene oder gedeckte Frakturen aszendierenden Infektionen von Voss (1936) noch als häufige Komplikationen ausführlich abgehandelt wurden, spielen

Tabelle 7. Endokranielle Komplikationen von Felsenbeinfrakturen

(Strohm 1986)	Längsfraktur ($n=122$)	Querfraktur ($n=17$)	Frakturen gesamt ($n=143$)
Otoliquorrhö	13 (11%)	6 (35%)	20 (14%)
Durafistel chirurgisch versorgt	2 (2%)	3 (18%)	6 (4%)
Otogene Meningits	6 (5%)	1 (6%)	7 (5%)
Eigenes Krankengut:	Längsfraktur ($n=57$)	Querfraktur ($n=18$)	Frakturen gesamt ($n=77$)
Otoliquorrhö	14 (18%)	5 (6%)	19 (24%)
Otogene Meningitis	1	3	4 (5%)

sie im Zeitalter potenter Antibiotika nur noch eine untergeordnete Rolle (Tabelle 7).

Gerade aber weil diese neuzeitliche Entwicklung dazu verleitet, daß der Arzt diese Gefahr aus dem Bewußtsein verliert, muß den Warnungen von Fahlbusch (1983) zugestimmt werden, der aus neurochirurgischer Sicht auf die nach Schädelhirntraumen stets latente Gefahr der Spätmeningitis hinweist. Auch dies ist ein gewichtiges Argument für eine sorgfältige und *umfassende* Abklärung des posttraumatischen Status, aus der der Otorhinolaryngologe nicht ausgenommen werden kann.

Bedeutung kommt in diesem Zusammenhang einer präexistenten chronischen oder akuten Mittelohrentzündung zum Zeitpunkt der Traumatisierung zu, da hier mit einer direkten Keimeinschleppung gerechnet werden muß (Denecke 1953; Dietzel 1966; Boenninghaus 1960 u. a.)

c) *Andere:* Intrakranielle Pneumozelenbildungen nach Felsenbeintraumen sind vorwiegend nach Schußverletzungen (Duken 1915) und als Besonderheit in der Form beschrieben, daß sie als Zeichen einer Duraläsion auch ohne Liquorrhö und sogar ohne Drucksteigerung in den Mittelohrräumen (bei perforiertem Trommelfell) auftreten können (Kittel 1960). Noch seltener sind Liquorhygrome (Brant-Zawadzki u. Newton 1983), Meningozelen, Arachnoidalzysten und Hirnprolapse, die nur bei großen Defekten als seltene Komplikationen zu erwarten sind.

7 Diagnostisches Vorgehen

7.1 Erste Maßnahmen

Akutdiagnostik

a) *Instrumentarium*
– HNO-ärztliches Spiegeluntersuchungsbesteck mit Ohrtrichtern, Nasenspekula, Mundspatel, Nasenrachen- und Kehlkopfspiegel,
– a^1-Stimmgabel,

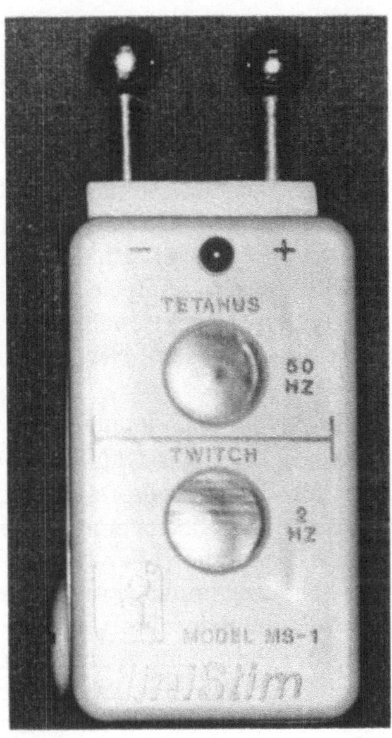

Abb. 6. Ministim-Elektroreizgerät für TFR und NET

- Frenzelsche-Leuchtbrille oder Bartels-Brille,
- 20 Dioptrien-bi-Konvexlinse (leicht zu übernehmen aus dem augenärztlichen Spiegelbesteck),
- Ohr- und Nasenendoskop (0° und 25°), evtl. ergänzt durch ein Lupenlaryngoskop (90°) mit portabler Kaltlichtquelle (Fa. Storz, Fa. Wolf),
- Ohr- und Nasensauger, Watteträger,
- Nervenstimulationsgerät (Ministim, Abb. 6),
- Gluco-Stix-Teststäbchen,
- Schirmer-Teststreifen, konzentrierte Zuckerlösung, Mini-Eprouvette zum Auffangen von Sekret.
- Materialien zur *Akuttherapie:* sterile Kompressen, sterile Ohrstreifen, Uhrglasverband, Tesafilm, Xylocain.

b) *HNO-ärztliche Inspektion*
- Testung äußerer Verletzungszeichen, z.B. Mastoidhämatom (Battle Sign), Ohrmuschelverletzung.
- Klärung, ob Blut im Gehörgang und in der Ohrmuschel von einer Ohrblutung, d.h. einer Blutung aus dem Ohr stammt, oder ob es sich um ein belangloses Hineinfließen von Blut in das Ohr von einer Schädelwunde handelt (Minnigerode et al. 1976).
- Gehörgangs- und Trommelfellbefund, Feststellung einer Gehörgangsverletzung der Hinter- oder Vorderwand, Stufenbildung, Trommelfellzerreißung, Diagnose eines Hämatotympanons (in Ermangelung eines Mikroskops tut hier die 20-

Dioptrien-bi-Konvexlinse bereits gute Dienste). Absaugen von Blut und Sekret ist heute wegen der antibiotischen Möglichkeiten und der damit geringeren Gefahr aufsteigender Infektionen angezeigt. Einsatz des Ohrendoskopes.
- Naseninspektion: Ausschluß zusätzlicher Verletzungen im Nasen-Mittelgesichtsbereich,
- Nasenracheninspektion: Ausfluß von Blut oder Liquor aus den Tubenostien,
- Mundrachen: Gaumensegelmotilität (N. glossopharyngeus), Zungenmotilität (N. hypoglossus), Blutliquorspur an Rachenhinterwand, Mundöffnung und Okklusion (Kiefergelenk!),
- Kehlkopfinspektion: Stimmbandfunktion (N. vagus),
- Prüfung der Kopfdrehung gegen Widerstand (N. accessorius).

c) *Abklärung einer Liquorrhö*
Screening-Test mit Gluco-stix, bei gleichzeitiger Blutung Auffangen der Sekretion mit steriler Kompresse. Das Auftreten eines wäßrigen Rings um das zentrale Blutkoagulum liefert einen ersten Hinweis auf eine zusätzlich zur Blutung bestehende Liquorrhö (Kley 1968). Auffangen des Sekrets mit Eprouvette oder sterilem Schaumgummischwämmchen zur weiteren Untersuchung.

Ausschluß der Otorhinoliquorrhö durch stabile Rechts- und Linksseitenlagerung des Patienten: wechselweises Auftreten einer Nasensekretion gilt als klinischer Nachweis einer Pseudorhinoliquorrhö (Boenninghaus 1973), ggf. transnasales Einlegen von sterilen Schaumgummistreifen und Auffangen von Sekret zur weitergehenden Untersuchung.

d) *Abklärung einer Hörstörung*
Durchführung des Versuches nach Weber und Rinne mit der a^1-Stimmgabel zur Differenzierung von Schalleitungs- und Schallempfindungsschwerhörigkeit. Prüfung der Flüster- und ggf. Umgangssprache.

e) *Abklärung einer vestibulären Störung*
Feststellung eines Spontan-Nystagmus und in weniger traumatisierten Fällen eines Provokations-Nystagmus sowie des Lage- und Lagerungsnystagmus unter Einsatz der Frenzelschen-Leuchtbrille oder Bartels-Brille, ersatzweise bei Abdeckung eines Auges durch Anwendung des Bikonvexmonokels als Ersatz.

f) *Abklärung einer Fazialisparese*
- am wachen Patienten: Testung nach dem von Stennert (1977) angegebenen Schema, das die Dokumentation des Ausmaßes der Parese als Pareseindex erlaubt (Tabelle 8),
- am somnolenten oder bewußtseinsgetrübten Patienten: Auslösung eines Schmerzreizes mittels Druck auf das Kiefergelenk. Es resultiert ein Grimassieren zur klinischen Gesichtsnervprüfung (Devriese 1983), gleichzeitig Tastbefund zur Ermittlung einer Kiefergelenksbeteiligung,
- Auslösung des Blinkreflexes durch Schlag mit dem Reflexhammer auf die Glabella oder besser durch Elektrostimulation des trigemino-fazialen Reflexes mit dem Ministim-Nervenstimulationsgerät.

Tabelle 8. Stennert-Schema des Pareseindexes

Ruhetonus	Lidspalten-Differenz		< 3 mm		3 mm und mehr	
	Ektropion		Nein		Ja	
	Nasolabial-Falte verstrichen (sofern auf gesunder Seite ausgebildet)		Nein		Ja	
	Mundwinkel-Tiefstand		< 3 mm		3 mm und mehr	
Motilität	Stirnrunzeln (Faltenbildung bzw. Heben der Augenbraue) [< 50%]		Möglich		Nicht möglich	
	Rest-Lidspalt	In Schlaf-Haltung	Nein		Ja	
		Bei max. Innervation	Nein		Ja	
	Zähnezeigen	Eckzahn oben und unten	Sichtbar		Nicht sichtbar	
		2. Schneidezahn oben in ganzer Breite	Sichtbar		Nicht sichtbar	
	Mundspitzen (Abstandsverkürzung Filtrum-Mundwinkel gegenüber der gesunden Seite)		50% und mehr		< 50%	
					Parese-Index	

– Ab dem 4. bis 6. Tag nach Auftreten der Lähmung Maximalstimulationstest über dem Foramen stylomastoideum (erst nach dieser Zeit aussagekräftig, da die Wallersche Degeneration über den Reizort fortgeschritten sein muß (Laumans 1962).

g) *Abklärung anderer Hirnnervenstörungen*
– Prüfung der Augenmuskeln durch Fingerfolgebewegung (N. abducens).
– Prüfung der Gesichtssensibilität mit Watte und Nadel (Trigeminus).
– Prüfung des Würgereflexes (Glossopharyngeus) in Ergänzung der otorhinolaryngologischen Spiegel- und Endoskopuntersuchung.
– Sämtliche erhobenen Befunde sollten handschriftlich mittels entsprechender Dokumentationsschemata (Weber, Rinne, Flüster-, Umgangssprache, vereinfachtes Frenzel-Schema, Stennert-Schema) festgehalten werden.

Akuttherapie

Primäre Maßnahmen bei Gehörgangsblutung und/oder Otoliquorrhö stellen das sterile Abdecken des Ohres und die Antibiotikaprophylaxe mittels liquorgängiger Antibiotika dar.

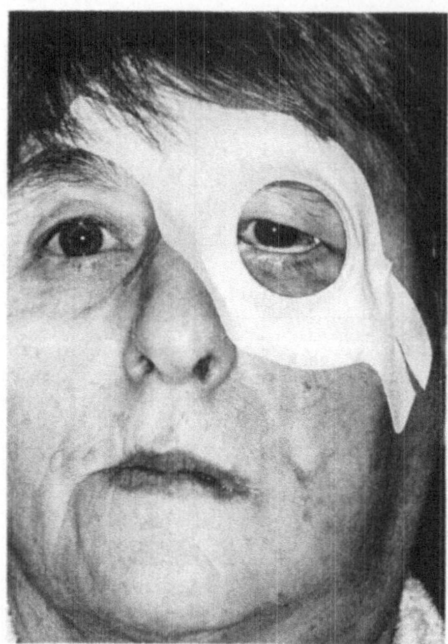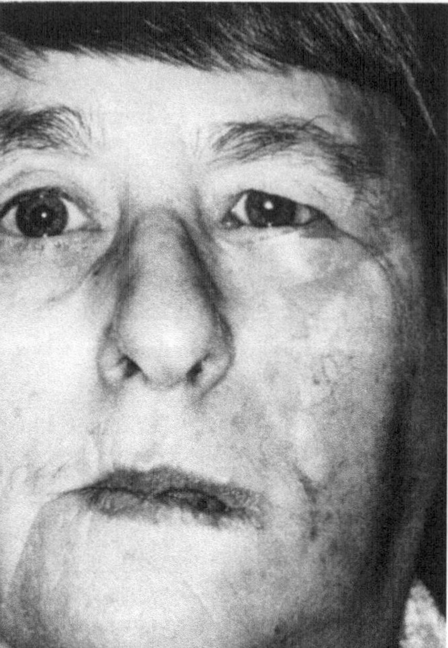

Abb. 7.   **Abb. 8.**

Abb. 7. Uhrglasverband zum Schutz der Kornea bei Fazialisparese
Abb. 8. Tesafilmzügelung des Unterlides als Tarsoraphieersatz

Starke Blutungen und schwallartige Liquorrhöen können mit Aureomycin-
ohrstreifen bis zur operativen Akutversorgung eingedämmt werden. Wegen eines
zu erwartenden Hirnödems sind in der Akutversorgung in der Regel Cortisongaben angezeigt diese sind bei Auftreten einer Fazialisparese unmittelbar mit dem
von Stennert angegebenen Infusionsschema (Cortison, niedermolekulares Dex-
tran, Pentoxifyllin) zu ergänzen. Wegen der stark rheologischen Effekte ist diese
Therapie jedoch in allen Fällen kontraindiziert, in denen Blutungen bestehen. In
diesen Fällen soll lediglich die hochdosierte Cortisontherapie erfolgen.

Der Wert einer prophylaktischen Cortisongabe beim traumatisierten Felsenbein ist trotz der positiven Erfahrungen von Briggs und Potter (1971) mit nur 8%
Fazialisparesen statt der sonst zu erwartenden 35% noch nicht entschieden und
kann noch nicht verbindlich empfohlen werden.

Eine Fazialisparese macht die Abdeckung des betroffenen Auges mittels Uhrglasverband oder die Versorgung mittels Tesafilmstreifen als alternative Maßnahme erforderlich (Abb. 7, 8).

7.2 Definitive Diagnostik

Bestreben der definitiven otologischen Diagnostik ist die Lokalisation der auf dem Felsenbeintrauma
beruhenden Defekte, die Erfassung ihres Ausmaßes und die Indikationsstellung für eine operative oder
konservative Therapie. Die klinische Untersuchung erfordert die Ohrmikroskopie mit Erfassung einer

Gehörgangsläsion, Trommelfellruptur, eines Hämatotympanons und die Sicherung einer Oto- oder Rhinoliquorrhö (Guerrier 1978). Fazialislähmungen bedürfen der Abklärung mittels elektrophysiologischer Tests einschließlich topodiagnostischer Tests bezüglich Tränensekretion und Geschmack. Hörstörungen müssen mit subjektiver und objektiver Audiometrie definiert werden. Die ausführliche Vestibularisprüfung einschließlich Elektronystagmographie muß auch aus forensischen Gründen das Ausmaß des vestibulären Traumas und seine Entwicklung dokumentieren. Konventionelle, tomographische und computertomographische Verfahren sollen möglichst exakt den Ort des Traumas und das Ausmaß seiner Schädigung und damit den Zielpunkt eines evtl. operativen Vorgehens festlegen.

7.2.1 Liquordiagnostik

Bei einer Blutung aus dem Gehörgang ist es schwierig zu beurteilen, ob gleichzeitig auch eine Liquorrhö vorliegt. Ein wäßriger Ring um den zentralen Blutfleck der das äußere Ohr steril abdeckenden Kompresse erfordert weitergehende Untersuchungen.

Bei geschlossenem Trommelfell (vorwiegend Querfrakturen) gibt die stabile Seitenlagerung nach rechts und links mit wechselndem Austritt von wässriger Nasensekretion ebenfalls den Hinweis auf eine Liquorfistel mit sog. Pseudorhinoliquorrhö. Auch diese bedarf der weiteren Abklärung. Der klinisch qualitative und quantitative Nachweis von Zucker und Eiweiß erfolgt zur ersten Orientierung mit Teststreifen (Glucotest, Dextro-Stix und Clini-Stix für Zucker sowie Albu-Stix für Eiweiß) und wird durch Laboruntersuchung abgesichert. Auch diese kann nach Loebell (1960) täuschen.

Der Nachweis einer Liquorrhö mit Farbstoffen wie Methylenblau, die intrathekal appliziert werden, ist wegen der Neurotoxizität heute obsolet. Lediglich der Nachweis von in gleicher Weise appliziertem Fluorescin mittels UV-Licht, im Nasenrachen mittels endoskopischer Technik (Messerklinger 1972) hat noch eine gewisse Berechtigung. Radioaktive Tracerstoffe, die intrathekal appliziert werden müssen, können den objektiven Nachweis eines Liquoraustritts aus dem Endokranium erbringen (Hanneuse 1976; Williams et al. 1977). Als moderne Form zum Aufspüren auch kleiner Liquorlecks wird das Metrizamid-Computertomogramm mit Erfolg eingesetzt (Katz u. Kaplan 1983; Schaefer et al. 1980).

Als Methode der Wahl zum Liquornachweis führen Oberascher und Arrer (1986) sowie Felgenhauer et al. (1987) die immunelektrophoretische Methode zur Bestimmung des liquorspezifischen Beta-2-Transferrins an. Diese stellt eine Proteinvariante des Hirnparenchyms dar, die ausschließlich im Liquor gefunden wird. Deshalb genügt ein Mikroliter reiner Liquor, entsprechend einem Fünzigstel eines Tropfens oder 100 µl/ml Nasensekret bzw. entsprechend 2 Tropfen Liquor für einen sicheren Nachweis. Die Probengewinnung erfolgt durch Auffangen des Sekrets mit Eprouvette möglichst schon im Rahmen der Akutdiagnostik oder mit sterilisierten Schaumgummischwämmchen im Gehörgang bzw. Nasenrachen. Dies beeinträchtigt den Patienten nicht, kann beliebig oft wiederholt werden und stellt im positiven Fall den objektiven Nachweis einer Liquorrhö dar. Bei weiterbestehender Unsicherheit oder Verdacht auf Duraeinriß ohne Liquorrhö (Pneumatozele) kann der Nachweis durch die Operation entlang dem Frakturspalt bis zur Dura (Boenninghaus 1974) noch nicht ad acta gelegt werden.

7.2.2 Hörprüfungen

Die Ermittlung einer Hörstörung mit dem *Schwellenaudiometer* sollte nicht nur für das Felsenbeintrauma, sondern für jegliches Schädelhirntrauma obligat sein. Beim wachen, kooperativen Patienten gelingt damit die Schwellenfestlegung für Luft- und Knochenleitung, die Ermittlung einer *Schalleitungsschwerhörigkeit* durch Hämatotympanon, Liquortympanon, Hörknöchelchenluxation und Trommelfellzerreißung sowie vor allem einer Ertaubung. Desgleichen kann eine *Innenohrschwerhörigkeit* über das gesamte Frequenzspektrum, den Hochtonbereich oder fluktuierend wie bei Fensterrupturen grundlegend ermittelt werden.

Überschwellige Hörteste kommen vor allem im späteren Verlauf von traumabedingten Hörstörungen zum Einsatz, um kochleäre von retrokochleären oder Stammhirnläsionen (Matzker 1968) unterscheiden zu können. Eine wesentliche chirurgische Konsequenz resultiert aus diesen Testen nicht. Beim bewußtseinsgetrübten Patienten erfolgen die objektiven Hörmessungen durch Hirnstammpotentialableitungen (BERA), um bei Hörverlust eines Ohres Konsequenzen für die chirurgische Therapie (translabyrinthärer Zugang!) ziehen zu können.

Die *Tympanometrie* und *Stapediusreflexschwellenmessung* darf nur beim wieder geschlossenen oder noch intakten Trommelfell, vorwiegend im Rahmen der Topodiagnostik des N. facialis Anwendung finden.

Hinzuweisen ist auf die *Hochtonschalleitungsschwerhörigkeit* (Lehnhardt 1987) als Ausdruck eines basalen Mittelohrergusses z. B. durch Perilymphe bei der Fensterruptur (s. auch Kap. „Audiologische Diagnostik" bei Felsenbeintumoren).

7.2.3 Gleichgewichtsprüfungen

Während die *akute vestibuläre Störung* mit der Frenzel-Brille in Form des *Spontannystagmus* zur gesunden Seite relativ leicht nachgewiesen werden kann, sind die komplizierten vestibulären Störungen durch zentrale Läsionen bzw. Kern- oder Teilschädigungen des Vestibularisorgans in der postakuten Phase ebenso wie die Kompensation nur durch den Einsatz der Elektronystagmographie, der Positionaltests und der vestibulospinalen Untersuchungsverfahren hinreichend zu ermitteln (Haid u. Wigand 1976/1984). Auch wenn sich durch diese Teste keine chirurgischen Konsequenzen ergeben, sind sie doch für den Nachweis einer Labyrinthfraktur von großer forensischer Bedeutung.

Die Durchführung der *kalorischen Prüfung* ist nach frischen Schädelbasisbrüchen streng untersagt (Boenninghaus 1960) und darf erst durchgeführt werden, wenn man sich überzeugt hat, daß kein Trommelfelldefekt besteht und ein etwaiger in den Gehörgang reichender Frakturspalt sicher überhäutet ist. Als mögliche Alternative bietet sich die Einblasung von kalter Luft zur Prüfung der vestibulären Erregbarkeit auch am traumatisierten Ohr an, ist jedoch in der Regel im akuten Stadium wegen des bestehenden Spontannystagmus bei Labyrinthausfall zur Diagnose kaum erforderlich. Die Behandlung der vestibulären Störungen mit zentral dämpfenden Medikamenten wie Vomex A und Dogmatil sowie eine Reihe anderer Maßnahmen hat Hamann (1987) ausführlich beschrieben.

7.2.4 Röntgendiagnostik der Felsenbeintraumen

Die Diagnose einer Felsenbeinfraktur kann im allgemeinen durch klinische und neurootologische Untersuchungen (Ohrmikroskopie, Audiometrie, Elektronystagmographie, Fazialisdiagnostik) gestellt werden. Die radiologische Diagnostik solcher Verletzungen dient der Festlegung der Lokalisation und des Ausmaßes der Fraktur, der prognostischen Wertung, der Therapieplanung und nicht zuletzt der gutachterlichen Würdigung von Felsenbeintraumen.

Allerdings ist der röntgenologische Frakturnachweis auch mit modernen bildgebenden Verfahren nicht immer möglich (Müller u. Edel 1976), da Mikrofrakturen selbst bei der Anwendung hochauflösender Techniken nur dann nachweisbar werden, wenn sie parallel zum Zentralstrahl, d. h. senkrecht zur Schichtebene verlaufen (Schubiger u. Valavanis 1982).

Die Indikation zur radiologischen Diagnostik des Felsenbeins ergibt sich aus der Symptomatologie des Schädel-Hirn-Traumas: Otoliquorrhö, posttraumatische Hörminderungen, peripher vestibuläre Funktionsstörungen, Fazialispareisen, Blutungen aus dem äußeren Gehörgang oder der Tube und Trommelfellzerreißungen oder der Nachweis eines Hämatotympanon bedürfen entsprechender radiologischer Untersuchungen (Valvassori u. Buckingham 1982).

Unter den konventionellen Projektionen findet diejenige nach Schüller I oder Mayer Anwendung zum Nachweis in das Mastoid einstrahlender Frakturen und von Gehörgangsfrakturen. Im Strahlengang nach Stenvers, Altschul-Uffenorde, Schüller II sind Läsionen des Labyrinthblocks, der Pyramidenoberkante und der Pyramidenspitze nachweisbar (Brusis u. Mödder 1984) (Abb. 9, 10). Auf die Möglichkeit, Mikrofrakturen mit Hilfe einer Chaussé-Serie darzustellen, hat insbesondere Terrahe (1965, 1966) hingewiesen (Abb. 11).

Bei der Versorgung frisch traumatisierter Patienten mit Felsenbeinfrakturen sollte darüber hinaus routinemäßig eine Röntgendiagnostik des Schädels im anterio-posterioren und seitlichen Strahlengang zum Ausschluß von Kalottenfrakturen erfolgen (Frey u. Theopolt 1981). Einen deutlich besseren Überblick über knöcherne Läsionen des Felsenbeins bietet die konventionelle Tomographie (Hanafee u. Gussen 1974; Reisner u. Gosepath 1973; Tamarozzi et al. 1984; Terrahe 1966; Valvassori 1969, 1985). Bei Anwendung geeigneter, ggf. mehrerer Schichtebenen (polydirektionale Tomographie) und spiraliger oder hypozykloidaler Verwischung werden hierbei auch Mikrofrakturen des Fazialiskanals und der knöchernen Labyrinthschale sowie Ossikulaluxationen nachweisbar (Brünner 1969; Potter 1974; Samuel 1970). Andererseits bereitet die Auswertung derart komplexer Verfahren selbst dem erfahrenen Radiologen oder Otologen nicht selten Schwierigkeiten (Dalicho et al. 1987) und kann gelegentlich zu falsch positiven Interpretationen führen (Claus u. Ernould 1980).

Als Methode der Wahl in der Röntgendiagnostik der traumatischen Felsenbeinläsionen muß heute die Computertomographie angesehen werden (Holland u. Brant-Zawadzki 1984; Swartz 1986; Valavanis et al. 1986). Sie erlaubt neben der Darstellung knöcherner Läsionen nach intravenöser Kontrastmittelgabe auch die Abbildung von Hämatomen und anderen Weichteilveränderungen (Brunner et al. 1986; König et al. 1984). Während einige Autoren die konventionelle polydirektionale Tomographie wegen ihres besseren räumlichen Auflö-

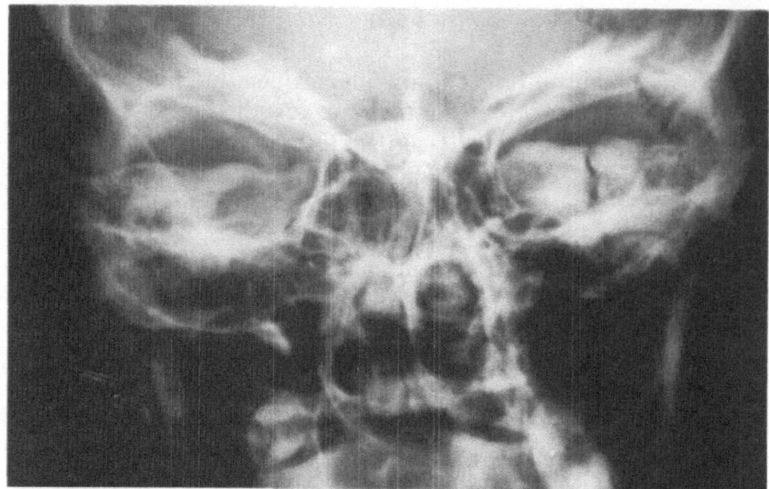

Abb. 9.

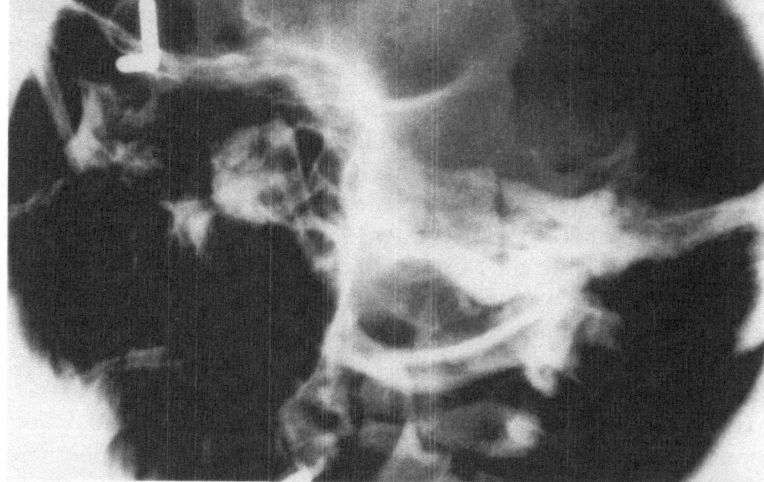

Abb. 10.

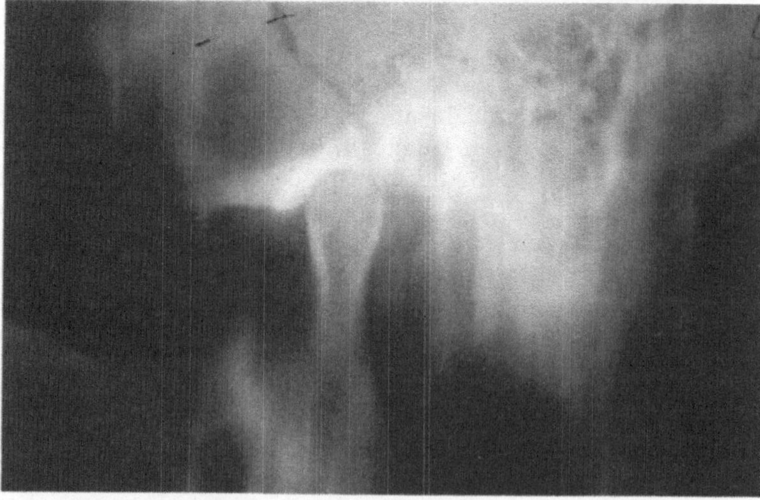

Abb. 11.

sungsvermögens und der größeren Zahl der verfügbaren Schichtebenen für die sensitivere Methode halten (Rettinger et al. 1983; Schadel u. Wadynski 1985; Schubiger u. Valavanis 1982), gilt die hochauflösende Computertomographie wegen der besseren topographischen Zuordnung der abgebildeten Strukturen, der höheren Dichteauflösung und des einfachen, standardisierbaren Untersuchungsgangs der Mehrzahl der Untersucher als vorteilhafter (Guirado 1985; König u. Kurtz 1984; Schubiger et al. 1986; De Smedt et al. 1980; Swartz 1986; Lloyd 1980).

Darüber hinaus vermag die CT den Verlauf einer Fraktur innerhalb des Felsenbeins darzustellen. Das räumliche Auflösungsvermögen der jüngsten Scanner-Generationen steht dem der konventionellen Tomographie nicht mehr nach (Abb. 12–16).

Angiographische Untersuchungen haben heute keinen Raum in der primären Diagnostik der Felsenbeintraumen. Sie können aber unentbehrlich in der Diagnostik posttraumatischer Gefäßveränderungen, wie Aneurysmen oder arteriovenöser Shunts sein (digitale Subtraktionsangiographie) (Brant-Zawadzki u. Newton 1983).

Ein neues bildgebendes Verfahren in der Diagnostik der Felsenbeinerkrankungen ist die Kernspintomographie. Die Methode erlaubt eine überlagerungsfreie und maßstabgenaue Darstellung der Weichteilstrukturen des Innenohres und der neuralen Strukturen des Felsenbeins. Knochen wird demgegenüber wegen seiner Protonenarmut zu einer signalarmen kontrastlosen Struktur, die sich gegenüber der Luft der pneumatisierten Räume nicht abgrenzen läßt (Lenz et al. 1985a, b).

Erste Mitteilungen über die Anwendung der Methode im Felsenbeinbereich lassen den Schluß zu, daß die Kernspintomographie der Computertomographie

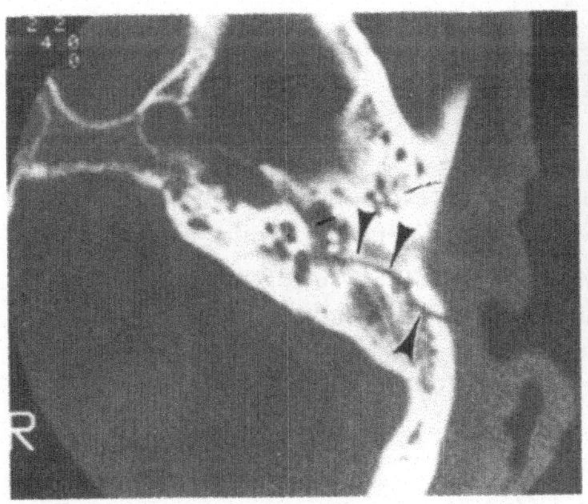

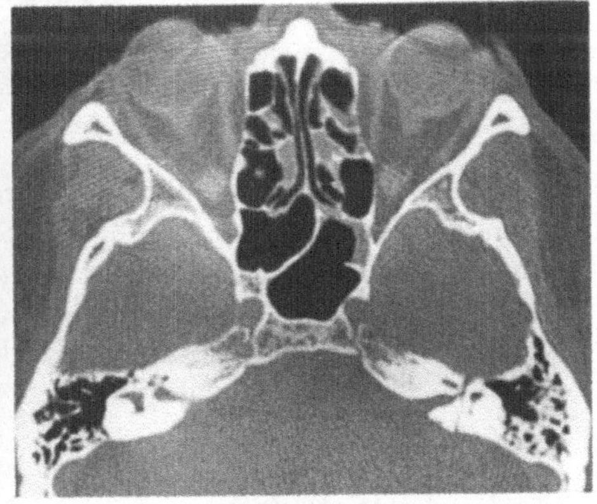

Abb. 12. Felsenbeinlängsfraktur im Hochauflösungs-CT (Clement)

Abb. 13. Felsenbeinquerfraktur im CT mit Absprengung der hinteren Porus acusticus internus-Lippe

Abb. 9. Felsenbeinquerfraktur im Röntgenbild nach Schüller II (aus Brusis u. Mödder 1986)
Abb. 10. Felsenbeinquerfraktur im Röntgenbild nach Stenvers
Abb. 11. In das Kiefergelenk einstrahlende Felsenbeinlängsfraktur im Tomogramm

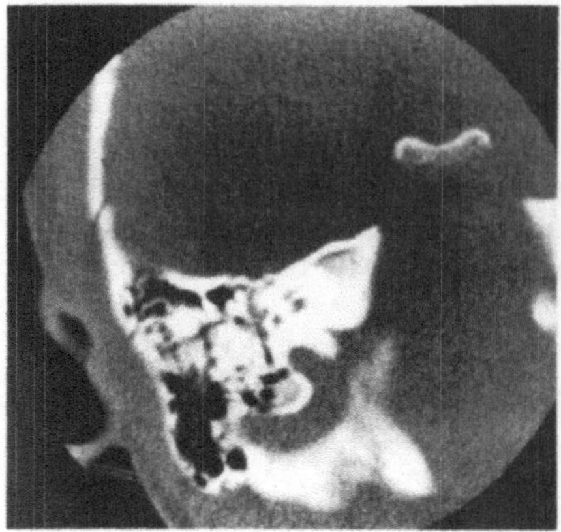

Abb. 14. Komplexfraktur im CT

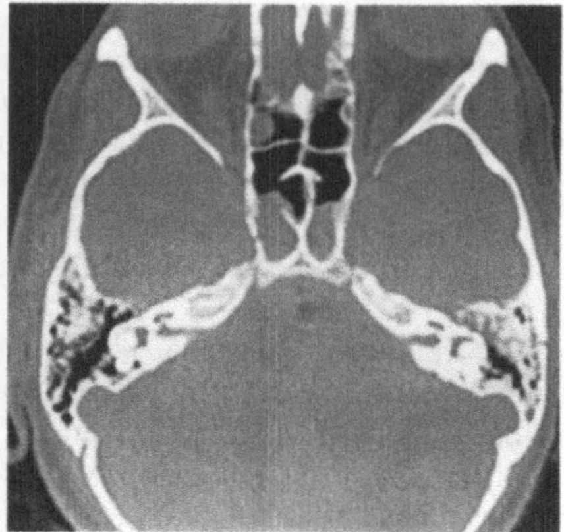

Abb. 15. Doppelseitige Längsfraktur mit Keilbein-
höhlenbeteiligung im CT (Rettinger)

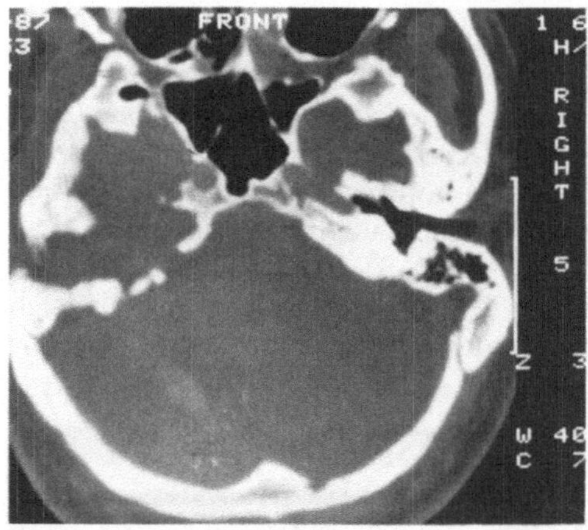

Abb. 16. Ausgedehntes posttraumatisches
Cholesteatom mit Auflösung des linken
Felsenbeins

bei tumorösen und entzündlichen Erkrankungen überlegen sein könnte, die unzu-
reichende Darstellung der knöchernen Strukturen läßt sie als bildgebendes Verfahren in der Traumatologie als ungeeignet erscheinen (Hanafee 1985; König u.
Lenz 1985; Lenz et al. 1985a, b; Zimmermann et al. 1986). Vielversprechend sind dagegen Angaben über die komplette Darstellung des N. facialis im gesamten Verlauf mittels Kernspintomographie (Teresi et al. 1987).

*Felsenbeinfraktur im Rahmen eines Schädel-Hirn-Traumas
mit Beteiligung endokranieller Strukturen*

Die sofortige notfallmäßige CT wird in dieser Situation aus neurochirurgischer
Indikation erforderlich sein. Auf eine konventionelle Röntgendiagnostik der
Ohrregion wird verzichtet. Der Otologe sollte auf eine hochauflösende CT unmit-
telbar im Anschluß an die zerebrale CT drängen. Beide Untersuchungen können

so in einem Arbeitsgang ohne zusätzliche Belästigung oder Gefährdung des Patienten erfolgen. Bei offensichtlicher Beteiligung des Mittelgesichts sollte die simultane Untersuchung dieser Region miterfolgen. Ein planmäßiges Zusammenwirken aller Beteiligten (Neurochirurgen, HNO-Chirurgen, Kieferchirurgen, Ophthalmologen) kann entsprechend koordiniert werden.

Isolierte Felsenbeinfrakturen

Die otoneurologische Diagnostik steht im Vordergrund und ist richtungsweisend für die sich anschließende radiologische Untersuchung. Die konventionelle Röntgendiagnostik des Felsenbeins in den Projektionen nach Schüller und Stenvers werden ergänzt durch Übersichtsaufnahmen des Schädels in 3 Ebenen.

Macht der klinische Befund eine eingehendere Röntgendiagnostik erforderlich, schließt sich die hochauflösende CT nach Stabilisieren der klinischen Gesamtsituation an. Konventionelle Tomographien bleiben besonderen Fragestellungen vorbehalten.

Funktionelle Folgezustände nach Felsenbeinfrakturen

Ihre Abklärung erfolgt durch die röntgenologische Untersuchung beider Felsenbeine in den Übersichtsaufnahmen nach Schüller und Stenvers.

a) Liegt eine Schalleitungsschwerhörigkeit als alleinige Frakturfolge vor, sollte von weiteren radiologischen Untersuchungen mit Ausnahme der Hochauflösungs-CT Abstand genommen und die Situation tympanoskopisch geklärt werden.

b) Funktionsstörungen im Bereich des Nervus facialis, persistierende Otoliquorrhöen und posttraumatische Meningitiden bedürfen einer computertomographischen Klärung, möglichst HR-CT ("high resolution"-CT).

c) Posttraumatische Ertaubungen, Schallempfindungsschwerhörigkeiten und Vestibularisausfälle erfordern wegen fehlender therapeutischer Konsequenzen keine weitere radiologische Diagnostik.

Aussagekraft der Röntgendiagnostik

Der Prozentsatz des Nachweises von Frakturen mit röntgenologischen Verfahren schwankt für Querfrakturen um 50 bis maximal 70%, für Längsfrakturen um 50 bis 86% bei konventioneller Technik (Boenninghaus 1966; Guerrier et al. 1968; Proctor et al. 1956; Tos 1971). Auch die *tomographischen* Verfahren (Terrahe 1965; Mündnich u. Frey 1959) *in konventioneller* Technik und die *computertomographischen* Verfahren einschließlich der *Hochauflösungscomputertomographie* (Clement u. De Smedt 1985; Schaefer et al. 1980; Brant-Zawadzki u. Newton 1983 u. a.) lassen wegen der dichten Felsenbeinstrukturen nicht in jedem Falle eine Fraktur trotz der klinischen Symptomatik erkennen. Geachtet werden muß auf Artefakte und Mißinterpretationen z. B. von Suturen oder Gefäßen (Boenninghaus 1986).

8 Diagnostik am N. facialis

Vorbemerkungen

Der N. facialis weist – gemessen an allen anderen Hirnnerven – einen sehr langen Verlauf durch das Felsenbein (und damit durch die knöcherne Schädelbasis) auf, so daß er durch Frakturen des Felsenbeins besonders häufig traumatisiert wird. Analog seinem Verlauf läßt sich der N. facialis in folgende periphere Abschnitte unterteilen (Abb. 17):

1. *Intra-kranieller Abschnitt*
Er erstreckt sich vom Austritt aus dem Hirnstamm bis zum Porus acusticus internus; seine Länge variiert von 3,5 bis 6 mm.

2. *Intra-temporaler Abschnitt*
Er betrifft den gesamten Streckenabschnitt zwischen Porus acusticus internus und Foramen stylomastoideum und läßt sich aus klinischen Gesichtspunkten weiter unterteilen in folgende Anteile:

a) *Meatales Segment:* Es reicht vom Porus acusticus internus bis zum Beginn des Faloppischen Kanals im vorderen oberen Bezirk des Fundes des inneren Gehörganges. Seine Länge beträgt im Durchschnitt 12 mm.

b) *Labyrinthäres Segment:* Es handelt sich um den Streckenabschnitt zwischen Beginn des Canalis Fallopii im Fundus des inneren Gehörganges und der medialen Begrenzung des Ganglion geniculi. Er mißt nach eigenen Untersuchungen an seiner vorderen (konkaven) Zirkumferenz 1,83 mm (1,00–3,40 mm) und an seiner dorsalen (konvexen) Biegungsfläche 2,94 mm (1,95–4,10 mm).

In diesem kurzen Verlaufsabschnitt hat der N. facialis einen sehr innigen Kontakt zum Labyrinth, indem er ventral unmittelbar um die basale Schneckenwindung zieht und nach dorsal in enge Beziehung zur Ampulle des lateralen Bogengangs kommt. Frakturen durch diese Region stellen die äußeren Querbrüche dar und dürften praktisch immer eine komplette Fazialisparese und einen kompletten Labyrinthausfall zur Folge haben.

c) *Ganglionäres Segment:* Es umfaßt die Region des Ganglion geniculi selbst, da es mit der Mehrzahl seiner pseudounipolaren parasympathischen Ganglienzellen wie eine Kappe dem (zweiten) Knie des N. facialis ventral aufsitzt. Durch das Ganglion zieht der N. petrosus superficialis major, Fasern des N. superficialis minor tangieren das Ganglion. Es besitzt eine Ausdehnung von etwa 3×3 mm. Das ganglionäre Segment ist sehr häufig bei Längsfrakturen betroffen.

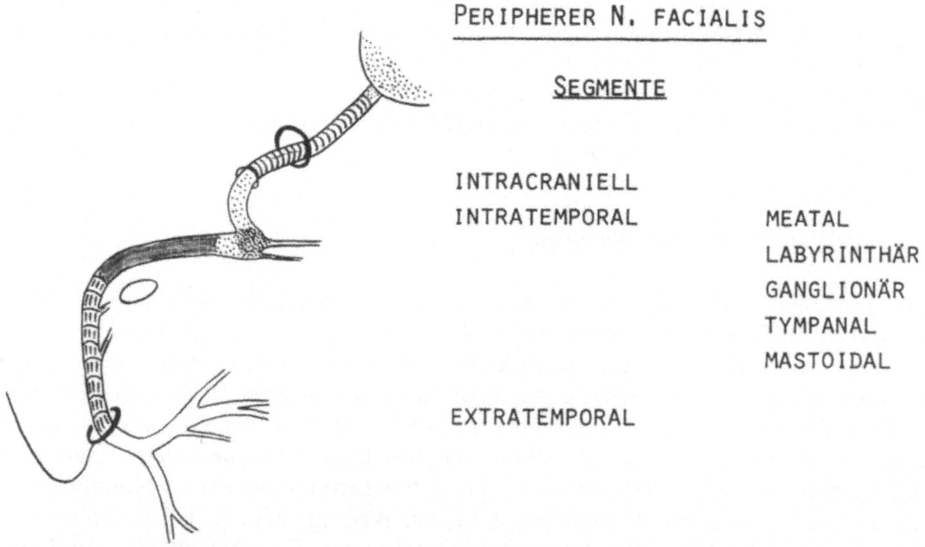

Abb. 17. Schema der einzelnen Fazialisabschnitte vom Hirnstamm bis zum Pes anserinus (von oben nach unten): intracranieller, intrameataler, labyrinthärer, ganglionärer, tympanaler, mastoidaler und extratemporaler Verlauf

d) *Tympanales Segment:* Dieser horizontale Schenkel des Verlaufs erstreckt sich entlang der medialen Wand des Epitympanons vom Ganglion geniculi bis zur Eminentia pyramidalis im Bereich des lateralen Bogengangs (drittes Knie).

e) *Mastoidales Segment:* Dieser auch als "vertikales" Segment bezeichnete Verlaufsabschnitt liegt zwischen dem dritten Knie in Höhe der Eminentia pyramidalis und dem Foramen stylomastoideum.

Aus seinem proximalen Drittel entspringt der N. stapedius. Im kranialwärts gerichteten Winkel zwischen N. facialis und N. stapedius findet sich zwischen dieser Nervengabel und der Fossa incudis posterior (kaudaler Brückenpfeiler) regelmäßig eine pneumatische Zelle, die nach ihrem Erstbeschreiber heute als "Wullstein-Zelle" bezeichnet wird. Durch ihre Eröffnung vom Mastoid aus läßt sich nicht nur lateral des M. stapedius ein sicherer Zugang zum Sinus tympani posterior gewinnen, sondern auch sehr zuverlässig der unmittelbar medial davon gelegene Fallopische Kanal indentifizieren. Diese Landmarke eignet sich somit für den "Einstieg" in die Freilegung und Neurolyse des Fazialis in seinem mastoidalen Segment.

Variabel, aber überwiegend am Übergang vom mittleren zum kaudalen Drittel schließlich tritt in einem nach kranial sehr spitzen Winkel die Chorda tympani in den N. facialis ein. Sie führt die sensorischen Fasern der Geschmacksknospen der vorderen Zweidrittel der gleichseitigen Zungenhälfte.

3. *Extra-temporaler Abschnitt*

Er liegt außerhalb des Schädels zwischen Foramen stylomastoideum und motorischen Endplatten der mimischen Muskulatur. Während der Nerv in seinem kurzen Verlaufsabschnitt quer durch die Fossa retromandibularis noch als einheitliches Faserbündel läuft, teilt er sich im Pes anserinus fächerförmig in seine Endäste auf.

Der N. intermedius, der seinen Namen der charakteristischen Lage zwischen N. facialis ventral und N. vestibulo-cochlearis dorsal verdankt und sich später mit dem Hauptstamm des N. facialis verbindet, führt efferente und afferente Fasern, die bei der klinischen Topodiagnostik des N. facialis von großer Bedeutung sind:
– präganglionäre Fasern für Tränendrüse, Gaumen- und Nasendrüsen;
– präganglionäre Fasern für die Unterkiefer- und Unterkieferzungenspeicheldrüsen;
– zentrale Fortsätze der Geschmacksfasern der Chorda tympani aus den vorderen Zweidritteln einer Zungenhälfte;
– funktionell eher unbedeutend auch Schmerzfasern.

Wegen der Kompliziertheit der autonomen Drüseninnervation wie auch der Geschmacksbahnen sollen diese im folgenden noch einmal stichpunktartig skizziert werden:

1. *Autonome Innervation der Glandula lacrimalis, Glandulae nasalis et palatini*

Nucleus salivatorius superior–N. intermedius–N. petrosus superficialis major–Ganglion pterygopalatinum–Umschaltung auf postganglionäre Fasern–N. zygomaticus–R. communicans c. nervo lacrimali–N. lacrimalis–Tränendrüse, oder Ganglion pterygopalatinum–N. palatini und N. nasales posteriores–Gaumen und Nasendrüsen.

2. *Autonome Innervation der Glandulae submandibularis et sublingualis*

Nucleus salivatorius superior–N. intermedius–Chorda tympani–Anlagerung an den N. lingualis (aus N. V3)–Ganglion submandibulare–Umschaltung auf postganglionäre Fasern–Unterkiefer- und Unterzungenspeicheldrüse.

3. *Geschmacksbahn*

Zungenschleimhaut (Geschmacksknospen) der vorderen Zweidrittel einer Zungenhälfte–Chorda tympani–Ganglion geniculi (hier liegen die bipolaren Geschmackszellen)–N. intermedius–Tractus solitarius–Nucleus tractus solitarii (Nucleus gustatorius).

In Verbindung mit dem motorischen N. stapedius für den gleichnamigen Mittelohrmuskel, der zwischen Ganglion geniculi und Chordaabgang dem Fazialisstamm entspringt, läßt sich eine recht genaue Topodiagnostik erreichen.

8.1 Diagnostische Grundlagen

Der N. facialis weist im Vergleich zu allen anderen Hirnnerven zwei Besonderheiten auf, die einen unmittelbaren Einfluß auf die an ihm durchzuführenden diagnostischen Maßnahmen haben:

– Der lange Verlauf durch das Os temporale (und zusätzlich durch den Kleinhirnbrückenwinkel) macht den Nerven für eine direkte neurologische Untersuchung (Funktionsprüfung) unzugänglich. Eine solche direkte neurologische Funktionsdiagnostik besteht normalerweise in einer Nervenreizung proximal der Läsionsstelle und gleichzeitigen Ableitung der Reizantwort distal davon. Aus der Veränderung typischer Parameter wie Amplitude, Latenz, Ermüdbarkeit etc. lassen sich Rückschlüsse auf den Grad der Schädigung ziehen.

Aufgrund der genannten anatomischen Gegebenheiten entzieht sich der N. facialis diesen Möglichkeiten, weshalb sich seine Funktionsdiagnostik bisher mit *indirekten* Methoden behelfen muß. Es liegt nahe, daß ihre Aussagen weniger verläßlich oder schwieriger zu interpretieren sind. Vor allem für die Ableitung einer Indikationsstellung zur operativen Intervention sollten diese Befunde auch mit anderen klinischen Befunden synoptisch bewertet werden.

– Der N. facialis ist ein gemischter Nerv, der alle vier Faserqualitäten (motorisch, sensorisch, sekretorisch-parasympathisch und sensibel) mit sich führt. Daraus ergibt sich ein vielfältiges Spektrum an Ausfallserscheinungen. Da andererseits diese verschiedenen Nervenfaseranteile an unterschiedlichen Stellen den „Hauptnerven" verlassen bzw. ihm zugeordnet werden, bietet sich durch Testung der Einzelkomponenten die Möglichkeit, den Ort der Schädigung einzugrenzen (sog. *Topodiagnostik*).

Im folgenden soll die Funktions- und Topodiagnostik soweit abgehandelt werden, wie sie für die Beurteilung von Fazialisparesen nach Felsenbeintraumen im Hinblick auf die Festlegung einer Operationsindikation für den praktizierenden HNO-Arzt wichtig ist.

8.2 Funktionsdiagnostik

8.2.1 Klinische Beurteilung

Sie konzentriert sich auf die motorischen Funktionen. Obwohl sich die mimische Muskulatur einer Gesichtshälfte aus insgesamt 16 einzelnen Muskeln zusammensetzt, lassen sich die Bewegungsmuster aufgrund synergistischer Aktivität auf *6 mimische Grundfunktionen* zurückführen:
1. Stirnrunzeln (M. frontalis),
2. Augenschließen (M. orbicularis oculi),
3. Naserümpfen (M. levator labii),
4. Zähnezeigen (Mm. zygomatici major et minor),
5. Mundspitzen (M. orbicularis oris),
6. Herabziehen der Mundwinkel (M. depressor anguli oris).

Alle anderen Bewegungen des Gesichtes sind Kombinationen aus diesen 6 Grundbewegungen.

Das Ziel jeder Muskelkontraktion besteht in
- Kraftentfaltung,
- Streckenverkürzung, d. h. Verkürzung des Abstandes zwischen Ursprung und
Ansatz des Muskels.

Die *Kraft* kann (und sollte!) im Seitenvergleich durch simultanes Auflegen der
Zeigefinger auf jene Regionen geprüft werden, wo die oben genannten Hauptmuskeln in den Weichteilen inserieren.

Die *Streckenverkürzung* läßt sich sinnvollerweise nur durch eine Abstandsmessung definierter Fixpunkte vor und nach der Muskelkontraktion bestimmen.
So läßt sich z. B. auch das Ausmaß der Streckenverkürzung des M. zygomaticus
dadurch beurteilen, wieviele Zähne des Oberkiefers freigelegt werden können.

Da uns die Beurteilung einer Distanz zwischen zwei Punkten durch ein metrisches System (hier
sinnvollerweise in mm) am logischsten, objektivsten und reproduzierbarsten erscheint, halten wir nach
wie vor an dem 1977 vorgeschlagenen und hinsichtlich des Defektheilungsindex 1979 gering modifizierten Bewertungsschema fest (Tabelle 8, S. 105; Stennert et al. 1976).

Wichtig ist die systematische Abfragung der Einzelkriterien in chronologischer Reihenfolge.

Auf dem Internationalen Fazialis-Symposium 1984 wurde die Empfehlung ausgesprochen, sich bei
der klinischen Bewertung der Fazialisfunktionen auf das von J. W. House (1983) erarbeitete Bewertungssystem international zu einigen (Tabelle 9). Es muß dem Leser das Urteil überlassen werden, ob

Tabelle 9. House-Schema des Paresegrades

Proposed facial nerve grading system.	I–VI	*Description*
Grade I. – *Normal.* Normal facial function in all areas.		
Grade II. – *Mild dysfunction.* Slight weakness noticeable only on close inspection. At rest: normal symmetry and tone. Motion: some to normal movement of forehead. Eye closure normal with minimal and maximal effort. Secondary defects: very slight synkinesis may be observed on close inspection. No contracture or hemifacial spasm.	I II III IV V VI	Normal Slight Moderate Moderately Severe Severe Total

Grade III. – *Moderate dysfunction.* Obvious, but not disfiguring difference between two sides; no functional impairment: noticeable, but not severe synkinesis, contracture and/or hemifacial spasm. At rest: normal symmetry and tone. Motion: slight to no movement of forehead; ability to close eye with maximal effort and obvious asymmetry. Patients with obvious, but not disfiguring synkinesis, contracture, and/or hemifacial spasm are Grade III, even if motor activity would place them in Grade II.

Grade IV. – *Moderately severe dysfunction.* Obvious weakness and/or disfiguring asymmetry. At rest: normal symmetry and tone. Motion: no movement of forehead; inability to close eye completely with maximal effort; asymmetrical movement of corners of mouth with maximal effort. Patients with synkinesis, mass action and/or hemifacial spasm severe enough to interfere with function are Grade IV regardless of degree of motor activity.

Grade V. – *Severe dysfunction.* Only barely perceptible motion. At rest: possible asymmetry with droop of corner on mouth and decreased or absent nasal labial fold. Motion: no movement of forehead; incomplete closure of eye and only slight movement of lid with maximal effort; slight movement of corner of mouth. Synkinesis, contracture, and hemifacial spasm usually absent.

Grade VI. – *Total paralysis.* Loss of tone; asymmetry; no motion; no synkinesis, contracture, or hemifacial spasm.

dieses Schema besser geeignet ist:
1. Um bei der Erstuntersuchung (die meistens extern der Klinik und durch einen Assistenzarzt erfolgt) den Status der Fazialisfunktionen danach sicher einzuordnen. Dies wird nach unserer Ansicht kaum ohne stets neuerliches aufmerksames Studieren der verbalen Definitionen nach House am Untersuchungsort möglich sein, da die aktive Kenntnis dieser komplexen Beurteilungen aus der Erinnerung nicht erwartet werden kann.
2. Daß spätere Untersucher im Rahmen eines „follow-up" zu vergleichbaren Beurteilungen und damit objektiv richtigen Eingruppierungen kommen.
3. Daß auch Einzelfunktionen (Grundfunktionen, wie sie oben beschrieben wurden) damit beurteilt und im „follow-up" adäquat dokumentiert werden können.

8.2.2 Elektrophysiologische Beurteilung

Eine ausführliche Abhandlung der Historie, der technischen Durchführung, der Aussagekraft sowie eine Bewertung von Vor- und Nachteilen der elektrophysiologischen Untersuchungsmethoden erfolgte im Rahmen des Hauptreferates 1981 (Stennert, S. 114–134). An dieser Stelle sollen spezielle Gesichtspunkte, die die Diagnostik am N. facialis bei Felsenbeintraumen betreffen, nochmals behandelt werden.

Nerve-excitability-Test (NET, minimal-threshold-Test)

Dieser Test wurde erstmals im Jahre 1872 von Duchenne angewendet und schließlich durch Publikationen von Laumans (1962) sowie Laumans und Jongkees (1963) populär gemacht. Nach Jongkees (1977) wird die Differenz zwischen der normalen und der paretischen Seite von *mehr als 3,5 mA als erstes Zeichen einer Gefahr* bewertet, so daß dann der Test nach einigen Stunden oder einem Tag wiederholt werden muß. Steigt die Reizschwellendifferenz über 3,5 mA *bis zu 20 mA,* so muß mit einer begrenzten Nervenfaserdegeneration und mit geringfügigen Sekundärdefekten gerechnet werden. Erreicht die Reizschwelle Werte *über 20 mA,* so zeigt dies nach Jongkees die Degeneration einer größeren Gruppe von Nervenfasern an, so daß nach Meinung des Autors eine bleibende Lähmung, Kontrakturen, Synkinesien, ein Spasmus oder Krokodilstränen das Endresultat sein können.

Beurteilung: Nicht empfehlenswert; der Test ist wenig zuverlässig und in seiner Aussagekraft anderen Verfahren unterlegen.

Begründung:
1. Innerhalb der ersten 4 Tage nach Beginn der Lähmung ist eine zuverlässige Aussage nicht möglich. Dies erklärt sich dadurch, daß die weiter proximal einsetzende Wallersche Degeneration in Abhängigkeit von ihrer Entfernung zum Reizort ca. 3–4 Tage braucht, um extratemporal wirksam zu werden. Aufgrund eigener Erfahrungen findet man um den 4. Tag herum, wenn der Test anzusprechen beginnt, sehr häufig sogar zunächst eine erniedrigte Reizschwelle auf der erkrankten Seite, wobei oft ein Fibrillieren in der Muskulatur zu beobachten ist. Die motorische Einheit durchläuft also sehr häufig zunächst ein Stadium der Übererregbarkeit, ehe sie ganz ausfällt. Für eine endgültige Beur-

teilung des Schädigungsausmaßes sind auch bei schwerwiegender Schädigung noch Kontrolluntersuchungen über mindestens zwei weitere Tage erforderlich.

2. Bei höheren Reizstärken, wie sie z. B. bei fortschreitender Degeneration, sehr fettiger Haut, stark entwickeltem subkutanen Fettgewebe, einer kräftigen Parotis erforderlich sind, wird häufig eine unangenehme Schmerzempfindung ausgelöst, die zu einer Verspannung der mimischen Muskulatur führt, wodurch die exakte Bestimmung der *minimalen* Reizstärke nicht mehr möglich ist. Auch Jongkees weist auf die unbedingte Notwendigkeit eines maximal relaxierten Patienten hin.

3. Ein regelmäßiger Seitenvergleich ist empfehlenswert, weil bei der Bestimmung der minimalen Reizstärke schon geringste Veränderungen des Hautwiderstandes sich in der Reizschwelle bemerkbar machen.

4. Der identische Reizpunkt muß stets aufs Neue sehr exakt wieder bestimmt werden, da schon geringe Abstandsänderungen zwischen Elektrode und Nerv zu Widerstandsveränderungen führen.

5. Bei batteriebetriebenen Reizgeräten muß darauf geachtet werden, daß nicht während der Verlaufsbeobachtung ohne regelmäßigen Seitenvergleich die Leistungskraft der Batterie nachläßt.

6. Die Beurteilung von Zeitpunkt und Ausmaß der Funktionswiederkehr ist nicht möglich. Diese persönliche Erfahrung steht in guter Übereinstimmung mit der Ansicht von May (1972).

Maximal-stimulation-Test (MST)

Nach May (1977) stellt der MST einen brauchbaren prognostischen Test für Patienten mit einer 3–10 Tage alten einseitigen Fazialisparese dar. Solange die Antwort auf die maximale Stimulation über 10 Tage normal bleibt, erleben nach den Angaben des Autors 88% der Patienten eine vollständige Erholung und 12% eine gute („fair") Funktionswiederkehr. Wenn die Muskelantwort abgeschwächt, aber noch nicht vollständig erloschen war, fanden sich in 73% vollständige Ausheilungen. In allen Fällen einer fehlenden Reaktion stellte sich normalerweise eine Funktionswiederkehr nicht vor dem 4. Monat ein, und in jedem Fall war diese selbst noch nach einem Jahr hochgradig inkomplett ("grossly incomplete"), wobei sich zusätzlich schwerwiegende Defektheilungen entwickelten.

Beurteilung: Nicht empfehlenswert; auch dieser Test ist in seiner Zuverlässigkeit der Kombination von EMG und NMG unterlegen.

Begründung:
1. Wie der NET gestattet auch der MST innerhalb der ersten 4 Tage keine verläßliche Aussage, was auch von May selbst eingeräumt wird.

2. Bei Verwendung eines Stimulationsgerätes, das mit einer Batterie betrieben wird, können ebenfalls während einer Verlaufsbeobachtung falsche Ergebnisse durch die nachlassende Leistung der Batterie entstehen.

3. May et al. (1986) berichten selbstkritisch, daß zwar bei allen Patienten mit fehlender Muskelantwort eine schlechte Funktionswiederkehr mit ausgeprägten Sekundärdefekten bestand, daß umgekehrt aber bei Patienten mit normaler

oder herabgesetzter Reaktion die Vorhersage nicht sicher möglich war: 12%
der Patienten mit normaler Antwort erlebten später eine unvollständige Heilung, während 27% der Patienten mit verminderter Reaktion eine vollständige
Funktionswiederkehr hatten.

Elektroneuromyographie (NMG, ENG, ENoG, EEMG)

Im Prinzip ist die bereits von Cohen und Brumilk (1969) sowie von Satoh (1969)
für die Untersuchung des N. facialis beschriebene und später von Esslen (1973,
1977), Fisch (1973, 1977) und Fisch und Esslen (1972) stark propagierte Methode
genauso ein Nervenerregbarkeitstest wie der NET und MST. Der Unterschied besteht lediglich in zwei Details:
1. Die Reizung des extratemporalen Fazialisstammes erfolgt in diesem Fall
   supramaximal.
2. Die Muskelantwort wird nicht mit dem Auge „registriert", sondern mit Hilfe
   eines Oberflächenelektromyogramms. Es handelt sich also um ein *evoziertes
   Oberflächen-EMG* mit Ableitung eines Summationspotentials.

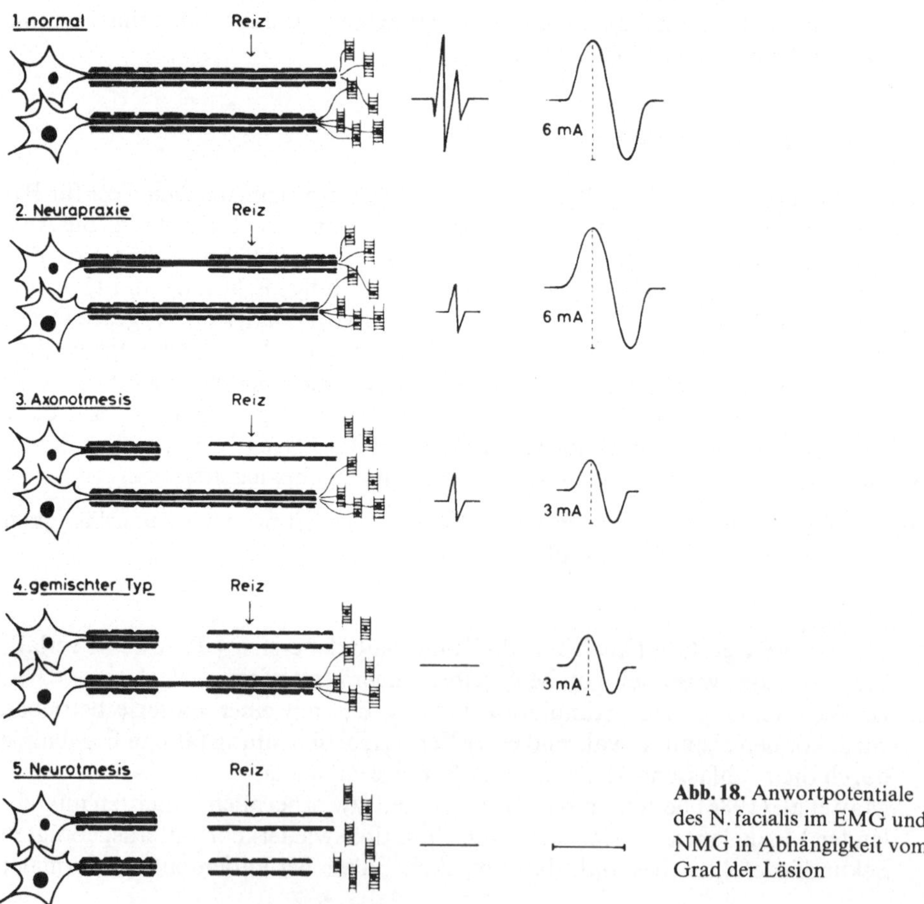

Abb. 18. Anwortpotentiale
des N. facialis im EMG und
NMG in Abhängigkeit vom
Grad der Läsion

Die bereits von Cohen und Brumilk (1969) gewählte Bezeichnung *Elektro-neuro-myo-graphie* würde deshalb auch nach unserer Meinung diese Untersuchungsform am korrektesten beschreiben.

Die relative Amplitudengröße auf der erkrankten Seite (d. h. im Vergleich zur Amplitudengröße der gesunden Seite) soll direkt proportional zur Anzahl der noch intakten Axone sein. So lange also nur eine Neurapraxie, d. h. segmental Demyelinisierung proximal der Reizstelle vorliegt, ist die Amplitude des Summationspotentials ebenso groß wie auf der gesunden Seite. Erst wenn eine zunehmende Zahl von Nervenfasern der Wallerschen Degeneration anheim fällt, also eine Axonotmesis vorliegt, kommt es entsprechend der Zahl dieser degenerierten Nervenfasern zum Absinken der Amplitude (Abb. 18).

Bezüglich der Indikationsstellung für eine operative Intervention gibt Esslen (1973) die in Tabelle 10 wiedergegebene Beziehung zwischen Funktionsausfall und Dauer der Lähmung an. Eine Indikation zur Operation ist nach Esslen dann gegeben, wenn aufgrund dieser Tabelle eine unsichere oder schlechte Prognose zu erwarten ist.

Beurteilung: Der Test ist *in Kombination mit dem konventionellen EMG* sehr hilfreich und somit empfehlenswert.

Für eine korrekte Darstellung des Summenaktionspotentials ist eine routinierte Technik erforderlich: Schon geringe Verschiebungen der einen oder anderen Elektrode verändern Form und Amplitude erheblich. Von May (1986) wurde vorgeschlagen, die Ableitung in der Region der Nasenflügel durchzuführen, um Überleitungen von der gesunden Gegenseite zu vermeiden (Abb. 19). Infolge der supramaximalen Reizung kann es zusätzlich zu Fehlregistrierungen durch die gleichzeitige Erregung des M. masseter kommen.

Tabelle 10. Diagramm zur Prognose über den zu erwartenden Krankheits- bzw. Heilverlauf in Abhängigkeit von der Relation zwischen dem Ausmaß der Nervenfaserdegeneration, ermittelt durch das NMG und der seit Lähmungsbeginn verstrichenen Zeit (Esslen 1977)

Ausmaß der Degeneration	Tag seit Lähmungsbeginn				
	4.	6.	8.	10.	12.
Bis 30%	+				
40%	(+)	+			
50%	?	(+)			
60%		?	+		
70%			(+)		
80%			?	+	
90%				(+)	+
95%				?	(+)
Über 95%					?

+ = gute Prognose; (+) = wahrscheinlich günstige Prognose;
? = unsichere oder schlechte Prognose.

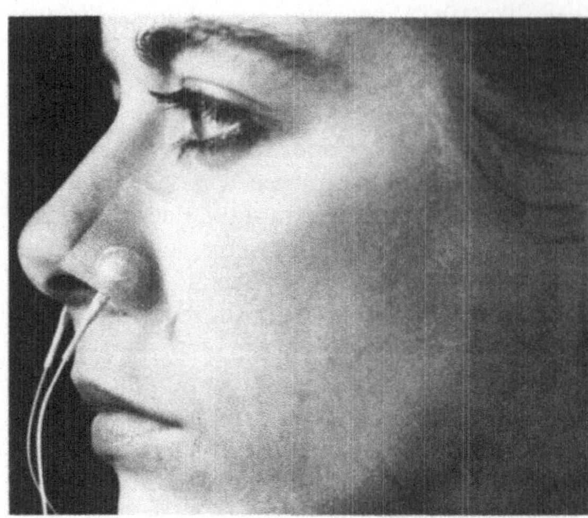

Abb. 19. Ableitelektrodenpositionierung beim NMG zur sicheren Vermeidung einer Überleitung von der gesunden Seite (nach Blumenthal u. May 1986)

Die von Satoh (1969) u. a. angegebene Ableitung mittels Nadel-Elektromyographie nach Maximalstimulation läßt begrenzt eine Beurteilung veränderter Einzelantwortpotentiale zu, jedoch keinen Seitenvergleich, so daß sie der Oberflächenableitung unterlegen ist.

Nadelelektromyographie (EMG)

Technik:
Eine korrekte und vollständige Untersuchung der Fazialismuskulatur setzt eine genaue Kenntnis ihrer topographischen Anatomie voraus. Eine kleine Hilfe hierfür mag nochmals die Abbildung 20 geben, in der die funktionell und kosmetisch wichtigsten Muskeln dargestellt sind. Die Muskulatur sollte nicht im unterkühlten Zustand untersucht werden.

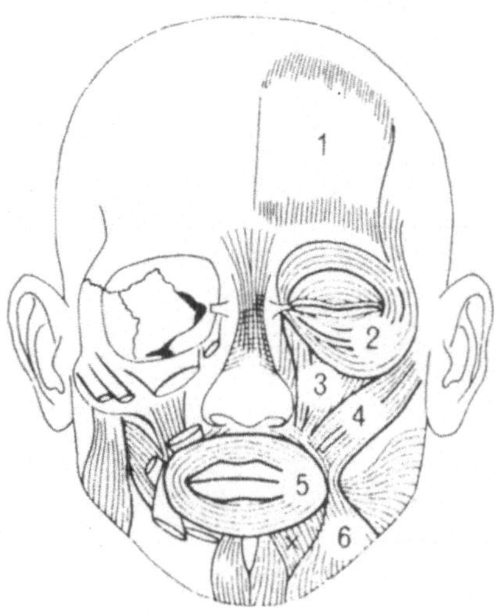

Abb. 20. Darstellung der funktionell wichtigsten mimischen Muskeln für die Nadel-Elektromyographie (aus Miehlke et al. 1981)
(1 = M. frontalis; 2 = M. orbicularis oculi; 3 = M. levator labii sup.; 4 = Mm. zygomatici maior et minor; 5 = M. orbicularis oris; 6 = M. depressor angulioris)

Um die Funktion des Gesamtnerven zu beschreiben, reicht es im allgemeinen aus, die Dichte des Aktivitätsmusters in den folgenden, allgemein üblichen Stadieneinteilungen anzugeben: normales bis gelichtetes Interferenzbild, Übergangsmuster, Einzelentladungsmuster (mehr als 5 MAP pro Muskel), Einzelentladungen (bis zu 5 MAP pro Muskel), Null-EMG.

Bei Ableitungen aus dem M. orbicularis oris in Fällen einer länger bestehenden Parese ist daran zu denken, daß durch sog. „sprouting" von der gesunden Seite her eine teilweise Reinnervation der paretischen Seite etwa 1–1,5 cm über die Medianlinie hinaus erfolgen kann. In der übrigen Gesichtsmuskulatur gibt es eine Innervation von der Gegenseite her nicht!

Beurteilung:

Unter allen elektrophysiologischen Untersuchungsmethoden stellt das Nadel-EMG die sensitivste und selektivste Methode dar. Vor allem zur Abklärung langsam progredienter Druckschädigungen kann auf das EMG nicht verzichtet werden. Auch für die Beurteilung des Umfangs *partieller* akuter Schädigungen ist seine Anwendung von größtem Wert.

Selbst bei hochgradigen Schädigungen können noch ganz vereinzelte, weder klinisch noch mit irgendeiner anderen Methode nachweisbare funktionstüchtige motorische Einheiten gesichert werden.

Die bisher noch mit Auge und Ohr vorgenommene Auswertung des EMG wird zunehmend automatisiert (Thumfart et al. 1985), wobei sich die mit Tonband und Computer gespeicherten Befunde mittels vom Auge nicht erfaßbarer Parameter weiter analysieren und differenzieren lassen.

Das EMG hat den unvergleichlichen Vorteil gegenüber allen anderen Methoden, daß man durch die Beurteilung der Dichte des Aktivitätsmusters bzw. seiner zunehmenden Lichtung *von der ersten Minute der Schädigung an* sich ein recht genaues Bild über Ausmaß und Geschwindigkeit des progredienten Funktionsausfalls machen kann.

Schließlich stellt das EMG die einzige Methode zum sicheren Nachweis einer *Reinnervation* mit exakter Bestimmung des Zeitpunkts und des Umfangs dar, auch wenn klinisch noch in keiner Weise eine solche Reneurotisation erkennbar ist. (Die zuvor genannten Elektrotests liefern selbst nach einer klinisch nachweisbaren Funktionsrückkehr noch keinerlei verwertbare Daten.)

Nachteile:
1. Wie die Neuromyographie verlangt auch das EMG eine entsprechende technische (und damit kostenintensive) Ausstattung.
2. Die richtige Ableitung und vor allem Interpretation elektromyographischer Befunde setzt gute allgemeine Grundkenntnisse der Elektromyographie und spezielle Erfahrungen an der Fazialismuskulatur voraus.
3. Während das Oberflächen-EMG ohne jegliche subjektive Belästigung ist, wird das Nadel-EMG unterschiedlich toleriert. Nach langjähriger Erfahrung können wir aber sagen, daß bei entsprechender Technik auch ausgedehnte und wiederholte Untersuchungen ohne Bedenken zumutbar sind (Abb. 21).

In conclusio: Wir halten das sorgfältig aus allen genannten Muskeln abgeleitete Nadel-EMG unter allen heute zur Verfügung stehenden Methoden für diejenige,

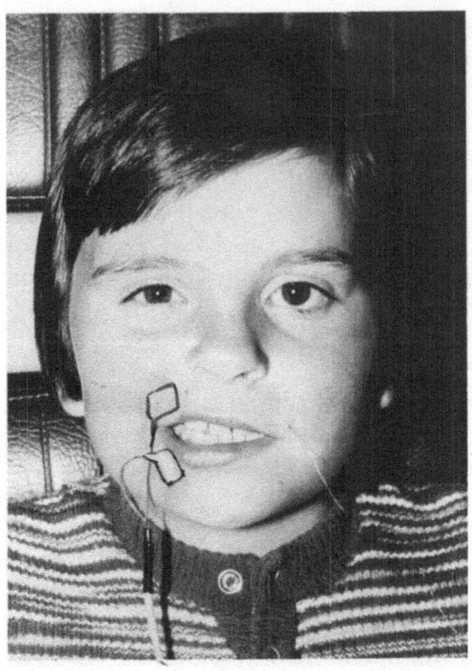

Abb. 21. Oberflächen- und Hooked-wire
(Kupferdraht, 80 µ)-EMG bei kindlicher
Felsenbeinfraktur

mit der zu jedem Zeitpunkt die zuverlässigste Aussage über den Funktionszu-
stand des N. facialis gemacht werden kann. In Verbindung mit dem NMG lassen
sich damit die am besten abgesicherten Operationsindikationen stellen.

8.2.3 Indikationen zur Operation

Bei Sofortparesen

1.–6. Tag nach Trauma: Da zu diesem Zeitpunkt die Stimulationsteste noch keine
oder nur unsichere Informationen ergeben, erfolgt die Indikationsstellung mit
Hilfe des EMG:

● Findet sich bereits bei der Erstuntersuchung während dieses Zeitraums ein kom-
plettes „Null-EMG" (Willküraktivität in allen 6 Hauptmuskeln erloschen), so besteht die Indikation zur Operation.

7.–14. Tag nach Trauma: Jetzt wird die EMG-Untersuchung durch das NMG ergänzt. Zeigt sich im Neuromyogramm nicht sofort eine hochgradige Axon-Dege-
neration (90% und mehr), so muß diese Untersuchung als Verlaufsbeobachtung
täglich wiederholt werden.

● Sobald im EMG eine motorische Stille („Null-EMG") oder nur noch vereinzelte
Aktionspotentiale (AP) nachweisbar sind und im täglich wiederholten NMG eine
Degeneration (Abfall der Amplitude des Antwortpotentials von 90% und mehr)
erreicht wird, besteht die Indikation zur Operation.

3.–8. Woche nach Trauma: Nach Ablauf von 14 Tagen läßt sich auch mit Hilfe
des EMG eine Axonotmesis durch den Nachweis von Spontanaktivitäten (Fibril-

lationen, positive scharfe Wellen) von einer Neurapraxie unterscheiden. Die Aussagekraft des EMG nimmt dadurch nochmals zu. Dennoch sollte es mit den Befunden des NMG auch in dieser Phase korreliert werden. Gegen Ende des 2. Monats kann außerdem bereits eine beginnende Erholung von Neuriten aus dem Stadium der Neurapraxie erwartet werden, was nur durch das Nadel-EMG nachweisbar ist.

Da in dieser Zeit mit einer Progredienz der neurophysiologischen Parameter einer schweren Sofortläsion nicht mehr zu rechnen ist, genügt die *einmalige* sorgfältige Befunderhebung. Es gelten dann folgende Kriterien:

● Wenn im EMG eine weitgehend oder vollständig erloschene Willküraktivität und gleichzeitig eine rege Spontanaktivität vorliegt und im NMG eine Nervenfaser-Degeneration von 90% und mehr nachweisbar ist, besteht die Indikation zur Operation.

3.–6. Monat nach dem Trauma: Kommt ein Patient in dieser Zeit erstmals zur Diagnostik, so gelten die oben angeführten Kriterien. Sind diese Kriterien für eine Fazialisrevision nicht erfüllt, werden monatliche Kontrolluntersuchungen durchgeführt, um die in dieser Phase (2. Quartal) zu erwartende Funktionserholung zu erfassen.

Der frühe Nachweis einer Reinnervation einerseits in Form originärer Muskelaktionspotentiale (MAP) neurapraktischer Fasern, andererseits als Reinnervationspotentiale (RIP) degenerierter Fasern gelingt ausschließlich mit dem Nadel-EMG.

● Sind die genannten Zeichen der Reinnervation nachweisbar, besteht *keine* Indikation für eine Operation.

Ab 6. Monat nach dem Trauma: Von diesem Zeitpunkt an (3. Quartal) ist eine Funktionswiederkehr auch klinisch beurteilbar.

● Bleibt diese klinische Erholung unbefriedigend, ist dem Patienten eine explorative Neurolyse mit evtl. Nervenplastik zu empfehlen.

Bei Spätparese

1.–6. Tag nach dem Trauma: Bei Paresen, die erst nach Stunden oder Tagen eintreten, ist unter folgenden Voraussetzungen eine konservative Therapie nach dem Infusionsschema (Tabelle 11) erforderlich:
1. Eine persistierende oder latente Blutung muß ausgeschlossen sein.
2. Die Diagnose „Spätparese" setzt den sicheren Nachweis einer primär intakten Fazialisfunktion direkt nach dem Trauma voraus.

● *Ab 7. Tag nach Trauma:* Von diesem Zeitpunkt ab gelten dieselben Kriterien wie bei den Sofortparesen (Tabelle 12).

Trigemino-fazialer Reflex (TFR):

Dieser Reflex ist schon lange als Blinkreflex bekannt (Overend 1896) und wurde erstmals von Kugelberg (1952) elektromyographisch genauer analysiert. Im amerikanischen Schrifttum ist er als Myerson-Test beim Parkinsonismus bekannt

Tabelle 11. Felsenbeinfrakturen, Sofort- und Spätparese. Indikationen für chirurgisches Vorgehen (Stennert 1984)

Zeit	Testverfahren	Befund
Sofortparese		
Tag 1–6	Elektromyographie	Elektrische Stille (0-EMG) (keine Aktionspotentiale)
Tag 7–14	Elektromoygraphie Elektroneuromyographie	Elektrische Stille oder Einzelentladungen 90% und mehr Amplitudenabfall
Woche 3–8	Elektromyographie	0-EMG oder Einzelentladungen; Spontanaktivitäten (Fibrillationen)
	Elektroneuromyographie	90% und mehr Amplitudenabfall ($=$ Axonotmesis)
Monat 3–6	Elektromyographie	Keine Reinnervationszeichen
Über 6 Monate		Klinisch keine Funktionswiederkehr
Spätparese		
Tag 1–6	Nicht erforderlich	(Konservative Therapie)
Folgezeit	Gleiche Testverfahren wie bei Sofortparesen	Gleiche Befunde wie bei Sofortparesen

Tabelle 12. Therapieschema für die idiopathische (Bell'sche) Fazialisparese (Stennert 1980)

Behand-lungs-tage	Dextran 40[a] mit Sorbit oder Mannit: 5–10% (ml/Tag)	Pent-oxi-fyllin[b] (ml/Tag)	Cortison[c] Prednisolon-Äquv. (mg/Tag) < 70 kg KG	> 70 kg KG	Substitution
1	2 × 500/16 Std.	10	200	250	
2	2 × 500/16 Std.	10	200	250	1. Kalium[e]
			per in-		
3	2 × 500/16 Std.*	15	fusionen 150		
4	500/ 8 Std.	15	150		
5	500/ 8 Std.	15	100		
6	500/ 8 Std.	15	100		2. Flüssigkeit[f]
7	500/ 8 Std.	15	75		per os oder
8	500/ 8 Std.	15	50		per infusionem
9	500/ 8 Std.	15	per os[d] 40		($\sim$1000 ml/Tag
10	500/ 8 Std.	15	zirkadian 20		unter
11		**	(6–8 Uhr) 15		HT-Kontrolle)
12			12,5		
13			10		
14			7,5		
15			5		
16			2,5		
17			2,5		
18			2,5		

* Die initiale Therapie mit 2 Infusionen pro Tag soll insgesamt 3 × 24 Std. umfassen. Die Behandlung kann nach dem dritten Tag auch ambulant erfolgen.
** Evtl. für eine weitere Woche täglich 2 × 1 Dragee Trental 400.
[a] Onkovertin N mit Sorbit 5%.   [d] Ultralan.
[b] Trental.   [e] Kalinor Brause-Tbl.
[c] Solu-Decortin H.   [f] Sterofundin.

(hier im Gegensatz zum Gesunden ein nicht ermüdbarer Reflex). Speziell zur Untersuchung des N. facialis, der in diesem Reflexbogen den efferenten Schenkel darstellt, wurde er bisher nur wenig eingesetzt (Manz u. Schenck 1975; Molina et al. 1977; Stennert et al. 1977a).

Beurteilung: Der Test ist in der Akutphase empfehlenswert bei allen nicht kooperativen (stark somnolenten oder komatösen) Patienten.

Begründung:
  1. In den ersten 4–6 Tagen nach dem Trauma sind die Stimulationsteste ohne sichere Aussage. Das EMG verlangt, daß der Patient gezielte Willkürbewegungen ausführen kann. Beim nicht-kooperativen Patienten ist man deshalb auf Reflexantworten angewiesen. Da zumindest die R1-Komponente „monosynaptisch" auf Hirnstammebene vom N. trigeminus auf den N. facialis umgeschaltet wird, bleibt er bei allen leichteren Komastadien erhalten.
  2. Die Technik ist einfach: Es wird mit einer bipolaren Oberflächenelektrode der N. supraorbitalis gereizt und von der Fazialismuskulatur (am besten vom M. orbicularis oculi) ebenfalls mit einer bipolaren Oberflächenelektrode das Antwortpotential, bestehend aus zwei charakteristischen Komponenten, abgeleitet.
  3. Wenn eine EMG-Ableitung nicht möglich ist, kann er auch vereinfacht als Blinkreflex durch leichten Schlag, z. B. mit einem Reflexhammer auf die Glabella (Glabellareflex) ausgelöst und am M. orbicularis oculi beobachtet werden.

8.3 Topodiagnostische Teste

Die topodiagnostischen Teste des peripheren Fazialis (prinzipiell ist auch die Unterscheidung in zentrale und periphere Parese bereits eine Topodiagnostik) werden bestimmt durch die Prüfung der verschiedenen motorischen, sensorischen und parasympathischen Faseranteile des N. facialis (Abb. 22):
N. petrosus superficialis major,
N. stapedius,
Chorda tympani.
Sie beinhalten also den Schirmer-Test, die Messung des Stapediusreflexes, des Geschmackes und evtl. des Speichelflusses.

Schirmer-Test

Lackmus-Filterpapierstreifen werden in den unteren Konjunktivalsack beider Augen ohne Anästhesie desselben eingehängt. Vorher sollten beide Augen mit einem Tupfer wegen eines Tränensees bei Lagophthalmus der paretischen Seite ausgewischt werden. Neuere japanische Untersuchungen plädieren für das Einhängen eines Wollstreifens in das Oberlid zur Beseitigung derartiger Artefakte. Die Teststreifen sollen über 5 min liegen bleiben und eine Benetzung von mindestens 1,5 cm aufweisen. Ist dies nicht der Fall, wird der Schirmer-Test mit Provokation durch Schnüffeln von konzentrierter Essigsäure durchgeführt. Der Test gilt als pathologisch, wenn eine Seitendifferenz von mehr als 30% vorliegt (Gontier u. Fisch 1976).

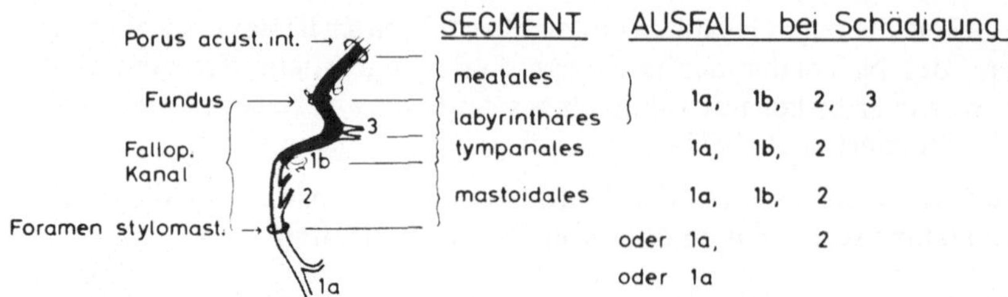

1 = MOTORISCHE FASERN

1a Versorgung ges mimische Muskulatur   periph Parese aller Äste

1b Versorgung M stapedius   fehlender Stapedius-Reflex
                                                  Hyperakusis

2 = SENSORISCHE FASERN

Versorgung vordere $^2/_3$ der Zunge   Hypo- oder Ageusie

3 = SEKRETORISCHE FASERN

Versorgung: u.a. Tränendrüse   Schirmer-Test positiv

Speicheldrüsen   Salivations-Test positiv

Abb. 22. Schema topodiagnostischer Testmöglichkeiten bei Fazialisparese

Beurteilung: Hinsichtlich der Topodiagnostik ist dies ein sehr verläßlicher Test, der objektiv und in Ergänzung zu den elektrophysiologischen Tests sicher geeignet ist für eine Indikationsstellung zu einem Eingriff oberhalb des Ganglion geniculi. May (1986) schränkt allerdings ein, daß auch eine isolierte Schädigung des N. petrosus superficialis major irrtümlich eine Schädigung des N. facialis am Ganglion geniculi vortäuschen kann.

Stapediusreflextest

Bei suprastapedialen Läsionen fällt die über Impedanzmessung des Ohres ableitbare Reaktion des Muskels aus. Eine erhöhte Schwelle der betroffenen Seite und eine Differenz von 10 dB oder mehr für 3 Frequenzen im Vergleich zur normalen Seite ist pathologisch (Ekstrand u. Glitterstam 1979). Betont wird von May (1986), daß nach Möglichkeit eine ipsilaterale Auslösung des Reflexes stattfinden sollte, sofern nicht der Hörnerv dieser Seite betroffen ist. Bei schweren Felsenbeintraumen und Längsfrakturen mit Gehörgangsverletzung kommt diese Untersuchungsmethode nicht in Betracht.

Geschmacksprüfung

Eine Geschmacksstörung der vorderen Zweidrittel der Zunge kann bei Fazialisläsionen proximal des Abgangs der Chorda tympani auftreten. Gestört sind die

4 Geschmacksqualitäten süß, sauer, salzig und bitter, die sowohl qualitativ sowie semiquantitativ allerdings nur bedingt seitengetrennt überprüft werden können (Börnstein 1940; Wiberg 1971). Angeblich genauer ist mittels elektrogustometrischer Messung (Krarup 1958; Tomita et al. 1974; Rollin 1973) und vor allem seitendifferent eine Störung des „elektrischen" Geschmacks in Mikroampère zu ermitteln.

Pathologische Werte:
Trotz der breit gestreuten Geschmacksschwellenvariationen (Thumfart et al. 1980) ist eine Geschmacksseitendifferenz der Zunge beim Gesunden minimal, so daß eine pathologische Schwellenerhöhung vor allem mit der Elektrogustometrie leicht festgestellt werden kann. Es ist allerdings zu bedenken, daß es schon bei relativ niedrigen Reizstärken (unter pathologischen Bedingungen bereits unter 50 A – Rollin 1973) zu einer gleichzeitigen Stimulation des sensiblen N. lingualis kommt, wodurch Fehlinterpretationen entstehen können.

Die Elektrostimulation der sensorischen Geschmacksknospenzellen löst einen säuerlich-metallischen Geschmack aus. Ein Seitenunterschied von 4 dB (2 EGU = electrogustometric units) wird als pathologisch angesehen. Sehr starke Geschmacksreize können einen Trigeminusreiz und damit falsch positive Resultate bewirken.

Blumenthal und May (1986) haben auf die Möglichkeit der objektiven Beurteilung des Chordaausfalls an der Zunge mittels Mikroskop hingewiesen: etwa 10 Tage nach Ausfall der Chorda tympani verschwinden im Vergleich zur gesunden Seite die Geschmacksknospen der befallenen Seite mikroskopisch sichtbar. Damit besteht ohne die subjektiven Angaben des Patienten eine Beurteilungsmöglichkeit für einen objektivierbaren Chorda tympani-Ausfall.

Speichelflußtest

Dieser Test der parasympathischen Chorda tympani-Funktion wurde von Magielski und Blatt (1958) eingeführt. Er wurde von May (1986) weiter differenziert. Er vergleicht die Anzahl der Speicheltropfen beider kanulierter Submandibulardrüsenausführungsgänge über 5 min während spontaner und stimulierter Sekretion (letztere mit Zitronensäure 1% und 6%).

Pathologische Werte:
Das Verhältnis des Sekretflusses auf der Seite der Fazialisparese und der normalen Seite wird als Quotient q angegeben. Der Speichelfluß ist pathologisch vermindert bei Werten von q unter 0,69 (1%ige Zitronensäure) und q unter 0,73 (6% ige Zitronensäure). Dieser Test wird von Ekstrand u. a. als objektiver Test der Chorda tympani angesehen. Wegen der Schwierigkeit der Sondierung des Submandibularisausführungsganges und der leichteren Durchführbarkeit des Geschmackstestes sowie der Möglichkeit der mikroskopischen Geschmacksknospenuntersuchung hat dieser Test allenfalls noch ergänzende Bedeutung.

8.4 Abschließende Bemerkungen zur Fazialisdiagnostik und Topodiagnostik

Als generelle Einschränkung der *topodiagnostischen Teste* muß gelten, daß im Verlauf von Felsenbeintraumen auch die unterschiedlichen Faseranteile des N. facialis an verschiedenen Orten des Felsenbeins isoliert geschädigt werden können. Dies ist leicht vorstellbar für die Chorda tympani bei mastoidalen Frakturen. Auf die Schwierigkeit der Stapediusreflexschwellenmessung beim traumatisierten Felsenbein wurde bereits hingewiesen.

Als allgemein verläßlich und weltweit durchgeführt (Griffin 1979; Yanagihara u. Kishimoto 1972; Fisch 1979 u. a.) gilt der Schirmer-Test, nach May (1986) allerdings als Indikation für den operativen Zugang zum Ganglion geniculi und weiter proximal nur dann, wenn *sämtliche* topologischen Teste ausgefallen sind. Bei kindlichen Felsenbeintraumen sind die Teste mit Ausnahme des Schirmer-Testes nur mit Einschränkung durchführbar (Thumfart 1983).

Eine Indikationsstellung allein aufgrund klinischer Parameter genügt nicht zur operativen Behandlung einer frakturbedingten Fazialisparese. Auch läßt uns in vielen Fällen die Röntgendiagnostik im Stich. Hier können nur kombinierte *elektrodiagnostische Verfahren* Aufschluß über die Art und den Schweregrad der vorliegenden Nervenschädigung geben.

Die *Einteilung in Früh- und Spätparese* kann ebenfalls keine absolute Operationsindikation bei frakturbedingten Lähmungen darstellen. Insbesondere wird leider auch heute noch bei polytraumatisierten Patienten, die in der Regel auf einer Intensivstation behandelt werden, die Beobachtung einer Fazialisparese oft erst nach Tagen, wenn nicht nach Ablauf von Wochen gemacht. Bebear (1983) beschrieb nicht nur 70% Sofortparesen und 30% Spätparesen in seinem Krankengut, sondern er beobachtete *nur für 20% der Sofortparesen eine Spontanremission!*

Es soll abschließend aber mit Nachdruck betont werden, daß sich die Beurteilung eines Patienten mit Zustand nach Schädeltrauma und insbesondere die Indikation zur operativen Versorgung als Synopse aus klinischen, radiologischen und neurophysiologischen Befunden ergibt. Dies kann gelegentlich schwierig sein, wenn widersprüchliche Befunde vorliegen. Hier können die gegebenen „Richtlinien" nicht von der Aufgabe befreien, nach sorgfältigem Abwägen der Einzelbefunde zu einem eigenverantwortlichen Entschluß zu finden.

9 Indikationen und Zeitplan der Versorgungsmaßnahmen

Zur Orientierung bei der Abwägung der verschiedenen Gesichtspunkte bezüglich einer Operationsindikation seien im folgenden noch einige Überlegungen zusammengefaßt:

9.1 Vitale Indikationen

Hierzu gehören:
1. Hirndrucksteigerungen.
2. Starke Blutungen.

Dem in der Schädelbasischirurgie versierten Otochirurgen erwachsen hierzu zunehmend Aufgaben bei der Versorgung von Blutungen aus der A. meningea media und dem Sinus sigmoideus, wobei Hirnläsionen und ausgedehntere Duradefekte über dem Felsenbein ebenfalls über den transtemporalen Zugang extra-, in Ausnahmefällen intradural otochirurgisch gedeckt werden können (Wigand 1983).

9.2 Absolute Indikationen

Sie sind nicht unmittelbar lebensrettend, jedoch zur Vermeidung sekundär lebensbedrohlicher Komplikationen unumgänglich. Hierzu gehören:
1. Offene Hirnverletzungen.
2. Penetrierende Fremdkörper.
3. Liquorrhöen, die nicht innerhalb von 8 Tagen spontan sistieren.
4. Pneumokranium.
5. Trümmerfrakturen.
6. Posttraumatisches Cholesteatom.

9.3 Relative Indikationen

Sie dienen der Therapie oder Prävention funktioneller Schäden. Hierzu gehören:
1. Fazialisparese.
2. Perilymphfistel.
3. Persistierende Trommelfellzerreißung.
4. Gehörgangstenosen.
5. Persistierende Schalleitungsstörungen.

Obwohl die bleibende Entstellung durch eine nicht sachgemäß behandelte Fazialisparese ebenso wie die drohende einseitige Ertaubung durch eine Perilymphfistel – gemessen an vitalen Kriterien – „nur" relative Indikationen darstellen, sollte deren Versorgung aus psychosozialer Indikation jedem Arzt ein ernsthaftes Anliegen sein.

9.4 Zeitpunkt für eine operative Intervention

Alle vitalen Indikationen erzwingen logischerweise ein umgehendes Handeln. Diese betreffen nur in Ausnahmefällen (z. B. starke Blutungen aus der Schädelbasis) den HNO-Chirurgen.

Der Zeitpunkt für alle anderen chirurgischen Eingriffe wird – von einer einzigen Ausnahme abgesehen – vom Allgemeinzustand des Patienten bestimmt. Sobald dieser Zustand die Operation erlaubt, sollte sie durchgeführt werden.

Die Ausnahme betrifft die frische Otoliquorrhö bzw. Pseudo-Rhinoliquorrhö, deren spontanes Sistieren über einen Zeitraum von 8 Tagen abgewartet werden kann. Wenn sie über diesen Zeitraum hinweg weiter fortbesteht, ist ein chirurgisches Handeln erforderlich.

9.5 Anästhesiologische Gesichtspunkte

Sie können hier nur angedeutet werden. Sie spielen u. a. eine Rolle, weil ein Patient mit einem schweren Schädeltrauma Autoregulationsdefekte aufweisen kann. In diesen Fällen muß der Anästhesist versuchen, den pathologischen Reaktionen auf den chirurgischen Reiz entgegen zu wirken. Nach Mc Dowall (1983) erhöht der Halothaneinsatz beim schädelverletzten Patienten den intracraniellen Druck, dilatiert die Hirngefäße, kann die Autoregulationsmechanismen zusätzlich stören und die Blutliquorschranke schwächen.

Auf der anderen Seite können aber auch die während der Narkose verabreichten Hypnotika den intrakraniellen Druck senken und wahrscheinlich infolge ihrer vasokonstriktiven Aktivität die Autoregulation verbessern. Zusätzliche Analgetika helfen, die reflektorische Hypertension auf chirurgische Reize zu reduzieren. Darum bedarf auch der komatöse Patient dieser Analgesie. Dennoch stellt die chirurgische Primärversorgung des Schädeltraumatisierten, vor allem des komatösen Patienten noch immer einen erheblichen Risikofaktor dar, so daß bei dieser Patientengruppe nur bei den vitalen Indikationen eine Operation durchgeführt werden sollte.

9.6 Wahl des operativen Zugangsweges

Er ergibt sich aus der Synopse von klinischem, röntgenologischem und elektrophysiologischem Befund. Der Zugangsweg kann dabei transmastoidal, transtympanal, epitympanal, transtemporal sowie translabyrinthär bzw. kombiniert erfolgen. Meist wird eine Kombination von transmastoidal-transtympanal und transtemporal vor allem zur erfolgreichen Fazialisrekonstruktion erforderlich (Thumfart et al. 1980).

Für maximal destruierte Felsenbeine kann auch der von Samii (1983) angegebene kombinierte subokzipital-transmastoidale Zugang zur Fazialisrekonstruktion erwogen werden (intra-extrakranielle Fazialisanastomose).

Bei kleineren Duraläsionen im Bereich des Tegmen von Mittelohr, Antrum und Mastoid sowie mastoidalen Frakturen mit und ohne Sinus-Beteiligung stellt sich nach wie vor die Indikation zum transmastoidalen Vorgehen mit otochirurgischer Duraplastik. Für extrem zertrümmerte Felsenbeine ohne Stabilisierungsmöglichkeit bietet das transtemporale-extradurale Vorgehen eine sichere Möglichkeit der Duraplastik (House u. Crabtree 1965; Pulec 1966).

Es ist müßig, hier erneut die Zuständigkeit von Neurochirurg oder Otochirurg zu diskutieren. Ohne Zweifel bietet das extradurale Vorgehen bei Einsatz der Fibrinklebung mit gleichen Resultaten wie das intradurale Vorgehen Vorteile wegen des erheblich geringeren Hirntraumas. Zugleich kann die gesonderte Eröffnung des Schädels dystop von der Fraktur dadurch vermieden werden und außerdem eine Sanierung der Mittelohrräume sowie evtl. Versorgung einer Fazialis- und Hörknöchelchenläsion im gleichen Eingriff durchgeführt werden. Dies bedarf aber eines in der Traumatologie versierten Otochirurgen, der die verschiedenen Zugangswege zum Felsenbein beherrscht.

Der nicht so versierte HNO-Chirurg sollte sich nicht scheuen, die entsprechend nächste Instanz für derartige Versorgungen in Anspruch zu nehmen. Nur dann wird dieses relative Niemandsland zwischen Neurochirurgie und Otochirurgie (Fisch 1977) in das Aufgabengebiet der HNO-Heilkunde einzubeziehen sein, wobei nach wie vor eine Kooperation zwischen Neuro- und Otochirurg – wie an vielen Kliniken bereits üblich – den Idealzustand darstellt.

Längsfrakturen und mit Einschränkung laterale Querfrakturen sind mit Modifikationen des transmastoidal-transattischen Zugangs bis zur Ganglion geniculi-Region zu erreichen (May 1979, 1986; Salaverry 1974). Eine zusätzliche Alternative besteht in der Epitympanotomie (Wullstein 1974) und dem transattischen Zugang zum Ganglion geniculi nach Helms (1976).

Dennoch muß der Otochirurg jederzeit in der Lage sein, auch auf den zusätzlichen transtemporalen Weg umzustellen. Allein dieser Zugang ermöglicht die volle Erfassung und Rehabilitation von Komplexfrakturen und multiplen Läsionsstellen des intrameatalen und intralabyrinthären Fazialisabschnittes sowie die breite Duradeckung, in streng indizierten Fällen die Beherrschung einer Blutung aus der A. meningea media bzw. dem Sinus petrosus und transversus (House 1965; Fisch 1974a, b; Pulec 1966; Brackman 1986; Glasscock 1968; Wigand 1983 u. a.).

Ulrich hatte bereits 1936 das Ganglion geniculi als bevorzugten Ort für eine Fazialisläsion ermittelt. Dies wurde anhand intraoperativer Befunde in der Folgezeit durch eine Reihe namhafter Otochirurgen bestätigt (Dietzel 1977; Fisch 1970, 1974b, 1976; Helms 1979; Schwerdtfeger u. Schwerdtfeger 1979; Graham 1974; House u. Crabtree 1965; Lambert u. Brackman 1984, Abb. 23).

Auch Miehlke et al. (1981) gaben an, daß selbst bei einer intraoperativ eindeutig nachweisbaren Fraktur durch die hintere Gehörgangshinterwand, also durch jene Stelle, die von Boenninghaus, Escher und Kley noch als die typische Prädilektionsstelle für eine Fazialisverletzung durch Längsfrakturen angesehen wurde, eine weiter zentral gelegene zusätzliche Verletzung des N. facialis nicht ausgeschlossen ist.

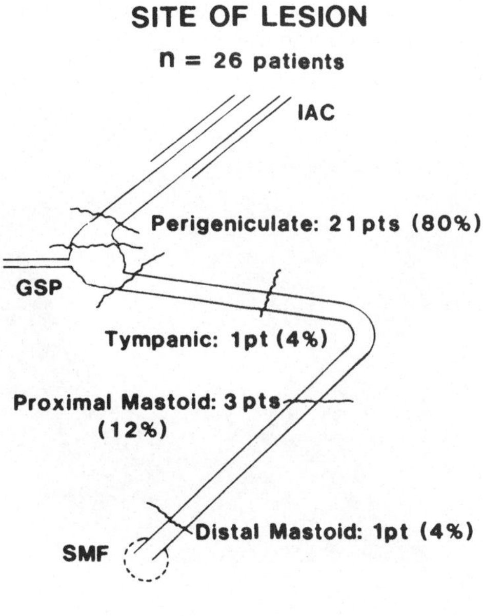

Abb. 23. Verteilung der Läsionsstellen bei 26 chirurgisch versorgten Felsenbein-Längsfrakturen (Lambert u. Brackman 1984)

10 Operatives Vorgehen

10.1 Blutungen

A. Carotis Interna

Die Versorgung aller endocraniellen Blutungen liegt grundsätzlich im Aufgabengebiet des Neurochirurgen. Aber selbst bei massiven Blutungen aus der Carotis interna braucht der HNO-Chirurg die Hände nicht untätig in den Schoß zu legen (Kley 1968). Zwar verlaufen diese Blutungen aufgrund der ausgelösten Hirnstammtamponade in der Regel tödlich, doch sind von Kley ausführlich Ausnahmen dieser in ca. 1% (Wanke 1962) aller Felsenbeintraumen auftretenden Blutungen mit Überleben beschrieben. Dabei ist eine direkte Unterbindung der A. carotis interna nach Ansicht von Denecke u. Hartert (1954) wegen ihrer unmittelbaren Thrombosierung bis nach endocraniell mit anschließender Hirnerweichung und Halbseitenparese nicht ratsam. Vielmehr ist eine Ligatur der A. carotis communis und evtl. zusätzliches Ligieren von A. carotis externa-Ästen zu empfehlen, um einen retrograden Durchfluß der A. carotis interna noch aufrecht zu erhalten. Eine passagere Zügelung von Aa. carotis externa und interna beiderseits nach Schwarz (1956) wurde ebenfalls als Alternative bei diesen schwerwiegenden Blutungen angegeben. Überleben diese schwersttraumatisierten Patienten und resultiert ein angiographisch nachweisbares Aneurysma im Carotis interna-Bereich, können als Zugangswege der infratemporale Zugang Typ A nach Fisch (1979) oder der transtemporale Zugang nach Glasscock (1968) zur A. carotis interna in ihrem knöchernen Verlauf gewählt werden (Abb. 24).

A. Meningea Media

Blutungen der A. meningea media und Gehörgangsblutungen durch den frakturierten Tegmenbereich oder über die Tube in den Nasenrachenraum bzw. die

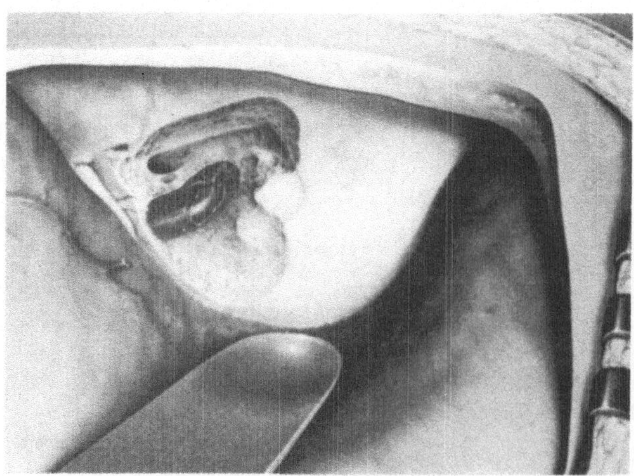

Abb. 24. Transtemporaler Zugang zur A. carotis interna in ihrem Felsenbeinverlauf (Glasscock)

Ausbildung eines intrakraniellen epiduralen Hämatoms fallen nach der Tamponade dieser Blutung durch den HNO-Arzt primär ebenfalls in den Zuständigkeitsbereich des Neurochirurgen.

Nur wenn ein Neurochirurg nicht unmittelbar zur Verfügung stehen sollte, muß bei entsprechender Symptomatik mit Pupillenerweiterung und Eintrübung der HNO-Chirurg den transtemporalen Weg zum Foramen spinosum beschreiten, um mit Koagulation, Tabotamp und Knochenwachstamponade die Blutung im Foramen spinosum zum Stehen zu bringen (Brackman 1986; Glasscock et al. 1979; House u. Crabtree 1965; Wigand 1983).

Traumatische Aneurysmen

Eine Traumatisierung der arteriellen Gefäßstrukturen kann auch zur Ausbildung traumatischer Aneurysmen führen (Parkinson u. West 1980). Fisteln zwischen der A. carotis interna und dem Sinus cavernosus stellen dabei den häufigsten Typ einer erworbenen arteriovenösen intrakraniellen Verbindung dar (Brant-Zawadzki u. Newton 1983). Als hervorstechendstes Symptom hat Kley (1968) den pulsierenden Exophthalmus, der auch beiderseits auftreten kann (Mason et al. 1954; Zander 1959), beschrieben. Die drohende Erblindung und mangelnde Durchblutung des Gehirns sowie die hämodynamischen Kreislaufauswirkungen erfordern eine Therapie, die in Muskelstückchenembolisation auf angiographischem Weg oder schrittweiser Ligatur der A. carotis gesucht wurde (Tönnis 1960). Die nichtchirurgische Behandlung dieser Fisteln durch einen abkoppelbaren Katheterballon scheint nach Debrun et al. (1978) und Beerenstein et al. (1980) heute die Therapie der Wahl zu sein.

Venöse Blutungen

Blutungen des Sinus transversus, Sinus sigmoideus und Sinus petrosus superior sind auf dem geläufigen transmastoidalen und transtemporalen Weg otochirurgisch mittels Tamponade bzw. Ligatur zu versorgen. Auch Blutungen aus dem Bereich des Bulbus venae jugularis werden von otochirurgischer Seite durch Sinustamponade und Jugularisunterbindung beherrscht. Nur in Ausnahmefällen wird der Sinus petrosus inferior mit dem infratemporalen Zugang, besser neurochirurgisch über den suboccipitalen Zugang erreicht.

10.2 Duraplastiken

Nicht nur in Fällen der Otoliquorrhö, sondern auch bei Entwicklung eines Pneumenzephalon durch Durarisse sowie bei intrakraniellen Spätkomplikationen in Form von Meningitis und Hirnabszeß muß neben der Versorgung der pneumatischen Räume (Kley 1968) auch der zuverlässige Abschluß des Endocraniums vorgenommen werden. Dies gilt vor allem für penetrierende Fremdkörper- oder Knochenverletzungen, die prinzipiell eine größere Komplikationspotenz beinhalten.

Operatives Vorgehen

Nach retroaurikulärer Hautinzision, die zur Versorgung ausgedehnterer Frakturen nach Schuknecht T-förmig in Richtung Okziput erweitert werden kann, wird die Fraktur am besten selbst als Wegweiser zur Läsionsstelle benutzt.

Es folgt eine klassische Mastoidektomie und posteriore Epitympanotomie mit vollständiger Freilegung der Sinus- und Duraschale. Während der Ausräumung sollte auf einen möglichen Hirnprolaps geachtet werden. Bei engen Verhältnissen und geringer Pneumatisation ist ein zusätzlicher transtympanaler Zugang nach Auslösen eines tympanomeatalen Lappens mit Beschleifen der Attikwand, vor allem bei Frakturverlauf in Richtung Ganglion geniculi und Tube, erforderlich.

Nach Ausräumung der Knochensplitter und Freilegung der Dura kann die Duraläsion durch Bearbeiten des umliegenden knöchernen Tegmenbereiches umschliffen werden. Nach Abpräparieren anheftender oder eingespießter Knochensplitter mit dem Tellermesser wird die Duralücke mit lyophylisierter Dura in entsprechender Abmessung zunächst durch Unterschieben unter die Knochenränder gedeckt und mittels Fibrinkleber (Immuno, Behring) im Zweikomponentenverfahren gesichert. Das darüber liegende Temporalhirn begünstigt dieses Vorgehen zusätzlich durch seine Schwerkraft. Zur Absicherung wird ein freies Faszienperiosttransplantat über diese Konstruktion geklebt.

Defekte zur hinteren Schädelgrube im Gebiet des Trautmannschen Dreiecks werden durch ähnliches Vorgehen versorgt, bedürfen jedoch wegen der relativen Instabilität und des fehlenden Hirndruckes in der Regel einer großzügigeren zusätzlichen Muskelperiostabdeckung.

Bei den ausgedehnten Zertrümmerungen durch Komplexfrakturen wird jedoch der zuverlässigere und operativ sicherere Weg der Duraplastik über das transtemporale-extradurale Vorgehen zu bevorzugen sein.

Das *transtemporale-extradurale Vorgehen* zum Verschluß ausgedehnter Duradefekte der Laterobasis bei Quer- und Komplexfrakturen geschieht in der Technik nach House (1961) und wird im Kapitel 3.1, S. 196, ausführlich dargestellt. Bei diesem Vorgehen ist es lediglich nötig, die Frakturränder zu glätten. Nur bei ausgedehnten Zertrümmerungen dieser Region mit der Gefahr der Instabilität der gesamten Tegmenregion kann die Stabilisierung mit autologem Knorpel bzw. Anteilen des entnommenen Knochendeckels, eventuell auch mit Keramik erforderlich werden. Zur Abdeckung dieser Konstruktion wird wiederum Lyodura größerer Abmessung auf das gesamte Felsenbeinmassiv mit Fibrinklebung fixiert, zusätzlich mit Faszie-Periost-Transplantaten vom M. temporalis gesichert und der dargestellte Durariß mit Naht versorgt. Nach Entfernen des Retraktors wird der durch den Liquorverlust bestehende Abstand zwischen Basis der mittleren Schädelgrube und Dura des Temporallappens sowohl durch Auffüllen des Liquorraumes mit Kochsalz wie auch Polstern des Zwischenraumes zwischen Dura und Lyoduraimplantat mit Gelita und Fibrinkleber geschlossen. Abschließend wird der entnommene Knochendeckel über Bohrlöcher mit Vicrylfäden 2/0 (kein Draht wegen etwaiger CT-Kontrollen!) und durch Einkleben des beim Bohren angefallenen Knochenmehls versiegelt. Die Übernähung mit Temporalismuskel und schichtweiser Wundverschluß einschließlich Redondrainage schließen den Eingriff ab. Nur in seltenen Fällen wird statt Lyodura,

die in ausreichender Größe zur Abdeckung der Laterobasis zur Verfügung steht,
Fascia lata als Abdichtung verwendet.

Als Alternative zu dem relativ aufwendigen transtemporalen Vorgehen kann
bei kleineren Läsionen im Tegmenbereich, die sich in Richtung Pyramidenspitze
weiter erstrecken als sie über den transmastoidal-transattischen Zugang erreicht
werden können, eine sog. Minicraniotomie nach Adkins und Osguthorpe (1983)
angewendet werden, wie dies auch Ferguson et al. 1986 angeben. Dabei wird im
Anschluß an eine Mastoidektomie der Tegmenbereich in den Temporalschuppen-
bereich hinein mit dem Bohrer derart erweitert, daß die Dura vom Felsenbein-
dach angehoben werden kann und eine Lyodura unter den Duradefekt unterklebt
wird.

10.3 Fazialisläsionen

Analog den klinischen, röntgenologischen, elektrophysiologischen und topologischen Indikationen sowie bevorzugt in einem Zeitraum zwischen 8 und 21 Tagen
nach dem Trauma wird eine chirurgische Rehabilitation der Fazialislähmung bei
Felsenbeintraumen unterschiedlicher Genese erforderlich.

Der jeweilige Zugang hängt von der vermuteten Nervenläsionsstelle wesentlich ab. Im Rahmen der alle vier Jahre stattfindenden Facial-Nerve-Symposien
sind dabei multiple Techniken des Zugangs und der Versorgung des Nerven selbst
präsentiert worden (Graham u. House 1982; Portmann 1985). Große Monogra-
phien und das Referat 1981 durch Miehlke und Mitarb. stellen für den interssierten
Leser die Einzelheiten und den heutigen Stand der Fazialischirurgie nicht nur
für Felsenbeintraumen zusammen. Dennoch kristallisieren sich aus diesen multiplen Literaturangaben und den eigenen Erfahrungen für die Versorgung von Fazialisparesen bei Felsenbeintraumen zwei typische Zugänge heraus:
1. Der von Ballance und Duel (1932) angegebene und von Wullstein (1958) sowie
   Lewis (1956) ausgearbeitete transmastoidale-transtympanale Zugang, erweitert von May (1979) und Brackman (1986) sowie Salaverry (1980) als sog.
   transmastoidal-transattischer und subtemporaler Zugang zum Ganglion geniculi.
2. Der transtemporale Zugang zum intrameatalen und labyrinthären Anteil des
   Fazialis und schließlich – wie in vielen Fällen erforderlich – eine Kombination
   dieser Zugänge (Graham 1974; Wigand 1983).

Als Alternative bietet sich der von House und Crabtree (1965) angegebene
translabyrinthäre Zugang bei infolge von Quer- oder Komplexfraktur ertaubtem
Ohr an. In außergewöhnlichen Fällen kann ein retrolabyrinthärer Zugang bei
Felsenbeindestruktionen erforderlich werden (Hitselberger u. Pulec 1972), der eine intrakraniell-mastoidale Anastomose erlaubt, ähnlich wie der von Samii
(1983) beschriebene kombinierte subokzipitale und transmastoidale Zugang. Dabei können zusätzlich der V., IX. und X. Hirnnerv im Hirnstammbereich
kontrolliert werden. Mit diesen beiden letzten Zugängen wird die intra-extrakranielle Nervenanastomose nach Dott (1958) ersetzt.

10.3.1 Transmastoidal-transattischer Zugang

Dieser Zugang erlaubt die Freilegung und Dekompression des Fazialisnerven in seinem labyrinthären Segment sowie seinem tympanalen und mastoidalen Verlauf ohne Kraniotomie. Er ist typisch für die Rehabilitation von Fazialisläsionen bei erhaltenem Hör- und Gleichgewichtsorgan, also vorwiegend im Verlauf von Längsfrakturen, die insbesondere die Ganglion geniculi-Region mit betreffen.

Nach retroauriculärer Hautinzision wird zunächst eine komplette Mastoidektomie mit Darstellung des horizontalen und hinteren Bogengangteils, der Stylomastoidregion, der Tegmenregion, des Sinus sigmoideus und Identifizierung der Fossa incudis durchgeführt, die Gehörgangshinterwand ausgedünnt und entsprechend dem Frakturverlauf in Richtung Fazialis bearbeitet. Der Fazialiskanal wird in seinem mastoidalen Verlauf ausgedünnt, bis nur noch eine dünne Knochenlage den Nerven bedeckt. Der Recessus facialis wird entwickelt und der sog. untere Paukenblick nach Wullstein (1958) zwischen Chorda tympani und der oberen Hälfte des absteigenden Fazialisbereiches angelegt. Dadurch können die Eminentia pyramidalis, das ovale und runde Fenster, der Steigbügel und der horizontale Verlauf des Fazialiskanals bis zum Processus cochleariformis dargestellt werden. Die Knochenbrücke, welche die Fossa incudis bedeckt, wird dabei nach Möglichkeit belassen, falls die Fraktur nicht durch diese Region läuft. Danach muß der Amboß vom Steigbügel durch Gelenkdurchtrennung gelöst werden, so daß er in Richtung Mastoid rotiert werden kann, wobei in vielen Fällen ohnehin eine Luxation des Ambosses bereits besteht (Abb. 25 a).

Der Fazialiskanal kann nun mit dem Diamantbohrer und der Spülsaugung soweit ausgedünnt werden, daß mit einem kleinen Zahnexkavator oder Sichelmesser die letzte Knochenschale von seinem vertikalen und horizontalen Verlauf entfernt werden kann. Der Amboß wird nun in das Mittelohr rotiert, so daß der Fazialisverlauf vorbei am Hammerkopf in Richtung Ganglion geniculi verfolgt werden kann (Abb. 25 b).

Bei sehr engen anatomischen Verhältnissen und ausgedehnteren Destruktionen mit Knochenaussprengungen empfiehlt sich hier das weitere Vorgehen in Anlehnung an Salaverry (1980), das im Sinne der Epitympanotomie nach Wullstein (1974) bzw. des transotischen Zuganges zum Ganglion geniculi nach Helms (1976) das labyrinthäre Segment des N. facialis und den Ansatz des N. petrosus superficialis maior darzustellen erlaubt. Anschließend kann vom gesamten labyrinthären über den tympanalen und mastoidalen Verlauf bis zum Foramen stylomastoideum die Fazialisnervenscheide geschlitzt, der Nerv dekomprimiert und von Einblutungen und Kompressionen durch Knochensplitter befreit werden. Nur limitiert erlaubt dieser Zugang bei ausgedehnteren Läsionen im Ganglion geniculi-Bereich das von Fisch (1974) angegebene Rerouting-Verfahren vom Ansatz des meatalen Verlaufes in Richtung mastoidalem Verlauf. Der Wundverschluß erfolgt je nach Erfordernis mit oder ohne Duraplastik oder Abdichtung der inneren Gehörgangsregion mit Muskelfaszienplombe und Fibrinklebung in üblicher Weise wie bei der Mastoidektomie. Eine Wunddrainage ist nicht erforderlich.

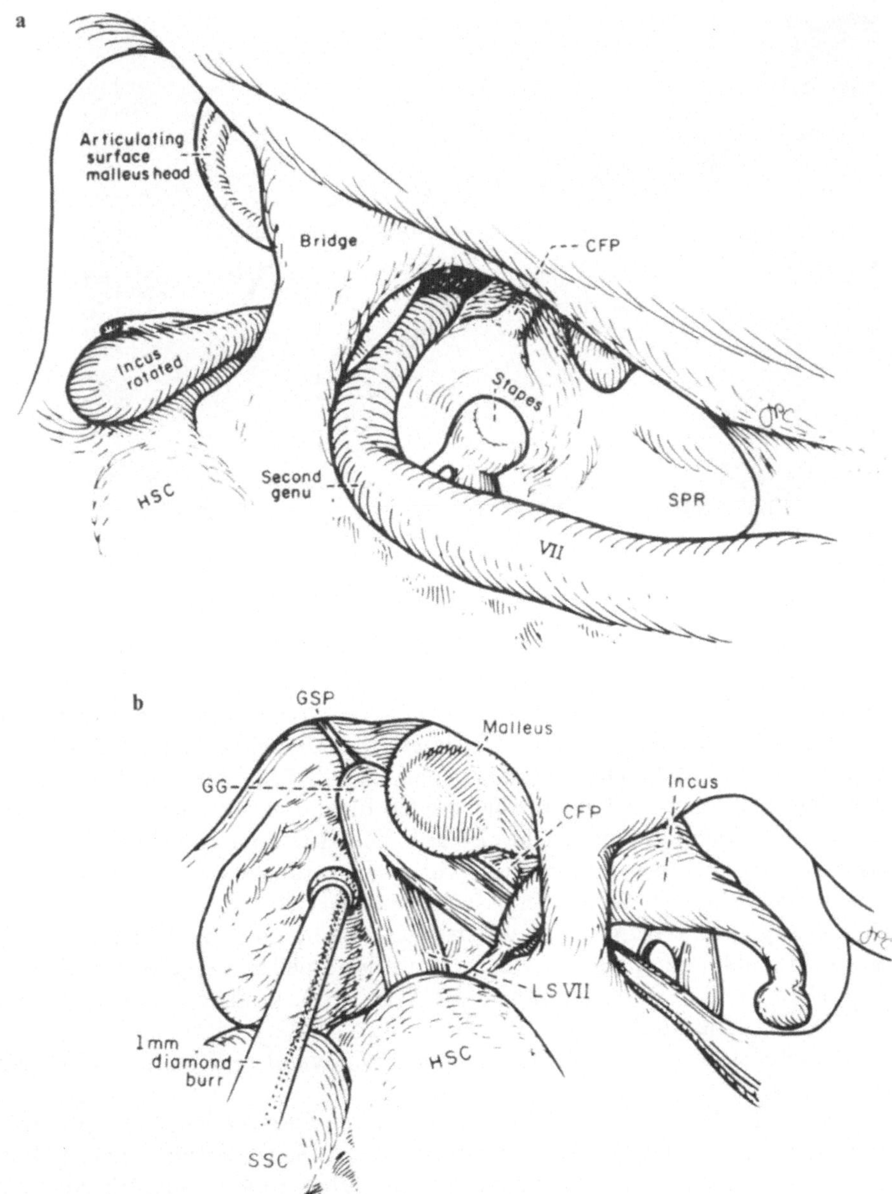

Abb. 25. a Transmastoidale Fazialisdekompression. **b** Transattische Fazialisdekompression. (Aus May 1986)

10.3.2 Kombinierter transmastoidal-transtemporaler Zugang

Reicht die angegebene Darstellung des labyrinthären Fazialisverlaufes zur Fazialisrehabilitation nicht aus, was regelmäßig bei Zerreißungen des Nerven oder multiplen Läsionen bzw. Teilläsionen mit Einspießung von Knochensplittern und Fazikelzerstörung der Fall ist, muß die Hautinzision retroauriculär bogenförmig

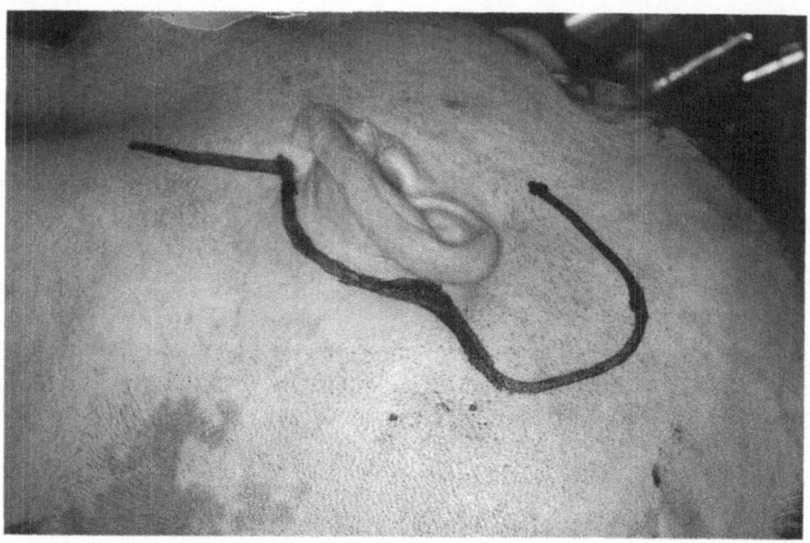

Abb. 26. Kombinierter transtemporal-transmastoidaler Zugang zum Felsenbein bei supraganglionärer Fazialisläsion

über die Temporalschuppe bis zum Ansatz des Jochbogens verlängert werden (Abb. 26–32). Vorher ist es hilfreich, lateral des Ganglion geniculi das Tegmen epitympani bis auf die Dura zu beschleifen, so daß diese extradural zur mittleren Schädelgrube führende Knochenlücke nach Elevation der Dura über den transtemporalen Zugang wieder leicht als zusätzliche Landmarke identifizierbar wird (Graham 1974). Über den schon beschriebenen transtemporalen Zugang kann nun in übersichtlicher Weise, bei Erfordernis über den erweiterten transtemporalen Zugang nach Wigand u. Thumfart (1982) vom Ganglion geniculi kommend der innere Gehörgang einschließlich des intrakraniellen Verlaufs des N. facialis dargestellt werden. Danach können intrakraniell-mastoidale wie auch alle Arten von intrameatalen Rekonstruktionen u. a. durch Interposition eines Vestibularnervenanteiles bei Labyrinthausfall erfolgen (Wigand u. Thumfart 1982; Fisch et al. 1987).

Ein ähnliches Vorgehen erlaubt am ertaubten Ohr der translabyrinthäre Zugang, der durch Aufklappen der Dura der hinteren Schädelgrube auch den Fazialisverlauf im intrakraniellen Anteil für eine Überbrückungsplastik zugänglich macht (Fisch 1974).

Wird der Zugang über die mittlere Schädelgrube oder der translabyrinthäre bzw. retrolabyrinthäre Zugang zum Fazialisnerven eingeschlagen, müssen notgedrungen die mittlere und hintere Schädelgrube eröffnet werden. Vor Ausführung dieser Fazialischirurgie muß der Neuro-Otochirurg durch seine im Felsenbeinlabor geübte und wachsende operative Erfahrung mit den Risiken dieser Zugänge und der Erfordernis einer postoperativen Intensivüberwachung vertraut sein. Vor allem muß die Blutstillung mittels Tabotamp-Tamponade, bipolarer Elektrokoagulation oder in extremen Fällen Gefäßligatur mittels Clips (Abaloc-Clips statt

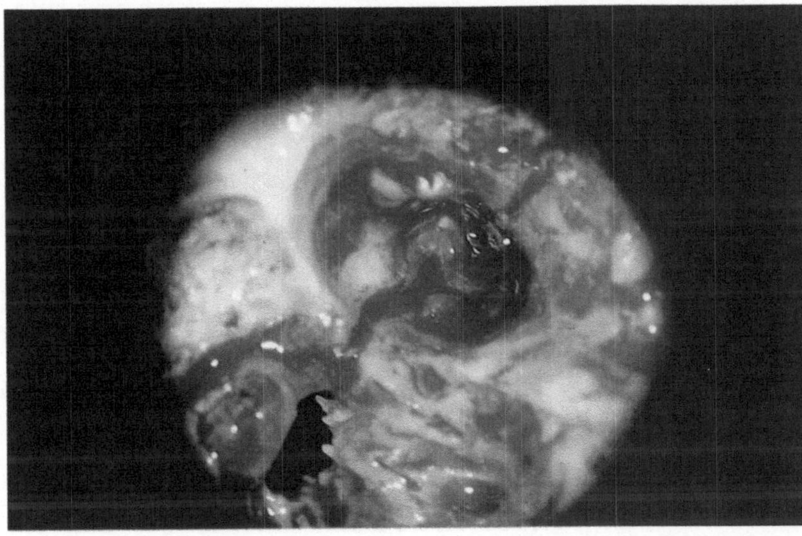

Abb. 27. Intraoperativer Aspekt einer Felsenbeinlängsfraktur durch hintere und vordere Gehörgangs-wand

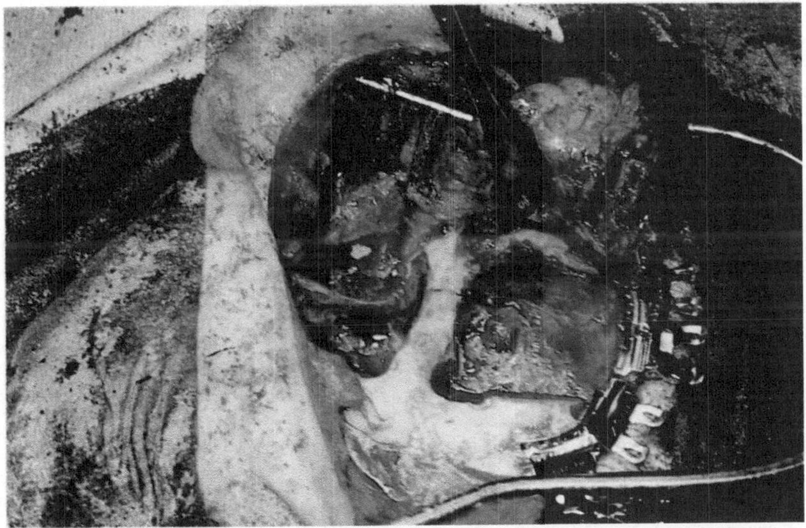

Abb. 28. Operationssitus bei kombiniertem transtemporal-transmastoidalem Zugang zum Felsenbein (Fraktur durch den Tegmentbereich gut sichtbar)

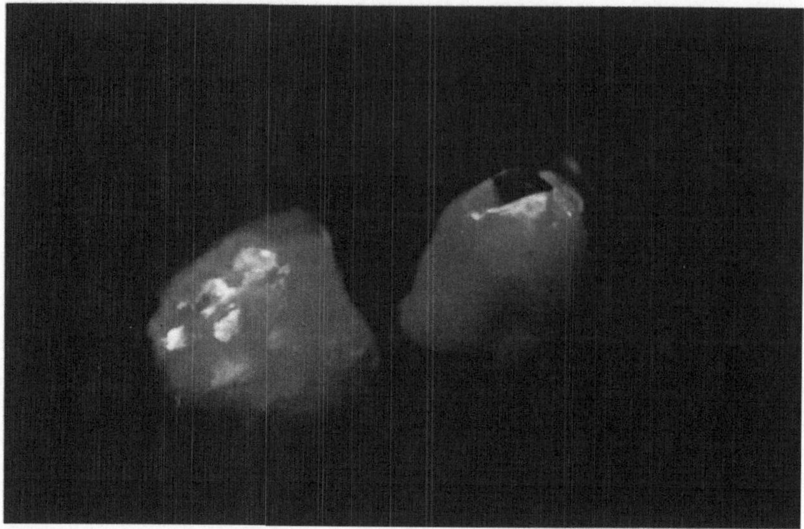

Abb. 29. Transmastoidal angelegter Durchstieg zur mittleren Schädelgrube (rechts oben) bei transtemporaler Ausleuchtung

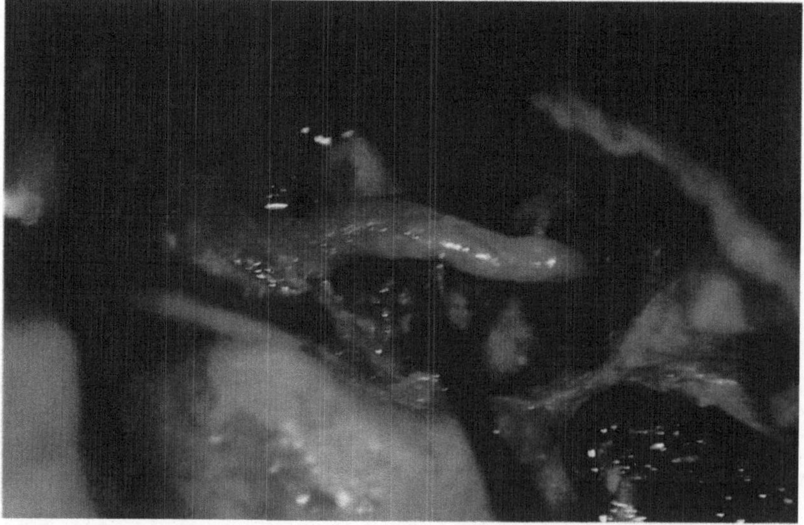

Abb. 30. Distaler Anteil des von transtemporal durch das Tegmen tympani geleiteten intrameatal-mastoidalen Fazialistransplantates

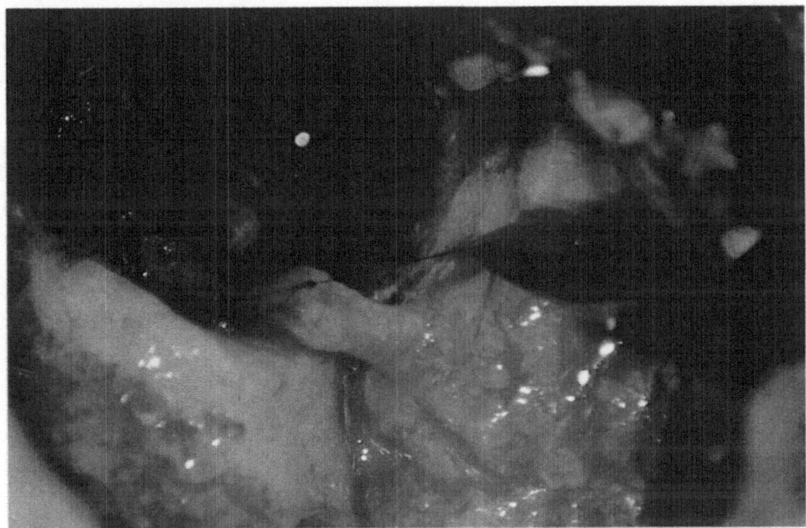

Abb. 31. Mastoidale Nervenanastomose des Transplantates aus Abb. 29

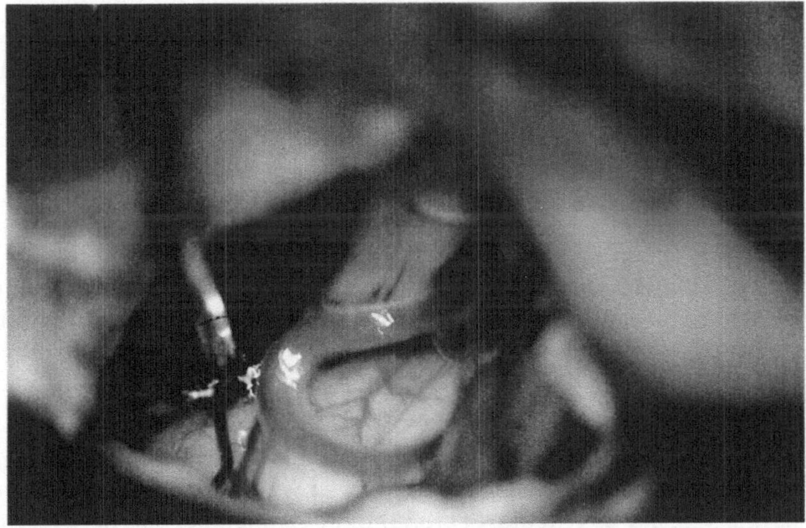

Abb. 32. Erweiterter transtemporaler Zugang nach Wigand zur Ankoppelung eines Transplantates an den intrakraniellen Fazialisabschnitt

der früher verwendeten Metallclips wegen evtl. erforderlicher computertomographischer Kontrolle zur Vermeidung von Artefakten) beherrscht werden, um diese Art von Operationen sicher abzuschließen. Dazu zählt auch obligatorisch der sichere Verschluß eines Duralecks. Darüber hinaus sollte der Fazialischirurg Erfahrung in der Nervenchirurgie einschließlich Nervenpräparation und Nervenplastik mit sämtlichen Arten der Anastomosentechnik (Inlay, End-zu-End-Naht, Transplantat, Klebung, Schienung) sowie der Transplantatentnahme (N. auricularis magnus oder N. suralis) erworben und laufend geübt haben, um ein für den Patienten optimales Rehabilitationsergebnis erzielen zu können.

11 Chirurgische Maßnahmen am N. facialis

Die Traumatisierung des N. facialis bei Felsenbeinbrüchen geschieht
a) durch Dehnungsruptur mit Einblutung in die Nervenscheide und folgender Axondegeneration mit intraneuraler Narbenbildung,
b) durch Einklemmung,
c) durch Zerreißung (Totaldurchtrennung).

Die Rehabilitation des N. facialis selbst hat darum in erster Linie die Reparatur des Nerven zum Ziel. Als zweitbeste Lösung gilt die Substitution. Zur Notwendigkeit der Anwendung dynamischer Zügelplastiken, statischer Aufhängeplastiken oder ergänzender plastischer Maßnahmen im Gesicht wie Facelift, Tarsoraphie, Nasolabialfaltenplastik (Kapovits) sollte es keinesfalls erst kommen (Tabelle 13).

Die von Fisch (1973) mitgeteilten Befunde am Ganglion geniculi bestätigen sich auch nach eigenen Erfahrungen bei Längs- und Komplexfrakturen immer wieder:
a) Impressionen von Knochensplittern in den N. facialis,
b) Traktionsläsionen des Gesichtsnerven vor allem durch die momentane Überdehnung des N. petrosus superficialis major, dessen Verlaufsrichtung dem der Bruchlinie entspricht, mit intraneuralem Hämatom und Narbenbildung,
c) Durchtrennung des Gesichtsnerven proximal, innerhalb oder distal des Ganglion geniculi.

Das mehrfache Erlebnis von erstaunlichen Frühresultaten, in denen die Dekompression eine entscheidende und rasche Wendung zum besseren einleitete, bestärkte Wigand u. Thumfart (1982a) in der Annahme, daß der Nerv über einige Wochen nach dem Unfall im Zustand der Teildegeneration verharren kann. In diesen Fällen bieten sich folgende Techniken an:
a) *Dekompression (Neurolyse)*. Die Darstellung des Nerven mit Schlitzung der Scheide und Ausräumung von Hämatomen sowie Entsplitterung kann die Zahl der regenerierenden Fasern eindeutig erhöhen, wie dies Bumm et al. (1982) an degenerativen Kompressionslähmungen zeigen konnten.
b) *End-zu-End-Anastomose*. Diese wird wegen der resultierenden Spannung, die ein wesentliches Kriterium für das Einwachsen von Bindegewebe zwischen die

Tabelle 13. Chirurgische Maßnahmen bei traumatischen Fazialisläsionen

Rehabilitation des N. facialis selbst:

1. Reparatur:
   a) Dekompression
   b) End-zu-End-Anastomose   Direkt
      Rerouting
   c) Transplantat (N. auricularis magnus, N. suralis): Intratemporal
      Intracraniell-intrameatal
      Intrameatal-intramastoidal
      Intracraniell-intramastoidal
2. Substitution:
   a) Hypoglossus-Fazialisanastomose
   b) Kombinierter Wiederaufbau (Diversifikationstechnik)
   c) Accessorius-Fazialisanastomose (in Ausnahmefällen)
   d) Cross-face-Anastomose (in Ausnahmefällen)

Dynamische Zügelplastiken

1. *Musculus masseter-Transpositionsplastik*
2. *Musculus temporalis-Zügelplastik*

Statische Aufhängeplastiken

1. Faszia lata-Aufhängung
2. Lyoduraaufhängung

Alternative Eingriffe

1. Face-lift und Nasolabialfaltenplastik (Kapovits)
2. Tarsoraphie
3. Unterlidunterfütterung

Anastomosenstellen darstellt, nur in Ausnahmefällen bei der Felsenbeinchirurgie gelingen.

Auch das von Fisch u. a. angegebene *Reroutingverfahren* mit Resektion des Ganglion geniculi und Auslösung des N. facialis aus seinem labyrinthären und tympanalen Verlauf hat die direkte Anastomosierung des Nerven zum Ziel. Operationstechnisch kann dieses Verfahren am leichtesten beim translabyrinthären Vorgehen am ertaubten Ohr als intrameatal-mastoidales Rerouting durchgeführt werden (Graham 1974; Glasscock 1979, Abb. 33).

c) *Interposition eines Transplantates.* Sie stellt das bewährteste Verfahren zur spannungslosen Überbrückung von Nervendefekten im meatalen, labyrinthären, tympanalen oder mastoidalen Verlauf dar, eignet sich aber ebensogut bei ausgedehnten Zerstörungen des Felsenbeins vom intrakraniellen proximalen Fazialisanteil bis zum distalen mastoidalen oder gar extrakraniellen Fazialisstamm. Die Resultate von Samii u. Mitarb. (1983) sowie die eigenen intrameatal-mastoidalen Überbrückungsplastiken mittels kombiniertem transtemporalem und transmastoidalem Zugang belegen die Effektivität dieser Methode. Letztere ersetzt nach unserer Ansicht die Dottsche Operation (1958) mit intra-extrakranieller Nervenüberbrückung, wie sie von Miehlke et al. (1981) noch als Alternative angegeben wurde.

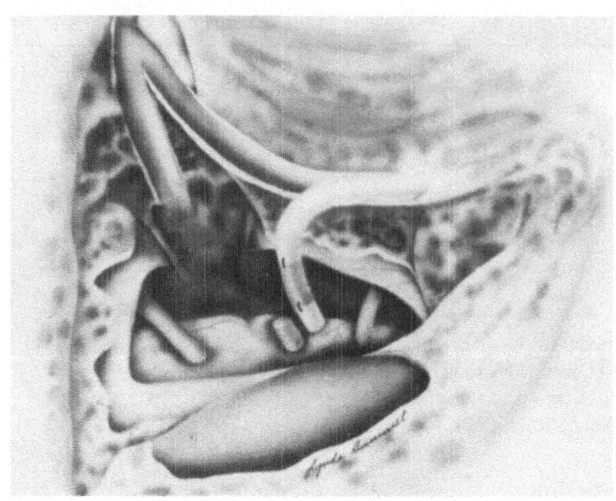

Abb. 33. Schema des translabyrinthären Reroutings mit intrakraniell-mastoidaler Fazialisanastomose bei Felsenbeinquerfraktur mit Ertaubung (Glasscock 1979)

Die von Samii (1983) angegebene Technik der intrakraniell-intramastoidalen Anastomose hat ihre Indikation zur Fazialisrekonstruktion nach Entfernung von KBW-Tumoren. Da zur Versorgung ausgedehnter Felsenbeinfrakturen der kombinierte transmastoidal-transtemporale Zugang ohnehin Anwendung findet, kann das Transplantat hierbei durch das Tegmen tympani im tympanomastoidalen Fazialisverlauf angeschlossen werden, so daß dieses Vorgehen die Methode der Wahl darstellt.

11.1 Anastomosentechnik

Theoretisch kann vermutet werden, daß nur eine einzige Anastomosenstelle wie bei der Reroutingtechnik (Fisch 1973, 1976, 1979) eine bessere Regeneration zur Folge haben würde. Die klinische Erfahrung zeigt, daß die Interposition eines Transplantates die gleichen Resultate erbringt. Zudem raubt die Reroutingtechnik den proximalen und distalen Nervenenden ihre Blutversorgung (Shambaugh 1967; Glasscock 1979), so daß wir einer Transplantation den Vorzug geben. Besonders anzumerken ist hier, daß vor allem die spannungslose Adaptation neben dem Zeitfaktor einer der essentiellen Faktoren für eine erfolgreiche Nervenrehabilitation darstellt.

Zur *Transplantatankoppelung* im supralabyrinthären-intrameatalen und intrakraniellen Abschnitt haben sich zwei Techniken unter Einsatz der Fibrinklebung* besonders bewährt:
1. Die Neurosynthese mit End-zu-End-Anlagerung des mikrochirurgisch präparierten Nerven und Transplantates, Schienung mit Gelfoam und Fibrinüberklebung zur Fixation (Wigand u. Thumfart 1982; Abb. 34).
2. Die Kollagensplintanastomose nach Fisch (1974a, 1987) mit Einlagerung des proximalen Fazialisstrumpfes und des Transplantates in eine halboffene Kollagenhülle und Klebung zur Anastomosensicherung (Abb. 35).

---

* Tissucol, Fa. Imuno.

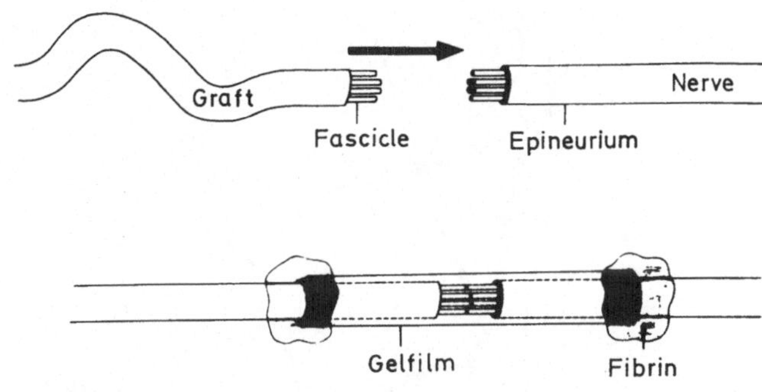

Abb. 34. Technik der intrameatalen Nervenanastomose mit kombinierter Gelfilm-Fibrinklebung nach Wigand und Thumfart (1982) mit Absicherung der Anastomosestelle durch Gelita zur Verhinderung des Eintritts von Gewebekleber zwischen die Faszikel zur Vermeidung von intraneuraler Narbenbildung

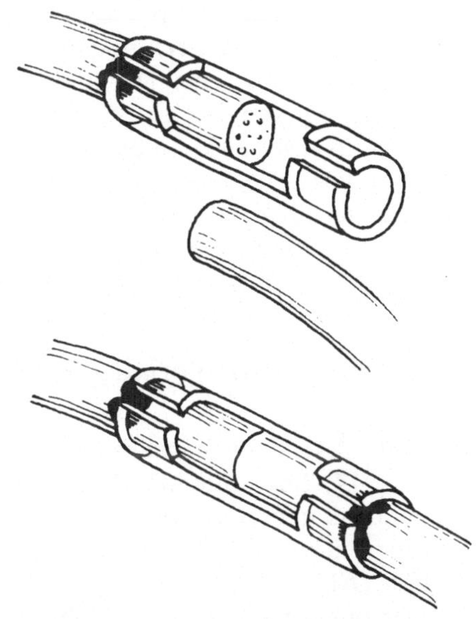

Abb. 35. Anastomosentechnik mit Kollagenröhrchen und Fibrinkleber zur Überbrückung des intrakraniell-meatalen Fazialisdefektes nach Fisch (1974a)

Die erstere Technik ist dabei auch an schwierig zugänglichen Stellen ohne Haltenaht der durch Adhäsion aneinanderhaftenden Nervenenden sicher zu bewerkstelligen, wobei ein Eindringen des Fibrinklebers in die Anastomosenregion durch die Gelfoamabdeckung verhindert wird. Dies bringt günstigere Resultate als die von Matras et al. (1972) und Kuderna (1979) angegebene direkte Fibrinklebung des Nerventransplantats.

Das Vorgehen nach Fisch benutzt ein halboffenes Kollagenröhrchen, in das der proximale Nervenstumpf im Kleinhirnbrückenwinkel eingesaugt wird, wobei das halboffene distale Ende des Röhrchens in den intrameatalen Abschnitt des Nervenkanals zu liegen kommt. Nach Trimmen des proximalen Stumpfes wird das Transplantat in die Kollagenrinne eingelegt, mit Gelfoam überdeckt und durch Fibrinklebung gesichert.

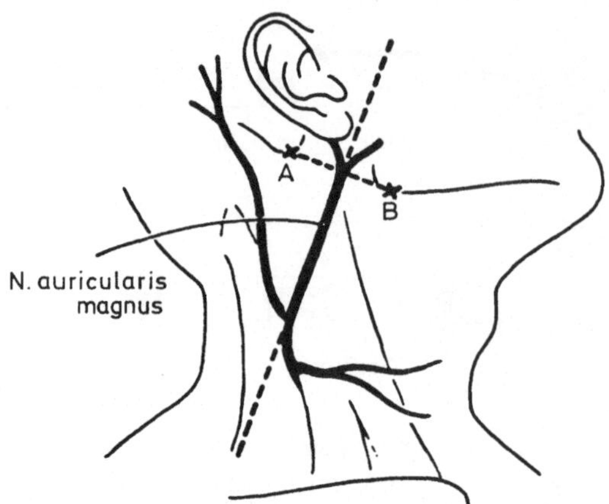

Abb. 36. Landmarken zum Auffinden des N. auricularis magnus als Spendernerv: *A* = Mastoidspitze, *B* = Unterkieferwinkel

Als *Spendernerv* kommen in erster Linie die sensiblen Nerven des Erbschen Punktes, vor allem der *N. auricularis magnus* in Betracht, der leicht durch Halbieren der Distanz zwischen Mastoidspitze und Unterkieferwinkel in Nachbarschaft des Operationsgebietes aufgefunden werden kann (Abb. 36). Für längere Transplantate (über 8 cm) kann der *N. suralis* dienen, der zwischen lateralem Malleolus und Achillessehne leicht aufzufinden ist. Bei Quer- und Komplexfrakturen des Felsenbeins mit Ertaubung und Vestibularisausfall bieten sich als Interponat zur Fazialisrekonstruktion auch Anteile des *N. vestibularis* oder *N. cochlearis* zur Überbrückung im intrameatalen Verlauf an (Wigand u. Thumfart 1982).

12 Chirurgische Versorgung der Perilymphfisteln

Bei fluktuierendem Hörvermögen und progredienter Innenohrschwerhörigkeit (Tabelle 14, 2.b) sollte innerhalb der ersten 8 Tage (Plester u. Strohm 1983) die Tympanoskopie zum Ausschluß eines Perilymphlecks im ovalen oder runden Fenster einer Promontorial- bzw. Labyrinthfraktur erwogen werden (Proops et al. 1986, Abb. 37).

Der operative Zugang besteht in einer Tympanotomie mit Zurückschleifen des Promontorialüberhanges über der runden Nische, um freien Einblick auf die Membran des runden Fensters zu erhalten. Unter starker Vergrößerung wird das Gebiet der Membran des runden Fensters durch Auslösen des Wechseldruck-Phänomens auf Perilymphaustritt kontrolliert, wobei es vorher ratsam ist, für eine absolute Trockenheit dieses Gebietes durch Einlegen trockener Gelita über 15–20 Min. zu sorgen. Bei Verifizierung von Perilymphaustritt erfolgt die Abdichtung mit Bindegewebsperiosteinlage und Fibrinklebung. Dies führt nach Strohm (1986) in 75% zu einer Besserung der Schwindelbeschwerden, in der Hälfte der Fälle zu einer Hörverbesserung oder Stabilisierung sowie Verminderung des Tinnitus.

Fissuren im Bereich der ovalen Nische einschließlich einfacher Fußplattenfrakturen werden in gleicher Weise chirurgisch behandelt, lediglich Luxationen des Stapes müssen durch komplette Abdeckung der ovalen Nische mit Bindege-

Tabelle 14. Klassifikation von Perilymphfisteln (nach Grundfast u. Bluestone 1978)

1. Angeboren
   a) Ohne Felsenbein- oder extra-cranielle Mißbildungen
      Ovales Fenster
      Rundes Fenster

Mißbildungen anderer Verbindungen zwischen Innen- und Mittelohr, z. B. Fissula ante fenestram, Hyrtl's Fissur

   b) Angeboren mit Felsenbein- und extra-craniellen Mißbildungen
      z. B. Klippel-Syndrom
      Pendred-Syndrom
      Mondini Dysplasie

2. Erworben:
   a) Iatrogen:
      – nach Stapes-OP
      – nach neuro-otochirurgischer OP
      – nach Chirurgie chronischer Mittelohrentzündungen
      – nach Myringotomie (direkt oder indirekt)
   b) Traumatisch:
      – Kopfverletzungen (mit oder ohne Schädelfraktur)
      – Felsenbeinfraktur
      – stumpfes Ohrtrauma
      – penetrierende Ohrverletzung
      – Barotrauma (aero- oder hydrodynamisch)
        – Implosiv: Mittelohrdruck
        – Explosiv: Liquordruck
   c) Entzündlich:
      – akut: Mastoiditis, Otitis
      – chronisch: Cholesteatom
      – spezifische Entzündung: Lues, Tbc
   d) Neoplasma

3. Kombiniert:
Bestehende anatomische Mißbildungen, welche das Ohr empfindlich machen für Schädigung durch Erosion, Druck oder beides.

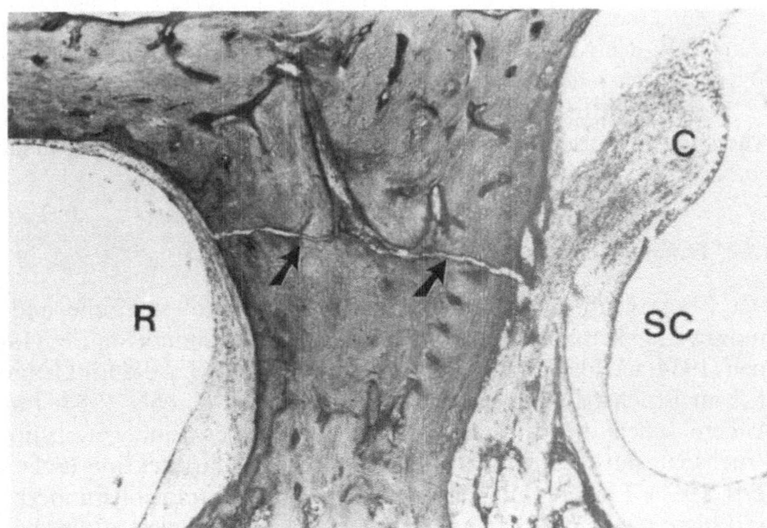

Abb. 37. Labyrinthfraktur mit Perilymphfistel (*Pfeil*) zwischen rundem Fenster (*R*) und Bogengang (*SC*) nach Proctor (1956)

webe oder Venentransplantat und Vorgehen wie bei Stapedektomie therapiert werden.

Hingewiesen sei nochmals auf die drohende Gefahr einer Labyrinthitis oder aufsteigenden endokraniellen Infektion vor allem wegen der nur bindegewebigen Heilung dieser Mikrofrakturen. Die Unsicherheit der Symptomatik von Perilymphfisteln und die sicher hohe Rate von Spontanheilungen (Goodhill 1976; Boenninghaus u. Gülzow 1981) sowie die persönliche Erfahrung bezüglich der Restitution von Hörvermögen, Vertigo und Tinnitus innerhalb drei Tagen durch konservative Maßnahmen nach einem Tieftauchgang lassen noch keine klare Indikation zum operativen Vorgehen in jedem Falle stellen.

Auch erbringt die Abdichtung einer traumatischen Fissur nicht immer einen positiven Effekt wie in einem Fall eines Eishockeyspielers, den der Puck unter dem Helm am Mastoid getroffen hatte. Es kam zu keiner Beeinflußung der Ertaubung, des Vertigos und Tinnitus. In Fällen mit Resthörvermögen besteht darüber hinaus die Gefahr, das Innenohr zusätzlich zu traumatisieren.

Das diagnostische Dilemma kann in Zukunft evtl. durch systematische Hochauflösungscomputertomographie und kernspintomographische Untersuchungen gelöst werden. Um in Zukunft Vergleichsmöglichkeiten der therapeutischen Effekte und posttherapeutischen Entwicklung zu erhalten, wäre es wünschenswert, die Befunde nach den Vorschlägen von Wigand (1985) zu dokumentieren.

13 Spätkomplikationen

13.1 Entzündliche Spätkomplikationen

Hierzu zählen in erster Linie die otogene Meningitis, Enzephalitis und der Hirnabszeß. Rezidivierende Meningitiden nach Felsenbeinfraktur (Bauer 1954, Novotny 1958) sind heute durch die Antibiose und mikrochirurgische Versorgung und Abdichtung der Mittelohrregionen selten geworden.

Wegen der teilweise nur bindegewebigen Überbrückung der Frakturspalten ist diese gerade bei Quer- und Komplexfrakturen auch heute noch eine Gefahr. Dem HNO-Chirurgen obliegt die Sanierung des Mittelohres und Abdichtung der Duraschwachstellen.

Bei Hirnabszessen als Spätabszeß mit Kapselbildung erfolgt günstiger die Ausräumung durch den Neurochirurgen ohne Tangierung der ursächlichen Läsionsstelle, die der Oto-Chirurg saniert.

13.2 Traumatisches Cholesteatom

Der Frage nach der Ursache traumatischer Cholesteatome und ihrer Entstehungsweise nach Schädelbasisfrakturen sind besonders Steurer (1944) und Kelemen (1934) nachgegangen. Von einigen Autoren wird die Einklemmung von Epithel im Bruchspalt für entscheidend angesehen (Escher 1954, Jungmayr 1957). Andere sehen die Ursache im Entstehen einer Bindegewebsproliferation im Bruchspalt mit Granulationsbildung als Sekundärinfektion (Schwarz 1966; Seiferth 1961). Einsprengungen von Epithel aus Perforationsrändern in die Mittelohrräume mit heimtückischer Entwicklung eines Cholesteatoms bei wieder intaktem Trommelfell konnten wir an einem eigenen Fall beobachten.

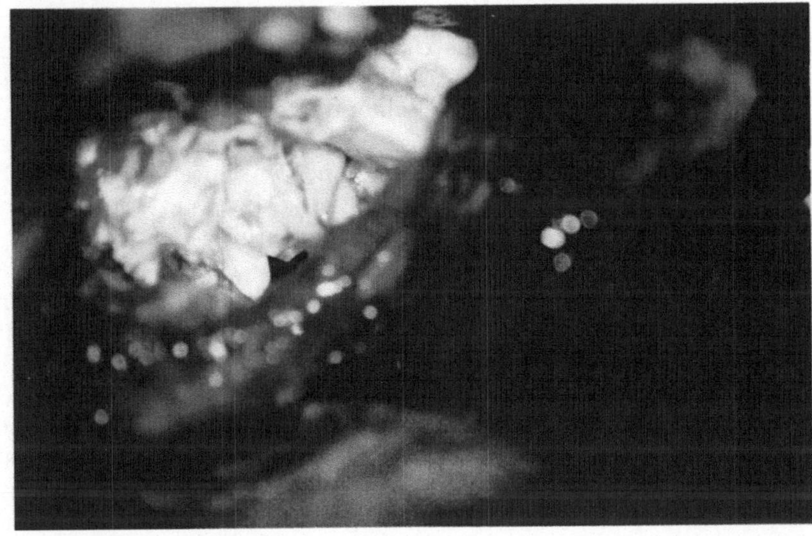

Abb. 38. Transtemporaler Operationssitus eines ausgedehnten posttraumatischen Felsenbeincholesteatoms

Früher wurde zusätzlich die Forderung nach einem mindestens zweijährigen zeitlichen Abstand zwischen Trauma und Cholesteatomnachweis erhoben (Seiferth 1961). In einem eigenen Fall war es innerhalb eines Jahres zur Entwicklung eines ausgedehnten traumatischen Cholesteatoms, allerdings begünstigt durch eine Gehörgangsstenose wegen zusätzlicher Gehörgangsvorderwandfraktur im Zuge einer Felsenbeinfraktur, gekommen.

Auch ausgedehnte traumatische Cholesteatome können völlig symptomlos verlaufen, bis die Fazialislähmung oder der Labyrintheinbruch, in sehr seltenen Fällen sogar ein Hirnabszeß, darauf hinweisen.

Die operative Therapie richtet sich nach den Prinzipien der Cholesteatomchirurgie des Mittelohres. Bci sehr ausgedehnten Cholesteatomen (Abb. 38) mit Einbruch in die mittlere Schädelgrube unter Zerstörung des Tegmenbereiches wird zusätzlich zum transmastoidal-transtympanalen Vorgehen ein transtemporales Vorgehen erforderlich.

14 Rehabilitation funktioneller Störungen nach Felsenbeintraumen

14.1 Hörstörungen

Die komplette Ertaubung stellt z. Z. mangels diagnostischer Möglichkeiten für eine Perilymphfistel (evtl. Metrizamid-HR-CT) keine Indikation zur operativen oder konservativen Therapie dar. Bei beiderseitiger Ertaubung ist das Einsetzen eines Kochleaimplantes zu erwägen.

Eine Innenohrschwerhörigkeit unterschiedlichen Ausmaßes ist – mit Ausnahme einer Perilymphfistel als Ursache – ebenfalls operativ nicht zu beheben. Als Kompensation kommen Hörhilfen in Betracht, wie dies auch bei Versagen einer mittelohrchirurgischen Rehabilitation von Schalleitungsschwerhörigkeiten alternativ zu erwägen ist.

Eine Progredienz traumabedingter Innenohrschwerhörigkeit (Hahlbrock u. Weyand 1961) wurde wiederholt diskutiert (Meyer u. Gottesberge 1954; Seiferth 1979; Schwetz 1987) und ist für gutachterliche Beurteilungen von Bedeutung.

Zentrale Hörstörungen nach Schädelhirntraumen mit einer Felsenbeintraumatisierung sind wegen einer akustischen Dysgnosie (Greiner et al. 1980) auch durch ein Hörgerät in der Regel nicht auszugleichen.

Ein zentraler wie peripherer Tinnitus nach Felsenbeintraumen weist eine zweifelhafte Prognose auf. Abzugrenzen ist der objektive Tinnitus als Zeichen einer Carotis-Sinus-Cavernosus-Fistel, wie er über dem Schläfenbein auskultierbar wird. Neben konservativen Maßnahmen werden mit wenig Erfolg Tinnitusmasker, d. h. externe Rauschgeneratoren eingesetzt. Transkutane elektrische Stimulation (Engelberg u. Bauer 1985) bis hin zur psychologischen Therapie des Tinnitus (Scott et al. 1985) können nicht immer den durch hartnäckigen intensiven Tinnitus bedingten psychischen Versagenszustand des Betroffenen beheben helfen. Auch die operative Durchtrennung des Hörnerven beim ertaubten Ohr führt meist nicht zum Erfolg (Wigand et al. 1982).

14.2 Gleichgewichtsstörungen

Vestibuläre Funktionsstörungen und der daraus resultierende Schwindel klingen aufgrund zentraler Kompensationsmechanismen allmählich ab. Die Besserung tritt im jüngeren Lebensalter rascher als mit höherem Lebensalter ein. Gleichgewichtsübungen nach Haid (1986) sowie Hamann (1987) sind in der postakuten Phase zur gezielten Kompensation anzuraten.

Zentrale Gleichgewichtsstörungen können sich mit der Zeit ebenfalls bessern, stellen aber noch über Jahre ein faßbares Symptom von Schädelhirntraumen dar, ähnlich den Hyposmien und Anosmien, die oft als einziges Symptom einer Commotio cerebri zurückbleiben (Herberhold 1975; Thumfart 1983).

Sehr häufig bleibt jedoch ein vestibulärer funktioneller Restdefekt, vor allem bei inkomplettem Ausfall des Vestibularorgans. Dies kann zu jahrelang anhaltenden peripheren Gleichgewichtsstörungen mit Attackenschwindel bei schnellen Bewegungen führen. In Einzelfällen muß die Möglickeit der Nervus-Vestibularis-Resektion über den transtemporalen oder translabyrinthären Zugang erwogen werden. Die Bestrebungen, den N. vestibularis über eine Kleinhirnbrückenwinkelendoskopie (Prott 1975; Handrock u. Oppel 1983) zu resezieren, haben sich bisher nicht durchgesetzt, obwohl damit die Erhaltung der Hörfunktion durch das retrolabyrinthäre Vorgehen zu sichern ist und eine Traumatisierung durch Anhebung des Temporalhirns unterbleibt.

Reststörungen des Gleichgewichtsorgans auch nach komplettem Ausfall mit Kompensation finden sich bei schnellen Bewegungen wie ruckartigem Umdrehen oder Aufrichten aus der liegenden Haltung. Vor allem beim doppelseitigen Vestibularis-Ausfall besteht eine erhebliche Beeinträchtigung im Dunklen. Die sorgfältige Erfassung vestibulärer Restdefekte, z. B. mit dem Vestibularisindex nach Haid u. Wigand (1984), ist in gutachterlicher Hinsicht von Bedeutung, wenn zur Frage der Berufsfähigkeit Stellung genommen werden soll.

14.3 Fazialis-Funktionsstörungen

Die ausführlich besprochenen Rehabilitationen des N. facialis haben trotz aller Bemühungen Synkinesien, Massenbewegungen mit Dysharmonie des Gesichtes und eine Einschränkung emotioneller Ausdruckskraft unterschiedlichen Ausmaßes zur Folge (Thumfart et al. 1980; Stennert 1982). Die von Stennert (1979) angegebene Diversifikationstechnik zur Entkoppelung der oberen und der unteren Gesichtsmuskelfunktionen über Anschluß der kranialen Fazialistäste an den Fazialis selbst und der kaudalen Äste an den N. hypoglossus kommen nur bei sehr peripher gelegenen Felsenbeintraumen in Betracht.

Von besonderer Bedeutung, wie nochmals betont werden soll, ist darum eine möglichst frühzeitige Rehabilitation des Fazialisnerven nach den oben dargelegten Kriterien. Die von Laubert und Schultz-Coulon (1986) geforderte abwartende Haltung bei jeder traumatischen Fazialisparese ohne Prüfung elektrophysiologischer Kriterien führt nach unserer Ansicht in die alte Lethargie des untätigen Abwartens bei Felsenbeintraumen zurück. Diese passive Haltung ist keinesfalls gerechtfertigt.

Die Rehabilitation von Fazialisparesen, die entsprechend der in Kapitel „Definitive Diagnostik" dargelegten Kriterien unbedingt und so früh wie möglich versorgt werden sollten, können das funktionelle und kosmetische Endresultat auf folgende Weise verbessern:
1. Dekompression blockierter und mit Axondegeneration bedrohter Neuriten,
2. Verbesserung der arteriellen (nutritiven) Versorgung,
3. Vermeidung intraneuraler Neurombildung,
4. Resektion bereits vorhandener Narben, die eine Regeneration teilweise oder ganz verhindern,
5. „Entspannung" eines überdehnten Nerven, bei dem es selbst unter einem in Kontinuität erhaltenen Epineurium zur Neurotmesis mit Faszikeldehiszenz kommen kann,
6. Vermeidung fortschreitender nervaler und muskulärer Atrophien.

Die Regenerationskraft des Nerven wird zwar häufig zu einer sog. *„Spontanerholung"* führen, doch haben wir dies bei jenen Fällen, für die wir eine Operationsindikation sehen, noch nie als eine *wahre Erholung im Sinne einer Restitutio ad integrum* gesehen. Bei korrekter Definition des Begriffs „Erholung" muß man deshalb ohne Einschränkung konstatieren:

Bei operationsbedürftigen Fazialisparesen nach Felsenbeinfrakturen
gibt es keine Spontanerholung!
Es finden sich immer nur Teilerholungen mit mehr oder weniger ausgeprägten Defektheilungen. Diese auf ein Minimum zu beschränken, muß Aufgabe des HNO-Chirurgen sein!

Einigkeit besteht darin, exzessive postoperative Elektrostimulationen der Gesichtsmuskulatur möglichst zu unterlassen, obwohl diese in neuesten Publikationen („Der Schädelbruch", Bull et al. 1987, S. 86) immer noch angeraten werden. Wärme und sanfte Massage der Gesichtsmuskulatur (Stennert 1980), ggf. spezielle zahnprothetische Ergänzungen zur Kompensation des Mundwinkeltiefstandes sowie das Zügeln des Unterlides mit Tesafilmstreifen als Alternative zur Tarsoraphie helfen die Zeit bis zur Regeneration des Nerven zu überbrücken.

14.4 Geschmacksstörungen

Diese betreffen im Verlauf laterobasaler Traumen entweder isoliert die Chorda tympani zur Versorgung der vorderen Zweidrittel der Zunge mit dadurch ausgelöster deutlicher Einschränkung des „Süß"-Geschmackes, können jedoch im meatalen Bereich den N. intermedius und damit die Fasern des N. petrosus superficialis major für den Gaumengeschmack mit einbeziehen und schließlich noch die gustatorischen Funktionen des N. glossopharyngeus bei ausgedehnteren Frakturen mitbetreffen. Daraus resultiert ein halbseitiger Geschmacksverlust, der bei intakter Gegenseite kompensierbar ist und wie nach Läsionen der Chorda tympani im Verlaufe von Ohreingriffen nur von kritischen Personen noch wahrgenommen wird (Thumfart et al. 1980).

Schwerwiegender und therapeutisch allenfalls konservativ mit Cortisongaben und neurotropen Vitaminen angehbar (Rollin 1975) sind die beiderseitigen Geschmacksausfälle. Zentrale Geschmacksstörungen in Verbindung mit Riechstörung als Anosmie-Ageusie-Syndrom unter Einbezug einer perioralen Trigeminusstörung (Oralsinnstörung nach Edinger) stellen nicht nur einen Verlust von Warnfunktionen, sondern auch eine soziale Beeinträchtigung des Patienten dar. Dies drückt sich in der gutachterlichen Erfassung mit einer MdE bis 15% aus (Feldmann 1976).

14.5 Kaudale Hirnnervenstörungen

Sie entziehen sich bis heute einer direkten chirurgischen Rehabilitation trotz ihrer exakten elektrophysiologischen Erfassung durch Messungen der Zielmuskulatur im Kehlkopf- und Pharynxbereich (Thumfart 1977, 1981).

Bei einseitigem Ausfall bieten sich Methoden der operativen Rehabilitation von Schluckstörungen und insbesondere der Vermeidung von Aspiration bei Intermediärstellung des Stimmbandes nach Ey und Denecke an (1984). Eine weitere Verbesserung dieser Methode der Pharynxraffung, Stimmbandmedianverlagerung und Myotomie des M. cricopharyngeus kann durch Interposition von Schilddrüsenanteilen zwischen Schildknorpel und Wirbelsäule sowie Gelfoaminjektionen in Stimm- und Taschenband bzw. Knorpelimplantation in den Kehlkopf erreicht werden (Thumfart u. Jach 1986).

Nach wie vor problematisch ist die beiderseitige caudale Hirnnervenlähmung vor allem bei Mitbeteiligung des N. hypoglossus, die eine Tracheotomie mit Maßnahmen zum Kehlkopfverschluß bis hin zur Laryngektomie wegen der rezidivierenden Aspirationspneumonien erforderlich macht (Denecke 1977, 1980). Auch deshalb sind nach unserer Ansicht sämtliche Register der dargestellten diagnostischen und therapeutischen Maßnahmen in der Behandlung von Verletzungen und Frakturen des Felsenbeins zu ziehen und zu rechtfertigen.

Bezüglich der Morbidität (Hör-, Gleichgewichts- und Fazialisfunktions-Einbußen) finden sich im Schrifttum keine eindeutigen Aussagen. Die Letalität nach Felsenbein-Traumen liegt nach den Angaben von Boenninghaus (1986) unter 4%.

Literatur

Adkins WY, Osguthorpe JD (1983) Mini craniotomy for management of CSF otorrhea from tegmen defects. Laryngoscope 93:1038–1040

Akers JO, Narang R, Champlain de RW (1982) Posterior dislocation of the mandibular condyle into the external auditory canal. J Oral Maxillofacial Surg 40:369

Alexander AF, Scholl R (1938) Beschwerden und Störungen im Hör- und Gleichgewichtsorgan bei der Nachuntersuchung Schädelverletzter. Monatschr Ohrenheilk 72:1021

Allam AF (1976) Ruptur der Membran des runden Fensters. Z Laryngol Rhinol Otol 55:544–548

Althaus SR (1977) Spontaneous and traumatic perilymph fistulas. Laryngoscope (St Louis) 87:364–371

Althaus SR (1981) Perilymph fistulas. Laryngoscope (St Louis) 91:538–562

Alvarez Cruz N, Aquino JEP, Alvarez Cruz F (1985) Traumatismes par coups de revolver dans l'oreille. Traitement chirurgical. Ann Otol-Laryngol (Paris) 102:119–122

Anson BJ, Donaldson JA (1973) Surgical anatomy of the temporal bone and ear. Saunders, Philadelphia

Arnold W, Ilberg C von (1972) Neue Aspekte zur Morphologie und Funktion des runden Fensters. Z Laryngol Rhinol Otol 51:390–399

Azem K, Caldarelli D (1973) Sudden conductive hearing loss following sneezing. Arch Otolaryngol 97:413–414

Ballance C, Duel AB (1932) The operative treatment of facial palsy by the introduction of nerve grafts into the Fallopian canal by other intratemporal methods. Arch Otolaryngol 15:1–70

Ballantyne J (1971) The surgical treatment of traumatic lesions of the auditory ossicles. Acta Otorhinolaryngol Belg 25:622–640

Ballantyne J (1983) Reconstruction of the ossicular chain after traumatic lesions. In: Samii M, Brihaye J (eds) Traumatology of the skull base. Springer, Berlin Heidelberg New York Tokyo, pp 177–179

Barnick O (1897) Über Brüche des Schädelgrundes und die durch sie bedingten Blutungen in das Ohrlabyrinth. Arch Ohrenheilk 43:23–52

Bauer KH (1954) Über Verkehrsunfälle aus der Sicht des Chirurgen. Langenbecks Arch Klin Chir 279:145–159

Bebear JP, Bagot D'Arc M (1983) Management of traumatic facial palsy. In: Samii M, Brihaye J (eds) Traumatology of the skull base. Springer, Berlin Heidelberg New York Tokyo, pp 152–154

Beerenstein A (1986) Carotid-cavernous fistulas: intraarterial treatment. AJNR 1:449–457

Bergmann E von (1880) Die Lehre von den Kopfverletzungen. Deutsche Chir Nr. 30. Enke, Stuttgart

Blumenthal F, May M (1986) Electrodiagnosis. In: May M (ed) The facial nerve. Thieme, Stuttgart, pp 241–263

Boenninghaus HG (1958) Die Indikation zur Thympanoplastik nach Schläfenbeinlängsbruch. Arch Ohr-Nas-KehlkHeilk 173:395–401

Boenninghaus HG (1960) Die Behandlung der Schädelbasisbrüche. Thieme, Stuttgart

Boenninghaus HG (1966) Primäre und sekundäre Facialisparesen bei Schläfenbeinfrakturen. Z Lar Rhinol 45:325–331

Boenninghaus HG (1974) Rhinochirurgische Aufgaben bei der Chirurgie des an die Schädelbasis angrenzenden Gesichtsschädels. Arch Oto Rhino Laryngol 207:53

Boenninghaus HG (1979) Ohrverletzungen. In: Berendes J, Link R, Zöllner F (Hrsg) Hals-Nasen-Ohren-Heilkunde in Klinik und Praxis, Bd V. Thieme, Stuttgart, S 20.1–20.48

Boenninghaus HG (1986) Der aktuelle Stand der Diagnostik und Behandlung laterobasaler Schädelfrakturen-otorhinolaryngologische Gesichtspunkte. Zbl HNO Heilk Plast Chir 133:272

Boenninghaus HG, Feldmann H (1970) Unfallbedingte Innenohrembolie mit isoliertem Vestibularisausfall. Arch Oto Rhino Laryngol 253–257

Boenninghaus HG, Gülzow J (1981) Operationsindikation bei Fensterruptur und Hörsturz. Z Larngol Rhinol Otol 60:49–52

Börnstein WS (1940) Cortical representation of taste in man and monkey. II. the localisation of the cortical taste area in man and monkey and a method of measuring impairment of taste in man. Yale J Biol Med 13:133–156

Brackman DE (1986) Otoneurosurgical procedures. In: May M (ed) The facial nerve. Thieme, Stuttgart, pp 589–617

Brant-Zawadzki MN, Newton TH (1983) Radiologic evaluation of skull base trauma. In: Samii M, Brihaye J (eds) Traumatology of the skull base. Springer, Berlin Heidelberg New York Tokyo, pp 53–60

Briggs M, Potter J (1971) Prevention of delayed traumatic facial palsy. Br Med J 3:458–459

Brunner E, Türk E, Swoboda H, Imhof H, Schratter M (1986) Die Bedeutung der Computertomographie für die Mittelohrdiagnose. Laryng Rhinol Otol 65:327–330

Brunner H (1940) Disturbances of the function of the ear after concussion of the brain. Laryngoscope 50:921

Brünner S (1969) Tomography in otoradiology. Radiology 9:56–60

Bruns P von (1854) Die chirurgischen Krankheiten und Verletzungen des Gehirns und seiner Umhüllungen. Handb Praktische Chirurgie, Tübingen

Brusis T, Mödder U (1984) HNO-Röntgenaufnahmetechnik und Normalbefunde. Springer, Berlin Heidelberg New York Tokyo

Brusis T, Mödder U (1986) HNO Röntgen-Atlas pathologische Befunde. Springer, Berlin Heidelberg New York Tokyo

Brusis T, Mödder U, Steinbrich W (1986) CT- und MR-Befunde beim Glomus jugulare Tumor. Vortrag 57. Jahrestagung der Deutschen Gesellschaft HNO-Heilkunde, Kopf- und Halschirurgie, Würzburg, 13.5.

Bull HG, Ganzer U, Grüntzig J, Schirmer M (1987) Der Schädelbruch. Urban & Schwarzenberg, München

Bumm P, Hirschberger A, Thumfart W, Wigand ME (1982) Residual palsy and synkinesia after facial nerve decompression surgery. In: Graham MD House WF (eds) Disorders of the facial nerve. Raven Press, New York, pp 257–262

Canvy A (1888) Des fracture du crane. Paris

Caruso VG, Winkelmann PE, Correia MJ, Correia Miltenberger GE, Love JT (1977) Otologic and otoneurologic injuries in divers: clinical studies on nine commercial and two sport divers. Laryngoscope (St Louis) 87:508–521

Chang HT, Margaria R, Gelfan S (1950) Pressure changes and barotrauma resulting from decompression and recompression in the middle ear of monkeys. Arch Otolaryngol 51:378–399

Chüden HG (1979) Ruptur der runden Fenstermembran. HNO 27:227–231

Claus E, Ernould E (1980) Misleading fracture aspects of the temporal bone. J Belge Radiol 63:213–224

Clement P, Smedt de E (1985) New dimensions in otology. Radiological diagnosis techniques: CT scan of the temporal bone. In: Myers E (ed) New dimensions in otorhinolaryngology head and neck surgery, vol 1, pp 21–26

Cohen HL, Brumilk J (1969) A manual of electroneuromyography. Hoeber, New York

Conover GL, Crammond RJ (1985) Tympanic plate fracture from mandibular trauma. J Oral Maxillofac Surg 43:292–294

Conrad B, Aschoff JC (1976) Zur Frage einer traumatischen Entstehung der Menièreschen Erkrankung. Nervenarzt 47:49–50

Cudennec YF, Rotalier de P, Aubert C, Cohat JP, Ben Azzouz M, Buffe P (1986) Fulguration d'oreille. Ann Oto Laryngol (Paris) 103:343–349

Cushing H (1908) Subtemporal decompressive operations for the intracranial complications associated with bursting fractures of the skull. Ann Surg 47:[ref Zbl Chir (1908)]1008

Dalicho R, Klöppel R, Bentz W (1987) Zum Wert der Computertomographie bei Erkrankungen des Felsenbeins. HNO-Praxis 12:7–14

Davies RE (1963) A case of recurrent meningitis with cerebrospinal fluid rhinorrhea. Med J Assist 50:931

Debrun G, Lacour P, Vinuela F, Vinuela Fox A, Drake CG (1981) Treatment of 54 traumatic carotid-cavernous fistulas. J Neurosurg 55:678–692

Denecke HJ (1953) Die Otorhinolaryngologischen Operationen. In: Guleke N, Zenker R (Hrsg) Kirschners Allgemeine und spezielle Operationslehre, Bd V. Springer, Berlin Göttingen Heidelberg

Denecke HJ (1977) Plastische Korrektur des Schluckaktes und der Stimme bei Valguslähmung. 19 Jahre Erfahrung. HNO 25:140–143

Denecke HJ (1980) Die otorhino-laryngologischen Operationen im Mund- und Halsbereich. In: Zenker R, Heberer G, Pichelmayr R (Hrsg) Allgemeine und spezielle Operationslehre von Kirschner M, Bd V/3. Springer, Berlin Heidelberg New York

Denecke HJ, Hartert H (1954) Carotis interna Verletzung mit unstillbarem Nasenbluten, geheilt durch intraarterielle Thrombininjektion. Chirurg 25:470–475

Devillier JC (1971) Fracture dislocation of the temporal bone. J Neurol Neurosurg Psychiatry 34:105–106

Devriese PP (1983) Facial paralysis after trauma of the skull. In: Samii M, Brihaye J (eds) Traumatology of the skull base. Springer, Berlin Heidelberg New York Tokyo, pp 153–163

Dietz H (1966) Die frontobasale Schädelhirnverletzung. Klinisches Bild und Probleme der operativen Behandlung. Habilschr Universität Mainz

Dietzel K (1966) Behandlungsgrundlagen der laterobasalen Schädelbasisfrakturen. Z Ärztl Fortbild 60:244

Dietzel K (1977) Die Prädilektionsstellen von Fazialisläsionen bei otobasalen Traumen (Morphologische und klinische Studie). HNO-Praxis 2:254–263

Dott NM (1958) Facial paralysis restitution by extrapetrous nerve graft. Proc Royal Soc Med 51:900–902

Duchenne GB (1872) De l'electristion localisée. III ed. Baillère, Paris, pp 864–870

Duken J (1915) Über zwei Fälle von intrakranieller Pneumatocele nach Schußverletzung. Münch med Wschr 17:598–599

Dürrer J, Busek J (1969) Deformations of the temporal bone in head trauma. Practica oto-rhino-lar 31:283–287

Duthel R, Brunon J, Deruty R, Setiey A, Cotrait C (1985) Les aneurysmes traumatiques géantes de la carotide interne developpes dans le sinus sphenoidales. A propos de 2 cas. Neurochirurgie (Paris) 31:309–315

Ekstrand T, Glitterstam K (1979) Bell's palsy – prognostic value of the stapedius reflex with contralateral stimulation. J Laryngol Otol Rhinol 93:271–275

Engelberg U, Bauer W (1985) Transcutaneous electrical stimulation for tinnitus. Laryngoscope 95:1167–1173

Escher F (1954) Traumatische Cholesteatome. Practica oto-rhino-lar 16:32–40

Escher F (1964) Funktionelle Ohrchirurgie traumatischer Mittelohrläsionen. Fortschr Hals Nasen Ohrenheilk 11:1

Escher F (1969) Reparative Chirurgie von Pyramidenfrakturen. Practica oto-rhino-lar 31:113–114

Escher F (1973) Das Schädelbasistrauma in oto-rhinologischer Sicht. Ein Überblick über drei Jahrzehnte. HNO 21:129–144

Escher F (1974) Die Schädelbasisverletzungen Standpunkt des Otorhinologen. Ther Umsch 31:634–639

Escher F (1978) Das Trauma des Ohres. Ther Umsch 35:493–501

Esslen E (1973) Electrodiagnosis of facial palsy. In: Miehlke A (ed) Surgery of the facial nerve, 2nd edn. Urban & Schwarzenberg, München

Esslen E (1977) The acute facial palsies. Investigations on the localisation and pathogenesis of meatolabyrinthine facial palsies. Springer, Berlin Heidelberg New York

Ey W, Denecke HJ (1984) Rehabilitation of swallowing following paresis of caudal cranial nerves. 2nd Intern Congress of the skull base study group. Springer, Berlin Heidelberg New York

Fahlbusch R (1983) Persönliche Mitteilung

Feldmann H (1986) Das Gutachten des Hals-Nasen-Ohrenarztes, 2. Aufl. Thieme, Stuttgart

Feldmann H (1986) Spätfolgen nach laterobasalen Frakturen-therapeutische und gutachterliche Gesichtspunkte. Zbl Hals Nasen Ohrenheilk Plast Chir 133:276

Felgenhauer K, Schädlich HJ, Nekic M (1987) β-traceprotein as marker for cerebrospinal fluid fistula. Klin Wchschr (im Druck)

Felizet GM (1873) Recherches et anatomiques experimentales sur les fractures du crane. Delahage A (Hrsg) Paris

Ferguson BJ, Wilkins RH, Hudson W, Farmer J (1986) Spontaneous CSF otorrhea from tegmen and posterior fossa defects. Laryngoscope 96:635–644

Fisch U (1970) Die totale Freilegung des Nervus facialis bei laterobasalen Schädelfrakturen. Arch klin exp Ohr-Nas-KehlkHeilk 196:187–193

Fisch U (1973) Operation on the facial nerve in its labyrinthine and meatal course. In: Miehlke A (ed) Surgery of the facial nerve, 2. Aufl. Urban & Schwarzenberg, München, pp 175–205

Fisch U (1974a) Facial nerve grafting. Otolaryngol Clin N Am 7:517–529

Fisch U (1974b) Facial paralysis in fractures of the petrous bone. Laryngoscope (St Louis) 84:2141–2154

Fisch U (1976) Richtlinien zur Versorgung traumatischer Verletzungen des Nervus facialis. ORL 38 (Suppl. 1):42–49

Fisch U (1977a) Management of Bell's palsy. In: Fisch U (ed) Facial nerve surgery. Kugler, Amstelveen, pp 393–394

Fisch U (1977b) Mikrochirurgie des Felsenbeins. HNO 25:193–197

Fisch U (1979) Facialislähmungen im labyrinthären, meatalen und intrakraniellen Bereich. In: Berendes J, Link R, Zöllner F (Hrsg) Hals-Nasen-Ohrenheilkunde in Praxis und Klinik, Bd V. Thieme, Stuttgart, S 21.43–21.66

Fisch U (1980) Management of intratemporal facial nerve injuries. J Laryng 94:129–134

Fisch U (1984) Prognostic value of electrical tests in acute facial paralysis. Am J Otol 5:494–498

Fisch U, Esslen E (1972) Total intratemporal exposure of the facial nerve. Arch Otolaryngol 95:335–341

Fisch U, Dobie RA, Gmür A, Gmür Felix H (1987) Intracranial facial nerve anastomosis. Am J Otol 8:23–29

Fitz C, Harwood-Nash D (1974) Radiology of the ear in children. Radiologic clinics of North America 12(3):553–570

Fleischer K (1972) Innenohrveränderungen nach einem stumpfen Schädeltrauma. HNO 20:291–295

Fleischer H, Nockemann PF (1962) Die traumatische Fazialisparese und ihre Behandlung. Arch Klin Chir 302:60–64

Fraser JG, Harborow PC (1975) Labyrinthine window rupture. J Laryng 89:1–7

Fraser WD, Landolt JP, Money KE (1983) Semicircular canal fractures in squirrel monkeys resulting from rapid decompression. Acta Otolaryngol 95:95–100

Freeman P, Edmonds C (1972) Inner ear barotrauma. Arch Otolaryngol 95:556–563

Frenzel H (1982) Spontan- und Provokationsnystagmus. Springer, Berlin Heidelberg New York

Frey KW, Theopold HM (1981) Röntgenschichtaufnahmen bei Schläfenbeinfrakturen und Verletzungen der Gehörknöchelchen. Z Laryngol Rhinol Otol 60:451–470

Freytag E (1963) Autopsy findings in head injuries from blunt forces. Arch Pathol 75:402–413

Glaninger J (1965) Der Schläfenbeinbruch im Alter. Wien Med Wochschr 115:1–9

Glasscock ME (1968) Exposure of the intrapetrous portion of the carotid artery. In: Hamberger CA, Wersäll J (eds) Disorders of the skull base region. Almquist & Wiksell, Stockholm, pp 135–148

Glasscock ME, Wiet RJ, Jackson CG, Jackson Dickins JRE (1979) Rehabilitation of the face following traumatic injury of the facial nerve. Laryngoscope 89:1389–1404

Goldberg MH, Aslanian R, Wright J, Marco W (1971) Auditory canal hemorrhage – a sign of mandibular trauma: report of cases. J Oral Surg 29:425–427

Gontier J, Fisch U (1976) Schirmer's test: its normal values and clinical significance. Oto Rhino Laryngol 1:38

Goodhill V (1971) Sudden deafness and round window rupture. Laryngoscope 81:1462–1474

Goodhill V (1976) Labyrinthine membrane ruptures in sudden sensorineural hearing loss. Proc R Soc Med 69:565–572

Goodhill V (1981) Leaking labyrinth lesions, deafness, tinnitus and dizziness. Ann Otol (St Louis) 82:2–12

Goodman JM, Kalsbeck J (1965) Outcome of self inflicted gunshot wounds of the head. J Traumatol 5:636–642

Graham M (1974) Surgical exposure of the facial nerve. Otolaryngol Clin North Am 7:437–455

Graham MD, House WF (1982) Disorders of the facial nerve. Raven Press, New York

Greiner GF, Conraux C, Feblot P (1980) Zentrale und periphere Hörstörungen. In: Berendes J, Link R, Zöllner F (Hrsg) Hals-Nasen-Ohrenheilkunde in Praxis und Klinik, Bd 6. Thieme, Stuttgart, pp 50.1–50.24

Griffin J, Altenau M, Schaefer ST (1979) Bilateral longitudinal temporal bone fractures: a retrospective review of seventeen cases. The Laryngoscope 89:1432–1435

Grood de MP (1977) False aneurysm of the internal carotid artery following fracture of the skull base. Clin Neurol Neurosurg 80:86–91

Gros JC (1967) The ear in skull trauma. 8th Med J Nashville 60:705–711

Grote W, Hoffmann B, John-Mikolajewski V (1986) Aktueller Stand der Diagnostik und Behandlung laterobasaler Schädelfrakturen. HNO 34:496–502

Grove WE (1939) Skull fractures involving the ear, clinical study of 211 cases. Part I. Laryngoscope (St Louis) 49:678–707

Grove WE (1960) The otoneurology of head injuries including temporal bone fractures. In: Otolaryngology, vol 2, Chap 32. Prior, Hagerstown

Guerrier Y (1978) Le point de vue de l'anatomiste sur les liquorrhées cérébrospinales. 2ieme Coll ORL de Foche, pp 9–16

Guerrier Y, Dejan Y, Serrou B (1968) Lésions de l'oreille moyenne, paralyses faciales exceptées, apropos traumatismes crâniens fermés. J fr Oto-Rhino-Laryng 17:123–128

Guirado C (1985) High resolution diagnostic imaging of the temporal bone with CT. In: Meyers E (ed) New dimensions in otorhinolaryngology – head and neck surgery, vol 1, pp 255–260

Haels J, Deeg M, Betz H (1986) Die Diagnose einer besonderen Form von Hämatotympanon mit dem hochauflösenden Felsenbein – CT Laryng Rhinol Otol 65:331–332

Hagan WE, Tabb HG, Cox RH, Cox Travis LW (1979) Gunshot injury to the temporal bone: an analysis of thirty-five cases. Laryngoscope 89:1258–1272

Hahlbrock KH, Weyand F (1961) Progredienz traumatischer Innenohrstörungen. Arch Oto Rhino Laryngol 178:166–170

Haid T (1986) Vestibularisdiagnostik. In: Ganz H (Hrsg) HNO Praxis Heute, Bd 6. Springer, Berlin Heidelberg New York Tokyo, pp 2–29

Haid T, Wigand ME (1976) Das Frequenzkalorigramm. Eine Analogdarstellung der kalorischen Nystagmusreaktion. Laryngol Rhino Otol 55:654

Haid T, Wigand ME (1984) The vestibular index of patients with cochleo-vestibular insufficiency after neurolysis of the eights cranial nerve. Acta Otolaryngol (Suppl) 406:275

Hamann KF (1987) Training gegen Schwindel. Springer, Berlin Heidelberg New York Tokyo

Hammerschlag S, Wolpert S, Carter B (1977) Computed tomography of the scull base. Journal of Computer Assisted Tomography 1(1):75–80

Hanafee W (1985) Magnetic resonance imaging. In: Meyers E (ed) New dimensions in otorhinolaryngology – head and neck surgery, vol 1, pp 261–264

Hanafee WN, Gussen R (1974) Correlation of basal projection tomography in clinical problems. Radiol Clin North Am 12:419–430

Handrock M, Oppel F (1983) Die Endoskopie des Kleinhirnbrückenwinkels. Unsere Indikationsstellung nach fünfjähriger Erfahrung. Arch Oto Rhino Laryngol (Suppl)316–318

Hanneuse Y, Mestrez F (1976) A propos de deux cas d'otoliquorrhée. Acta oto-rhino-lar belg 30:325–333

Harvey FH, Jones AM (1980) "Typical" basal skull fracture of both petrous bones: an unreliable indicator of head impact site. J Forensic Sci 25:280–286

Healy GB, Freidmann JM, Strong MS (1976) Vestibular and auditory findings of perilymph fistula. A review of 40 cases. Trans Am Acad Ophthal Otolaryngol 88:44–49

Heer A (1892) Über Schädelbasisbrüche. Brun's Beitr Klin Chir 9

Heermann J, Dammad H, Spernau H, Spernau (1976) Perilymphschwall aus Perforation des runden Fensters nach leichtem Schädeltrauma bei vermutlich weitem Aquaeductus cochleae. Z Lar Rhinol 55:549–550

Helms J (1976) The transmeatal approach to the geniculate ganglion. Acta Oto-rhino-lar belg 30:84–89

Helms J (1979) Fazialistraumen am Ganglion geniculi. Laryng Rhinol Otol 2:144–148

Helms J, Geyer G (1983) Experimental fractures of the skull base. In: Samii M, Brihaye J (eds) Traumatology of the skull base. Springer, Berlin Heidelberg New York Tokyo, pp 42, 43

Hemenway WG, Hildyard VH, Black FO (1968) Poststapedectomy perilymph fistulas in the rocky mountain area. Laryngoscope 78:1687–1715

Hepner WR (1951) Some observations on facial paresis in the newborn infant etiology and incidence. Pediatrics 8:494–497

Herberhold C (1975) Funktionsprüfungen und Störungen des Geruchssinnes. Arch Oto Rhino Laryngol 210:67–164

Hermann N (1881) Experimentelle und casuistische Studien über die Frakturen der Schädelbasis. Inaug Diss Dorpat

Hitselberger WE, House WF (1966) A combined approach to the cerebelloportine angle. A suboccipital-petrosal approach. Arch Otolaryngol 84:267–285

Hofmann F (1925) Fraktur der Schläfenbeinpyramide. Zbl Hals Nasen Ohrenheilk 7:539

Holland BA, Brant-Zawadzki M (1984) High-resolution CT of temporal bone trauma. AJR 143:391–395

Hough JVD (1970) Fractures of the temporal bone and associated middle and inner ear trauma. Proc Royal Soc Med 63:245–252

Hough JVD (1970) Surgical aspects of temporal bone fractures. Proc R soc Med 63:245–252

House JW (1984) Facial nerve grading system. In: Portmann M (ed) Proceedings of the fifth international symposium on the facial nerve. Masson, New York, pp 35–41

House WF (1961) Surgical exposure of the internal auditory canal and its contents through the middle cranial fossa. Laryngoscope 71:1363–1385

House WF, Crabtree JA (1965) Surgical exposure of petrous portion of seventh nerve. Archs Otolar 81:506–507

Jongkees LBW (1965) Facial paralysis complicating skull trauma. Arch Otolaryngol 81:518

Jongkees LBW (1977) Nerve excitability test. In: Fisch U (ed) Facial nerve surgery. Kugler, Amstelveen, pp 83–86

Jungmayr H (1957) Cholesteatomentstehung nach Felsenbeinfraktur. Z Laryngol Rhinol 36:365–368

Karimi A, Frowein RA, Sanker P (1987) Die präklinische Notfallversorgung (7. Tagung der Sektion Rettungswesen der deutschen interdisziplinären Vereinigung für Intensivmedizin). Dt Ärztebl 84:2004–2006

Katz RT, Kaplan PE (1985) Glucose oxidase sticks and cerebrospinal fluid Rhinorrhea. Arch Phys Med Rehabil 66:391–393

Kelemen G (1934) Traumatische Cholesteatomgenese. Acta Otolaryngol 20:211–230

Kelemen G (1944) Fractures of the temporal bone. Arch Otolaryngol 40:333–373

Kettel K (1957) Repair of the facial nerve in traumatic palsies. Arch Otolaryngol 66:634–641

Kettel K (1962) Chirurgische Wiederherstellung gegenüber abwartender Haltung in Fällen von traumatischer Fazialislähmung. Arch Ohr Nasen Kehlkopfheilk 180:444–456

Kettel K (1965) Surgery of the facial nerve. Arch Otolaryngol 81:523–526

Khan A, Mithell M, Hinojosa R (1985) Temporal bone fractures: A histopathologic study. Otolaryn Head Neck Surg 93:177–186

Kittel G (1960) Traumatische intrakranielle Luftansammlungen. Z Lar Rhinol 39:234–242

Kittel G (1966) Hörstörung nach Elektrotraumen. Laryngol 28:384–388

Kley W (1968) Die Unfallchirurgie der Schädelbasis und der pneumatischen Räume. Arch Ohr-Nas-KehlkHeilk 191:1–216

Klingenberg A (1929) Die isolierte Schneckenfraktur bei Schädelbasisbrüchen. Z Hals-Nasen-Ohrenheilk 22:452–463

Koch H (1966) Nachuntersuchungen nach schwerem Schädeltrauma mit wahrscheinlichen Basisfrakturen, die nicht operativ versorgt wurden (150 Beobachtungen). Z Ärztl Fortbild 60:239

König H, Kurtz B (1985) Erkrankungen im Bereich des Felsenbeins: Aussagekraft der hochauflösenden Computertomographie. Röntgenpraxis 38:121–127

König H, Lenz M (1985) Hochauflösende Kernspintomographie der Felsenbeine. Röntgenpraxis 38:321–327

König H, Kurtz B, Strohm M (1984) Hochauflösende und dynamische Computertomographie in der Diagnostik von Glomus-tympanicum- und Glomus-jugulare-Tumoren. Fortschr Röntgenstr 141(6):662–646

Kohut RI (1986) Perilymphatic fistula: a histopathologic study. Ann Otol Rhinol Laryngol 95:466–471

Koslowski L, Thies W (1964) Bericht über 5900 Schädel-Hirn-Traumen. Unfallheilk 67:97–103

Krarup B (1958) Electrogustometry: A method for clinical taste examinations. Acta Otolaryngol 49:294–305

Kretschmer H (1984) Fronto- und laterobasale Verletzungen im Kindes- und Jugendalter. Aktuelle Traumatologie 14:187–192

Kuderna H (1979) Ergebnisse und Erfahrungen in der klinischen Anwendung des Fibrin-Klebens bei der Wiederherstellung durchtrennter peripherer Nerven. In: 17. Jahresvers Dtsch Gesellsch Plast Wiederherst Chir. Heidelberg

Kugelberg E (1952) Facial reflexes. Brain 75:385–396

Laasonen EM, Servo A, Sumuvuori H (1982) Sphenoid sinus fluid level in skull-base fractures. Eur J Radiol 2:5–7

Laeber G (1964) Labyrinthausfall und Fazialisparese nach Verletzung des Ohres bei Schweißarbeiten. HNO 12:113–114

Lambert PR, Brackman DE (1984) Facial paralysis in longitudinal temporal bone fractures: a review of 26 cases. Laryngoscope 94:1022–1026

Laubert A, Schultz-Coulon HJ (1986) Zur Prognose der Fazialislähmung durch Felsenbeinfraktur. HNO 34:412–416

Laumans EP (1962) On the prognosis of peripheral facial paralysis of endotemporal origin. Diss Koersen en Zonen, Amsterdam

Laumans EP, Jongkees LbW (1963) On the prognosis of peripheral facial paralysis of endotemporal origin. II. Electrical tests. Ann Otol Rhinol Laryngol 72:621–636

Lehnhardt E (1965) Die Berufsschäden des Ohres. Arch Ohr Nas Kehlk Heilk 185:1–146

Lehnhardt E (1987) Praxis der Audiometrie, 6. Aufl. Thieme, Stuttgart

Lehnhardt E, Mausolf A (1986) Retrocochlear hearing disorders. HNO 34:441–452

Lenz M, König H, Sauter R, Schrader M (1985a) Kernspintomographie bei Erkrankungen im Bereich des Felsenbeins. Fortschr Röntgenstr 143:623–634

Lenz M, König H, Sauter R, Schrader M (1985b) Kernspintomographie des Felsenbeins und Kleinhirnbrückenwinkels. Fortschr Röntgenstr 143:1–8

Lewis ML (1956) A variation in technique of facial decompression. Laryngoscope 66:1451–1463

Linck A (1909) Beitrag zur Kenntnis der Ohrverletzungen bei Schädelbasisfraktur. Z Ohrenheilk 57:7–22

Linck A (1920) Die Zuständigkeit der Oto-Rhinologie bei der Beurteilung und Behandlung von Verletzungen im Gebiet der vorderen und seitlichen Schädelbasis. Z Ohrenheilk 79:165–189

Lloyd G (1980) High resolution computerized tomography of the petrous bone. Journal of the royal society of medicine 73:699–700

Loebell G (1960) Zur Differentialdiagnose der rhinogenen Liquorrhoe. Erste Mitteilung über Untersuchungsergebnisse der chemischen Zusammensetzung von Nasensekret. Pract Oto Rhino Laryngol 22:235

Loepp W, Lorenz R (1955) Röntgendiagnostik des Schädels. Thieme, Stuttgart

Love JT, Waguespack RW (1981) Perilymphatic fistulas. Laryngoscope (St Louis) 91:1118–1128

Luotonen J (1986) Intracranial penetration of a nail from nailing gun through cheek and infratemporal fossa. J Laryngol Otol 100:247–250

Magielski JE, Blatt IM (1958) Submaxillary salivary flow: A test of chorda tympani nerve functions as an aid in diagnosis and prognosis of facial nerve paralysis. Laryngoscope 68:1770–1789

Manning JJ, Adour KK (1972) Facial paralysis in children. Pediatrics 1:102–109

Manz F, Schenk E (1975) Orbicularis-oculi Reflexe und Summenpotentiale des Orbicularis oris bei idiopathischer Fazialislähmung. J Neurol 210:271–281

Mason TH, Swain GM, Osheroff HR (1954) Bilateral carotid-cavernous fistula. J Neurosurg 11:323–326

Matras H, Dinges HP, Lassmann H (1972) Zur nahtlosen interfaszikulären Nerventransplantation im Tierexperiment. Wien Med Wchschr 122:517–523

Matthias R, Becker G, Rothrich SV (1987) Mittel- und Innenohrschäden nach dem Bombenanschlag auf die Diskothek La Belle. Arch Oto Rhino Laryngol (Suppl II):33–35

Matti H (1918) Die Knochenbrüche und ihre Behandlung Bd I. Springer, Berlin

Matti H (1922) Die Knochenbrüche und ihre Behandlung Bd II. Springer, Berlin

Matzker J (1968) Binauraler Clicktest nach stumpfem Schädelhirntrauma. Z Laryngol Rhinol Otol 47:159–167

May M (1972) Nerve excitability test in facial palsy. Limitations in its use found upon a study of 130 cases. Larangoscope 82:2122–2128

May M (1977) Maximal excitability test. In: Fisch U (ed) Facial nerve surgery. Kugler, Amstelveen, pp 87–92

May M (1979) Total facial nerve exploration: Transmastoid extralabyrinthine and subtemporal. Indications and results. Laryngoscope 89:906–916

May M (1986) The facial nerve. Thieme, Stuttgart

McDowall DG (1983) Is general anaesthesia detrimental in severe head injury? In: Samii M, Brihaye J (eds) Traumatology of the skull base. Springer, Berlin Heidelberg New York Tokyo, pp 94–98

McGhee CNJ, Gullan RW, Miller JD (1987) Horse riding and head injury: admissions to a regional head injury unit. Brit J Neurosurg 1:131–136

McHugh HE (1959) The surgical treatment of facial paralysis and traumatic conductive deafness in fractures of the temporal bone. Ann Otol 68:855–861

Messerer O (1880) Über die Elasticität und Festigkeit der menschlichen Knochen. Cotta, Stuttgart

Messerer O (1884) Experimentelle Untersuchungen über Schädelbrüche. Rieger, München

Messerklinger W (1972) Nasenendoskopie: Nachweis, Lokalisation und Differentialdiagnose der nasalen Liquorrhoe. HNO 20:268–275

Meyer z. Gottesberge A (1954) Akustisches Trauma. In: Zöllner F (Hrsg) Audiologie. Thieme, Stuttgart

Michael A, Mafee M, Valvassori G, Tan W (1985) Dynamic computed tomography of the head and neck: differential diagnostic value. Radiology 154:413–419

Miehlke A (1965) Intracranial facial nerve repair (Dott's operation). Archs Otolar 81:507–508

Miehlke A (1973) Surgery of the facial nerve. Urban & Schwarzenberg, München

Miehlke A (1986) Der aktuelle Stand der Diagnostik und Behandlung laterobasaler Schädelfrakturen-frakturbedingte Facialisprobleme. Zbl HNO Heilk 133:273–274

Miehlke A, Fisch U (1979) Facialislähmungen. In: Berendes J, Link R, Zöllner F (Hrsg) Hals-Nasen-Ohren-Heilkunde in Praxis und Klinik, Bd V. Thieme, Stuttgart, S 21.1–21.66

Miehlke A, Stennert E, Arold R, Chilla R, Penzholz H, Kühner A, Sturm V (1981) Chirurgie der Nerven im HNO-Bereich (Auper N. statoacusticus und olfactorius). Arch Oto Rhino Laryngol 231:89–449

Minnigerode B, Küpper R, Karduck A, Karduck Bartholomé W (1976) Der ohrenärztliche Frühbefund bei Schädelverletzten. Unfallheilk 79:439–442

Mittermaier R (1941) Zur Behandlung der offenen Schädelhirnverletzung. Arch Ohrenheilk 149:171

Molina P, Bertrand RA, Hardy J (1977) The trigemino-facial reflexes. In: Fisch U (ed) Facial nerve surgery. Kugler, Amstelveen, pp 107–123

Motte C de la, Wehner W (1973) Suizidversuch durch Elektrotrauma des Ohres. Z Laryngol Rhinol 52:504–508

Mündnich K, Frey KW (1959) Das Röntgenschichtbild des Ohres. Thieme, Stuttgart

Mueller AH, Edel P (1976) Röntgenologische Aspekte der Felsenbeinfrakturen mit Facialisparese. ORL 38 (Suppl 1):36–41

Musgrove BT (1986) Dislocation of the mandibular condyle into the middle cranial fossa. Br J Oral Maxillofac Surg 24:22–27

Nager FR (1929) Über Spätmeningitis nach Labyrinthfraktur. Arch Ohrenheilk 122:217–229

Nager FR (1930) Über Spätmeningitis nach Labyrinthfraktur. Acta oto-lar 14:127–134

Nager FR (1949) Zur Histologie der isolierten Schneckenfraktur. Pract Oto Rhino Laryngol (Basel) 11:134

Nagy L, Sipos I (1983) Eine indirekte Stammhirnverletzung durch einen Knochensplitter der Felsenbeinpyramide. Z Rechtsmed 89:279–282

Nassulphis P (1946) Die Schädigung des Innenohres und seiner Nerven nach Schädeltrauma. Monatsschr Ohrenheilk 79/80:68–86/222–252

Novotny O (1958) Rezidivierende Meningokokkenmeningitis nach alter Schläfenbeinfraktur. Wien Klin Wchschr 674–675

Oberascher G, Arrer E (1986) Efficiency of various methods of identifying cerebrospinal fluid in oto- and rhinorrhea. Oto Rhino Laryngol 48:320–325

Oberascher G, Arrer E (1986) Erste klinische Erfahrungen mit β2-Transferrin bei Oto- und Rhinoliquorrhoe. HNO 34:154–155

Oberascher G, Arrer E (1986) Oto-Rhinoliquorrhoe: Salzburger Konzept zur Liquordiagnostik. Hutegger, Salzburg

Oeken WF (1957) Schädigung des Hör- und Gleichgewichtsorgans durch elektrische Ströme. HNO Wegweiser 6:255

Overend W (1896) Preliminary note on a new cranial reflex. Lancet 1:619–621

Parkinson D, West M (1980) Traumatic intracranial aneurysms. J Neurosurg 52:11–20
Passow A (1905) Die Verletzungen des Gehörorgans. Bergmann, Wiesbaden
Pfisterer H (1957) Über den doppelseitigen Felsenbeinquerbruch. Monatsschr Unfallheilk 60:229–239
Plester D, Strohm M (1983) Hearing loss due to traumatic rupture of the tympanic membrane and fistulae of the round and oval window. In: Samii M, Brihaye J (eds) Traumatology of the skull base. Springer, Berlin Heidelberg New York Tokyo, pp 180–186
Portmann M (1983) Etiology and clinical features of posttraumatic hearing loss. In: Samii M, Brihaye J (eds) Traumatology of the skull base. Springer, Berlin Heidelberg New York Tokyo, pp 173–176
Portmann M (ed) (1985) Facial nerve. Masson, Paris
Potter G (1968) The lateral projection in tomography of the petrous pyramid. Am J Roentgenol radium ther nucl med 104:194–200
Potter G (1974) Radiologic assessment of the facial nerve. Otolaryngol Clin North America 7:343–355
Proctor B, Gurdjian ES, Webster JE (1956) The ear in head trauma. Laryngoscope (St Louis) 66:16–59
Proops DW, Hawke WM, Berger G (1986) Microfractures of the otic capsule. J Laryngol Otol 100:749–758
Prott W (1975) Untersuchungen zur Endoskopierbarkeit des inneren Gehörganges und des Kleinhirnbrückenwinkels-Cisternographie. Habilschr, Würzburg
Pulec JL (1966) Total decompression of facial nerve. Laryngoscope 76:1015–1028
Reisner K, Gosepath J (1973) Schädeltomographie. Schatterer Thieme, Stuttgart
Rettinger G (1979) Gehörgangsreinigung mit Wattestäbchen – Sinn oder Unsinn? Dt Ärztebl 26:1447–1450
Rettinger G, Wigand M, Kalender W (1983) Imaging of nerves and vessels of the cerebellopontine angle: a comparison between computer tomographic and surgical findings. Electromedica 51:60–65
Rohrt T (1973) Fracture of temporal bone early or retrospective diagnosis and surgical hearing reconstruction. Acta Otolaryngol 75:355–356
Rollin H (1973) Elektrische Geschmacksschwellen der Zungen und des weichen Gaumens. Statistische Analyse der Normalwerte. Arch Klin Exp Ohr Nas Kehlkopfheilk 204:71–80
Rollin H (1975) Funktionsprüfungen und Störungen des Geschmackssinnes. Arch Oto Rhino Laryngol 210:165–218
Rüedi L, Furrer W (1946) Das akustische Trauma. Karger, Basel
Ruttin EL (1937) Zur Klinik der Schläfenbeinbrüche. Monatsschr Ohrenheilk 71:179–288
Salaverry MA (1974) Transattical approach: A technique variation for total decompression of the facial nerve. Rev Bras otorhinolaryngol 40:262–264
Salaverry MA (1980) Transattical approach to the labyrinthine segment of the facial nerve. In: Graham MD, House WF (eds) Disorders of the facial nerve. Raven Press, New York, pp 423–430
Samii M (1983) Intra-cranial reconstruction of facial nerve after lateral basal fracture. In: Samii M, Brihaye J (eds) Traumatology of the skull base. Springer, Berlin Heidelberg New York Tokyo, pp 164–170
Samuel E (1970) Radiological investigation of injuries of the temporal bone. Proc R Soc Med 63:252–256
Satoh J (1969) Evoked electromyographic test for Bell's palsy. Jpn J Otol 72:63–92
Saunders WH, Paparella MM (1971) Atlas of ear surgery. Mosby, St Louis
Schadel A (1987) Die diagnostische Röntgenstrahlenbelastung klinischer HNO-Patienten. HNO 35:175–178
Schadel A, Strathmann U (1986) Experimentelle Messung der Rückstellkräfte bei bilateralen sowie fronto-occipitalen Schädelbasisfrakturen. Zbl HNO Heilk Plast Chir 133:275
Schadel A, Wadynski A (1985) Einsatz und Problematik der hochauflösenden Computertomographie des Felsenbeines. HNO 33:171–175
Schaefer SD, Diehl JT, Briggs WH (1980) The diagnosis of CSF Rhinorrhea by Metrizamide CT scanning. Laryngoscope 90:871–875
Scherer H (1984) Das Gleichgewicht, Teil 1. Springer, Berlin Heidelberg New York Tokyo
Schertel L, Schloz M, Kraska H (1974) Schläfenbeintomographie. Fortschr Röntgenstr 121:556–563
Schima E (1961) Probleme bei der Behandlung der frontobasalen und laterobasalen Schädelfrakturen. Zbl Chir 86:1731–1738

Schlittler E (1936) Labyrinthzersplitterung-isolierte Vestibularfractur-Spätmeningitis nach 16 Jahren. Acta Otolaryngol 24:213–221

Schrader M, Lenz M, Schroth G, König H (1987) Kernspintomographie: Eine neue bildgebende Diagnostik im Bereich des Felsenbeins und Kleinhirnbrückenwinkels. Laryng Rhinol Otol 66:45–53

Schubiger O, Valavanis A (1982) Die hochauflösende Computertomographie zum Nachweis von Frakturen der Schädelbasis, besonders der Felsenbeine. ROFO 137:123–128

Schubiger O, Valavanis A, Stuckmann G, Stuckmann Antonucci F (1986) Temporal bone fractures and their complications. Neuroradiologie 28:93–99

Schuknecht H (1950) A clinical study of auditory damage following blows to the head. Ann Otol (St Louis) 59:331–358

Schulthess G von (1961) Facialislähmungen nach Schädelbasisfrakturen. Z Laryngol Rhinol 40:404–409

Schulz E, Jahn R (1983) Ringfrakturen der Schädelbasis. Z Rechtsmed 90:137–145

Schwarz M (1956) Topische Diagnostik der traumatischen Carotisruptur durch gezielte Gefäßzügelung. HNO 6:221–227

Schwartze E (1885) Die chirurgischen Krankheiten des Ohres, Bd 32. Enke, Stuttgart

Schwarz M (1966) Das Cholesteatom im Gehörgang und im Mittelohr. Thieme, Stuttgart

Schwerdtfeger FP, Schwerdtfeger EM (1979) Chirurgische Behandlung der Sofortparese des N. facialis bei Pyramidenlängsfrakturen. Z Lar Rhinol 58:149–153

Schwetz F (1987) Zur Progredienz unfallbedingter Hörschäden. HNO 35:416–424

Scott B, Lindbergt P, Lyttkens L, Melin L (1985) Psychological treatment of tinnitus. Scandinavian Audiology 14:223–230

Seiferth LB (1961) Ein Beitrag zur Cholesteatomgenese. Traumatisch entstandenes Mittelohrcholesteatom. HNO 9:269–271

Seiferth LB (1979) Über progrediente Schwerhörigkeit nach Detonation und Explosion. Z Laryng Rhinol Otol 58:295–302

Selley J, Fränkel FB (1961) Skull fracture in infants. A report of 50 cases. Acta chir scand 122:30–36

Sevitt S (1968) Fatal road accidents-injuries complications and causes of deaths in 250 subjects. Brit J Surg 55:481–505

Shambaugh GE (1967) Surgery of the ear. Saunders, Philadelphia

Siirala U (1949) War injuries to the ear and the hearing. Acta Otolaryngol 10:141–144

Singer M (1945) The combined use of fibrin film and clot in end-to-end union of nerves. J Neurosurg 2:102–125

Smedt de E, Potvliege R, Pimontel-Appel B, Claus E, Vignaud J (1980) High resolution CT scan of the temporal bone. A preliminary report. J Belg Radiol 63:205–212

Spiessl B, Schroll K (1972) Gesichtsschädel. In: Nigst H (Hrsg) Spezielle Frakturen- und Luxationslehre. Thieme, Stuttgart

Stenger P (1909) Beitrag zur Kenntnis der nach Kopfverletzungen auftretenden Veränderungen im inneren Ohr. Arch Ohrenheilk 79:43–69

Stennert E (1979) I. Hypoglossal facial anastomosis: Its significance for modern facial surgery. II. Combined approach in extratemporal facial nerve reconstruction. Clin Plast Surg 6:471–485

Stennert E (1980) New concepts in treatment of Bell's palsy. Symposium on facial nerve surgery, Los Angeles

Stennert E (1982) Das autoparalytische Syndrom – ein Leitsymptom der postparetischen Fazialisfunktion. Arch Oto Rhino Laryngol 236:97–114

Stennert E (1984) Indications for facial nerve surgery. Adv Otorhinolaryngol 34:214–226

Stennert E, Frentrup KP, Limberg CH (1977a) Die trigeminofacialen Reflexe: Ein methodischer Beitrag zur Verbesserung der Fazialisdiagnostik. Arch Oto Rhino Laryngol 217:429–440

Stennert E, Limberg CH, Frentrup KP (1977b) Parese- und Defektheilungsindex. Ein leicht anwendbares Schema zur objektiven Bewertung von Therapieerfolgen bei Fazialisparesen. HNO 25:238–245

Steurer O (1944) Traumatische Cholesteatomentstehung. Ohr Nasen Kehlkopfheilk 154:169–182

Strohm M (1986) Trauma of the middle ear. Adv Oto Rhino Laryngol, vol 35

Swartz JD (1986) Imaging of the temporal bone. Thieme, Stuttgart

Tamarozzi R, Pinna L, Rocella P, Marich M, Corcione S (1984) Considerazioni patogenetiche sulla lesioni traumatiche della basa cranica: la fracture del dorso sellare. Radiol Med (Turin) 70:50–51

Taylor S (1982) The petrous temporal bone (including the cerebellopontine angel). Radiologic Clinics of North America 20:67–86

Terrahe K (1965) Zur röntgenologischen Diagnostik von Felsenbeinfrakturen mit besonderer Berücksichtigung der Mikrofrakturen des Labyrinthes. Arch Oto Rhino Laryngol 185:538–548

Terrahe K (1966) Die Röntgendiagnostik der Frakturen des Schläfenbeines und der Luxation der Gehörknöchelchen. Z Laryngol Rhinol 45:313–319

Teresi L, Lufkin R, Wortham D, Flannigan B, Reicher M, Halbach V, Bentson J (1987) MR-imaging of the intratemporal facial nerve using surface coils. Am J Neuroradiology 8:49–54

Theissing G, Theissing J (1962) Experimentelle Untersuchungen zum Elektrotrauma. Z Laryngol Rhinol 41:128

Thullen A (1979) Röntgenuntersuchung des Ohres. In: Berendes J, Link R, Zöllner F (Hrsg) Hals-Nasen-Ohrenheilkunde in Klinik und Praxis. Thieme, Stuttgart

Thumfart E (1977) Endoskopische Elektromyographie des M. abductor laryngis an wachen Patienten. Symposium über Anatomie Physiologie Klinik und Therapie der Kehlkopflähmungen, Marburg

Thumfart W (1981) Elektrodiagnostik bei Läsionen des N. recurrens. Arch Oto Rhino Laryngol 231:483–505

Thumfart W (1983) Diagnose und Prognose der Fazialisparese im Kindesalter. In: Kley W, Naumann C (Hrsg) Regionale plastische und rekonstruktive Chirurgie im Kindesalter. Springer, Berlin Heidelberg New York Tokyo, pp 83–90

Thumfart W, Daun H, Berg M (1985) Computerized electromyography versus electroneurography in the diagnosis of facial nerve paralysis. In: Portmann M (ed) Facial Nerve. Masson, Paris, pp 355–360

Thumfart W, Eitschberger E, Wigand ME (1980) Funktionelle Spätergebnisse nach Eingriffen am N. facialis. Arch Oto Rhino Laryngol 227:478–481

Thumfart W, Jach K (1986) Kombinierte Therapie von Schlucklähmungen. Arch Oto Rhino Laryngol Suppl 2:158–159

Thumfart W, Plattig KH, Schlicht N (1980) Geruchs- und Geschmacksschwellen älterer Menschen. Z Gerontologie 13:158–188

Thumfart WF (1983) Olfaction after frontobasal trauma with and without surgery. In: Samii M, Brihaye J (eds) Traumatology of the skull base. Springer, Berlin Heidelberg New York Tokyo, pp 101–107

Tomita H, Okuda Y, Tomiyama H (1974) Some basic values of electrogustometry. In: Aislen M, Ricci V (eds) Xth World Congress of otorhinolaryngology Venedig (1973) Excerpta Medica, Amsterdam

Tönnis W (1960) Zur Entstehung der Rezidive bei der Behandlung der Carotis-sinus-cavernosus Aneurysmen und ihre Verhütung. Langenbecks Arch Klin Chir 295:186–192

Tos M (1971) Fractura ossis temporalis. Ugeskr Laeg 133:1449–1456

Tos M (1973) Course of and sequelae to 248 petrosal fractures. Acta Otolaryngol (Stockh) 75:353–354

Turner JW (1943) Indirect injuries of the optic nerve. Brain 66:140

Uffenorde W (1924) Histologische Befunde am Felsenbein bei Schädelschußverletzung als Beitrag zur Frage der Kommotionsschwerhörigkeit. Beitr Anat etc; Ohr 21:292–324

Ulrich C (1926) Verletzungen des Gehörorgans bei Schädelbasisfrakturen. Acta oto-lar 6 (Suppl):1–150

Valavanis A, Schubiger O, Stuckmann G, Stuckmann Antonucci F (1986) CT-Diagnostik traumatischer Läsionen des Felsenbeins. Radiologie 26:85–90

Valvassori G (1969) Radiologic diagnosis of neuro-otologic problems by tomography. Arch Otolaryngol 89:57–60

Valvassori GE (1985) Approach to the study of temporal bone trauma. Revue de Laryngol 406:63–66

Valvassori GE, Potter GD, Hanafee WN, Carter BL, Buckingham RA (1982) Radiology of the ear nose and throat. Thieme, Stuttgart

Voss O (1910) Operatives Vorgehen bei Schädelbasisfrakturen bei Mitbeteiligung von Ohr und Nase. Beitr Anat etc; Ohr 3:385–405

Voss O (1936) Die Chirurgie der Schädelbasisfrakturen aufgrund 25jähriger Erfahrungen. Barth, Leipzig

Wagemann W (1956) Elektrische Schädigungen des Ohres. Arch Ohr Nasen Kehlk Heilk 170:503

Wahl E von (1883) Über Fracturen der Schädelbasis; in Volkmann; Sammlung klinischer Vorträge 228:1945–1970

Wanke R (1962) Verletzungen des Kopfes. In: Wanke Maatz Junge Lentz (Hrsg) Die Knochenbrüche und Verrenkungen. Urban & Schwarzenberg, München

Wayoff M, Charachon R, Roulleau P, Lacher G, Deguine Ch (1987) Surgical treatment of middle ear cholesteatoma. Adv Oto-Rhino-Laryngology 36:113–117

Wiberg A (1971) Function of the chorda tympani before and after operation for clinical otosclerosis. Diss Univ of Umea, Schweden

Wigand ME (1983) Latero-basal injuries. In: Samii M, Brihaye J (eds) Traumatology of the skull base. Springer, Berlin Heidelberg New York Tokyo, pp 76–87

Wigand ME (1985) Management of the oval and round window. In: Marquet FE (ed) Surgery and pathology of the middle ear. Martinus Nijhoff, Boston

Wigand ME, Thumfart W (1981) Neurosynthesis of the facial nerve, electrical vs. clinical results. Samii M, Jannetta PJ (eds) The Cranial Nerves. Springer, Berlin Heidelberg New York, pp 463–468

Wigand ME, Thumfart W (1982a) Die Rekonstruktion des N. facialis im supralabyrinthären Verlauf. In: Scholz HJ, Kleinfeldt D (Hrsg) Die cervicalen Syndrome. Intra- und extratemporale Fazialisschädigungen. Ostsee-Druck Rostock, pp 119–127

Wigand ME, Thumfart W (1982b) Fibrin seal for supralabyrinthine facial nerve repair. Graham MD, House WF (eds) Disorders of the Facial Nerve. Raven Press, New York, pp 477–483

Wigand ME, Haid T, Berg M, Rettinger G (1982a) The enlarged transtemporal approach to the cerebellopontine angle. Technique and indications. Acta Otorhinolaryngol Ital 2:571–582

Wigand ME, Hellwig FC, Berg M (1982b) Tinnitus nach Eingriffen am achten Hirnnerven. Laryngol Rhinol Otol 61:132–134

Williams DJ, Simpson DA, Savage JP (1977) Cerebrospinal fluid otorhinorrhea. Investigation and management. J Laryngol 91:433–434

Wittmaack K (1932) Über die traumatische Labyrinthdegeneration. Arch Ohr Nasen Kehlk Heilk 131:59–124

Wozasek GE, Wruhs O (1986) Ein seltener Fall einer Kopfschußverletzung. Unfallchirurg 89:521–523

Wullstein HL, Fleischer H (1958) Die Methode der Dekompression des N. facialis vom Austritt aus dem Labyrinth bis zum Foramen stylomastoideum ohne Beeinträchtigung des Mittelohres. Arch Ohr-Nas-KehlkHeilk 172:582–587

Wullstein HL, Wullstein SR (1985) Die osteoplastische Epitympanotomie. Thieme, Stuttgart

Wullstein SR (1974) Osteoplastic epitympanotomy. Oto Rhino Laryngol 83:663–667

Yanagihara N, Kishimoto M (1972) Electrodiagnosis in facial palsy. Arch Otolaryngol 95:379

Zander C (1959) Das doppelseitige posttraumatische Kavernosus-Aneurysma. Zbl Chir 84:500–508

Zimmermann RH, Bilaniuk LT, Hackney DB, Goldberg HI, Grossman RI (1986) Head injury early results comparing CT and high field MR. AJNR 7:757–764

Zöllner F (1957) Hörverbessernde Operationen bei entzündlich bedingten Mittelohrerkrankungen. Arch Ohr Nasen Kehlk Heilk 171:1–34

Archives of
Oto-Rhino-Laryngology
© Springer-Verlag 1988

Chirurgie des Felsenbeins (außer Mittelohr) Tumoren und Pseudotumoren

E. Stennert und W. Thumfart
Unter Mitarbeit von R. Matthias
Universitäts-Hals-Nasen-Ohrenklinik Köln, Joseph-Stelzmann-Str. 9, 5000 Köln 41

Inhaltsverzeichnis

Allgemeine Vorbemerkungen 169

1   **Anatomische Grundlagen** 171
1.1   Foramina der Schädelbasis 173
1.2   Pyramidenvorderfläche (Facies anterior) 174
1.3   Pyramidenspitze 178
1.4   Pyramidenhinterfläche (Facies posterior partis petrosae) 179
1.5   Sinus sigmoideus und foramen jugulare 184
1.6   Cavum tympani. 186
1.7   Pyramidenunterseite (Facies inferior partis petrosae) 186

2   **Diagnostische Grundlagen** 189
2.1   Audiologische und otoneurologische Diagnostik. 189
2.1.1 Hörschwellenmessung 189
2.1.2 Überschwellige Diagnostik 189
2.1.3 Adaptions- und Ermüdungsteste 190
2.1.4 Impedanzmessung. 191
2.1.5 Akustisch evozierte Potentiale (ERA) 191
2.1.6 Sprachaudiometrie 192
2.1.7 Tinnitus 192
2.1.8 Vestibularisdiagnostik 193
2.2   Radiologische Diagnostik 193

3   **Operative Zugänge** 198
3.1   Operative Zugänge zum inneren Gehörgang und zum Kleinhirn-Brücken-Winkel (KBW) über die mittlere Schädelgrube 198
3.1.1 Extradural-transtemporaler Zugang nach House. 199
3.1.2 Extradural-transtemporaler Zugang nach Fisch 202
3.1.3 Intradural-transtemporaler Zugang nach Rosomoff 205
3.1.4 Intraduraler, translabyrinthär-transtentorieller Zugang nach Morrison und King 206
3.1.5 Extradural-translabyrinthärer Zugang nach Bochenek und Kukwa 207
3.1.6 Modifizierter transtemporal-translabyrinthärer Zugang nach Kanzaki et al. 209
3.1.7 Erweiterter extradural-transtemporaler Zugang nach Wigand et al. 211
3.1.8 Erweiterter extradural-transtemporaler Zugang nach House et al. 214
3.2   Operative Zugänge zum Kleinhirnbrückenwinkel über die pneumatischen Räume des Felsenbeins. 215
3.2.1 Translabyrinthärer Zugang nach House u. Glasscock 215
3.2.2 Retrolabyrinthärer Zugang nach Brackmann u. Hitselberger 217

3.2.3   Transsigmoidaler Zugang nach Hitselberger u. House 219
3.2.4   Retrosigmoidaler Zugang nach Sterkers 220
3.2.5   Transcochleärer Zugang nach House u. Hitselberger 222
3.2.6   Transotischer Zugang nach Jenkins u. Fisch 224
3.2.7   Modifizierter transotischer Zugang nach Gantz u. Fisch 224
3.3   Infratemporaler Zugang nach Fisch 226
3.3.1   Typ A 227
3.3.2   Typ B 235
3.3.3   Typ C 238
3.4   Petrosektomie 238
3.5   Totale En-Bloc-Resektion unter Einbeziehung der A. carotis interna nach Graham et al. 240

4   Bindegewebs- und Knochentumoren des Felsenbeins 244

4.1   Das Eosinophile Granulom 244
4.2   Das Chondrom 248
4.3   Das Chondroblastom 251
4.4   Das Osteom und Osteofibrom 254
4.5   Das Osteoblastom 255
4.6   Das Osteoklastom 257
4.7   Osteitis deformans (Morbus Paget) 258
4.8   Die Sarkome 260
4.8.1   Das Chondrosarkom 260
4.8.2   Das Ewing-Syndrom 260
4.8.3   Das kindliche Rhabdomyosarkom 261

5   Dysontogenetische Tumore des Felsenbeins 263

5.1   Dermoid 263
5.2   Epidermoid 265
5.3   Cholesteringranulome 267
5.4   Das Chordom 270
5.5   Das Felsenbeinmeningeom 276
5.6   Die Arachnoidalzyste 278

6   Tumore der Nervenscheidenzellen 281

6.1   Neurinome und Neurofibrome 281
6.2   Das Akustikusneurinom 283
6.2.1   Allgemeine Vorbemerkungen 283
6.2.2   Diagnostische Hinweise zum Akustikusneurinom 286
6.2.3   Allgemeine therapeutische Hinweise 293
6.2.4   Spezielle therapeutische Hinweise 296
6.3   Das Fazialisneurinom 311

7   Tumore und Pseudotumore der Blutgefäße im Felsenbein 315

7.1   Pseudotumore 315
7.1.1   Das Felsenbeinaneurysma 315
7.1.2   Das Jugularvenendivertikel 317
7.2   Hämangiome 318
7.3   Hämangioblastom 319
7.4   Glomustumore 320

8   Sekundäre Felsenbeintumore 329

8.1   Epitheliale Tumore 329
8.1.1   Plattenepitheliale Karzinome 329
8.1.2   Baso- und spinozelluläre Karzinome 330
8.1.3   Therapie von Mittelohr- und Gehörgangskarzinomen 331

8.2   Adenoide Tumore. 332
8.2.1   Adenome 332
8.2.2   Adenokarzinome 334
8.2.3   Adenoidzystische Karzinome 334
8.3   Meningeale Tumore 335
8.3.1   Das Meningeom 335
8.3.2   Das Lipom 237
8.4   Metastasen 339
8.4.1   Metastasen im Mittelohr 339
8.4.2   Metastasen im inneren Gehörgang, im Kleinhirnbrückenwinkel oder in der Felsenbeinspitze 339
8.5   Non-Hodgkin-Lymphome 341

Allgemeine Vorbemerkungen

Das Thema: „Tumoren und Pseudotumoren des Felsenbeins und seiner angrenzenden Gebiete" wurde im Rahmen der Kongreßreferate der Deutschen Gesellschaft für Hals-Nasen-Ohren-Heilkunde, Kopf- und Halschirurgie bisher noch nicht abgehandelt.

Die Erörterung dieses Themas beschreibt eine vorläufige Zwischenstation auf dem Wege einer Entwicklung, die 1934 auf der Jahrestagung in Würzburg mit einem Referat über „Hirntumoren in ihrer Beziehung zur Otologie" begann und mit der Abhandlung verschiedener diagnostischer und therapeutischer Aspekte' der Kleinhirnbrückenwinkeltumoren in Referaten für die Jahrestagungen 1969 in Mainz und 1978 in Hamburg fortgesetzt wurde.

All diese Referatethemen dokumentieren allerdings auch, daß das Felsenbein bisher nicht als einheitliches „Organ" verstanden wurde, so wie es sich jetzt darstellt. Die Erkrankungen des Felsenbeins müssen aufgrund ihrer räumlich eng begrenzten Beziehung, wegen weitgehender Übereinstimmung in den ihnen eigenen diagnostischen Verfahren und aufgrund der Parallelen im operativen Vorgehen als eine nosologische Einheit gesehen werden. Neben den identischen knöchernen Strukturen involvieren sie zwei wichtige Sinnesorgane im Felsenbein, und es ziehen funktionell bedeutsame Nerven und Blutgefäße hindurch oder verlaufen in seiner unmittelbaren Nachbarschaft.

Somit kann das Felsenbein als ein zusammenhängender Organverband, ähnlich wie die Orbita mit ihren Eingeweiden, betrachtet werden. Trotz dieser Tatsachen sind die Vorstellungen, die über Orbitatumoren entwickelt worden sind, sehr viel präziser als die klinische Einheit der Felsenbeintumoren.

Auch die nun folgende Zusammenstellung über unser heutiges Wissen zum Thema Felsenbeintumoren kann nicht abschließend sein. Sie ist vielmehr zu verstehen als der Versuch, erstmals eine Nosologie der Felsenbein-Pathologie zu erarbeiten, die aber gerade in der gegenwärtigen Zeit stark beeinflußt wird durch dynamische Entwicklungen in der Diagnostik und die therapeutischen Möglichkeiten.

Die zurückliegenden Jahre sind gekennzeichnet durch große Anstrengungen, um diese spezielle Chirurgie weiter zu entwickeln, wobei diese Bemühungen sich nicht nur durch eine Verfeinerung der Operationstechniken auszeichnen, sondern vielmehr geprägt sind durch die Erweiterung der Indikationen und durch das Ringen um eine zunehmende Funktionserhaltung.

Diesen Bemühungen kam eine neue Ära der radiologischen Diagnostik mit Einführung der CT und des MR bis hin zur dreidimensionalen Darstellung entgegen. Nicht vergessen werden sollte allerdings in diesem Zusammenhang auch die Modernisierung der audiologischen Verfahren und die Entwicklung des Cochlea-Implant.

All dies hat für die heute praktizierende Generation der HNO-Ärzte neue Aufgaben in der Diagnostik und Therapie der Erkrankungen des Felsenbeins und seiner angrenzenden Gebiete entstehen lassen. Um diesen Aufgaben in angemessener Weise gerecht zu werden und die neuen Möglichkeiten wie Grenzen richtig einzuschätzen, bedarf es einer erneuten Analyse des derzeitigen Wissensstandes. Die Autoren danken deshalb dem diesjährigen Präsidenten der Deutschen Gesellschaft für Hals-Nasen-Ohren-Heilkunde, Kopf- und Halschirurgie, Herrn Prof. Dr. M. E. Wigand, daß er die Anregung hierzu gegeben hat.

Umfang des Themas

Durch die zunehmende Weiterentwicklung der otoneurologischen Diagnostik und durch die Etablierung neuer bildgebender Verfahren kann in jüngster Zeit viel früher und genauer die Verdachtsdiagnose auf einen raumfordernden Prozeß im oder in der Umgebung des Felsenbeins gestellt werden. Viele der noch zu nennenden Tumoren und Pseudotumoren des Felsenbeins sind erstmals im Rahmen dieser neuen diagnostischen Möglichkeiten beschrieben worden (vgl. Dermoid, angeborene Arachnoidalzysten) und konnten so einer noch rechtzeitigen Behandlung zugeführt werden.

Verbesserungen in der Diagnostik führen zwangsläufig zur gehäuften Inanspruchnahme des Therapeuten. Aber auch hier finden zur Zeit nicht nur quantitative Veränderungen statt. Die Verfeinerung der mikrochirurgischen Technik verbessert zusehends die postoperativen Ergebnisse. Auch hier ist noch kein Endpunkt zu erkennen.

Trotz eines berechtigten Optimismus muß jedoch als schmerzlich empfunden werden, daß trotz der heute bestehenden Möglichkeiten in fast gleichbleibenden Prozentsätzen Patienten mit großen und besonders zu großen Geschwülsten erstmals den Weg zu ihrem Arzt finden. Dies liegt überwiegend daran, daß viele Felsenbeingeschwülste, vor allem wenn sie langsam wachsen, erst spät Symptome erzeugen.

Aufgabe eines Referates über die Chirurgie der Felsenbeintumoren aus otologischer Sicht ist daher eine zweifache:

Es sind auf der einen Seite die seit Jahren fortschreitenden Entwicklungen der diagnostischen und therapeutischen Möglichkeiten unseres Faches an der Otobasis zu dokumentieren. Auf der anderen Seite ist der Weg dafür zu bahnen, daß jeder niedergelassene oder klinisch tätige Hals-Nasen-Ohren-Arzt dem Krankheitsbegriff Felsenbeintumor als nosologische Einheit seine erhöhte Aufmerksamkeit schenkt und in seine differentialdiagnostischen Erwägungen einfließen läßt.

Die erste Aufgabenstellung beinhaltet, daß der Titel „Chirurgie der Felsenbeintumoren" sich nicht nur auf die chirurgischen Möglichkeiten beschränken kann. Die Folge wäre, eine weitere Operationslehre den schon vielfach erschienenen hinzuzufügen. Chirurgie ist heute allgemein und besonders in einem Fach, das ein ausgedehntes anatomisches Gebiet des Menschen sowohl operativ als auch konservativ abzudecken hat, als eine Handlung zu begreifen, die den gesamten Weg vom Symptom bis zur postoperativen Nachbetreuung miteinbezieht. Eine Chirurgie ohne eine ausreichende präoperative Differentialdiagnose, ohne die Kenntnis aller therapeutischen, auch nicht-operativer Alternativen, ohne intensive Rehabilitationsmaßnahmen muß zu einer schlechten Chirurgie führen.

Die zweite Aufgabe fordert die Orientierung an den Möglichkeiten der Praxis. So kann es heute nicht mehr vertreten werden, die sich abzeichnenden Fortschritte in der Diagnose und Therapie der Felsenbeintumoren bestimmten spezialisierten otologischen oder neurochirurgischen Zentren vorzubehalten. Weitere wesentliche Fortschritte sind nur zu erreichen, wenn sich jeder Arzt, der mit bestimmten Symptomen konfrontiert wird, für die diagnostischen, therapeutischen und prognostischen Konsequenzen zuständig erklärt.

Grenzen des Themas

Diese doppelte Aufgabenstellung bedarf der genauen Begrenzung. Dabei setzt die wesentlichen Grenzen die Anatomie selbst.

Als Felsenbein, Os petrosum oder Pyramide, sollte lediglich die im Querschnitt vielseitige Pars petrosa ossis temporalis bezeichnet werden, die als Bestandteil der Schädelbasis im wesentlichen folgende Elemente beherbergt: das Hör- und Gleichgewichtsorgan, den inneren Gehörgang mit seinen Gefäßen und Nerven, dorsal den Sinus sigmoideus mit seinem Übergang in die Vena jugularis interna und ventral den vorderen Anteil des Carotiskanals mit den benachbarten Hirnnerven der Pyramidenspitze.

Definitionsgemäß gehören also zunächst zwei wichtige Gebiete nicht in den Themenrahmen: Die Mittelohrräume und der Kleinhirnbrückenwinkel. Die Abgrenzung ist jedoch nur zum Teil möglich.

Vielfach ist das gesamte Felsenbein pneumatisiert. Schon aus diesem Grund ist eine Abtrennung von Mittelohr und Mastoid problematisch. Hält man sich jedoch an die Vorgaben, lassen sich auch hier Grenzen ziehen, indem Tumoren und Pseudotumoren der pneumatisierten Zellen nur solange berücksichtigt werden, wie eine Mitbeteiligung der ursprünglichen Felsenbeinstrukturen zu erkennen ist.

Ähnliche Probleme ergeben sich bei den Kleinhirnbrückenwinkeltumoren. Den Felsenbeintumoren sind sie nur beizuordnen, wenn sie die knöchernen Strukturen der Pyramide ergriffen haben.

Diese sehr enge, aber notwendige Genzziehung stößt immer dann auf Probleme, wenn zwar die zu beschreibende Geschwulst insgesamt recht häufig, gerade im Felsenbein ausgesprochen selten beschrieben ist. In diesen Fällen ist die Versuchung groß, auf die häufigeren Lokalisationen zurückzugreifen und damit das Felsenbein als Zentrum dieses Themas zu verlassen. Dies kann zu Fehleinschätzungen führen.

Die Autoren hoffen, daß ihnen die Lösung dieser Schwierigkeiten dennoch gelungen ist, sie damit ihrer Aufgabe gerecht geworden sind und den Mitgliedern der Gesellschaft zu einer sinnvollen Bereicherung ihres Fachwissens verhelfen konnten.

1 Anatomische Grundlagen

An der Schädelbasis liegt zwischen Keilbein (Os sphenoidale) und Hinterhauptsbein (Os occipitale) das Schläfenbein (Os temporale), es bildet den knöchernen Anteil der Laterobasis (Abb. 1).

Ontogenetisch entwickelt sich das Os temporale aus zwei embryonalen Gewebsanteilen:

a) Aus dem *Mesoderm* entwickelt sich zunächst das Primordialcranium; dieses ist primär knorpelig angelegt und wird von der 14. Schwangerschaftswoche ab allmählich in Knochen umgewandelt. Die Ausbildung dieses sog. „Ersatzknochens" ist etwa mit dem 5. Schwangerschaftsmonat abgeschlossen (Anson u.

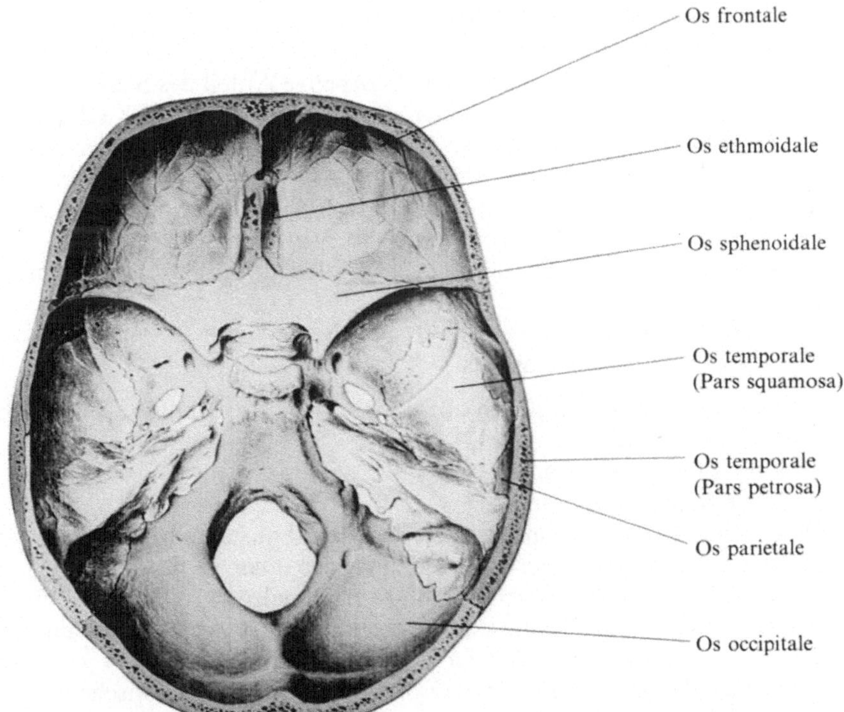

Abb. 1. Ansicht der inneren Schädelbasis. Die einzelnen Knochenabschnitte sind farbig abgesetzt (Aus Sobotta u. Becher 1957)

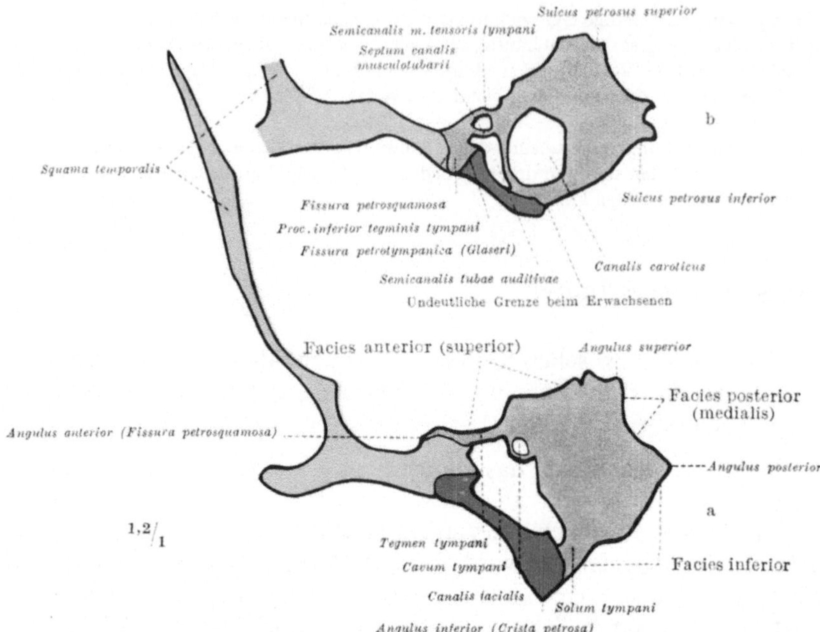

Abb. 2a, b. Querschnitt durch das Felsenbein. **a** Durch die Paukenhöhle, **b** durch den Anfangsteil der knöchernen Tuba auditiva. (Nach Braus u. Elze 1954)

Donaldson 1981). Dieser primär knorpelige Anteil des Schädelknochens, der später das eigentliche Felsenbein darstellt, entwickelt sich schützend um das vom *Ektoderm* abstammende Ohrbläschen (Otozyste), aus dem sich in der 3.–20. Embryonalwoche das Labyrinth ausdifferenziert. Wegen seiner schützenden Funktion für das häutige Labyrinth wird dieser gesamte Knochenanteil auch als „Ohrkapsel" bezeichnet (Abb. 2, grüner Anteil).

Aus diesem Primordialcranium gehen folgende Anteile des Os temporale hervor:

1. Die Pars petrosa,
2. der Processus mastoideus.

b) Aus dem Mesoderm gehen ebenfalls zwei entwicklungsgeschichtlich jüngere Anteile hervor:

1. Das Os tympanicum,
2. die Squama temporalis.

Diese neuen Knochenelemente entstehen direkt aus dem Mesenchym, werden als Bindegewebeknochen oder Deckknochen der unter a) beschriebenen „Ohrkapsel" nach laterokranial angelagert und verschmelzen mit ihr später zu einer anatomisch-funktionellen Einheit, dem Os temporale (s. Abb. 2, roter und gelber Anteil) und dem knöchernen Teil der Tuba Eustachii. Bei der Auflagerung dieser ontogenetisch jüngeren Anteile des Os temporale bleibt ein Zwischenraum frei, der der lateralen Wand des Os petrosum vorgelagert ist und der später zum Cavum tympani wird. In diesem Mittelohr entwickelt sich aus Anteilen des 1. und 2. Kiemenbogens die Schalleitungskette (Abb. 2, weißer Bezirk).

Da durch die Region der Laterobasis eine Vielzahl von Gefäßen verläuft, geraten diese Strukturen im Verlaufe der Wachstumsphase in eine innige Beziehung zum Felsenbein.

Osteologisch lassen sich am Schläfenbein vier Anteile unterscheiden:
a) Pars petrosa (Felsenbein);
b) Pars mastoidea (als zusätzlicher Bestandteil des Felsenbeins);
c) Pars tympanica (wesentlicher Anteil des knöchernen Gehörganges);
d) Pars squamosa (Schläfenbeinschuppe).

Als Felsenbein (Synonyme: Pyramide, Os petrosum) wird lediglich die Pars petrosa des Os temporale bezeichnet.

Der Zielsetzung des Referates entsprechend sollen im folgenden jene anatomischen Regionen des Felsenbeins und seine topographische Beziehung zu Nachbarstrukturen behandelt werden, denen bei den Erkrankungen des Felsenbeins eine besondere Bedeutung zukommt. Weitergehende umfassende Schilderungen der Felsenbeinanatomie finden sich bei Braus u. Elze (1954, 1960), Anson u. Donaldson (1981), Lang (1981), Lanz u. Wachsmuth (1979, 1985).

1.1 Foramina der Schädelbasis

Die Längsachse der Pyramide verläuft von ventro-medial nach dorso-lateral und steht zur median-sagittalen Ebene in einem nach vorne offenen Winkel von ca. 130 ° (Lang in Lanz u. Wachsmuth 1979; Abb. 3). Die Pyramide grenzt im Bereich der mittleren Schädelgrube an das Os sphenoidale, im Bereich der hinteren Schädelgrube an das Os occipitale und mit ihrer Spitze an den Clivus.

Der Aufblick auf die Basis cranii interna (Abb. 3) macht deutlich, daß der gesamte vordere Pyramidenabschnitt an der Grenze zu den genannten Nachbarknochen umringt ist von Foramina, durch die folgende Strukturen ziehen:
Foramen spinosum: A. meningea media,
R. meningeus nervi mandibularis.
Foramen ovale: N. mandibularis als 3. Ast des N. trigeminus.
Foramen lacerum: N. petrosus superficialis major,
N. petrosus superficialis minor.
Foramen jugulare: V. jugularis interna,
N. glossopharyngeus,
N. vagus,
N. accessorius.

An der Unterfläche der Pyramide selbst finden sich zusätzlich:
Foramen caroticum: A. carotis interna.
Foramen stylomastoideum: N. facialis,
A. stylomastoidea

                                               E. Stennert und W. Thumfart

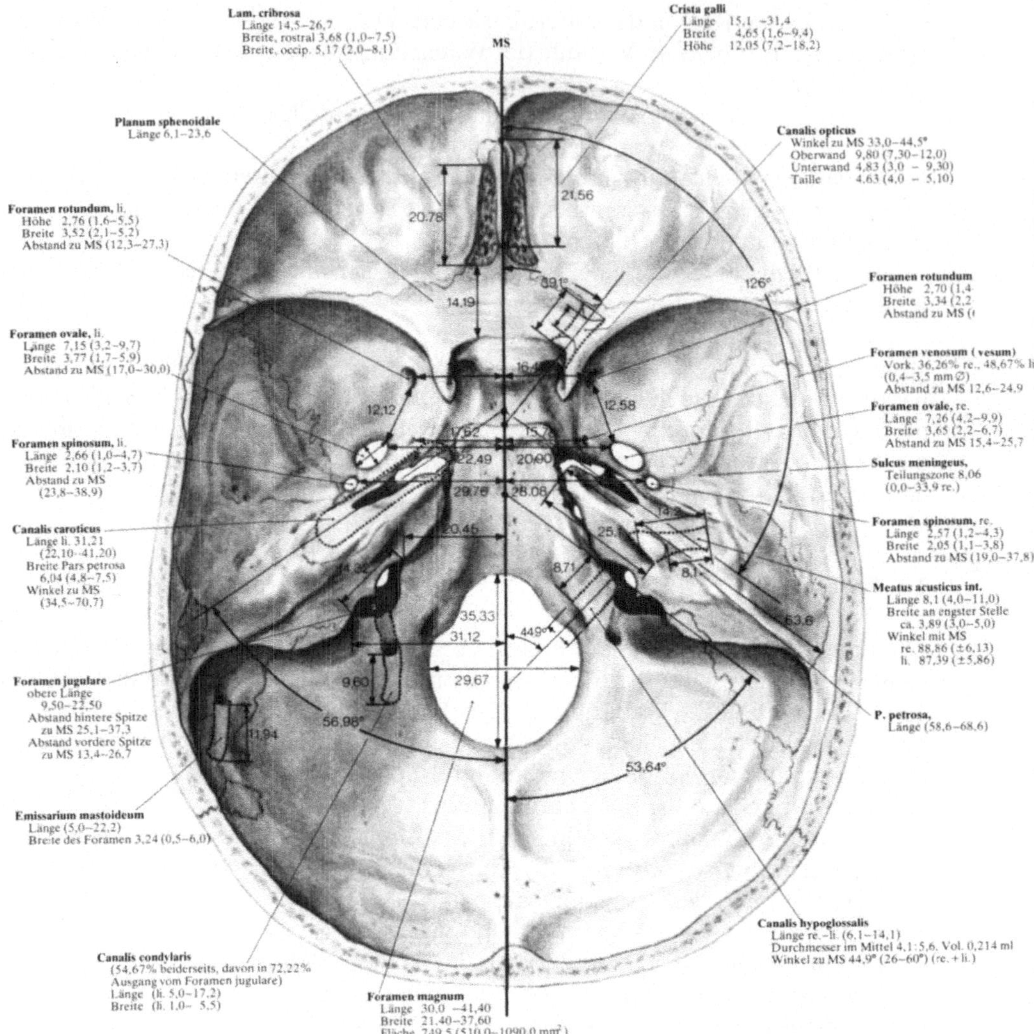

Abb. 3. Aufblick auf die Basis cranii interna. Maßangaben in mm. Minimal- und Maximalwerte in Klammern

1.2 Pyramidenvorderfläche (Facies anterior)

Bei raumfordernden Prozessen in der Region der mittleren Schädelgrube bzw. beim transtemporalen operativen Vorgehen gewinnen einige anatomische Strukturen der Pyramidenvorderfläche klinische Bedeutung.

Tegmen tympani et antri

Vor allem in höherem Lebensalter weisen sowohl das Dach der Paukenhöhle wie des Antrum mastoideum eine oftmals rarifizierte Knochenschicht auf, so daß in diesen Fällen die Mittelohrräume nur durch eine extrem dünne knöcherne Grenzschicht von der mittleren Schädelgrube getrennt werden. In Einzelfällen kann hier sogar die Knochenbedeckung stellenweise fehlen (Jennecke 1877; Bürkner 1878; Flesch 1879).

Ganglion geniculi

Der N. facialis biegt am Übergangspunkt vom labyrinthären zum tympanalen Verlaufsabschnitt sofort nach dorsal um und bildet hier sein äußeres Knie. Das diesem Knie ventral kappenförmig aufgelagerte gleichnamige Ganglion geniculi enthält im wesentlichen die bipolaren Geschmackszellen der Chorda tympani. Nach Dobozi (1975) liegen die Zellen konzentriert zu 90% im vorderen Gangliondrittel. Aus dem ventralen Drittel des Ganglion geniculi tritt zudem nach vorne hin der N. petrosus superficialis major hervor. Er führt präganglionäre sekretorische Fasern für die Tränendrüse, die diese nach Umschaltung im parasympatischen Ganglion pterygopalatinum und Weiterführung im N. zygomaticus erreichen. Diese Fasern erfahren funktionell keine Umschaltung im Ganglion geniculi, sondern laufen an ihm vorbei. Nach Kure u. Sano (1936) enthält das Ganglion auch Zellen für die Schmerzempfindung („Neuralgia petrosa, Neuralgia geniculata"; zit. nach Lanz u. Wachsmuth 1979).

Nach Dobozi (1975) findet sich das Ganglion in 20%, nach Hall et al. (1969, zit. nach Parisier 1977) in 15% ohne knöcherne Bedeckung [alle Autoren und Angaben zit. nach Lanz u. Wachsmuth (1979)]. Eigene Untersuchungen an insgesamt 50 Felsenbeinen bestätigen die zuletzt zitierten Angaben: in 18% lag die Dura der mittleren Schädelgrube unmittelbar auf dem Ganglion (Stennert u. Reschke 1988).

Nervi petrosi major et minor

Die knöcherne Bedeckung des Ganglion geniculi setzt sich in sehr variabler Ausdehnung noch etwas nach ventral fort und bedeckt – soweit sie überhaupt vorhanden ist – den Anfangsteil beider Nerven. Nach ihrem Abgang aus dem Ganglion (Parisier 1977) beträgt die bedeckende Knochenlamelle im Mittel 2,25 mm. Lang fand diese Abdeckung nur bei 7 von 45 Felsenbeinpräparaten, wobei beide Nerven jeweils durch eine gemeinsame Öffnung aus der Pars petrosa auf deren Vorderfläche austraten, während sie im eigenen Untersuchungsgut wiederholt durch getrennte parallele Knochenkanälchen verliefen. In ihrem weiteren Verlauf nach ventral sind sie in eine zarte Bindegewebsschicht der knochennahen Dura eingelagert, in der sie sich gut identifizieren lassen. Da sie zusätzlich vom Ramus petrosus der A. meningea media und der A. tympanica superior begleitet werden, ist über diese gemeinsamen Strukturen nach Anheben der Dura das Ganglion geniculi teilweise leicht ausfindig zu machen.

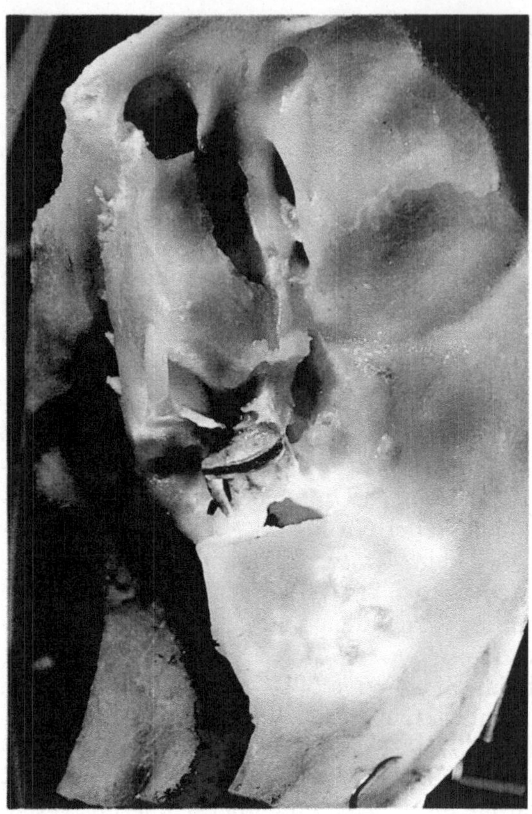

Abb. 4. Aufblick auf die Pyramidenoberfläche. Bogengänge mit
farbigem Kunststoff angefüllt.
Nerven des inneren Gehörganges
entfernt

A. meningea media

Sie ist ein Ast der A. maxillaris und zweigt sich nach ihrem Durchtritt durch das
Foramen spinosum nicht nur in ihre beiden Hauptäste (Ramus frontalis et parie-
talis) auf, sondern gibt zusätzlich wechselnd starke Äste nach dorsal ab, die einerseits als R. petrosus mit dem N. petrosus superficialis major zum Ganglion geniculi verlaufend den N. facialis versorgen, andererseits als A. tympanica superior
dem N. petrosus superficialis minor entgegenkommend das Mittelohr erreichen.

Eminentia arcuata

Diese für den transtemporalen Zugang zum inneren Gehörgang wichtige Landmarke erhebt sich zwischen Tegmen antri und innerem Gehörgang relativ dicht
an der Pyramidenoberkante (Margo superior ossis petrosae). Es handelt sich um
eine flache Kuppe, die von latero-dorsal her langsam ansteigt und zum inneren
Gehörgang hin häufig deutlich steiler wieder abfällt. Nach Untersuchungen von
Lang et al. beträgt ihr Abstand (bezogen auf den Scheitelpunkt des Bogengangs)
zur Crista supramastoidea der äußeren Schädelwand über der Mitte des Porus

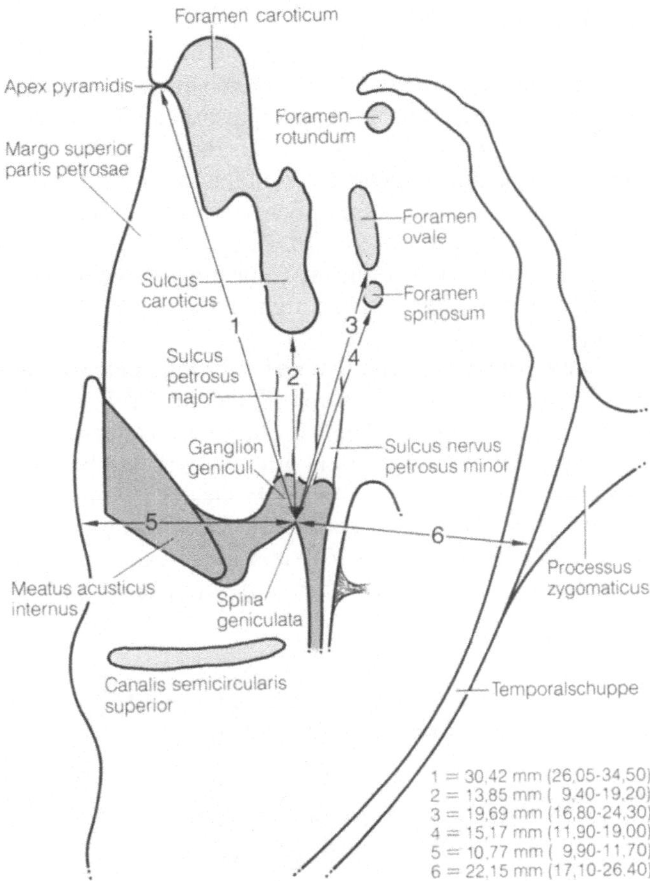

Abb. 5. Schematische Übersicht über die Pyramidenvorderfläche (Boden der mittleren Schädelgrube) mit Streckenangaben bezogen auf die Spina geniculata. Die Distanzen zwischen wichtigen Landmarken sind in mm angegeben (Stennert u. Reschke 1988)

acusticus externus beim Erwachsenen 24,73 mm (rechte Seite) bzw. 24,75 mm (linke Seite). (Bezüglich der Abstandsänderungen in Abhängigkeit vom Alter s. Lang 1981, S. 292).

Wir bestimmten an 41 Felsenbeinpräparaten den kürzesten Abstand zwischen Scheitelpunkt des oberen Bogengangs und Scheitelpunkt der Crista transversa im Fundus des inneren Gehörgangs: Sie betrug im Mittel 6,63 mm mit Minimal- und Maximalwerten zwischen 4,30 mm und 8,55 mm (s. Abb. 4 und 5).

Zusätzlich vermaßen wir an 40 Felsenbeinpräparaten die Dicke des Knochens im Bereich der Eminentia arcuata über dem Scheitelpunkt des Bogengangs: Sie beträgt durchschnittlich nur 1,21 mm (min. 0,25 mm; max. 2,60 mm), eine Tatsache, die bei der Darstellung der "blue line" zur Orientierung für die Freilegung des inneren Gehörgangs zu beachten ist (Stennert u. Reschke 1988).

1.3 Pyramidenspitze

Bedeutsam im Bereich der Pyramidenspitze ist die enge Nachbarschaft u. a. von A. carotis interna mit ihrem sympathischen Plexus für die Pupillomotorik, vom venösen Sinus cavernosus, von N. abducens, N. occulomotorius, N. trochlearis sowie N. trigeminus (Abb. 6). Vielfach unterschätzt wird auch die Nähe der A. carotis interna zur medialen knöchernen Wand der Tuba Eustachii im Bereich des Canalis musculotubarius (Abb. 7). Entzündliche oder tumoröse Prozesse in dieser Region können sich somit im Sinne eines Gradenigo-Syndroms (Pyramidenspitzen-Syndrom) oder auch durch Tubenventilationsstörungen bemerkbar machen.

Die A. carotis interna tritt mit ihrer Pars petrosa ascendens medial und ventral des Foramen jugulare in ihren Kanal ein (Abb. 8). Danach biegt sie kaudal-medial der tympanalen Tubenöffnung (Abb. 7) nach vorne um und verläuft als Pars transversa horizontal weiter; oftmals wird hierbei der Canalis musculotubarius nach lateral vorgewölbt. Etwa in Höhe des Foramen lacerum erfährt sie abermals einen kurzen Anstieg, ehe sie dann wiederum horizontal verlaufend an die Pyramidenoberfläche gelangt. Von hier ab bis zu ihrem Syphon liegt sie in einem Sulcus caroticus extradural, aber ohne knöcherne Bedeckung (Abb. 9). Die Länge

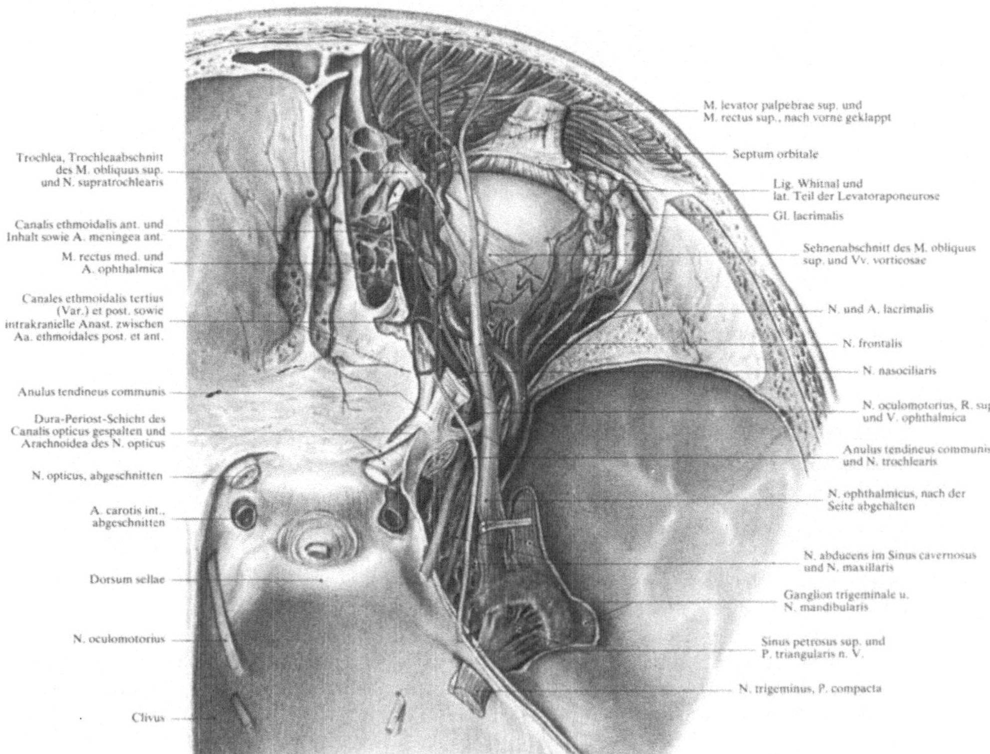

Abb. 6. Aufblick auf die Pyramidenspitze und Orbita von oben, nach Entfernung des Orbitadaches und eines Teiles der Dura der Pyramidenspitze. (Aus Lanz u. Wachsmuth 1979)

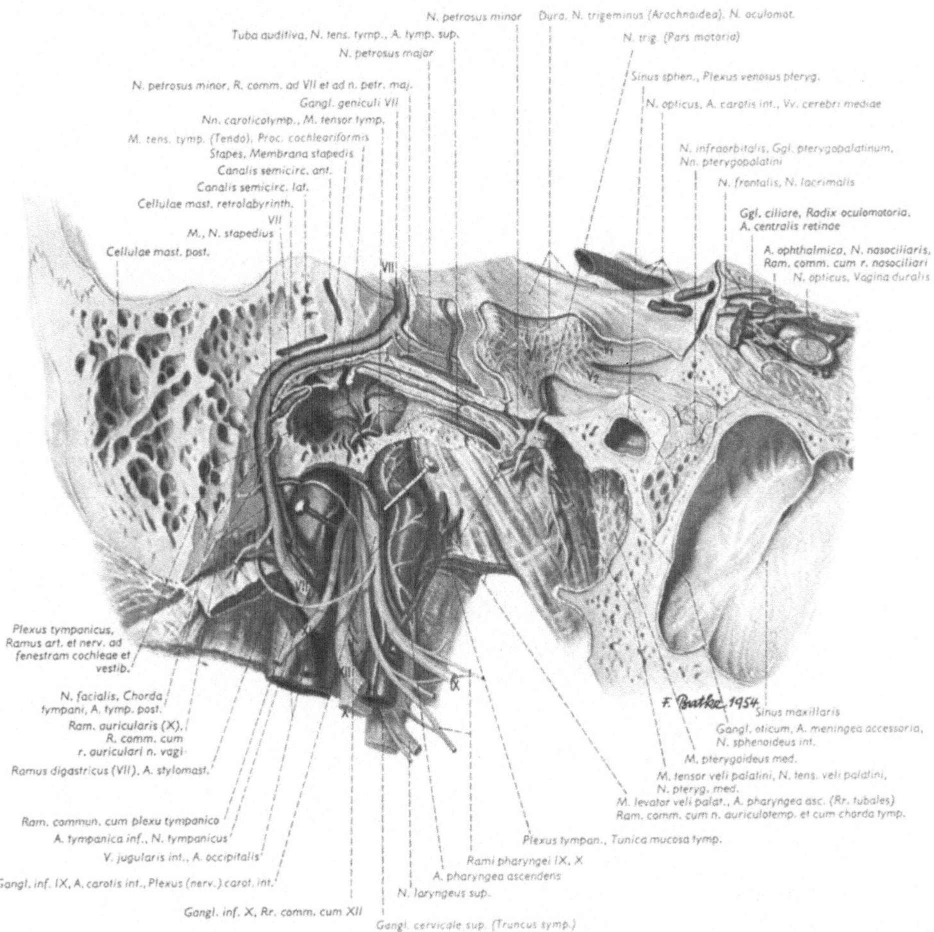

Abb. 7. Aufblick auf die Fossa infratemporalis und das Cavum tympani von lateral (Pernkopf 1980)

dieses exponierten Abschnitts variiert nach eigenen Messungen an 29 Felsenbeinen von 16,00–28,00 mm (Stennert u. Reschke 1988). Bereits in diesem Abschnitt kommt sie in innigen Kontakt zum Sinus cavernosus, der sie als dichtes venöses Geflecht umgibt (Abb. 8).

1.4 Pyramidenhinterfläche (Facies posterior partis petrosae)

Diese Grenzfläche zur hinteren Schädelgrube wird kranial durch den in einer Duraduplikatur verlaufenden *Sinus petrosus superior* begrenzt, wobei sich diese Duplikatur nach dorso-kranial in das Tentorium cerebelli fortsetzt, das Klein- und Großhirn voneinander trennt (Abb. 10 u. 15). Dieser Sinus folgt in einem auffällig gestreckten Verlauf exakt der oberen Kante (Margo superior) des Felsenbeins und mündet am Übergang zur Schläfenbeinschuppe in den Sinus sigmoideus.

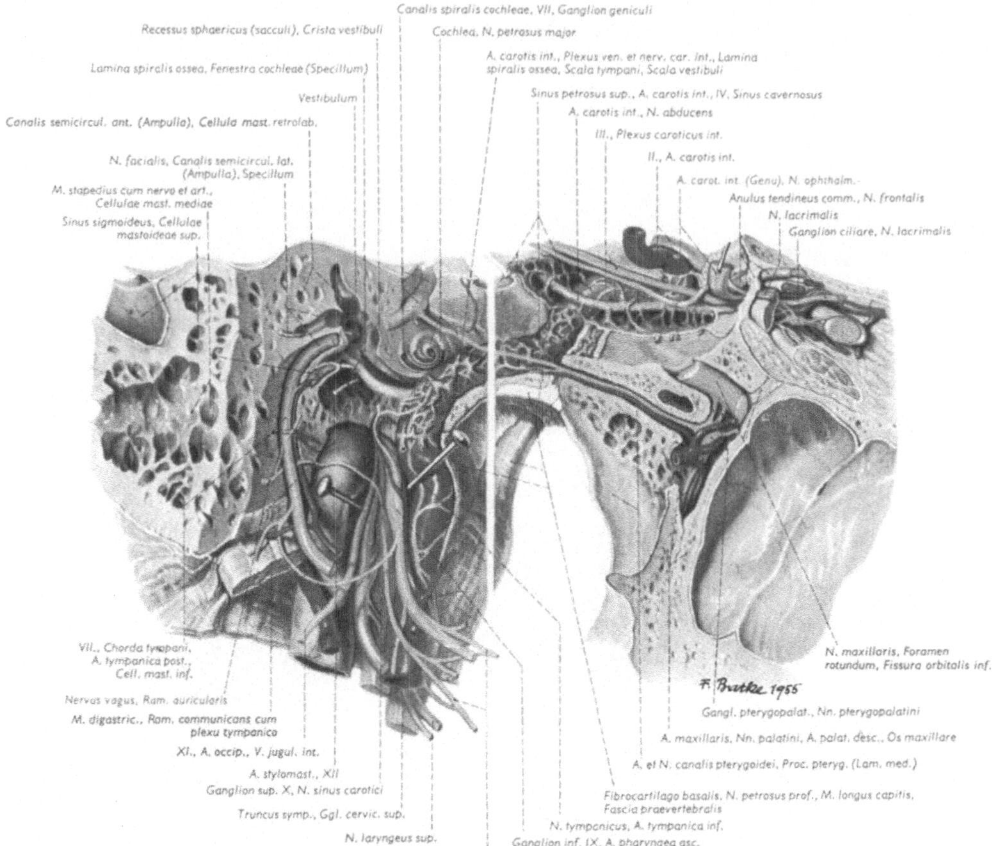

Abb. 8. Vertikalschnitt durch das Felsenbein in der Pyramidenachse nach Eröffnung des Canalis caroticus (Pernkopf 1980)

Diese Mündungsstelle entspricht gleichzeitig dem Übergang des Sinus transversus in den Sinus sigmoideus und wird als oberes Sinusknie bezeichnet.

Etwa am Übergang vom mittleren zum vorderen Drittel der Hinterfläche liegt der *Porus acusticus internus* als Mündung des inneren Gehörgangs. Durch ihn verlaufen in typischer Staffelung vorne oben der N. facialis mit seinem ihm dorsal angelagerten N. intermedius sowie dorsal hiervon der N. vestibulo-cochlearis (Abb. 10).

In wechselnder Lagebeziehung zu diesen Nerven verläuft schließlich noch die *A. labyrinthii* in den Meatus, die aus der *A. cerebelli inferior anterior* (im englischen Schrifttum: anterior inferior cerebellar artery = AICA) entspringt, die die dorsalen Anteile von Cochlea und Vestibularorgan versorgt (Abb. 10). Relativ häufig dringt die AICA mit einer Schlinge unterschiedlich tief in den Meatus ein, wobei auch sie extrem variable Lagebeziehungen zu den Nerven eingeht. Nach Mazzoni (1969) findet sich die Schlinge in 27% am Porus, in 40% im Meatus. Die letztgenannte Angabe stimmt mit denen von Sunderland (1945) gut überein, der den entsprechenden Befund in 39% erhob.

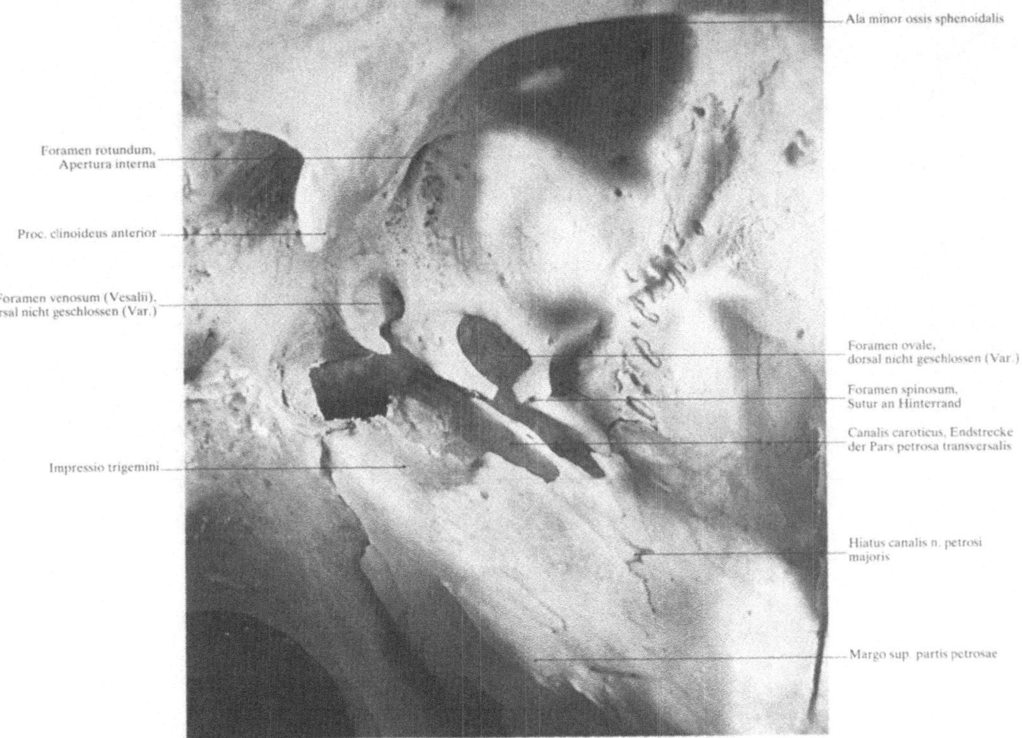

Abb. 9. Schädel mit Aufblick auf die Pyramidenspitze und die umliegenden Foramina (Lang 1981)

In etwa 80% der Fälle entsendet die A. cerebelli inferior anterior in ihrem weiteren Verlauf die *A. subarcuata*. Diese zieht dann in das lateral und etwas kranial vom Porus acusticus internus gelegene Foramen subarcuatum (Fisch 1971; Jannetta 1977; Mazzoni 1969, 1970; Stopford 1916). Der Abstand vom hinteren Rand des Porus acusticus internus (hintere Poruslippe) zur Fossa subarcuata wurde von uns an 37 Präparaten mit 5,02 mm (2,90–7,00 mm) ermittelt.

Die Weite des Porus acusticus internus liegt nach Lang et al. (1981) bei durchschnittlich 7,28 mm, während dieselben Autoren für die Länge des *Meatus acusticus internus* einen Mittelwert von 8,1 mm angeben. Diese Werte stimmen gut überein mit den an unseren eigenen Felsenbeinpräparaten ermittelten Daten (Abb. 11).

Der *Fundus meatus acustici interni* wird durch eine horizontale Knochenleiste, die Crista transversa in eine obere und eine untere Etage geteilt. In der unteren Etage geht der Fundus über in die Area cochleae mit der dort austretenden Pars cochlearis des VIII. Hirnnerven sowie in der Verlängerung des Fundus in die Area vestibularis inferior. An der hinteren Zirkumferenz des Bodens des inneren Gehörgangs am Übergang vom Meatus zum Fundus liegt zusätzlich das Foramen singulare. An der Area vestibularis inferior treten die dem Sacculus entstammenden, im Foramen singulare die der Ampulle des hinteren Bogenganges entspringenden Nervenfasern aus.

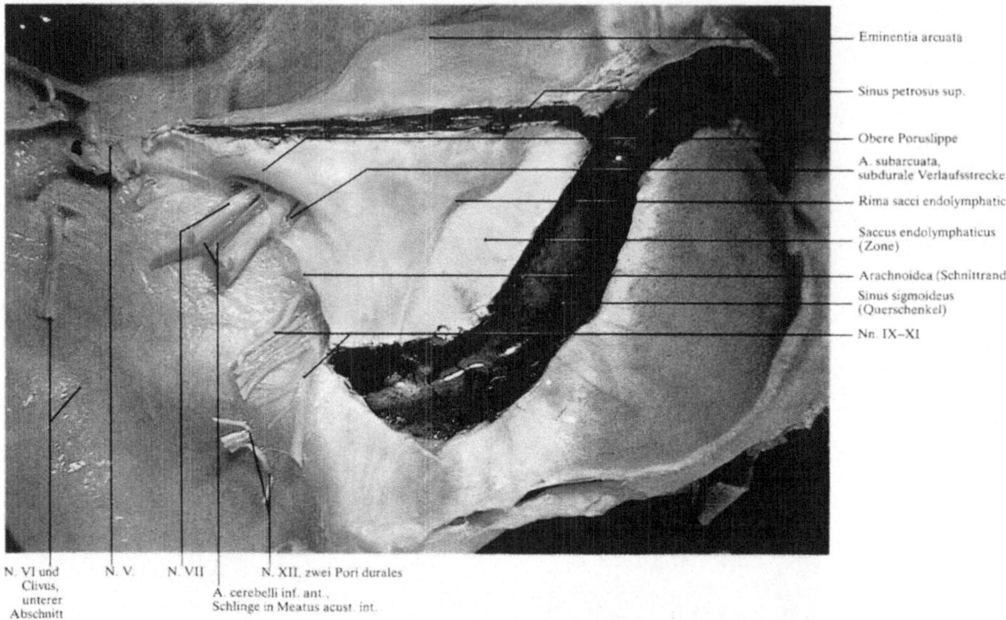

Abb. 10. Pyramidenhinterfläche (Lang 1981)

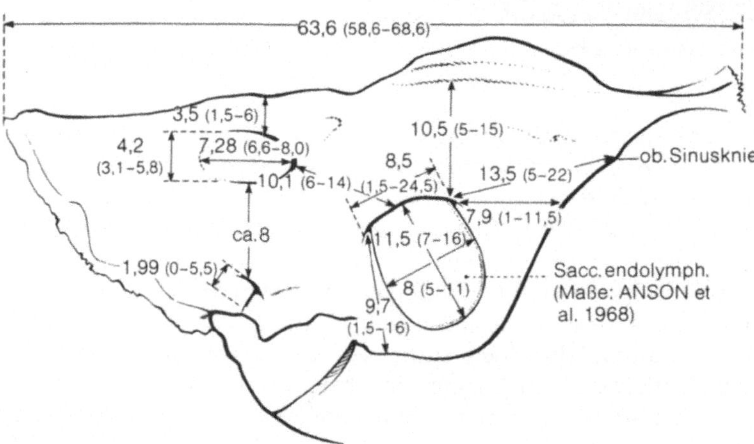

Abb. 11. Ärztlich wichtige Maße an der Pyramidenhinterfläche (Lang 1981)

Kranial der Crista transversa öffnet sich nach vorne der labyrinthäre Abschnitt des Fazialiskanals, während aus der dorsal davon gelegenen Area vestibularis superior der Ramus utriculo-ampullaris austritt, der die Neurone des Utriculus sowie des vorderen und lateralen Bogenganges enthält. N. facialis und Ramus vestibularis superior sind durch eine scharfkantige Knochenleiste getrennt, für die sich im klinischen Sprachgebrauch die Bezeichnung „Bill's bar" durchgesetzt hat. Die Namensgebung würdigt die Pionierarbeit von William (Bill) House,

Abb. 12. Detailaufnahme des Meatus acusticus internus, des Falloppischen Kanals und der Crista verticalis. Bogengänge sind mit Kunststoff angefüllt

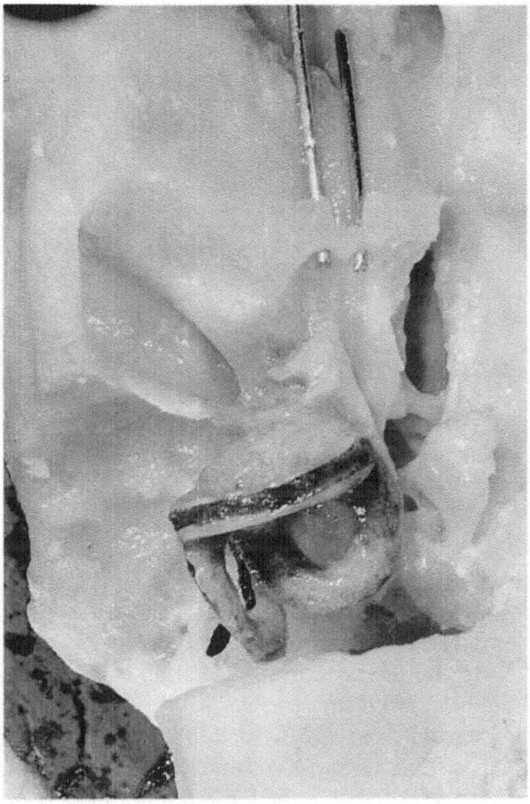

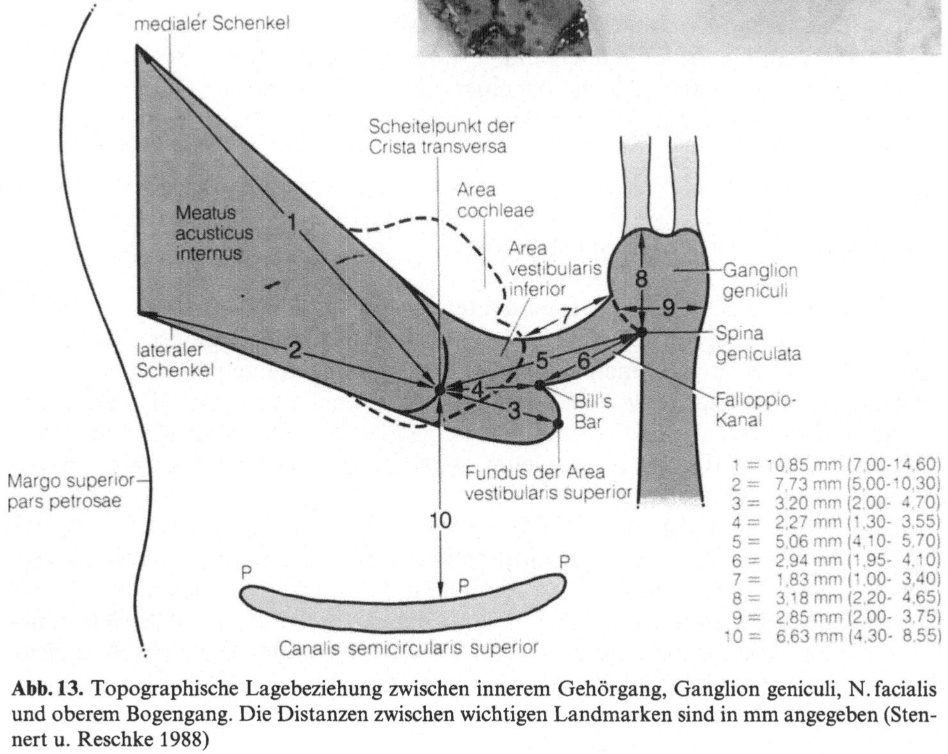

Abb. 13. Topographische Lagebeziehung zwischen innerem Gehörgang, Ganglion geniculi, N. facialis und oberem Bogengang. Die Distanzen zwischen wichtigen Landmarken sind in mm angegeben (Stennert u. Reschke 1988)

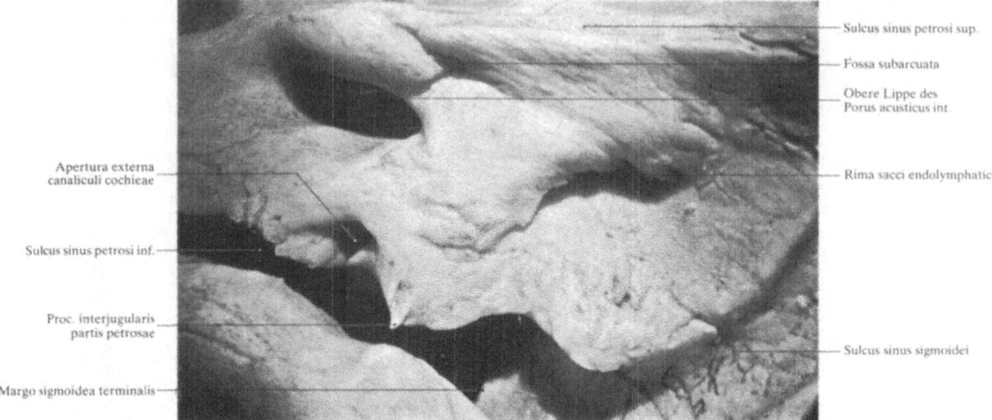

Abb. 14. Facies posterior partis petrosae (Pyramidenhinterfläche) von dorso-medial (Lang 1981)

der als erster den transtemporalen Zugang unter Verwendung mikrochirurgischer Techniken erarbeitet hat (House 1961).

Die enge topographische Lagebeziehung zwischen innerem Gehörgang, Bogengangssystem und N. facialis geht aus den Abb. 12 und 13 hervor.

Im hinteren unteren Anteil der Pyramidenrückfläche öffnet sich die *Apertura externa canaliculi vestibuli,* die durch eine von kranial her überhängende, längliche, scharfkantige Knochenlippe gekennzeichnet ist (Abb. 14). Unter ihr mündet der Ductus endolymphaticus im Saccus endolymphaticus, der mit seinem kranialen Abschnitt von der Knochenlippe noch teilweise überlagert wird, dessen größerer kaudaler Anteil jedoch über einer seichten Delle in einer Duraduplikatur ruht. Das distale Ende des Saccus endolymphaticus kann bis dicht an den Sinus sigmoideus reichen.

1.5 Sinus sigmoideus und foramen jugulare

Die Hinterfläche des Felsenbeins wird lateral und kaudal bogenförmig durch den *Sinus sigmoideus* begrenzt, der ventromedial in das Foramen jugulare eintritt. An seinem hinten oben gelegenen Knie geht der Sinus sigmoideus unmittelbar aus dem Sinus transversus hervor und nimmt an dieser Stelle zusätzlich den Sinus petrosus superior auf. Noch an seinem absteigenden Schenkel findet sich die Einmündung des Emissarium mastoideum, wodurch eine Verbindung zu extrakraniellen Venensystemen hergestellt wird.

Das *Foramen jugulare,* das in 54% spitzwinklig-dreieckig und in ca. 35% der Fälle ovalär geformt ist, hat eine mittlere Länge von 17 mm und eine Breite von 9 mm (Behrens 1975). Diese Werte stimmen gut mit unseren eigenen, an 37 Felsenbeinen erhobenen Meßwerten, überein (Stennert u. Reschke 1988). Sehr häufig wird das Foramen jugulare durch einen von der Pyramidenhinterfläche ausgehenden Knochenvorsprung, dem Processus intrajugularis, in eine etwas größere dorsale und etwas kleinere mediale Hälfte geteilt, wobei in einzelnen Fällen dieser

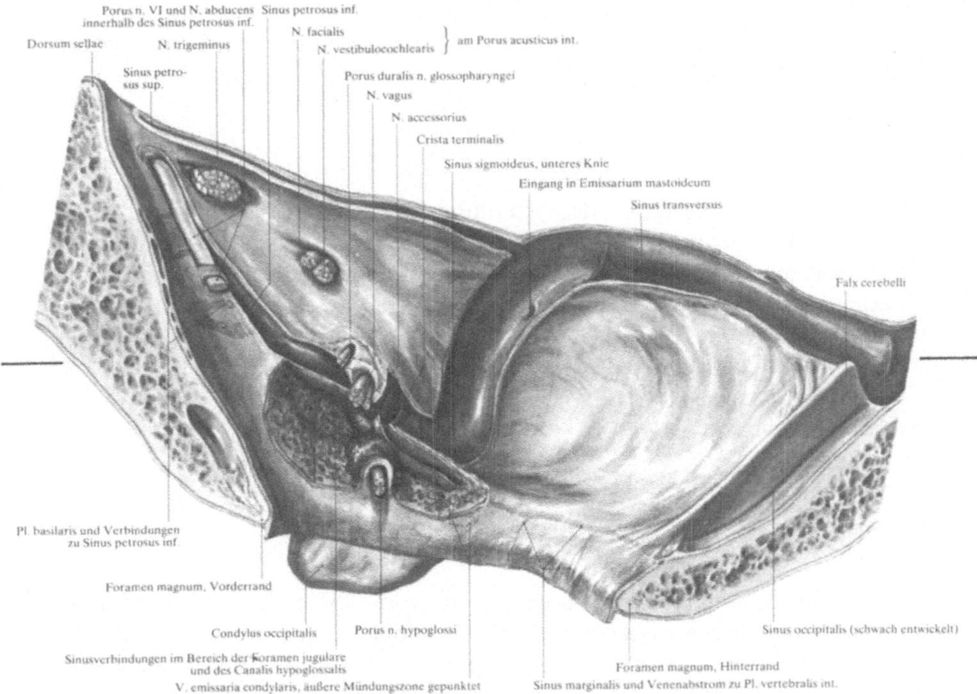

Abb. 15. Fossa cranialis posterior, Sinus durae matris, Pori durales der Hirnnerven. Transbasale venöse Anastomosen streckenweise freipräpariert. Ansicht von medial (Lanz u. Wachsmuth 1979)

Teilungssporn sogar mit dem ihm gegenüber liegenden Tuberculum jugulare verwachsen kann. Da aus dem vorderen Anteil die Nn. glossopharyngeus, vagus et accessorius austreten, wird dieser Abschnitt des Foramen auch als Pars nervosa bezeichnet, während der lateral davon gelegene Abschnitt des Foramen, durch den der Sinus selbst tritt, als Pars venosa bezeichnet wird (Abb. 14).

Während an die Pars nervosa von medial her kommend der Sulcus des Sinus petrosus inferior anschließt, geht die Pars venosa unter dem überhängenden kaudalen Knochen der Pyramidenhinterfläche in den nach kranial sich erstreckenden Raum des Bulbus venae jugularis über. Aus dem an der medialen Wand des Bulbus einmündenden Sinus petrosus inferior kann es vor allem bei der Ausräumung von Glomus-jugulare-Tumoren zu heftigen Blutungen kommen (Abb. 15).

Dieser Bulbus venae jugularis grenzt unmittelbar an das Hypotympanon. Bei Rarifizierung der trennenden Knochenschicht und beim Hochstand des Bulbus venae jugularis kann sogar eine Verlagerung der Jugularvene bis ins Hypotympanon erfolgen. Tumoren im Bereich des Foramen jugulare, z. B. Glomustumoren, haben einerseits durch ihre enge Beziehung zu den oben genannten Hirnnerven ein typisches Ausfallmuster und können andererseits schon früh ins Mittelohr einbrechen.

Keine Beachtung in der deskriptiven Anatomie fand bisher die klinisch bedeutsame topographische Nachbarschaft zwischen Bulbus venae jugularis und Labyrinth. Unsere eigenen Messungen an 31 Felsenbeinpräparaten ergaben eine

Distanz zwischen Kuppel des Bulbus und Ampulle des hinteren Bogenganges von durchschnittlich 3,23 mm, wobei der kleinste Abstand jedoch nur 1,40 mm betrug (Stennert u. Reschke 1988).

1.6 Cavum tympani

Anatomische Einzelheiten dieses der Schallübertragung dienenden, lufthaltigen, von einer Schleimhaut ausgekleideten Raumes spielen für die Abhandlung des Referatethemas eine untergeordnete Rolle. Die in diesem Zusammenhang für die Klinik bedeutsamen Nachbarschaftsbeziehungen des Mittelohres zu den wichtigsten umgebenden Strukturen ergeben sich zwanglos aus der anatomischen Bezeichnung der Wände dieses spaltförmigen Hohlraums:
– Paries membranaceus,
– Paries labyrinthicus,
– Paries tegmentalis,
– Paries jugularis,
– Paries caroticus,
– Paries mastoideus.

Es soll an dieser Stelle lediglich noch auf die vom Ohroperateur leicht unterschätzte „hautenge" Nähe zwischen medialer Wand des Ganglion geniculi-nahen Falloppischen Kanals im Recessus epitympanicus und Labyrinth hingewiesen werden. Beide Strukturen werden nach eigenen Messungen an 38 Felsenbeinen durch eine im Mittel nur 0,78 (0,50–1,30) mm dünne Knochenwand getrennt (Stennert u. Reschke 1988).

1.7 Pyramidenunterseite (Facies inferior partis petrosae)

Die Unterfläche des Felsenbeins wird insgesamt geprägt von verschiedenen Foramina, die den Gefäßen und Nerven zum Durchtritt dienen (Abb. 16). Die bedeutendsten unter ihnen sind:
1. *Foramen jugulare* mit Durchtritt von V. jugularis interna, N. glossopharyngeus, N. vagus und N. accessorius.
2. *Foramen stylomastoideum* mit Austritt des N. facialis und Eintritt der A. stylomastoidea.
3. *Canalis caroticus* mit Eintritt der A. carotis interna und ihrem autonomen Nervenplexus.

Andererseits wird die Knochenoberfläche geformt durch den Ursprung multipler Muskeln, die an Schlund oder Kauschädel ihren Ansatz finden (Abb. 17). Anatomisch und klinisch bedeutsam ist überdies die enge Lagebeziehung von Kiefergelenk, Fissura petrotympanica mit der durchziehenden Chorda tympani und äußerem Gehörgang.

Insbesondere im Rahmen der Tumorchirurgie kommt dem Processus styloideus eine chirurgisch-praktische Bedeutung als wichtige Landmarke zu: Unmittelbar dorso-lateral von ihm liegt das Foramen stylomastoideum mit dem N. facialis, dicht medial von ihm verlaufen die A. carotis interna (ventral) und die V. jugularis interna (dorsal).

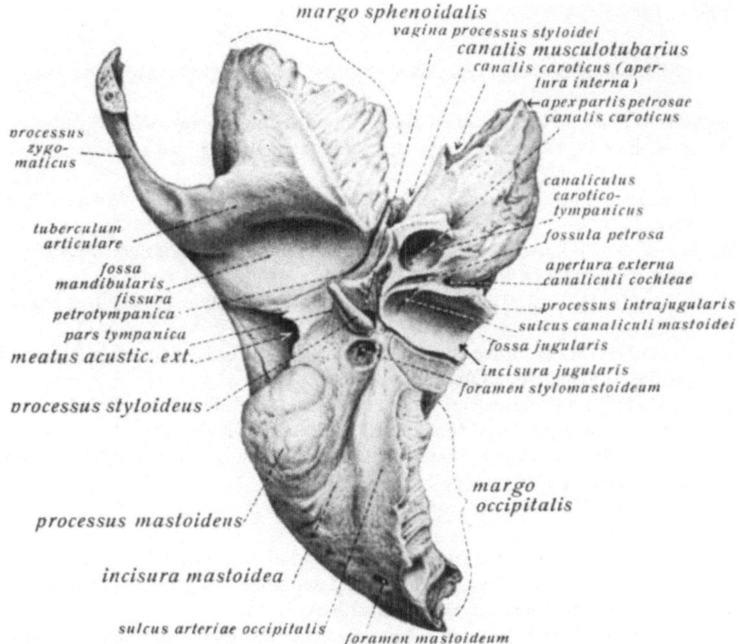

Abb. 16. Aufsicht auf die knöcherne Pyramidenunterfläche (Sobotta u. Becher 1957)

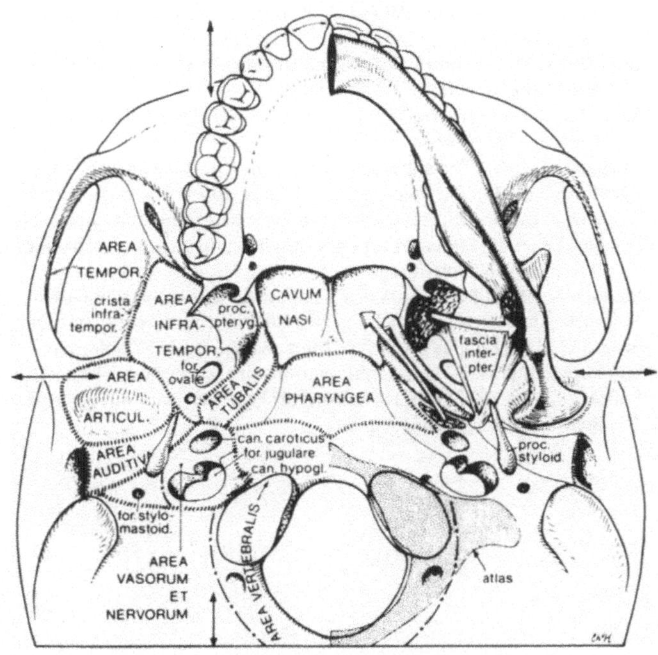

Abb. 17. Aufsicht auf die Schädelbasis von unten. Kennzeichnung der Muskelursprungsfelder. *Weiße Pfeile:* M. pterygoideus medialis (nach rechts zeigend) und M. levator veli palatini (Huijzen van 1984)

Literatur

Anson BJ, Donaldson JA (1981) Surgical anatomy of the temporal bone, 3rd edn. Saunders, Philadelphia

Behrens M (1975) Über Volumen und Öffnungen der hinteren Schädelgrube. Med Diss Würzburg

Braus H, Elze C (1954) Anatomie des Menschen. Bd I, 3. Aufl. Springer, Berlin Göttingen Heidelberg

Braus H, Elze C (1960) Anatomie des Menschen. Bd III, 2. Aufl. Springer, Berlin Göttingen Heidelberg

Bürkner K (1878) Kleine Beiträge zur normalen und pathologischen Anatomie des Gehörgangs. Arch Ohrenheilkunde 13:163–195

Dobozi M (1975) Surgical anatomy of the geniculate ganglion. Acta Otolaryngologica (Stockh) 80:116–119

Fisch U (1971) Degenerative changes of the arterial vessels of the internal auditory meatus during the process of aging. Acta Otolaryngologica 73:126

Flesch M (1879) Varietäten-Beobachtungen aus dem Präpariersaale zu Würzburg in den WS 1875/76 und 1877/78. Verh Phys. Med Gesell. Würzburg NF 13:1–38

House WF (1961) Surgical exposure of the internal auditory canal and its contents through the middle cranial fossa. Laryngoscope 71:1363–1385

Huijzen C van (1984) Anatomy of the skull base and the infratemporal fossa. Adv Oto Rhino Laryngol 34:242–253

Jannetta PJ (1977) Observation on the etiology of trigeminal neuralgia, hemifacial spasm, acoustic nerve dysfunction and glossopharyngeal neuralgia. Definitive microsurgical treatment and results in 117 patients. Neurochirurgica (Stuttgart) 20:145

Jennecke W (1877) Beitrag zu den Anomalien des Schädeldaches. Kieler Dissertation (zit. nach Spee, F Graf von in Bardelebens Handbuch 1896–1909)

Kure K, Sano T (1936) Faserarten im N. facialis und die funktionelle Bedeutung des Ganglion geniculi. Cell Tissue Res 23:495

Lang J (1981) Klinische Anatomie des Kopfes. Springer, Berlin Heidelberg New York

Lanz T von, Wachsmuth W (1979) Praktische Anatomie, Bd I, Teil 1 B. Springer, Berlin Heidelberg New York

Lanz T von, Wachsmuth W (1985) Praktische Anatomie, Bd I, Teil 1 A. Springer, Berlin Heidelberg New York Tokyo

Mazzoni A (1969) Internal auditory canal: Arterial relations at the porus acousticus. Ann Otol Rhinol Laryngol 78:797–814

Mazzoni A (1970) The subarcuate artery in man. Laryngoscope 80:69–79

Parisier SC (1977) The middle cranial fossa approach to the internal auditory canal. An anatomical study stressing critical distances between surgical landmarks. Laryngoscope 137:1–20

Pernkopf E (1980) Atlas der topographischen und angewandten Anatomie des Menschen, Bd I, 2. Aufl. Urban & Schwarzenberg, München

Stennert E, Reschke M (in Vorb.) Topographische Anatomie des Felsenbeines unter besonderer Berücksichtigung der Beziehung zwischen innerem Gehörgang und Bogengangssystem

Stopford JS (1916) The arteries of the pons and medulla oblongata. J Anat Physiol 50:131–164

Sunderland S (1945) The arterial relations of the internal meatus. Brain 68:23–27

Sobotta J, Becher H (1957) Atlas der deskriptiven Anatomie des Menschen, Bd 1, 15. Aufl. Urban & Schwarzenberg, München

2 Diagnostische Grundlagen

2.1 Audiologische und otoneurologische Diagnostik

In der Diagnostik von Hörstörungen beschränken sich die Untersuchungsverfahren heute nicht mehr auf die klassischen Stimmgabelprüfungen und die Erstellung eines Tonschwellenaudiogramms. Überschwellige Audiometrie, Sprachaudiometrie, Impedanzaudiometrie und die Methoden der akustisch evozierten Potentiale haben eine wesentliche Erweiterung und Verfeinerung der Diagnostik von Hörstörungen ermöglicht. Dies wurde vor allem durch die Verbesserung der apparativen Voraussetzungen in der Audiologie bewirkt. Im folgenden sollen die wichtigsten audiologischen Untersuchungsverfahren unter Berücksichtigung der hier behandelten Thematik zusammengefaßt werden. Auf ihre Bedeutung und Aussage für verschiedene Funktionsstörungen im Felsenbein wird in den entsprechenden Kapiteln gesondert eingegangen.

2.1.1 Hörschwellenmessung

Im Gegensatz zur klassischen Stimmgabelprüfung erlaubt die Reintonaudiometrie bei exakter Reproduzierbarkeit eine qualitative und quantitative Erfassung eines Hörschadens. Die topodiagnostischen Aussagen der Hörschwellenmessung sind jedoch begrenzt, wenn man von der Differenzierung zwischen Mittel- und Innenohrschwerhörigkeit absieht.

2.1.2 Überschwellige Diagnostik

Die überschwelligen Untersuchungsverfahren bieten die Möglichkeit, zwischen der cochleären und der retrocochleären Schwerhörigkeit zu differenzieren.

Der SISI-Test (short increment sensitivity index) prüft die Erkennbarkeit kurzer Lautstärkeerhöhungen. Ein Testergebnis von 0% gilt als Zeichen einer neuralen, von 100% einer cochleären Hörstörung. Werte zwischen 20% und 60% müssen als nicht aussagekräftig verworfen werden.

Der Lüscher-Test zur Bestimmung der Intensitätsunterschiedsschwelle für einen amplitudenmodulierten Sinuston prüft ebenfalls wie der SISI-Test das Intensitäts- bzw. Lautstärkeunterscheidungsvermögen.

Der Fowler-Test, der nur bei einseitiger Schwerhörigkeit oder bei deutlich seitendifferentem Gehör durchgeführt werden kann, da er vom subjektiven Lautheitsausgleich zwischen beiden Ohren ausgeht, dient der Erfassung von Recruitmentbefunden. Ein vollständiger Lautheitsausgleich (positives Recruitment) spricht für einen innenohrbedingten Hörschaden.

Die Geräuschaudiometrie, heute nur noch wenig verwandt, untersucht die Tonschwellenwahrnehmung in einem definierten Geräusch. Das ursprünglich von Langenbeck 1956 vorgeschlagene Verfahren muß heute aus audiometertechnischen Gründen auf den Frequenzbereich zwischen 1 000 Hz und 4 000 Hz beschränkt bleiben.

Die Lage der Geräuschtonschwelle im Niveau der benutzten Geräuschlautstärke sowie das Einmünden in den Bezugspunkt der Tonschwelle sollen in mehr als 90% mit den Ergebnissen des SISI-Testes übereinstimmen (Lehnhardt 1987). Abweichungen der Geräuschtonschwelle um mehr als 10 dB von der Tonschwellenkurve lassen eine neurale Schwerhörigkeit vermuten.

Eine Wertung der bisher aufgeführten überschwelligen Testverfahren hinsichtlich einer Differenzierung cochleärer von retrocochleären Hörstörungen ist für die Innenohrschwerhörigkeit eindeutig: Ein SISI Test nahe 100%, ein Lüscher-Test bei 1 dB, ein positiver Fowler-Test und das Einmünden der Geräuschtonschwelle in den Bezugspunkt der Tonschwelle stellen die Innenohrschwerhörigkeit als recruitmentpositives Geschehen dar (Lehnhardt 1987). Allerdings läßt sich aus diesen Ergebnissen nicht der Schluß ziehen, daß eine neurale Schwerhörigkeit ausgeschlossen werden kann. Nur innenohrnegative Befunde lassen auf einen Hörschaden neuraler Genese schließen!

Adaptations- und Ermüdungsteste, die Auslösbarkeit des akustikofazialen Stapediusreflexes sowie dessen Ermüdbarkeit, die Prüfung der beeinträchtigten Nervenleitgeschwindigkeit oder eine mangelnde Synchronisation der Reizleitung mittels akustisch evozierter Potentiale sowie die Prüfung des Sprachverstehens sind die wichtigsten Funktionsprüfungen bezüglich der audiologischen Darstellung retrocochleärer Hörstörungen wie z. B. des Akustikusneurinoms oder des Kleinhirnbrückenwinkeltumors.

2.1.3 Adaptions- und Ermüdungsteste

Zur Bestimmung der Hörermüdung eignet sich der Schwellenschwundtest nach Carhart. Steigt die Hörschwelle während längeren Einwirkens des jeweils schwellenhaften Tones auf Werte > 30 dB oder mehr, kann die Hörstörung in den Hörnerven oder in die Bereiche der zentralen Neurone lokalisiert werden. Wichtig ist, daß bei dieser Prüfung die Hörschwelle über einen Zeitraum von einer Minute stabil bleibt. Auch der Wechsel vom Toncharakter zum Geräusch ist als Hörermüdung anzusehen und macht eine Lautstärkeerhöhung um 5 dB notwendig (Lehnhardt 1987).

Mit der automatischen Audiometrie nach von Békésy läßt sich entweder frequenzgleitend oder frequenzstabil das sog. Békésy-Audiogramm erstellen. Durch Prüfung und Vergleich der Hörschwellen für Dauer- und Impulstöne ergeben sich je nach Ausmaß der Divergenz beider Hörschwellenkurven Hinweise auf den Sitz einer Hörstörung. Sowohl die Separation der Dauerton- von der Impulstonkurve als auch die Höhe der Schreibamplitude der Dauertonkurve liefern wichtige differentialdiagnostische Hinweise. Nach Jerger (1979) werden 4 Typen unterschieden, wobei Typ 3 und Typ 4 auf eine Hörermüdung und damit auf eine retrocochleäre Hörstörung hinweisen. Zur Typeneinteilung und Beschreibung wird auf die Ausführungen von Lehnhardt (1987) verwiesen.

2.1.4 Impedanzmessung

Die Impedanzmessung dient eigentlich der objektiven Funktionsdiagnostik des Mittelohres (Tympanometrie und Tubenfunktionsprüfung). Eine Änderung der Mittelohrimpedanz tritt bekanntlich auch bei Auslösung des Stapediusreflexes auf.

Der akustikofaziale Stapediusreflex, sowohl bei kontra- als auch bei ipsilateraler Beschallung registrierbar, liefert nicht nur für die Mittelohrdiagnostik, sondern auch für die Differentialdiagnose cochleärer von retrocochleären Hörstörungen wertvolle Informationen.

Ein wichtiges Kriterium zur Erfassung des Recruitments ist die deutliche Verminderung des Abstandes zwischen Hör- und Stapediusreflexschwelle (Metz-Recruitment).

Beeinträchtigungen der Afferenz auf der beschallten Seite oder der efferenten Schenkel auf beiden Seiten führen zu einer deutlichen Anhebung der Reflexschwelle bis hin zum Ausfall des Stapediusreflexes.

Im Erststadium der neuralen Störung ist der sog. Reflexdecay nachweisbar. Zu dessen Prüfung ist es notwendig, Töne von 10 s Dauer zu verwenden. Ein Rückgang der Stapediusreflexamplitude um mehr als 50% kann nur im Tieftonbereich (500 Hz, 1 000 Hz) als Hinweis für eine retrocochleäre Störung angesehen werden, da häufig bei normalem Hörvermögen im Frequenzbereich oberhalb 1 000 Hz ein „pathologischer" Reflexdecay festgestellt werden kann.

Die Stapediusreflexregistrierung im Tieftonbereich (250 Hz und 500 Hz) ist vor allem bei der ipsilateralen Registrierung häufig durch akustische Artefakte verfälscht und muß bei Ausfall aller anderen Prüffrequenzen kritisch beurteilt werden.

2.1.5 Akustisch-evozierte Potentiale (ERA)

Die Methoden der ERA gehören heute zu den etablierten Testverfahren nicht nur im Bereich der HNO-Heilkunde. Eingehend wird deren Bedeutung bei Lehnhardt (1987) oder in den vielen einschlägigen Handbüchern (Ruben et al. 1976; Naunton u. Fernandez 1978; Gibson 1978; Barber 1980; Maurer et al. 1982; Stör et al. 1982; Glasscock et al. 1987) vorgestellt. Die Ableitung der kortikalen Reizantworten und der Potentiale mittlerer Latenz sowie die Elektrocochleographie haben für Beeinträchtigungen des Hörnerven und des Hirnstamms weniger Beachtung gefunden, obwohl auch diese Potentialkomplexe zusätzliche Informationen zur Differentialdiagnose und zur Funktionskontrolle bei operativen Eingriffen liefern. Die Ableitung der akustisch-evozierten Hirnstammpotentiale hat sich als wichtigstes Verfahren etabliert. Bezüglich der Einzelheiten und Interpretationsmöglichkeiten sei auf die Ausführungen in Kapitel 6.2.2 verwiesen bzw. auf die umfangreiche Literatur, die bereits eingangs vorgestellt wurde.

2.1.6 Sprachaudiometrie

Komplexe Folge aller Hörstörungen ist die Beeinträchtigung des Sprachverstehens, welches im Sprachaudiogramm erfaßt werden kann. Bei Mittelohr- und Innenohrhörstörungen läßt sich häufig ein Bezug zwischen Tonhörschwelle und Sprachaudiogramm herstellen. Beim retrocochleären Hörschaden imponiert häufig ein geringer Hörverlust für Zahlen und eine erheblich eingeschränkte Diskrimination für Einsilber (Lehnhardt 1987).

2.1.7 Tinnitus

Tinnitus tritt häufig als Begleitsymptom einer Hörstörung oder als Erstsymptom einer beginnenden Hörstörung, z. B. beim Akustikusneurinom, auf. Eine sorgfältige Befragung des Patienten zur Entstehung, zur Lokalisation und zum Grad der Belästigung durch den Tinnitus sind Voraussetzung zu einer eingehenden Tinnitusanalyse. Diese sollte nach Erstellen des Tonschwellenaudiogramms sowie nach tympanometrischen Untersuchungen Aussagen über Qualität und Quantität des Tinnitus, über seine Maskierbarkeit mit Tönen und Geräuschen sowie über seine mögliche Veränderung nach Maskierung liefern.

Im Gegensatz zum Tinnitus neuralen oder zentralen Ursprungs läßt sich der Tinnitus cochleären Ursprungs gut maskieren. Außerdem soll der Tinnitus bei einem Akustikus- oder Kleinhirnbrückenwinkeltumor stets einseitig sein und subjektiv mehr in die Tiefe des Ohres lokalisiert werden (Lehnhardt 1987). Zur vertieften Auseinandersetzung mit diesem Themenkomplex wird auf die aktuellen Ausführungen von Hazell (1987) und von von Wedel (1987) verwiesen.

2.1.8 Vestibularisdiagnostik

Zu den Vestibularisprüfungen gehören die Bestimmung von Spontan- und Provokationsnystagmus, die kalorische Prüfung sowie die Lage- und Lagerungsprüfung. Zur objektiven Dokumentation des Nystagmus kann die Elektronystagmographie durchgeführt werden, die zusätzlich eine Differenzierung zwischen rein peripheren und zentralen vestibulären Störungen ermöglicht.

Zur Technik, Durchführung und Wertung der verschiedenen Vestibularisprüfungen wird auf die Ausführungen von Scherer (1984) verwiesen.

Literatur

Barber C (1980) Evoked potentials. MTP Press, Lancaster
Gibson WPR (1978) Essentials of clinical response audiometry. Churchill Livingstone, Edinburgh
Glasscock ME, Jackson CG, Josey AF (1987) The BAER Handbook. Thieme, Stuttgart New York
Hazell J (1987) Tinnitus. Churchill-Livingstone, Edinburgh
Jerger J (1979) Bekesy-audiometry in analysis of auditory disorders. J Speech Res 3:275–287
Langenbeck B (1956) Zur Messung der Unterschiedsschwellen und zur Ursache der Geräuschverdeckung. Laryng Rhinol 38:287–289

Lehnhardt E (1987) Praxis der Audiometrie. Thieme, Stuttgart New York
Maurer K, Leitner H, Schäfer E (1982) Akustisch evozierte Potentiale (AEP). Enke, Stuttgart
Naunton RF, Fernandez C (1978) Evoked electrical activity in the auditory nervous system. Academic
    Press, New York
Ruben RJ, Elberling C, Salomon G (1976) Electrocochleography. University Park Press, Baltimore
Scherer H (1984) Das Gleichgewicht – Praktische Gleichgewichtsdiagnostik. Springer, Berlin Heidel-
    berg New York
Stör M, Dichgans HJ, Diener U, Buettner W (1982) Evozierte Potentiale. Springer, Berlin Heidelberg
    New York
Wedel H von (1987) 3. Internationales Tinnitus Seminar in Münster, Teil 1 und Teil 2. Audiologische
    Akustik 26:122–128, 158–163

2.2 Radiologische Diagnostik der Tumoren und Pseudotumoren des Felsenbeins

Von den revolutionären Fortschritten der radiologischen Diagnostik der vergangenen zwei Jahrzehnte haben in besonderer Weise diejenigen klinischen Fachgebiete profitieren können, die sich mit den Erkrankungen des Gehirn- und Gesichtsschädels befassen. So wurden die Computer- und Kernspintomographie zum bedeutendsten Instrument in der Darstellung und Diagnostik pathologischer Raumforderungen des Felsenbeins und seiner angrenzenden Strukturen. Während klinischen Untersuchungen, audiologischen und neurootologischen Methoden im allgemeinen eine richtungsweisende Funktion in der Diagnostik der tumorösen Läsionen der Felsenbeinregion zukommt, sind die modernen bildgebenden Verfahren unerläßlich zur Verifizierung, Lokalisation, Größenbestimmung und gelegentlich auch zur Artbestimmung solcher Raumforderungen. Die radiologische Diagnostik liefert daher auch den entscheidenden Beitrag zur Therapieplanung und zur Abschätzung der Prognose dieser Erkrankungen (Wayoff et al. 1987).

Die *konventionelle Röntgendiagnostik* des Ohres hat durch die Einführung modernerer radiologischer Verfahren nicht an Bedeutung verloren. Röntgenaufnahmen beider Felsenbeine in den Projektionen nach Schüller und Stenvers stehen nach unserer Meinung weiterhin am Anfang jeder röntgenologischen Untersuchung der Ohrregion. Diese Projektionen zeigen im Überblick die jeweilige anatomische Situation des zu untersuchenden Felsenbeins, den Grad der Pneumatisation und eventuell vorhandene größere knöcherne Läsionen. Sie erleichtern darüber hinaus beim Vorliegen pathologischer Befunde die Planung des weiteren radiologischen Procedere (Parker 1975). Gegebenenfalls können die oben genannten Einstellungen durch weitere konventionelle Projektionen ergänzt werden. Diesbezüglich sei auf die hervorragenden Darstellungen von Brusis u. Mödder (1984), Thullen (1979) und Valvassori et al. (1982) verwiesen.

Wesentlich detailliertere Informationen als die Übersichtsaufnahmen bieten *konventionelle Tomographien* des Felsenbeins. Nach Übernahme dieser Schichtaufnahmen in die klinische Routine zu Beginn der 60er Jahre wurde die Methode durch Einführung neuer Aufnahmetechniken (multidirektionale bzw. polyzykloidale statt linearer Verwischung) und Projektionen immer weiter verbessert (Schertel et al. 1974; Valvassori 1969, 1974). Auch nach Einführung der Computertomographie erschien die konventionelle Tomographie vielen Autoren zunächst weiter als vorteilhafteste Methode in der Diagnostik der Felsenbeinerkrankungen, da sie eine bessere Auflösung bot als die Computertomographien der ersten Generationen (Hammerschlag et al. 1977; Lloyd 1980). Verschiedene Projektionen bieten hierbei die Möglichkeit, nahezu jeden Anteil des Felsenbeins exakt darzustellen (Brünner 1969; Parnell et al. 1974; Potter 1968; Reisner u. Gosepath 1973). Andererseits ist die Interpretation komplexer tomographischer Untersuchungen deutlich schwieriger und unsicherer als die Auswertung einer Computertomographie (Dalicho et al. 1987; Taylor 1982).

Die Einführung der *hochauflösenden Computertomographie* hat in den letzten Jahren die konventionelle Tomographie in der Diagnostik der Felsenbeintumoren nahezu vollständig in den Hintergrund treten lassen. Es besteht heute ein allgemeines Einverständnis darüber, daß die hochauflösende Computertomographie die Methode der Wahl in der röntgenologischen Diagnostik der Raumforderungen der Felsenbeinregion darstellt (Guirado 1985; Hatam et al. 1979; Jend et al. 1986; Lloyd u. Phelps 1982; Mironov 1984; Clement u. Smedt 1983; Thijssen u. Merx 1984).

Von besonderer Bedeutung ist die röntgenologische Diagnostik der Neurinome des Nervus vestibulocochlearis. Akustikusneurinome mit einer Ausdehnung von über einem Zentimeter sind in der Regel computertomographisch problemlos nachweisbar. Da diese Tumoren im allgemeinen isodens zum umgebenden Hirngewebe zur Darstellung kommen, kann die Nativuntersuchung jedoch häufig nur indirekte Tumorzeichen, wie etwa knöcherne Destruktionen im Bereich des inneren Gehörganges, nachweisen. Erst nach intravenöser Kontrastmittelgabe stellt sich der Tumor selbst dar, und eine röntgenologische Unterscheidung von andersartigen tumorösen Raumforderungen, wie etwa Meningeomen, wird möglich (Mironov 1984; Valvassori u. Buckingham 1982). Kleinere, rein intrameatal gelegene Tumoren des achten Hirnnerven sind demgegenüber radiologisch wesentlich schwerer nachweisbar. Besteht aufgrund der klinischen Symptomatik der Verdacht auf ein Akustikusneurinom, ohne daß ein solcher Tumor computertomographisch nach intravenöser Kontrastmittelgabe nachweisbar wird, muß die Indikation zur Durchführung einer CT-Luftzisternographie gestellt werden (Bentson 1980; König u. Kurtz 1985). Die Methode ist der früher häufig geübten Zisternographie mit jodhaltigen öligen Kontrastmitteln überlegen und zugleich risikoärmer, so daß die Myelographie des inneren Gehörganges mit Pantopaque heute als obsolet gelten muß (Bentson 1980; Crouzet et al. 1974; Kricheff et al. 1980; Valvassori 1972). Zur Darstellung kleiner extrameataler Neurinome wurde die Zisternographie mit einem wasserlöslichen jodhaltigen Kontrastmittel (Metrizamid) angegeben (Rosenbaum et al. 1978). Wir haben selbst keine Erfahrungen mit der Methode, weil wir sie für entbehrlich halten.

Hingewiesen sei in diesem Zusammenhang aber ausdrücklich auf die Möglichkeit falsch positiver Befunde der Luftzisternographie: postmeningitische arachnoidale Verwachsungen, Gefäßschlingen am Eingang des Porus acusticus internus und enge innere Gehörgänge als anatomische Varianten können ein Eindringen von Luft in den Meatus acusticus internus auch in Abwesenheit tumoröser Läsionen verhindern und so das Vorliegen eines intrakanalikulären Oktavusneurinoms vortäuschen (Khangure u. Mojtahedi 1983; Rettinger et al. 1983; Robertson et al. 1983).

Gelegentlich können solche Fehlinterpretationen erst bei der operativen Exploration des Felsenbeins aufgedeckt werden. Eine größere Sicherheit wird hier in Zukunft jedoch von der Kernspintomographie zu erwarten sein (s. unten).

Andere gutartige Tumoren der Felsenbeinregion werden computertomographisch heute ebenfalls mit großer diagnostischer Genauigkeit erfaßt, wobei die

Methode bei Meningeomen, Epidermoiden, Neurinomen anderer Hirnnerven und Gefäßtumoren häufig auch Hinweise auf die Art des Prozesses geben kann (Brunner et al. 1986; Haels et al. 1986; Lloyd u. Phelps 1982; Mafee et al. 1984; Valvassori u. Buckingham 1982).

In der Diagnostik der Gefäßtumoren sind jedoch die angiographischen Untersuchungen weiterhin unverzichtbar. Dabei ist die selektive arterielle Angiographie in Seldinger-Technik (evtl. als digitale Subtraktionsangiographie) die Methode der Wahl einerseits wegen der guten Abbildung auch kleiner Gefäße, andererseits wegen der Möglichkeit der präoperativen Embolisation (Mafee et al. 1984; Mironov 1984; Quisling 1980). Ohne die Risiken einer invasiven Untersuchung bietet neuerdings die dynamische Computertomographie mit Kontrastmittel die Möglichkeit, angiogene Tumoren und Pseudotumoren darzustellen (König et al. 1984; Lo et al. 1986; Michael et al. 1985; Pickles et al. 1986).

In der radiologischen Diagnostik der bösartigen Tumoren des Felsenbeins, deren entscheidendes Kriterium in vielen Fällen das Ausmaß der knöchernen Destruktionen ist, ergänzen sich konventionelle und Computer-Tomographie (Grundner et al. 1973; Lloyd u. Phelps 1982; Phelps u. Lloyd 1981). Dabei ist es für die Wahl der röntgenologischen Methoden unerheblich, ob es sich um primär im Felsenbein selbst entstandene oder von Nachbarstrukturen auf das Felsenbein übergreifende Malignome, um Fernmetastasen anderer solider Tumoren oder schließlich um Manifestationen maligner Systemerkrankungen (Histiozytose X, Plasmozytom) handelt. Der Verdacht auf einen metastatischen Befall des Felsenbeins kann knochenszintigraphisch weiter geklärt werden (Livingston 1974).

Auf die Besonderheiten der radiologischen Diagnostik von Felsenbeintumoren des Kindesalters, wie etwa Rhabdomyosarkome oder Akustikusneurinome bei Neurofibromatose, kann hier nicht näher eingegangen werden. Einen Überblick geben die Arbeiten von Fitz u. Harwood-Nash (1974) und Zalzal et al. (1986).

Ein völlig neuartiges bildgebendes Verfahren steht seit wenigen Jahren in der *Protonen-Kernspintomographie,* auch *Magnetic Resonance Imaging* ($=$MR) genannt, zur Verfügung. Die Methode erlaubt eine kontrastreiche Darstellung von Weichteilstrukturen, die derjenigen der Computertomographie weit überlegen ist; die Darstellung knöcherner Strukturen gelingt demgegenüber nur sehr unbefriedigend. Erste Mitteilungen über den Einsatz der Kernspintomographie im Felsenbeinbereich betreffen Glomustumoren, Akustikus- und Fazialisneurinome (Daniels et al. 1984, 1985; Hanafee 1985; König u. Lenz 1985; Lenz et al. 1985 a; Mees u. Vogl 1986; Young et al. 1983).

Nach Entwicklung besonderer Oberflächenspulen für die Untersuchung der Ohrregion, der Einführung eines speziellen „MR-Kontrastmittels" (Gadolinium-DTPA) und Erstellen einer entsprechenden Aufnahmetechnik erscheint die Kernspintomographie der Computertomographie bereits heute bei der Diagnostik einzelner Tumoren des Felsenbeins überlegen. Insbesondere die Früherfassung kleinster Akustikusneurinome scheint kernspintomographisch sicherer zu gelingen als durch eine Hochauflösungs-CT (Hanafee 1985; Lenz et al. 1985 b; Schrader et al. 1987). Der Vorteil der Methode ist darin zu sehen, daß das MR die einzige bildgebende Methode ist, die die anatomischen Strukturen des Innenohres und des inneren Gehörganges direkt und unbeeinflußt von eventuellen Knochenartefakten darstellen kann (Lenz et al. 1985b). Das Felsenbein kann hierzu in allen beliebigen Raumebenen abgebildet werden, ohne daß der Patient umgelagert werden muß. Darüber hinaus entfällt die Notwendigkeit einer Luftzisternographie.

In der Diagnostik der Glomustumoren nimmt das MR dagegen derzeit allenfalls eine ergänzende Rolle neben CT und Angiographie ein, da es das Ausmaß der knöchernen Destruktionen nur unzureichend darstellt (Schrader et al. 1987). Es kann jedoch bei Patienten mit einer Allergie gegen jodhaltige Kontrastmittel mit großem Vorteil angewendet werden (Brusis et al. 1986).

Zusammenfassend kann davon ausgegangen werden, daß die Kernspintomographie im Laufe der nächsten Jahre zusammen mit der hochauflösenden Computertomographie, die sie bei einigen Fragestellungen sogar ersetzen wird, zur Methode der ersten Wahl in der Diagnostik tumoröser Läsionen des Felsenbeins werden wird.

Abschließend einige Bemerkungen zur Strahlenbelastung der Patienten bei der Röntgenuntersuchung des Felsenbeins: Es kann davon ausgegangen werden, daß die somatische Strahlenbelastung bei der konventionellen Polytomographie und der hochauflösenden Computertomographie etwa gleich groß ist; neuere Untersuchungen ergeben Werte zwischen 1 und 2 rem für beide Methoden. Bei angiographischen Untersuchungen ist mit einer Strahlenbelastung von ca. 9 rem zu rechnen (Köster u. Ewen 1986; Schadel 1987). In der Computertomographie ließe sich die besonders gefürchtete Belastung der Augenlinse durch häufigeren Einsatz der koronaren anstelle der axialen Schnittebene deutlich verringern. Die Kernspintomographie weist naturgemäß keine Strahlenexposition auf.

Literatur

Bentson J (1980) Combined gas cisternography and edge-enhanced computed tomography of the internal auditory canal. Radiology 136:777–779

Brünner S (1969) Tomography in otoradiology. Radiology 9:56–60

Brunner E, Türk E, Swoboda H, Imhof H, Schratter M (1986) Die Bedeutung der Computertomographie für die Mittelohrdiagnose. Laryng Rhinol Otol 65:327–330

Brusis T, Mödder U (1984) HNO-Röntgenaufnahmetechnik und Normalbefunde. Springer, Berlin Heidelberg New York Tokyo

Brusis T, Mödder U, Steinbrich W (1986) CT- und MR-Befunde beim Glomus jugulare Tumor. Vortrag 57. Jahrestagung der Deutschen Gesellschaft HNO-Heilkunde, Kopf- und Halschirurgie, Würzburg, 13.5

Clement P, Smedt E de (1983) New dimensions in otology. Radiological diagnostic techniques: CT scan of the temporal bone. In: Myers E (ed) New dimensions in otorhinolaryngology – head and neck surgery, vol 1. pp 21–25

Crouzet G, Dorland P, Doyan D, Jeanmart JL, Legre J, Metzger J, Simon J, Sterker JM, Trujillo M, Vignaud J (1974) Results of 514 opaque cisternograms. Oto Rhino Laryng 21:76–81

Dalicho R, Klöppel R, Bentz W (1987) Zum Wert der Computertomographie bei Erkrankungen des Felsenbeins. HNO-Praxis 12:7–14

Daniels D, Herfkins R, Koehler R, Millen S, Shaffer K, Williams A, Haugton V (1984) Magnetic resonance imaging of the internal auditory canal. Radiology 151:105–108

Daniels D, Schenk J, Foster T, Hart H, Millen S, Meyer G, Pech P, Haughton V (1985) Magnetic resonance imaging of the jugular foramen. AJNR 6:Sep/oct 699–703

Fitz C, Harwood-Nash D (1974) Radiology of the ear in children. Radiologic clinics of North America 12(3):553–570

Grundner H, Kohlmeyer K, Wiedenmann O (1973) Röntgenbefunde bei Tumoren an der Schädelbasis unter besonderer Berücksichtigung der Knochendiagnostik. Radiology 13(12):501–506

Guirado C (1983) High resolution diagnostic imaging of the temporal bone with CT. In: Myers E (ed) New dimensions in otorhinolaryngology – head and neck surgery, vol 1, pp 255–260

Haels J, Deeg M, Betz H (1986) Die Diagnose einer besonderen Form von Hämatotympanon mit dem hochauflösenden Felsenbein-CT. Laryng Rhinol Otol 65:331–332

Hammerschlag S, Wolpert S, Carter B (1977) Computed tomography of the scull base. Journal of Computer Assisted Tomography 1(1):75–80

Hanafee W (1985) Magnetic resonance imaging. In: Myers A (ed) New dimensions in otorhinolaryngology – head and neck surgery, vol 1, pp 261–264

Hatam A, Möller A, Olivecrona H (1979) Evaluation of the internal auditory meatus with acoustic neuromas using computed tomography. Neuroradiology 17:197–200

Jend H, Leuschner E, Crone-Münzebrock W (1986) Computertomographische Diagnostik von Raumforderungen im Bereich der Schädelbasis. Röntgen-Bl 39:89–93

Khangure M, Mojtahedi S (1983) Air CT cisternography of anterior inferior cerebellar artery loop simulating an intracanalicular acoustic neuroma. AJNR 4:994–995

König H, Kurtz B (1985) Erkrankungen im Bereich des Felsenbeins: Aussagekraft der hochauflösenden Computertomographie. Röntgenpraxis 38:121–127

König H, Lenz M (1985) Hochauflösende Kernspintomographie der Felsenbeine. Röntgenpraxis 38:321–327

König H, Kurtz B, Strohm M (1984) Hochauflösende und dynamische Computertomographie in der Diagnostik von Glomus-tympanicum- und Glomus-jugulare-Tumoren. Fortschr Röntgenstr 141:6, 662–646

Köster O, Ewen K (1986) Zur Strahlenbelastung bei der hochauflösenden Computertomographie des Felsenbeins. Digit Bilddiagn 6:176–180

Kricheff I, Pinto R, Bergeron T, Cohen N (1980) Air-CT cisternography and canalography for small acoustic neuromas. AJNR 1:57–63

Lenz M, König H, Sauter R, Schrader M (1985a) Kernspintomographie des Felsenbeins und Kleinhirnbrückenwinkels. Fortschr Röntgenstr 143:1–8

Lenz M, König H, Sauter R, Schrader M (1985b) Kernspintomographie bei Erkrankungen im Bereich des Felsenbeins. Fortschr Röntgenstr 143(6):623–634

Livingston P (1974) Differential diagnosis of radiolucent lesions of the temporal bone. Radiologic Clinics of North America 12(3):571–583

Lo W, Horn K, Carberry J, Solti-Bohman L, Wade C, Brackmann D, Waluch V (1986) Intratemporal Vascular Tumors: Evaluation with CT. Radiology 159:181–185

Lloyd G (1980) High resolution computerized tomography of the petrous bone. Journal of the royal society of medicine 73:699–700

Lloyd G, Phelbs P (1982) The investigations of petro-mastoid tumours by high resolution-CT. The british journal of radiology 55:483–491

Mafee M, Aimik Valvassori G (1984) Computed tomography in the diagnosis of primary tumors of the petrous bone. Laryngoscope 94:1423–1430

Mees K, Vogl Th (1986) Kernspintomographische Diagnostik von Tumoren des inneren Gehörganges und des Kleinhirnbrückenwinkels. Laryng Rhinol Otol 65:549–554

Michael A, Mafee M, Valvassori G, Tan W (1985) Dynamic computed tomography of the head and neck: differential diagnostic value. Radiology 154:413–419

Mironov A (1984) Gegenwärtiger Stand der neuroradiologischen Diagnostik von Kleinhirnbrückenwinkel-Tumoren. Radiologe 24:493–501

Parker R (1975) Routine radiography in early cholesteatomatous middle ear disease. Laryng Otol 89(2):151–158

Parnell F, Brandenburg J, Swingle J (1974) Tomography in the diagnosis of petrositis. Ann otol 83:216–222

Phelps P, Lloyd G (1981) The radiology of carcinoma of the ear. Brit J Radiol 54:103–109

Phelps J, Tucker A, Cowie J (1986) Computed tomography of vascular middle ear masses. The journal of Laryng and Otol 100:405–410

Pickles J, Tucker A, Cowie J (1986) Computed tomography of vascular middle ear masses. Journal of Laryngology and Otology, vol 100, pp 405–410

Potter G (1968) The lateral projection in tomography of the petrous pyramid. Am J Roentgenol radium ther nucl med 104:194–200

Potter G (1974) Radiologic assessment of the facial nerve. Otolaryngol Clin North America 7:343–355

Quisling R (1980) Intrapetrous carotid artery branches: pathological application. Radiology 134:109–113

Reisner K, Gosepath J (1973) Schädeltomographie. Schatterer Thieme, Stuttgart

Rettinger G, Wigand M, Kalender W (1983) Imaging of nervs and vessels of the cerebellopontine angle: a comparison between computer-tomographic and surgical findings. Electromedica 51:60–65

Robertson J, Hatten J, Keating J (1983) False – positive CT gas cisternogram. AJNR 4:474–477

Rosenbaum A, Drayer B, Dubois P, Black O (1978) Visualization of small extracanalicular neurilemomas. Arch Otolaryngol 104:239–243

Schadel A (1987) Die diagnostische Röntgenstrahlenbelastung klinischer HNO-Patienten. HNO 35:175–178

Schertel L, Scholz M, Kraska H (1974) Schläfenbeintomographie. Fortschr Röntgenstr 121:556–563

Schrader M, Lenz M, Schroth G, König H (1987) Kernspintomographie: Eine neue bildgebende Diagnostik im Bereich des Felsenbeins und Kleinhirnbrückenwinkels. Laryng Rhinol Otol 66:45–53

Taylor S (1982) The petrous temporal bone (Including the cerebellopontine angle). Radiologic Clinics of North America 20:67–86

Thullen A (1979) Röntgenuntersuchung des Ohres. In: Berendes J, Link R, Zöllner F (Hrsg) Hals-Nasen-Ohrenheilkunde in Klinik und Praxis, vol 5. Thieme, Stuttgart, pp 14.1–14.22

Thijssen H, Merx J (1984) Radiological diagnosis of pathology in the cerebellopontine angle. Oto-Rhino-Laryng 34:71–79

Valvassori G (1972) Myelography of the internal auditory canal. Roentgenol Radium Ther Nucl Med 115:578–786

Valvassori G (1974) Benign tumors of the temporal bone. Radiologic Clinics of North America 12(3):533–542

Valvassori G (1969) Radiologic diagnosis of neuro-otologic problems by tomography. Arch Otolaryngol 89:57–60

Valvassori G, Buckingham R (1982) Radiology of the temporal bone. In: Valvassori G, Potter G, Hanafee W, Carter B, Buckingham R (eds) Radiology of the ear, neak and throat. Thieme, Stuttgart, pp 3–126

Wayoff M, Charachon R, Roulleau P, Lacher G, Deguine Ch (1987) Surgical treatment of middle ear cholesteatoma. Adv Oto-Rhino-Laryngology 36:113–117

Young I, Bydder G, Hall A (1983) The role of NMR imaging in the diagnosis and management of accoustic neuroma. AJNR 4:223–224

Zalzal G, Shott S, Towbin R, Cotton R (1986) Value of CT scan in the diagnosis of temporal bone diseases in children. Laryngoscope 96:27–32

3 Operative Zugänge

3.1 Die operativen Zugänge zum inneren Gehörgang und zum Kleinhirn-Brücken-Winkel (KBW) über die mittlere Schädelgrube

Historisches

Bereits 1904 beschrieb Perry einen Casus, bei dem er wegen des Verdachts auf eine Menièresche Erkrankung mit starkem Schwindel und Tinnitus über die mittlere Schädelgrube den "auditory nerve" im meatus acusticus internus durchtrennte. Dabei resultierte eine iatrogene Fazialisparese.

1954 wählten Clerc und Batisse erneut diesen Zugang zu tieferen Strukturen des Felsenbeins, indem sie eine Ausschaltung des Labyrinths über den oberen Bogengang vornahmen. Auch sie berichteten über eine Nervenplastik in der Region des Ganglion geniculi nach intraoperativer Verletzung des N. facialis. Clerc und Batisse wiesen in ihrer Beurteilung dieses Zugangsweges speziell darauf hin, daß es nicht möglich sei, mit dieser Technik den inneren Gehörgang zu erreichen. Wie alle anderen Autoren, die sich bis dahin mit dieser Problematik beschäftigt hatten, hoben sie die besondere Schwierigkeit hervor, bei diesem Zugang zur Pyramidenspitze eine Beschädigung des N. facialis zu vermeiden, weil es keine Möglichkeit gäbe, die Lokalisation des Nerven in der Tiefe des Knochens vorherzusagen.

1958 begann William F. House nach einer Methode zu suchen, mit der sich Otoskleroseherde aus dem inneren Gehörgang entfernen lassen könnten. Für diese Indikation war es eine absolute Bedingung, daß weder das Labyrinth noch der N. facialis geschädigt würden. Intensive Versuche an einer großen Zahl von Felsenbeinen führten House zu der Überzeugung, daß es am günstigsten sei, den N. petrosus superficialis major als Leitstruktur zu wählen, über den sich schrittweise das Ganglion geniculi, der labyrinthäre Verlauf des N. facialis und schließlich der innere Gehörgang identifizieren und freipräparieren ließen. Bei diesen diffizilen Präparationsschritten kamen ihm nun die Vorteile technischer Neuerungen zu Hilfe: das Operationsmikroskop und der Diamantbohrer mit permanenter Spülung.

Am 1. August 1959 führte er gemeinsam mit dem Neurochirurgen Dr. Theodore Kurze, der die äußere Inzision, die Trepanation sowie den Wundverschluß vornahm, erstmalig diese Operation bei einem Patienten mit weit fortgeschrittener Otosklerose durch.

Mit dieser Operation kommt House der große Verdienst zu,
   a) eine neue Ära der Ohr- bzw. Felsenbein-Chirurgie eingeleitet und
   b) eine otochirurgisch-neurochirurgische Kooperation angeregt zu haben.
Den transtemporalen extraduralen Zugang empfahl House seinerzeit für folgende *Indikationen:*
   Dekompression des N. stato-acusticus bei fortgeschrittener *Otosklerose,*
   Durchtrennung des N. cochlearis bei schwerem *Tinnitus,*
   Durchtrennung des N. vestibularis bei *Vertigo* infolge Morbus Menière, Morbus Paget, Fensterungsoperationen, Labyrinthtrauma,
   Dekompression oder Reparation des N. facialis nach Traumen,
   Klärung der *Differential-Diagnose zwischen Akustikusneurinom und Morbus Menière* (Ära vor Einführung des CT!),
   Ausräumung von Tumoren dieser Region.

3.1.1 Extradural-transtemporaler Zugang (Middle cranial fossa approach to the petrous pyramid) nach House (1961, 1977)

Indikationen

Operative Behandlung von pathologischen Prozessen, die zur Funktionsbeeinträchtigung der Nn. VII und VIII führen und entweder im Canalis acusticus internus lokalisiert sind oder mit einer Ausdehnung bis zu ca. 2 cm über den Porus hinausragen.

Operationstechnik

Lagerung: Der Patient befindet sich in liegender Position mit seitlich gedrehtem Kopf. Der Operateur sitzt am Kopfende.

Schnittführung: Die Hautinzision erfolgt geradlinig und senkrecht in der Haargrenze präaurikulär vom Arcus zygomaticus bis zum kranialen Ansatz des M. temporalis. Der Schnitt führt durch den Muskel bis auf das Periost. Um den kaudalen Wundpol weiter zu eröffnen, kann zusätzlich der M. temporalis entlang des Jochbogens quer inzidiert werden.

Kraniotomie: Sie wird dicht kranial ventral des äußeren Gehörgangs angelegt und beträgt 4 × 4 cm. Ihr kaudaler Rand grenzt so dicht wie möglich an den Jochbogen, um möglichst nahe an den Boden der mittleren Schädelgrube zu gelangen.

Abheben der Dura vom Boden der mittleren Schädelgrube: Einsetzen eines selbsthaltenden „Dura-Retraktors" nach House-Urban (eine Kombination aus Wundsperrer und daran befestigtem Hirnspatel) zwischen den ventralen und dorsalen Knochenrand. Von dieser Phase ab erfolgt die weitere Operation unter dem Mikroskop. Dadurch lassen sich beim Ablösen der Dura unter gleichzeitigem Vorschieben des Hirnspatels bereits kleine Gefäße mit Kontakt zum Knochen erkennen und sofort koagulieren.

Identifizierung des Hiatus facialis und des Ganglion geniculi: Sobald die Eminentia arcuata freigelegt ist, wird der Spatel mehr nach medio-ventral bewegt, um den Hiatus facialis (Austritt des N. petrosus in Begleitung seiner Arterie unmittelbar ventral des Ganglion geniculi[1]) zu identifizieren. An dieser Stelle ist besonders darauf zu achten, daß die Spatelspitze frei von Knochenkontakt bleibt, weil das Ganglion geniculi nicht selten[2] ohne knöcherne Abdeckung ist oder diese auch sehr dünn sein kann, so daß hier eine potentielle Gefahr der Druckschädigung des N. facialis besteht.

Nach Freilegung des Hiatus facialis zeigt sich in aller Regel, daß der nach ventral verlaufende N. petrosus mit seinen begleitenden Gefäßen (vgl. Kap. Anatomie) in die unterste Bindegewebsschicht der Dura eingelagert ist, sich aber mit einem Elevatorium stumpf daraus lösen läßt. Eine leichte Blutung aus den Begleitgefäßen läßt sich dabei nicht immer vermeiden[3].

Das Ablösen der Dura nach ventral erfolgt üblicherweise bis zum Foramen spinosum, durch das die A. meningea media in die mittlere Schädelgrube eintritt. Eine hier entstehende Blutung läßt sich durch Abstopfen mit Tabotamp oder mit Knochenwachs beherrschen.

Sobald die Dura über den Hiatus facialis hinaus in Richtung Pyramidenspitze abgehoben ist, wird nunmehr der Knochen über dem N. petrosus und über dem Ganglion äußerst vorsichtig mit dem Diamantbohrer und unter ständiger Spülung zur Vermeidung von Hitzeentwicklung abgeschliffen, bis unter einer zarten letzten Knochenlage die erwähnten Strukturen transparent werden.

Präparation des N. facialis und Meatus acusticus internus: Nach derartiger Identifikation des Ganglion geniculi wird in entsprechender Weise die Oberfläche des N. facialis entlang seines labyrinthären Verlaufs schrittweise sichtbar gemacht (wobei dieser Verlauf zunächst nach dorsal und dann nach medial weist – s. Abb. 18). Solange die Identifikation des N. facialis unmittelbar seiner Oberfläche folgt, kann eine Verletzung der Basalwindung der Schnecke (die dicht ventromedial vom Nerven liegt und um die er im Bogen herumzieht) sowie des oberen Bogengangs (der dorso-lateral in Richtung Eminentia arcuata liegt) vermieden werden (s. Abb. 12, S. 183).

---

[1] Nach Parisier (1977) ist der N. petrosus superficialis major von einer im Mittel 2,25 mm langen Knochenlamelle zwischen Ganglion geniculi und subduraler Strecke überdeckt. In 15% der Fälle fehlt diese Knochendecke.

[2] Die knöcherne Bedeckung des Ganglion geniculi fehlt nach House (1977) in 5%, nach Fisch (1973) in 10%, nach Hall (zit. nach Lang 1979) sowie nach Stennert u. Reschke (1988) in 15%.

[3] Von House (1977) wird berichtet, daß nach Eingriffen am Ganglion Gasseri über denselben extraduralen Zugang in etwa 5% der Fälle eine postoperative Schwäche oder permanente Lähmung des N. facialis auftritt. House vermutet, daß hierfür entweder diese Druckschädigung oder die Kauterisation der den N. petrosus superficialis major begleitenden A. petrosa eine Rolle spielt.

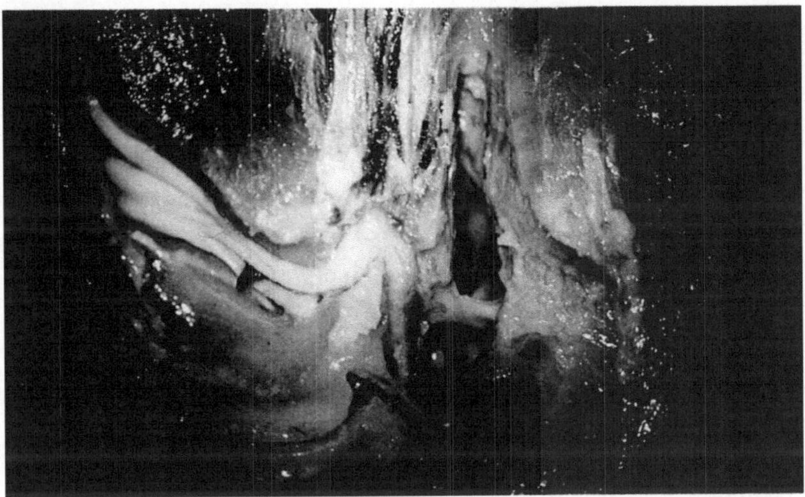

Abb. 18. Verlauf des N. facialis vom Ganglion geniculi zum inneren Gehörgang. Proximal des Ganglion (labyrinthärer Abschnitt) verläuft der Nerv zunächst nach dorsal und nach seinem Eintritt in den Fundus wendet er sich wieder nach medial

Auf diese Weise gelangt man zum Fundus des inneren Gehörgangs, der als bläulich schimmernde Region ("bluish area") erkennbar wird. Auch hier wird der Knochen bis auf eine letzte zarte Schicht ausgedünnt, die zunächst noch das gesamte Dach des meatus acusticus internus weiterhin bedeckt. Auf dieselbe Weise wird nach dorso-lateral die Austrittszone des N. vestibularis superior dargestellt, so daß der leistenartige Knochenvorsprung zwischen beiden Nerven – sogen. "Bill's bar" – identifiziert ist (s. ebenfalls Abb. 12, S. 183).

Erst jetzt wird in diesem dorso-lateralen Aspekt, wo die Gefahr einer Verletzung des N. facialis am geringsten ist, der innere Gehörgang eröffnet (indem die Duraauskleidung entlang des Knochenrandes über der Hinterwand des Meatus inzidiert wird). Auf diese Weise kann das Innere des Meatus inspiziert, nach weiterer Eröffnung ein intrameataler Tumor exstirpiert oder der N. vestibularis reseziert werden.

Abschließend erfolgt der Verschluß durch Rückverlagerung des Duralappens und Abdecken des inneren Gehörgangs mit einem freien Muskelstück. Nach Herausnahme des Retraktors werden zur Vermeidung eines extraduralen Hämatoms nochmals alle kleinen Blutungen sorgfältig gestillt. Der entlastete Temporallappen legt die Dura wieder gut an. Galea, Temporalismuskel und Haut werden mehrschichtig vernäht.

Vorteile
1. Bis auf die unumgängliche Eröffnung der basalen Zisterne bleibt die Operation *extra*-dural.
2. Druckläsionen des Kleinhirns sind ausgeschlossen.
3. Er bietet den besten Einblick in den CAI einschließlich seiner Übergänge zu den labyrinthären Strukturen.

4. Die im CAI lokalisierten Strukturen (Nerven und Gefäße) können über diesen Zugang am schonendsten angegangen werden.
5. Speziell bei der Entfernung kleinerer Akustikusneurinome, die nahezu alle im CAI lokalisiert sind und sehr oft bis in seinen Fundus reichen, läßt sich auf diesem Weg der gefährdete N. facialis wegen seiner Lagebeziehung (vorne oben) am sichersten identifizieren.
6. Die nur sehr umschriebene Eröffnung der Liquorräume in relativer Tiefe bietet im Vergleich zu allen anderen OP-Methoden ihren sichersten Verschluß und damit die beste Prophylaxe gegen eine postoperative Liquorrhoe oder aszendierende Infektion.

Nachteile
1. Relativ aufwendige Präparationsarbeit.
2. Begrenzter Einblick in den KBW.
3. Im Falle einer postoperativen Blutung im KBW begrenzter Handlungsspielraum.

3.1.2 Der extradural-transtemporale Zugang nach Fisch (1969, 1970)

Indikationen

Sie sind mit denen der Technik von House (3.1.1) identisch.

Operationstechnik

Da sie über weite Abschnitte der Technik von House entspricht, werden im folgenden nur jene Operationsschritte beschrieben, die Modifikationen aufweisen.

Inzision: Der Hautschnitt beginnt unmittelbar präaurikulär in Höhe des Tragus, folgt dem Vorderrand der Helix und verläuft dann kranialwärts leicht nach vorn (Abb. 19 A, S. 203). (Für eine Freilegung des gesamten intratemporalen Verlaufs des N. facialis wird er mit einem getrennt angelegten retroaurikulären Schnitt wie zur Mastoidektomie kombiniert.) Der M. temporalis wird durch einen Kreuzschnitt in 4 Lappen gespalten (Abb. 19 B).

Kraniotomie: Sie wird mit einem Bohrer in einer Ausdehnung von 3×4 cm über der Jochbeinwurzel angelegt, jedoch zusätzlich mit einer Knochenstanze nach kaudal erweitert (Abb. 19 C, D).

Identifizierung des Ganglion geniculi, des labyrinthären Abschnitts des Canalis Falloppii und des Meatus acusticus internus: Sobald die Spitze des Spatels ventromedial der Eminentia arcuata dicht am Sulcus petrosus superior eingestellt ist, beginnt das Aufsuchen des oberen Bogengangs, indem mit dem Diamantbohrer unter ständiger Spül-Saugung der Knochen über der Eminentia abgeschliffen wird, bis der obere Bogengang als blau-graue Linie ("blue line") durchzuschimmern beginnt.

Anmerkung: Die Eminentia ist indiviuell sehr unterschiedlich prominent; der Bogengang liegt oft unmittelbar medial von ihrem oberen Scheitelpunkt. Bei

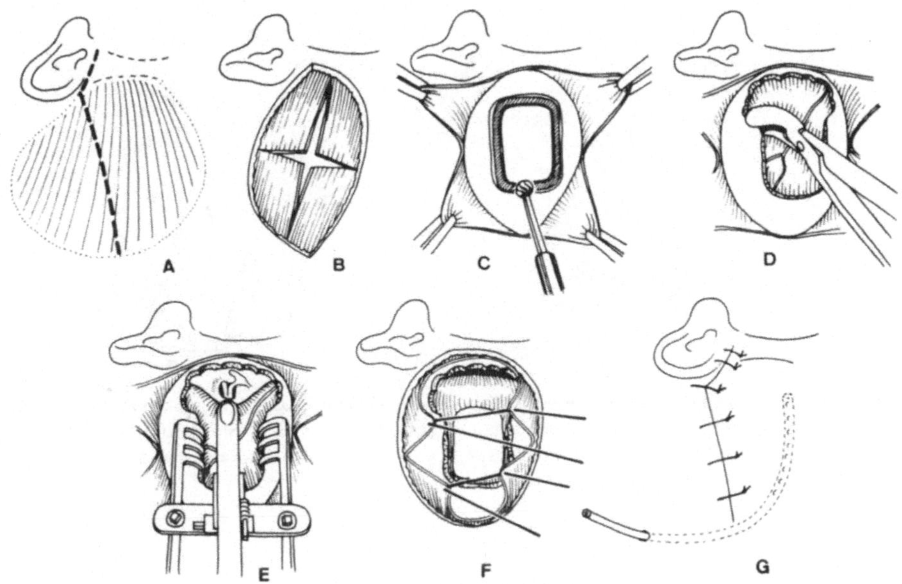

Abb. 19 A–G. Darstellung von einzelnen Präparationsschritten in der Technik nach Fisch (1973)

stark pneumatisierten Felsenbeinen fällt die Identifizierung leicht, weil sich der mit Zellen durchsetzte Knochen vom kompakten weißen Labyrinthknochen optisch gut unterscheidet. Dagegen kann die Darstellung des Bogengangs im gering pneumatisierten Knochen gelegentlich schwierig sein, so daß – wie auch in Fällen einer nur wenig prominenten Eminentia – die Oberfläche des Felsenbeins mit einem nicht zu kleinen Bohrkopf bei wenig Druck in einem etwas größer bemessenen Areal beschliffen werden sollte!

Auch Fisch weist darauf hin, daß das Labyrinth nahe der hinteren Begrenzung des Felsenbeins liegt, wie das in Abb. 4, S. 176 gut deutlich wird.

Mit derselben Schleiftechnik wird auch das Ganglion geniculi sowie der labyrinthäre Abschnitt des Falloppischen Kanals dargestellt. Nach Fisch ist danach der innere Gehörgang unter einer gedachten Linie zu erwarten, die in einem nach dorso-medial offenen Winkel von 60 ° bezogen auf die Linie der "blue line" liegt, wobei sich beide imaginäre Linien über der Ampulle des oberen Bogengangs treffen (Abb. 20 a, S 202).

Anmerkung: Da die vordere Begrenzung des Fundus des inneren Gehörgangs in unmittelbarer Nachbarschaft zur basalen Schneckenwindung liegt, sollte man bis zur endgültigen Identifizierung des Meatus mit der Knochenabtragung zunächst innerhalb dieses 60 °-Sektors bleiben.

Vollständige intratemporale Freilegung des N. facialis: Nachdem der Knochen über dem inneren Gehörgang, dem labyrinthären Abschnitt des Falloppischen Kanals und dem Ganglion geniculi in der oben beschriebenen Weise bis auf eine letzte dünne Schicht abgetragen ist, wird diese Präparation distal des Knieganglion durch das Tegmen tympani bis zum Processus cocheleariformis erweitert. So-

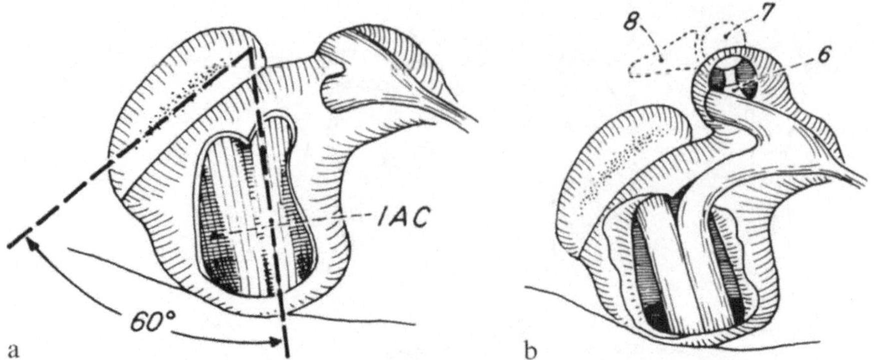

Abb. 20. a Aufsuchen des inneren Gehörganges in der „60-Grad-Technik" nach Fisch. Der Winkel orientiert sich am Verlauf des oberen Bogenganges (Einzelheiten s. Text S. 201–202). **b** Operationssitus nach Abschluß der Präparation mit Darstellung des N. facialis von der Pauke bis zum Porus acusticus internus (*6, 7, 8* entsprechen Stapes, Incus, Malleus)

bald jetzt die letzte zarte, durchscheinende Knochenlage mit einem feinen Exkavator abgehoben und die Dura des Meatus inzidiert ist, liegt der N. facialis vom Kleinhirnbrückenwinkel bis zum Cavum tympani frei (Abb. 20 b).

Wird diese Exploration ergänzt durch eine Mastoidektomie und posteriore Tympanotomie (mit Zugang über den getrennt angelegten retroaurikulären Hautschnitt), so läßt sich der N. facialis schließlich auch bis zum Foramen stylomasoideum freilegen.

Wenn die Fazialisfreilegung primär über den transmastoidalen Zugang erfolgte, wird das Tegmen tympani mit einem feinen Bohrer nahe dem Ganglion lateral vom Nerven (und damit lateral von der Bogengangsampulle) perforiert. Dies erleichtert beim anschließenden transtemporalen Vorgehen erheblich die Orientierung, was vor allem dann hilfreich ist, wenn durch Traumen, Cholesteatome oder Tumoren die normale Anatomie verändert ist.

Wundverschluß: Der *innere Gehörgang* wird mit einem freien Transplantat vom M. temporalis abgedeckt. Das *Tegmen tympani* wird mit einem Knochentransplantat vom Knochendeckel der Kraniotomie abgedeckt. Hierdurch läßt sich die Entwicklung eines Hirnprolapses vermeiden, der die Beweglichkeit der Ossicula beeinträchtigen kann.

Anmerkung: Neuerdings ist auch eine Rekonstruktion mit bioaktiver Keramik möglich. Bei kleineren Defekten reicht gewöhnlich als Abdeckung eine etwas dickere Lyo-Dura.

Der restliche Kraniotomiedeckel wird reimplantiert, die Muskulatur darüber geschlossen, eine Redon-Drainage mit einem Sog von 1 Atmosphäre eingelegt, die Haut 2-schichtig vernäht und ein Kompressionsverband für 24–48 Std. angelegt.

Vorteile

Sie entsprechen den bei der Original-Technik von House angegebenen. Die Modifikation von Fisch bietet eine größere Sicherheit im Auffinden des CAI und in der Schonung des N. facialis.

Nachteile

Sie sind identisch mit denen der Originalmethode nach House.

3.1.3 Der intradural-transtemporale transtentorielle Zugang (subtemporal transtentorial approach to the CPA) nach Rosomsoff (1971)

Die Operationstechnik stellt eine Alternative sowohl zum lateralen subokzipitalen wie zum extradural-transtemporalen Zugang dar. Da das Vorgehen über eine breite Eröffnung der Dura über dem Temporallappen *intradural* erfolgt, eignet es sich nur begrenzt als otochirurgisches Verfahren und soll deshalb nur kurz gestreift werden.

Indikationen

Zugang zur mittleren Schädelgrube bzw. zur Facies anterior ossis petrosae, zum inneren Gehörgang, zur Pyramidenspitze und vor allem über eine Eröffnung des Tentorium zum Kleinhirnbrückenwinkel.

Operationstechnik

Kraniotomie: Sie erfolgt sehr ausgedehnt über weite Teile der Temporalschuppe von der ventralen Begrenzung der mittleren Schädelgrube über die Parietalregion bis dorsal der Mastoidbasis. Dieser Knochendeckel verbleibt am M. temporalis, über den er nach ventro-kaudal verlagert wird.

Durainzision: Der u-förmig geschnittene Duralappen behält seine Basis über dem Sinus lateralis und wird somit nach dorso-kaudal geschlagen. Nach Druckentlastung des Großhirns durch Ventrikelpunktion kann der Temporallappen nach vorne und der Occipitallappen nach hinten angehoben werden. Die hierfür erforderliche Unterbindung bzw. Koagulation der zugehörenden Venen kann auf der dominanten Seite zu einer postoperativen Dysphasie führen, die jedoch nur temporär sein soll.

Eröffnung des KBW: Die Freilegung der mittleren Schädelgrube erfolgt entlang der Pyramidenoberkante bis zum Tentoriumschlitz, wo der N. cochlearis zu identifizieren ist. (Dabei kommen dann auch schon Teile des Hirnstamms, des Kleinhirns sowie der AICA und die A. cerebri posterior zur Ansicht.)
Die Inzision des Tentorium beginnt medial (pyramidenspitzenwärts) des N. cochlearis und verläuft dicht kranial des Sinus petrosus superior nach dorsal, wodurch der KBW breit aufgedeckt werden kann.

Eröffnung des inneren Gehörgangs: Dies erfolgt nach Unterbindung und Inzision des Sinus petrosus superior direkt von der hinteren Schädelgrube her über dem dort bereits freiliegenden Akustikusneurinom.

Vorteile
1. Weiter Zugang zu allen genannten Regionen.
2. Damit bietet sich die Möglichkeit, auch mittlere und große Tumoren zu entfernen.
3. Die Eröffnung des inneren Gehörgangs verlangt keine zeitaufwendigen Präparationen wie beim extraduralen Vorgehen nach House oder Fisch.
4. Der innere Gehörgang wird von kranial eröffnet und hat damit gegenüber dem subokzipitalen Vorgehen die Vorteile
   a) der gesicherten Erkennung des N. facialis,
   b) der Nicht-Gefährdung des hinteren Bogengangs.

Nachteile
Intradurales Vorgehen mit relativ großzügiger Verlagerung des Temporalhirns. Gefahr der Entwicklung einer Dysphasie bei einer Operation auf der dominanten Seite.

3.1.4 Intraduraler, translabyrinthär-transtentorieller Zugang zum Kleinhirnbrückenwinkel (translabyrinthine-transtentorial approach to the CPA) nach Morrison und King (1973)

Anmerkung: Diesem relativ aufwendigen Zugang, der eine intraoperative Zusammenarbeit zwischen Otochirurg und Neurochirurg unbedingt voraussetzt, dürfte als Routineeingriff für die Zukunft nur noch eine geringe Bedeutung mit limitierter Indikation zukommen. Da er aber in der Kombination mit der Methode nach Bochenek und Kukwa (1975) zur Modifikation des transtemporalen Zugangs von Kanzaki et al. (1977) geführt hat, soll er an dieser Stelle in seinen Prinzipien dargestellt werden. Außerdem gehört er zu den Modifikationen des im Anschluß besprochenen translabyrinthären Zugangs zum Kleinhirnbrückenwinkel.

Indikation

Er dient der Ausräumung von sehr großen Tumoren des KBW, die bis an das Tentorium cerebelli heranreichen.

Operationstechnik

Otochirurgischer Teil: Anlegen einer großzügigen bogenförmigen Hautinzision über und hinter dem Ohr, die am Jochbogen beginnt und an der Warzenfortsatzspitze endet. Danach komplette Mastoidektomie mit vollständiger Darstellung des Sinus sigmoideus bis zum Bulbus, Ausräumung des Labyrinths bis zum inneren Gehörgang, Freilegung der Dura der hinteren und mittleren Schädelgrube einschließlich des Sinus petrosus superior im so exponierten Bereich, Eröffnung des inneren Gehörgangs durch Abtragen der hinteren, oberen und unteren Wand, Präparation des labyrinthären Fazialissegments und schließlich Ablösen des intrameatalen Tumorpols vom N. facialis.

Neurochirurgischer Teil: Durchführung einer osteoplastischen Trepanation mit Entfernen eines Knochendeckels des Os temporale und großzügiger Freilegung der Dura der mittleren Schädelgrube über dem lateralen Schläfenhirn, die mit der otochirurgischen Freilegung der Basis korrespondiert. Es besteht damit ein breiter Zugang zum supra- und infratentoriellen Raum.

Die Dura wird sodann zunächst durch eine *vertikale* Inzision in ganzer Ausdehnung von der lateralen Bedeckung des Temporallappens über den Boden der mittleren Schädelgrube und durch den zuvor geklippten Sinus petrosus superior bis zum Boden der hinteren Schädelgrube eröffnet. Diese Inzision wird dann noch durch eine *horizontale* Inzision der Dura der hinteren Schädelgrube ergänzt, die parallel unterhalb des Sinus petrosus superior verläuft. Nach diesem Kreuzschnitt kann schließlich die hintere Schädelgrube weit aufgedeckt werden. Nach mäßiger Elevation des Temporallappens durch einen Spatel wird dann der Tumor exstirpiert. Der Verschluß erfolgt durch Duranähte, Aufkleben von lyophylisierter Dura, Reposition des Knochendeckels, Ausfüllen der Labyrinth- und Mastoidhöhle mit Fettgewebe und Muskelplombe.

Vorteil
Extrem weite Exposition der hinteren Schädelgrube und speziell des KBW mit viel Übersicht und Bewegungsfreiheit zur Exstirpation großer Tumoren, ohne daß dabei das Kleinhirn durch Spateldruck irritiert werden muß.

Nachteile
1. Durch die Unterbrechung der das Temporalhirn drainierenden Venen kann es insbesondere bei Eingriffen auf der dominanten Hirnhälfte zu einer *Dysphasie* kommen. Auch *Epilepsien* können auftreten.
2. Wegen der extrem weiten Duraeröffnung ist mit *Liquorfisteln* und *Meningitiden* zu rechnen.
3. Schließlich sind postoperative *Schwellungen des Kleinhirns* trotz der Schlitzung des Tentoriums nicht auszuschließen, weil der Knochen über der Subokzipitalregion erhalten bleibt.

3.1.5 Der extradural-translabyrinthäre Zugang (extended approach through the middle cranial fossa to the IAM and CPA) nach Bochenek und Kukwa (1975)

Von den Autoren wird die Operationstechnik bezeichnet als: *„Ein erweiterter Zugang durch die mittlere Schädelgrube zum inneren Gehörgang und zum Kleinhirn-Brückenwinkel."* Diese Beschreibung ist aus folgendem Grund irreführend:

Der Zugang entspricht (auch nach Einschätzung der Autoren) weitgehend dem von Morrison und King 1973 angegebenen. Der wesentliche Unterschied

ihm gegenüber besteht darin, daß *das Labyrinth von der mittleren Schädelgrube
her eröffnet wird,* das Planum mastoideum also intakt bleibt, mit der Option, den
Zugang zur hinteren Schädelgrube nach dorso-lateral bis zum Sinus sigmoideus
zu erweitern, und daß das Vorgehen im Bereich der mittleren Schädelgrube extradural erfolgt.

Indikationen

Die Technik wird ausschließlich als Erweiterung empfohlen, wenn sich der Zugang nach House intraoperativ als unzureichend erweist, also wenn der Tumor
größer als erwartet ist und wenn er sich über das Niveau des Gehörgangsbodens
weiter nach kaudal erstreckt. Routinemäßig kommt dieser Zugang nur bei Tumoren mit einem Durchmesser von mehr als 8 mm in Betracht.

Operationstechnik

Inzision: Kaudal über dem Kiefergelenk beginnender, 10 cm langer, senkrechter
Schnitt durch alle Weichteilgewebsschichten. Er kann nach dorsal über der Ohrmuschel bis zum Mastoid erweitert werden.

Kraniotomie: Nach breitflächiger Freilegung der Temporalschuppe wird über
dem Jochbein und seiner Wurzel ein 3 cm hoher und 5,5 cm breiter Deckel aus-
geschnitten. Vor Abheben der Dura wird die intravenöse Gabe einer 20%igen
Mannitollösung in einer Menge von ca. 1,0 g/kg Körpergewicht empfohlen.

Freilegen der Pyramiden-Vorderfläche durch einfaches Abheben der Dura bis
zum Sulcus des Sinus petrosus superior und mit Darstellung des Hiatus canalis
facialis.

Eröffnung des Zuganges zur hinteren Schädelgrube: Vorsichtiges Auslösen des
Sinus petrosus superior aus seinem Sulcus, beginnend an seiner Einmündungsstelle in den Sinus sigmoideus und zur Pyramidenspitze fortschreitend. Sodann
Eröffnen der Mittelohrräume durch Abschleifen des Tegmen antri bis an die knöcherne Schale des Sinus sigmoideus und Darstellung des Lumens des lateralen Bogengangs. Er stellt eine wichtige Landmarke für die weitere Eröffnung des Labyrinths dar. Die Labyrinthektomie erfolgt von lateral schrittweise in Richtung
Meatus acusticus internus, um so größtmögliche Sicherheit für den N. facialis zu
haben.

Sobald der innere Gehörgang erreicht ist, wird die Dura mater am Übergang
in das Tentorium parallel zur Pyramidenoberkante inzidiert, wodurch ein weiter
Einblick in den Kleinhirnbrückenwinkel mit exakter Identifizierung folgender
Strukturen gewährleistet ist: N. VII und VIII, A. cerebelli inferior anterior et posterior, Kleinhirn, Sinus sigmoideus, N. IX, X und XI, sowie N. V und VI, gelegentlich sogar N. III. Wird die Knochenabtragung noch in Richtung Pyramidenspitze erweitert, kommen auch der Hirnstamm und die A. basilaris zur Ansicht.

Wundverschluß: Die Ränder der inzidierten Dura bzw. des Tentoriums werden vernäht. Die eröffneten Mittelohrräume werden mit Temporalisfaszie abgedeckt. (Nach Ansicht der Autoren werden dadurch Endokranium und Mittelohr so separiert, daß eine ausreichende Prophylaxe gegen Liquorrhö einerseits und Infektion andererseits besteht.)

Vorteile

Diese werden von den Autoren selbst wie folgt angegeben:
1. Es besteht insgesamt eine gute Orientierung im Operationsgebiet.
2. Der Eingriff kann zu jedem Zeitpunkt erweitert werden.
3. Der weite Zugang zum KBW erlaubt vor allem bei Blutungen aus der A. cerebelli posterior inferior die nötige Bewegungsfreiheit.
4. Außer einem übersichtlichen Zugang zum KBW besteht ein guter Zugang zum inneren Gehörgang mit günstiger Möglichkeit zur Identifizierung des N. facialis und N. cochlearis.
5. Die Technik erlaubt beim Wundverschluß eine bessere Separierung von KBW und Mittelohr.
6. Bei Komplikationen (Blutungen, Hirnschwellung) kann effektiv reagiert werden.
7. Der Eingriff sei gut tolerabel.

Nachteile

1. Wegen der Labyrinthektomie ist eine Ertaubung unvermeidlich.
2. Der Zugang verlangt ebenfalls einen relativ großen präparatorischen Aufwand.

3.1.6 Der extradural-transtemporale, translabyrinthär-transtentorielle Zugang (modified extended middle cranial fossa approach) nach Kanzaki et al. (1977)

Diese Modifikation des transtemporalen Zugangs zum inneren Gehörgang (IG, CAI) und KBW ist ein Mittelweg zwischen dem Vorgehen nach Morrison und King (*intradural*-transtemporaler, translabyrinthärer, transtentorieller Zugang mit Mastoidektomie über das Planum mastoideum und dem Vorgehen nach Bochenek und Kukwa (*extra*dural-transtemporaler, translabyrinthärer Zugang mit partieller Mastoidektomie über das Tegmen antri).

Das besondere Merkmal dieser weiteren Modifikation besteht somit darin, daß die Mastoidektomie und Labyrinthektomie *über die mittlere Schädelgrube extra*dural erfolgt (und dadurch die Mittelohrräume nach außen intakt bleiben), jedoch der Zugang zur hinteren Schädelgrube dadurch so weit gestaltet wird, daß nach Separierung und Durchtrennung des Sinus petrosus superior die Dura der hinteren Schädelgrube *und* das Tentorium cerebelli inzidiert werden.

Die Autoren (Kanzaki et al. 1986) klassifizieren neuerdings diesen Zugang auch als "extended middle cranial fossa approach type II = EMCF type II).

Indikationen

Nach Kanzaki et al. (1986) stellen sie sich wie folgt dar:

1. *Transtemporaler Zugang nach House (MCF approach)* für intrakanalikuläre Tumoren;
2. *Erweiterter transtemporaler Zugang nach Bochenek und Kukwa (EMCF approach type I)* für Tumoren, die weniger als 2 cm über den Porus acusticus internus hinaus in den KBW reichen;
3. *Erweiterter transtemporaler Zugang nach Kanzaki et al. (EMCF approach type II)* für Tumoren mit einer endokraniellen Ausdehnung über 2,5 cm.

Operationstechnik

Zunächst wird vom *Neurochirurgen* der Temporallappen durch die für den erweiterten transtemporalen Zugang übliche Kraniotomie freigelegt und der Boden der mittleren Schädelgrube dargestellt. Zur Erleichterung wird das Einlegen eines Ventrikelkatheters in das Vorderhorn zur Dekompression empfohlen.

Durch den *Otochirurgen* erfolgt dann über diesen Zugang die Eröffnung des Antrum mastoideum, die Identifizierung des Incus, die weiterführende Mastoidektomie mit Darstellung des Sinus sigmoideus. Nach anschließender Labyrinthektomie erfolgt die Freilegung der Dura der hinteren Schädelgrube und die Eröffnung des inneren Gehörgangs über seine posteriore Wand.

Die Dura der hinteren Schädelgrube wird parallel zum Sinus petrosus superior inzidiert, der Sinus anschließend geklippt und durchtrennt und sodann die Inzision in die Dura der hinteren Schädelgrube sowie in die Basis des Tentoriums erweitert.

Die Tumorentfernung erfolgt nach den hierfür üblichen Regeln.

Auch der Wundverschluß entspricht dem allgemein üblichen Vorgehen: Duranaht, Aufkleben von Lyo-Dura, Ausfüllen des Knochendefekts in der Pyramide und im Mastoid mit Bauchfett oder Muskulatur, Reimplantation des Knochendeckels, Einlegen eines Redon-Drains, Hautverschluß.

Vorteile
1. Weiter Zugang zum KBW, der die Entfernung auch größerer Tumoren (über 2 cm) erlaubt.
2. Der Zugang kann im Bedarfsfall nach dorsolateral zum Bulbus venae jugularis erweitert werden.
3. Der N. facialis kann bereits am Übergang vom labyrinthären Verlaufsabschnitt in den Fundus des inneren Gehörgangs früh identifiziert werden.
4. Darüber hinaus gelten dieselben Argumente wie beim zuvor ausgeführten Zugang nach Bochenek und Kukwa (1975).
5. Gegenüber dem Vorgehen von Morrison und King ist sie weniger zeitaufwendig und weniger durch postoperative Liquorrhöen kompliziert. Auch Dysphasien sind hierbei nicht zu erwarten.

Nachteile
1. Definitive Ertaubung wie bei allen translabyrinthären Zugängen.
2. Relativ großer präparatorischer Aufwand.

3.1.7 Der erweiterte extradural-transtemporale Zugang
nach Wigand et al. (1982)

Vorbemerkungen: Dieser Zugang zum KBW entspricht sehr weitgehend dem ursprünglich von House (1961) vorgeschlagenen "middle cranial fossa approach". Für die topografische Orientierung wird entsprechend dem Vorschlag von Fisch (1969) die "blue line" des oberen Bogengangs gewählt, wobei diese jedoch von Wigand richtiger als „graue Linie" bezeichnet wird. Außerdem wird für die Identifizierung der Lage des Canalis acusticus internus (CAI) zusätzlich zur grauen Linie der N. petrosus major herangezogen: Beide Strukturen bilden einen Winkel von ca. 130 °, der CAI verläuft in der Winkelhalbierenden.

Die entscheidenste Modifikation des Zugangs von House aber liegt in der maximalen Erweiterung des infratentoriellen Zugangs zum KBW durch Entfernung des Knochens dorso-lateral und medio-ventral des CAI (IG) zwischen hinterem Bogengang und Cochlea. Der Gedanke hierzu wurde bereits ein Jahr nach der epochemachenden Publikation von House (1961) einmal formuliert, nämlich 1962 durch Kurze und Doyle: "When a tumor of the angle is known to be present, additional exposure can be obtained by further removal of bone along the petrous ridge immediately lateral and medial to the internal auditory canal." (S. 1033–1034)

Es gebührt aber Wigand et al. (1982, 1983, 1985) das Verdienst, diesen erweiterten Zugang nicht nur gedacht, sondern auch konsequent praktiziert und seine topographisch-anatomischen Grundlagen sorgfältig erarbeitet zu haben (Aurbach u. Wigand 1987).

Indikationen

1. Vollständige Entfernung von Akustikusneurinomen der Kategorie A, B und C, letztere bis zu einer Größe von 3,5 cm im KBW mit Erhalt des N. facialis und N. cochlearis.
2. Neurolyse des VIII. Hirnnerven bei vestibulo-cochleären Störungen wie Morbus Menière, Tinnitus, progredienter sensoneuraler Hörstörung oder Schwindel unklarer Genese.
3. Vaskuläre Dekompression des N. facialis beim Spasmus facialis.

Operationstechnik

Lagerung: Sie entspricht dem Vorschlag von House (1983), wonach der Patient sich in liegender Position mit halb zur Seite gewendetem Kopf befindet und der Operateur am Kopfende sitzend den Blick auf die Scheitelregion richtet.

Inzision

A) Haut: Anlegen eines spitzwinkligen dreieckigen Hautlappens von ca. 6 cm Höhe über der Jochbeinwurzel, der die Äste der A. temporalis enthält.

B) Muskulatur: Der M. temporalis wird im exponierten Bereich in Form eines auf dem Kopf stehenden Y eingeschnitten und die drei Muskellappen mit einem Wundsperrer zur Seite gehalten.

Kraniotomie: Ausschneiden eines ca. 3,5 cm breiten und 4 cm hohen Knochendeckels mit anschließendem Einsetzen des selbsthaltenden Duraretraktors.

Freilegen der Pyramidenvorderfläche: Die extradurale Präparation des Bodens der Fossa cerebri media erfolgt stumpf mit Elevatorien unter schrittweisem Vorschieben des Duraspatels, bipolarer Elektrokoagulation aller blutenden Gefäße und Abstopfen der Wundwinkel mit oxigenierter Zellulose. Die A. meningea media kann, falls erforderlich, durch Koagulation abgesetzt und das Foramen spinosum mit Knochenwachs verschlossen werden.

Darstellung des CAI: Darstellen der grauen Linie des oberen Bogengangs durch flächiges Beschleifen der Eminentia arcuata entsprechend den Empfehlungen von Fisch (1969). Die an der grauen Linie angelegte Tangente bildet zusammen mit der Verlaufsrichtung des N. petrosus major einen Winkel von ca. 130 °; die Winkelhalbierende entspricht dem Verlauf des inneren Gehörgangs.

Erweiterung des Zugangs zum KBW: Nach Abschleifen des Dachs vom inneren Gehörgang läßt sich dieser nun zum Porus hin durch zusätzliche Knochenfortnahme rostral und dorsal des CAI bis hinunter zum Niveau des Gehörgangsbodens erheblich erweitern (Abb. 21 und 22, S. 211). Die Resektionsgrenze wird nach hinten durch den oberen Bogengang und nach vorne durch die Schneckenkapsel gegeben, wobei sich jedoch gerade nach vorne der Winkel stark öffnen läßt und hierdurch der Porus im Bereich seiner vorderen Lippe um ca. 1,5 cm erweitert werden kann. Auf diese Weise gelangt man bis an den N. trigeminus heran. In der gesamten Breite dieses Knochendefekts kann nun die Dura der hinteren Schädelgrube über eine Breite von 2,5–3 cm freigelegt und parallel zum Sinus petrosus major inzidiert werden. Wenn es die Größe des Tumors erfordert, ist darüber hinaus auch die Ligatur, Koagulation oder Tamponade mit anschließender Durchtrennung des Sinus petrosus superior möglich, wodurch soviel mehr Raum geschaffen wird, daß auch große Oktavus-Neurinome übersichtlich angehbar werden.

Tumorpräparation: Sie entspricht den allgemeinen Techniken dieser Chirurgie, wobei Wigand insbesondere darauf hinweist, daß bei intrakapsulärer Tumorverkleinerung zunächst die Kapsel allseits exponiert werden sollte, um die der Außenfläche anliegenden Blutgefäße mit der Arachnoidea abzulösen und einstrahlende Kapselgefäße bipolar zu koagulieren. Besondere Vorsicht und Geduld verlangen einerseits die Loslösung der duralen und arachnoidalen Adhäsionen zur Tumorkapsel im Porus acusticus internus und andererseits die atraumatische Tumorlösung am Kleinhirn und Hirnstamm.

Die Neurinomentfernung kann als vollständig gelten, wenn auch im inneren Gehörgang der dort liegende laterale Tumorpol mit seiner Kapsel sicher in continuo entwickelt und der proximale Stumpf des N. vestibularis medial in gesunder Nervensubstanz durchtrennt wurde.

Versorgung nachblutender Gefäße im KBW: Hierfür hat sich das Aufkleben von Gelatine oder Muskelstückchen mit Fibrinkleber sehr bewährt.

Wundverschluß: Einlegen von breit überlappenden Muskel-Periost-Transplantaten in den Felsenbein- und Duradefekt, die zusätzlich durch Fibrinkleber fixiert werden. Austamponieren freier Wundwinkel mit Gelatine (Gelita). Reim-

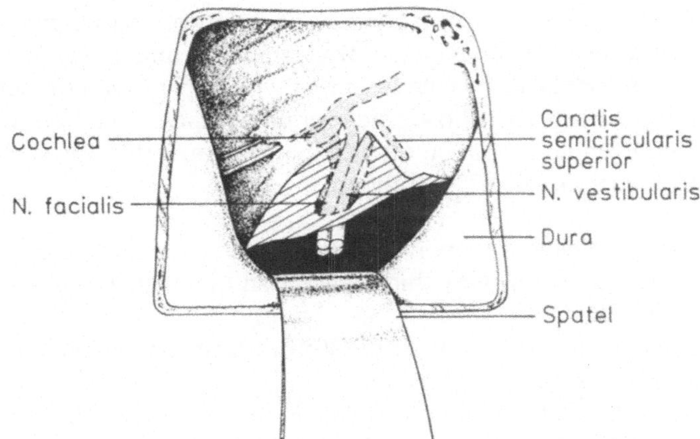

Abb. 21. Schematische Darstellung des erweiterten transtemporalen Zuganges nach Wigand et al. (1982). Der medial und lateral des inneren Gehörganges abgefräßte Knochen ist schraffiert dargestellt

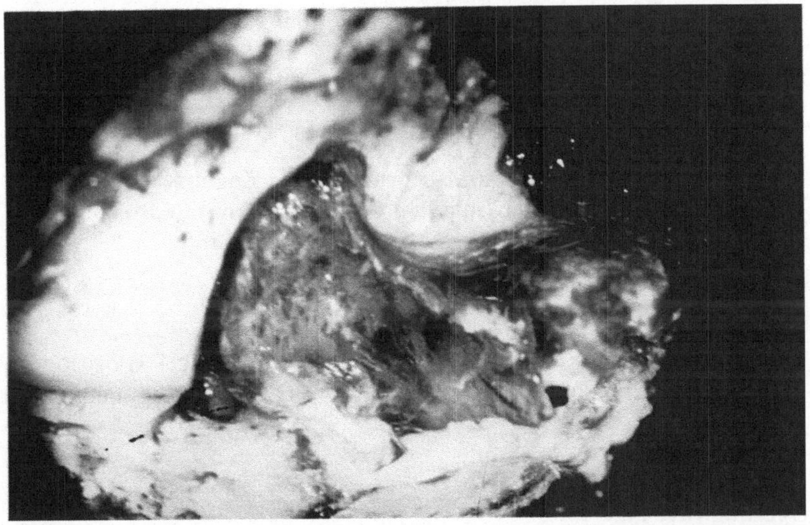

Abb. 22. Operationssitus des erweiterten transtemporalen Zuganges nach Wigand et al. an einem linken Ohr. Das Oktavusneurinom füllt den gesamten inneren Gehörgang bis zum Fundus aus und reicht weit in den Kleinhirnbrückenwinkel. Der schwarze Punkt rechts unten markiert den medialen Tumorpol nahe der Pyramidenspitze

plantation des Knochendeckels, der mit kräftigen Vicryl-Nähten über Bohrlöcher fixiert wird und dessen Spalt zum umgebenden Knochen mit einer Mischung aus Knochenmehl und Fibrinkleber aufgefüllt wird. Einlegen einer Redondrainage. Schichtweiser Wundverschluß der Muskulatur, des Subkutan- und des Hautgewebes.

Anästhesiologische Aufgaben: Die Narkose erfolgt in Intubation mit intraarteriell kontrollierter mäßiger Blutdrucksenkung sowie Senkung des Hirndrucks. Als Prophylaxe für eine potentielle postoperative Hirnschwellung werden noch intraoperativ Kortikosteroide verabreicht. Die Extubation erfolgt auch nach vielstündigen Operationen unmittelbar postoperativ. Ihr schließt sich eine Intensivüberwachung über 48 Stunden an.

Vorteile (insbesondere im Vergleich zum subokzipitalen Zugang):
1. günstiger Einblick und Zugang zu Gefäßstrukturen vor dem Nervenbündel N. VII, N. VIII,
2. bessere Übersicht über die Vorderfläche des Flocculus,
3. keine Manipulationen am Kleinhirn,
4. exakte optische und manuelle Kontrolle einer Pathologie des Fundus des CAI und darüber hinaus des Übergangs zu labyrinthären Strukturen und des Fallopischen Kanals bis zum Ganglion geniculi,
5. frühestmögliche Identifikation von N. VII und N. VIII.

Nachteile
1. aufwendigere Präparationsarbeit,
2. begrenzter Zugang zu kaudaleren Regionen des Kleinhirnbrückenwinkels und zum Bulbus venae jugularis,
3. in Extremfällen begrenzter Aktionsradius bei Nachblutungen.

3.1.8 Der erweiterte extradural-transtemporale Zugang zum vorderen oberen KBW (middle fossa transpetrous approach to the anterior-superior CPA) nach House et al. (1986)

Indikation

Dieser erweiterte transtemporale Zugang erlaubt eine Exposition des vorderen oberen KBW und eignet sich insbesondere zur Entfernung hier gelegener Meningeome.

Operationstechnik

Bis einschließlich zur Darstellung des Ganglion geniculi, der "blue line" des oberen Bogengangs und der Freilegung des labyrinthären Segments des N. facialis entspricht das Vorgehen dem transtemporalen Zugang nach House (1961, 1977) und nach Fisch (1969, 1970).

Partielle Petrosektomie: Danach wird die Abtragung des Knochens über dem inneren Gehörgang in Richtung Pyramidenspitze medial vom horizontalen Verlauf der A. carotis interna erweitert, wobei darauf zu achten ist, daß die Cochlea nicht beschädigt wird. Der horizontale Abschnitt der Karotis wird bis zum Ganglion Gasseri skelettiert. Danach kann schließlich die Osteotomie medial der Karotis und kaudal bis zum Sinus petrosus inferior erweitert werden.

Diese Erweiterung zum vorderen oberen KBW wird abgeschlossen durch das Anlegen eines basal über dem Sinus petrosus inferior gestielten Durallappens zwischen innerem Gehörgang (dorso-laterale Begrenzung) und Ganglion Gasseri (ventro-mediale Begrenzung).

Wundverschluß: Der Knochendefekt der Pyramide wird mit Bauchfett aufgefüllt. Alle übrigen Schritte entsprechen denen nach House (1961, 1977) oder Fisch (1969, 1970).

Vorteile
siehe oben unter „Indikation".

Nachteile
Für Eingriffe an der Pyramidenspitze und am Clivus muß das Temporalhirn relativ stark angehoben werden. Hieraus könnten passagere oder gelegentlich bleibende Funktionsstörungen (Dysphasie, fokale Anfälle u. a.) resultieren.

3.2 Die operativen Zugänge zum inneren Gehörgang und zum Kleinhirnbrückenwinkel und über die pneumatischen Räume des Felsenbeins

3.2.1 Der translabyrinthäre Zugang nach House (1964) und Glasscock (1968)

Dieser Zugangsweg wurde erstmals 1903 von Rudolf Panse in Dresden zur Exstirpation eines Akustikusneurinoms verwendet. Wegen der für die Manipulation an den Feinstrukturen des inneren Gehörgangs und des KBW damals noch sehr unzureichenden Operationstechnik und der bei operativer Eröffnung allgemein sehr hohen Mortalität verwarf er selbst den Zugang wieder.

Anfang der 60er Jahre griff dann William House in den USA diesen „direkten" Zugang zum inneren Gehörgang für die Exstirpation von Akustikusneurinomen wieder auf und umschrieb ihn zunächst als "trans-temporal bone microsurgical removal of acoustic neuromas". Sehr bald setzte sich aber die Bezeichnung "trans-labyrinthine approach" durch. House perfektionierte diese Technik im Laufe der Zeit und konnte bereits 1973 auf eine Erfahrung an über 500 dieser AN-Operationen verweisen. In dieser Serie waren die subtotalen Resektionen auf 12% reduziert worden, die Mortalitätsrate für alle Tumoren jeder Größe betrug 10%, bei mittelgroßen Neurinomen 2,2% und bei kleinen Tumoren 0%, der N. facialis konnte in seiner Funktion vollständig in 72% und partiell in 23% erhalten werden. (Zitat nach Glasscock u. Hays 1973).

1977 schrieb House: "Today we use the translabyrinthine approach for all acoustic neuromas regardless of size." (W. House in Silverstein u. Norell 1977).

Auch in der Gegenwart kommt diesem operativen Zugang eine besondere praktische Bedeutung zu, da er nach wie vor von namhaften Otochirurgen bevorzugt wird. Er soll deshalb an dieser Stelle ausführlicher beschrieben werden. Die von House und seiner Schule angegebene Technik (House 1964, 1968, 1977) wurde in der Zwischenzeit nur unwesentlich modifiziert (Glasscock 1968; Glasscock u. Hays 1977).

Indikationen

Entfernung von KBW-Tumoren, insbesondere von Oktavusneurinomen bis zu einer Größe von 4 cm.

Operationstechnik

Lagerung: Der Eingriff wird am liegenden Patienten mit leicht zur Gegenseite rotiertem Kopf ausgeführt. Der Operateur sitzt wie bei der üblichen Ohrchirurgie seitlich, seine Arme werden unterstützt.

Schnittführung: Sie erfolgt retroaurikulär bogen- oder u-förmig bis über den Sinus sigmoideus hinaus (bis ca. 4 cm dorsal von der Umschlagfalte) und wird am oberen und unteren Ende ihrer ohrmuschelnahen Basis noch zusätzlich durch einen jeweils ca. 1 cm langen senkrechten Entlastungsschnitt ergänzt. Die Lappenpräparation erfolgt zweischichtig als Derma- und als Muskelperiost-Lappen. Beide werden mit Haltefäden nach ventral gespannt.

Mastoidektomie: Sie beinhaltet die Ausräumung der pneumatischen Zellen, Darstellung des Sinus sigmoideus zunächst mit Erhalt seiner Knochenschale, Ausarbeiten des Sinus-Dura-Winkels, Freilegen des Tegmen antri und der Duraschale zur hinteren Schädelgrube, Resektion des Ambosses und Hammerkopfs sowie Darstellung des Fallopischen Kanals vom Ganglion geniculi bis zum Foramen stylomastoideum. Die hintere Gehörgangswand bleibt erhalten.

Labyrinthektomie und Identifikation des Canalis acusticus internus: Zunächst Eröffnung des lateralen Bogenganges (BG), der nach dorsal zum hinteren BG und von dort weiter nach medial zum Crus commune verfolgt wird. Danach wird der obere BG aufgefräst und ebenfalls in die Tiefe bis zu seiner Ampulle freigelegt. Erst danach erfolgt die Eröffnung der vorne oben gelegenen Ampulle des lateralen (horizontalen) BG vorsichtig mit einem Diamantbohrer, um den hiervon unmittelbar lateral und medial verlaufenden N. facialis nicht zu verletzen. Der Nerv wird nunmehr unter Erhalt einer letzten dünnen Wand seines Kanals freipräpariert.

Danach wendet man sich erneut dem hinteren BG zu, der jetzt unterhalb des Fazialis bis zu seiner Ampulle aufgebohrt und damit das Vestibulum eröffnet wird. Von hier aus kann nun der Fundus des inneren Gehörgangs durch Abtragen des Knochens kranial, kaudal und dorso-lateral von ihm sichtbar gemacht werden. Diese Region entspricht der Eintrittszone des N. vestibularis, wobei eine siebartig durchlöcherte runde Zone ("cribriform area") den Durchtritt der Nervenfasern des N. vestibularis superior aus dem Ultriculus und aus den Ampullen des horizontalen und oberen BG markiert. Die Zone erscheint als weißer Punkt ("white dot"), der die einzige verwertbare Landmarke beim Zugang zum inneren Gehörgang darstellt und der als "pinpoint" deshalb vom Operateur nie aus dem Blick verloren werden sollte.

Nach Abtragen der restlichen hinteren Gehörgangswand (laterale Poruslippe) ist nach inferior der Knochen zwischen Boden des CAI und des Bulbus venae jugularis wegzuschleifen. Sobald dabei der Aquaeductus cochleae eröffnet ist und über ihn Liquor einströmt, ist die Präparation in ihrem anterioren inferioren Aspekt abgeschlossen. Es verbleibt nun noch die Entfernung der Knochenschalen über der Dura der mittleren und hinteren Schädelgrube sowie über dem Sinus sigmoideus. Blutungen auch aus kleinsten Duragefäßen werden durch bipolare Koagulation zum Stillen gebracht.

Tumorentfernung: Nach Anspannen der Dura der hinteren Grube mit einem Häkchen wird diese mit einer Klinge Nr. 11 oder einem Sichelmesser inzidiert und diese Inzision mit einer Mikroschere bis in die Duraauskleidung des CAI fortgesetzt, so daß der darunter verborgene Tumor nun zur Ansicht kommt. Während kleine bis mittelgroße (1–1 ½ cm) Tumoren in toto mobilisiert werden können, empfiehlt sich bei größeren Tumoren deren vorherige Verkleinerung, indem zunächst nach Schlitzung ihrer Kapsel Tumorinhalt mit Doppellöffeln, Kürretten und Tellermessern stückweise entnommen wird. Entsprechend dieser Verkleinerung lassen sich dann schrittweise Kapselanteile mobilisieren und ebenfalls resezieren. Blutgefäße an der Kapseloberfläche werden vorsichtig von der Arachnoidea gelöst. Nur jene Gefäße, die in den Tumor eintreten, werden kauterisiert.

Präparation des N. facialis: Sie beginnt üblicherweise an der Crista verticalis ("Bill's bar") im Fundus des CAI. Hierfür muß zunächst die Durahülle an der inferioren Begrenzung des N. vestibularis superior nahe der Crista falciformis inzidiert werden. Die pyramidenspitzenwärts zwischen Vestibularnerv und N. facialis gelegene Crista verticalis, also "Bill's bar" kann mit einem kleinen Winkelhäkchen ertastet werden. Wenn anschließend mit diesem Häkchen der N. vestibularis superior leicht nach außen gezogen wird, kommen darunter „Bill's bar" und der Fazialis zur Ansicht. Mit einem speziellen House-Elevatorium („Gimmick") und unter Schutz mit neurochirurgischen Tupfern sowie vorsichtiger Saugung wird der hintere Tumorpol vom Fazialis abgelöst und sodann mit einem etwas längeren Häkchen (4 mm) der darunterliegende N. vestibularis inferior und N. cochlearis angespannt und durchtrennt. (Dasselbe erfolgt später mit dem N. vestibulocochlearis am Hirnstamm, der von allen Kompressionen und Traktionen frei zu halten ist). Für die weitere Nervpräparation haben sich vor allem Bellucci-Scherchen und Knopfsonden bewährt.

Wundverschluß: Nach Entnahme der letzten Tumoranteile wird der KBW nochmals sorgfältig ausgespült, evtl. noch blutende kleine Gefäße koaguliert oder – wie von Wigand et al. beschrieben – mit Gelita-Schwämmchen und Fibrinkleber verschlossen und danach das Operationsfeld mit einem großen Stück Gelantineschwamm abgedeckt, auf den die Dura zurückgeschlagen wird. Überlagerung mit Temporalisfaszie. Nach vorheriger Entfernung der Schleimhaut aus dem Aditus und dem hinteren Kuppelraum werden schließlich dieser Bezirk und das Mastoid mit Bauchfett ausgefüllt. Der Muskelperiost- und der Hautlappen werden schichtweise vernäht und ein Druckverband angelegt.

3.2.2 Der retrolabyrinthäre Zugang
nach Brackmann und Hitselberger (1978)

Indikationen

Differentialdiagnostische Exploration des KBW einschließlich endoskopischer Inspektion des CAI bei atypischen oder mit anderen Verfahren nicht sicher abzuklärenden Befunden dieser Region. Zu dieser Differentialdiagnose gehören u. a.:
– arachnoidale Verwachsungen,
– Arachnoidalzysten,

- Aneurysmen,
- atypische Gefäßverläufe,
- KBW-Tumoren (AN, Meningeome, Astrozytome, genuine Cholesteatome, Metastasen, Tumoren des Hirnstamms, Kleinhirntumoren).

Außerdem therapeutische Maßnahmen in Form von Dekompressionen und Neurektomien bei:
- "Tic Douloureux",
- Atypischem Gesichtsschmerz,
- Glossopharyngeus-Neuralgie,
- Spasmus facialis.

Operationstechnik

Lagerung: Wie zur „konventionellen" Mastoidektomie.

Inzision: Retroaurikulärer Schnitt bis auf den Mastoidknochen, der etwa 1,5 cm dorsal der Ohrmuschelumschlagfalte verläuft, um ausreichend Bewegungsfreiheit nach dorsal zum Sinus zu erhalten.

Mastoidektomie: Sie wird in ihrer klassischen Form durchgeführt, wobei Verletzungen des lateralen BG, des N. facialis und Traumatisierungen des Incus zu vermeiden sind. Das besondere Augenmerk gilt der Ausdünnung der Knochenschale über dem Sinus sigmoideus und der Ausarbeitung des Trautmannschen Dreiecks, also der Freilegung der Dura zwischen Sinus und hinterem BG. Danach wird dann der Sinus endgültig vom Knochen befreit.

Brackmann und Hitselberger (1980) empfehlen zusätzlich die Entfernung der Pyramidenoberkante zwischen Sinus sigmoideus und Labyrinth mit Mobilisation des Sinus petrosus superior, was deshalb gelegentlich schwierig ist, weil der Sinus petrosus in der Region des oberen Sinusknies oft am Knochen (Sulcus) adhärent ist.

Eröffnung der Dura: Die Dura der hinteren Schädelgrube wird parallel zum Sinus sigmoideus zwischen diesem und dem Saccus endolymphaticus eingeschnitten. Mit einer durch den Rand des medialen Duralappens gelegten Seidennaht kann die Dura mit dem Saccus endolymphaticus nach ventral gezogen werden.

Durch das Ablaufen von Liquor fällt das Zerebellum bereits spontan zurück, so daß dieses meistens nicht mehr zusätzlich durch einen Spatel replaziert werden muß. Selbst in solchen Fällen ist nur ein minimaler Druck erforderlich. Bevor irgendein Manöver im KBW gestartet wird, sollte die exponierte Oberfläche des Kleinhirns durch neurochirurgische Tupfer abgedeckt werden.

Wundverschluß: Meistens gelingt eine wasserdichte Duranaht nicht. Deshalb Aufkleben einer Lyodura oder Temporalisfaszie, Überlagern mit Muskelplombe und evtl. Auffüllen des Mastoids mit Bauchfett.

Vorteil
Wenig zeitaufwendiger und gut tolerabler Eingriff.

Nachteil
Ein solcher besteht nicht, solange der Eingriff für diagnostische Zwecke oder nur für sehr kleine chirurgische Maßnahmen vorbehalten bleibt.

3.2.3 Der kombinierte subokzipital-translabyrinthäre (transsigmoidale) Zugang nach Hitselberger und House (1966)

Indikation

1. Für sehr große Tumoren mit erhöhtem intrakraniellen Druck (Hirndruck-Symptomatik).
2. Für Tumoren (Oktavusneurinome) mit einer Ausdehnung im KBW nach kaudal bis über das Niveau des Bulbus venae jugularis.

Operationstechnik

Lagerung: Der Patient befindet sich in liegender Position mit zur gesunden Seite gedrehtem Kopf, der halbseitig rasiert ist. Der Operateur sitzt seitlich wie zur Ohroperation.

Schnittführung: Sie verläuft s-förmig, wobei der obere Teil des S retroaurikulär etwa 3 cm dorsal der Umschlagfalte der Ohrmuschel und der untere Teil des S über den Warzenfortsatz nach dorsal zur Subokzipitalregion verläuft. Die Inzision geht durch alle Gewebeschichten.

Labyrinthektomie: Sie entspricht in allen Einzelheiten dem Vorgehen wie beim translabyrinthären Zugang (s. dort).

Subokzipitale Kraniotomie: Sobald der innere Gehörgang freigelegt, der N. facialis identifiziert und die Knochenschale über der Dura der hinteren Schädelgrube entfernt sind, wird der Knochen der Subokzipitalregion dorsal des Sinus sigmoideus mit den in der Neurochirurgie üblichen Knochenstanzen abgetragen. (Die kaudale Grenze ist der Boden der hinteren Schädelgrube, die Ausweitung nach dorsal über den Sinus hinaus hat etwa die Größe eines 5-DM-Stücks entsprechend der Technik von Samii, 1981, für den subokzipitalen Zugang).

Bis zu diesem Zeitpunkt verbleibt auf dem Sinus sigmoideus eine dünne Knochenschicht, um sein Einreißen zu vermeiden. Sie wird nunmehr abgelöst. Glasscock (1968) betont die Notwendigkeit zur Freilegung der Venae emissariae an der Einmündungsstelle des Sinus petrosus superior mit dem Diamantbohrer und ihre anschließende Ligatur, da sie zu starkem Blutverlust Anlaß geben können.

Durchtrennung des Sinus sigmoideus und Inzision der Dura: Zunächst wird die Dura dorsal des Sinus etwa in seiner Mitte horizontal (parallel zur Schädelbasis) eingeschnitten, sodann 2 kräftige Fäden oder Klips quer auf den Sinus gesetzt und dieser zwischen den Klips durchtrennt. Nach anschließender Unterbindung werden die beiden Gefäßstümpfe mit Haltefäden nach kranial bzw. kaudal gespannt.

Jetzt wird die horizontale Durainzision bis zur ausreichenden Exposition des KBW nach dorsal und nach ventro-medial bis in die Duraauskleidung des inneren Gehörgangs erweitert.

Vor Beginn der Tumorexstirpation, die in ihren einzelnen Schritten wieder den bereits beschriebenen Techniken entspricht, wird das Zerebellum hinten durch den kranialen Duralappen und vorne durch neurochirurgische Watte protegiert.

Wundverschluß: Die Dura dorsal des Sinus wird vernäht. Der weitere Verschluß entspricht dem nach translabyrinthärem Vorgehen. (Auch hierbei wird der Incus und ggf. Hammerkopf reseziert, so daß nach zusätzlicher Schleimhautresektion im Aditus und Attic und nach Einbringen von Fett oder Muskelgewebe einerseits die Gefahr der Pseudorhinoliquorrhö und andererseits einer über das Mittelohr aufsteigenden Infektion gemindert wird.)

3.2.4 Der retrosigmoidale Zugang („Voie mastoido-retro-sigmoide") nach Sterkers (1980)

Zielsetzung dieses Zugangsweges ist es, Tumoren im Kleinhirnbrückenwinkel und inneren Gehörgang – meist Akustikusneurinome – vollständig zu entfernen. Neben der Funktion des Gesichtsnerven soll bei dieser Operationstechnik auch das Hörvermögen erhalten werden, wie dies beim transtemporalen Zugang und seinen Modifikationen beabsichtigt wird.

Indikation

Entfernung von Akustikusneurinomen oder anderen Tumoren des Kleinhirnbrückenwinkels bis 5 cm Durchmesser (Sterkers 1981, 1986).

Operationsziele

– Totale Tumorentfernung,
– keine Mortalität,
– keine Ataxie durch Läsion von Hirnstamm oder Kleinhirn,
– vollständiger Erhalt der Fazialisfunktion,
– Versuch der Hörerhaltung, besonders *bei bilateralen* Akustikusneurinomen.

Operationstechnik

Zugang: Die Operation wird am liegenden Patienten ausgeführt, der Operateur sitzt am Kopfende. Nach ca. 10 cm langer vertikaler retromastoidaler Hautinzision erfolgt eine osteoklastische Kraniotomie von ca. 3 cm Durchmesser. Deren vordere Begrenzung soll der Sinus sigmoideus, deren kraniale Begrenzung der Sinus transversus darstellen. Nach Freilegung der Dura wird diese vertikal und horizontal geschlitzt und aufgeklappt. Nach Entwässerung des Gehirns mit 500 ml 25%iger Mannitol-Lösung sinkt das Zerebellum zurück und der Zugang zum Kleinhirnbrückenwinkel wird erleichtert. Durch Auflegen von lyophylisierter Dura größerer Abmessung wird das Zerebellum geschützt und ohne selbsthaltenden Retraktor (!) unter Ausnützung der Schwerkraft so verlagert, daß die Kleinhirnbrückenwinkelzisterne zugänglich wird.

Tumorentfernung: Nach Erreichen des Tumors im Kleinhirnbrückenwinkel wird die elektrische Stimulation des posterioren Tumorpols empfohlen, um einen eventuell durch den Tumor nach hinten verdrängten Fazialisnerven nicht unbeabsichtigt zu schädigen. Diese ungewöhnliche Lokalisation des Gesichtsnerven kommt nach Angaben von Sterkers (1981) in etwa 1% der Fälle vor.

Der nächste wichtige Operationsschritt besteht im Abschleifen der hinteren Poruslippe in einer Ausdehnung von etwa 8 mm und somit nicht ganz bis zum Fundus des inneren Gehörgangs. Im Meatus acusticus internus erfolgt die Identifikation des N. facialis, ggf. wiederum durch elektrische Stimulation. Üblicherweise ist der Nerv gegen die vordere Poruslippe gedrängt und ausgedünnt.

Anschließend wird der laterale Tumorpol im inneren Gehörgang ausgelöst. In Richtung Fundus verlaufende Tumorausläufer müssen durch Traktion nach medial aus dem inneren Gehörgang herausgezogen und reseziert werden. Nach erneuter Identifizierung von N. facialis und N. cochlearis medial in Richtung Hirnstamm beginnt die Tumorablösung von medial in Richtung Porus. Wenn der Tumor den Hirnstamm selbst erreicht, wird zunächst eine intrakapsuläre Tumorverkleinerung vorgenommen, um den zu schonenden N. facialis und N. cochlearis besser identifizierbar zu machen.

Wichtig ist die Schonung der A. cerebelli anterior inferior und der Äste der A. labyrinthii im Hinblick auf den Erhalt von Hör- und Gesichtsnervenfunktion.

Wundverschluß: Der Duraverschluß erfolgt üblicherweise durch direkte Naht, nachdem zur Vermeidung von aufsteigenden otogenen Infektionen die eröffneten Pneumatisationsräume im Bereich des Meatus acusticus internus durch eine Muskelplombe abgedichtet wurden. Es wird eine Überklebung mit Histoacryl angegeben, die heute wohl durch Fibrinklebung ersetzt ist. Abschließend werden die Weichteile unter Einfügung eines Muskelfaszientransplantats schichtweise verschlossen.

Vorteile

Dieser Zugangsweg bietet eine gute Übersichtlichkeit über die Gefäße und Nerven im Kleinhirnbrückenwinkel. Neben einer geringen Mortalität (5 von 602 Fällen) bietet der Zugangsweg die Möglichkeit der Hörerhaltung, die Sterkers in seiner letzten Statistik mit verschiedenen Zugängen 1986 mit 20% angibt. Allerdings bestand nur in 10% der Fälle eine nutzbare Hörerhaltung. Neben dem transtemporalen Zugang muß der retrosigmoidale Zugang darum für bilaterale Tumoren als Zugang der Wahl angesehen werden.

In einem Kollektiv von 80 Fällen mit nur retrosigmoidalem Zugang konnte Sterkers (1981) eine Hörerhaltung in 31% erreichen. Bei 13 Fällen bestand ein identisches, bei 7 Fällen ein vermindertes, in 3 Fällen sogar ein verbessertes Hörvermögen.

Der N. facialis konnte im Kollektiv von Sterkers (602 Kleinhirnbrückenwinkeltumoren, davon 572 Akustikusneurinome, 15 davon bilateral) in 94% anatomisch erhalten werden. Allerdings war die Fazialisfunktion nach Angaben von
Sterkers nur in 58% erhalten, 11% wiesen Defektheilungen auf.

Nachteile

Das operationstechnisch bedingte tangentiale Abfräsen der hinteren Poruslippe
beinhaltet wie beim ähnlichen subokzipitalen Zugang die Gefahr der Labyrintheröffnung. Diese erfolgt meist im Bereich des vorderen und hinteren Bogenganges
bzw. ihres Crus commune. Dabei findet sich im Gegensatz zum transtemporalen
Vorgehen auch keine Landmarke im Sinne einer "blue line".

Da der innere Gehörgang aus diesen Gründen nicht bis zum Fundus eröffnet
werden kann, besteht die Gefahr eines Tumorrestes bzw. einer Ruptur der im inneren Gehörgang liegenden Nerven bei Traktion am Tumor nach medial zur Entfernung desselben. Wie beim subokzipitalen Zugang versperren Kleinhirnbrük-
kenwinkelgefäße manchmal den direkten Weg zum Tumor.

Ein weiteres Problem dieses Zuganges stellt der liquordichte Duraverschluß
dar, wobei Sterkers in 44 Fällen eine postoperative Liquorrhö (8%) und eine Inzidenz von 16 Fällen mit postoperativer Meningitis angibt.

3.2.5 Der transcochleäre Zugang ("transcochlear approach") nach House und Hitselberger (1976)

Als nach ventro-medial erweiterter translabyrinthärer Zugang bietet er dem Operateur die Möglichkeit, Tumoren medial des inneren Gehörgangs anzugehen, also
im Bereich der Pyramidenspitze. Tumoren dieser Region sind bei klassischem
subokzipitalen Vorgehen schwer erreichbar, weil Zerebellum und Hirnstamm sowie Gefäße und Nerven des KBWs den Weg versperren. Andererseits liegt beim
alleinigen translabyrinthären Vorgehen der querverlaufende N. facialis genau vor
dem Tumor.

Indikation

Typische Indikationen für den transkochleären Weg sind Meningeome der Pyramidenspitze, Clivustumoren und nach House (1977), House und de la Cruz (1978)
sowie Hitselberger (1984) gutartige, verdrängend wachsende Tumoren dieser de-
likaten Region wie z. B. ausgedehnte genuine Cholesteatome.

Operationstechnik

Zugang zum Tumor: Nach einer retroaurikulären Hautinzision erfolgt eine komplette Mastoidektomie bis dicht an den Processus zygomaticus mit anschließender Labyrinthektomie wie beim translabyrinthären Zugang. Der N. facialis wird
vom Foramen stylomastoideum bis zum inneren Gehörgang vollständig skelettiert. Dabei wird der Recessus facialis eröffnet und die Chorda tympani durchtrennt. Ebenso erfolgt die Resektion des N. petrosus superficialis major direkt am

Ganglion geniculi. Dadurch ist der Fazialisnerv soweit mobilisiert, daß ein temporäres *„posteriores Rerouting"* aus seinem Kanal möglich wird.

Nach Entfernung von Incus und Stapes wird mit dem Bohrer unter ständigem Spülen die basale Schneckenwindung der Cochlea nach ventral komplett entfernt bis zum trennenden Knochenseptum zur A. carotis interna. Nach Entfernung der Cochlea wird die Dura medial vor dem inneren Gehörgang in Richtung auf die hintere Schädelgrube komplett freigelegt. Es resultiert ein charakteristischer dreieckiger Durabezirk, der begrenzt wird durch:
– Sinus petrosus superior,
– Sinus petrosus inferior,
– Porus acusticus internus.

Die vordere Spitze dieses Dreiecks liegt unmittelbar am Cavum trigeminale (Cavum Meckeli). Nach Duraeröffnung und Ablassen von Liquor wird der Tumor dargestellt.

Tumorentfernung: Primär erfolgt die *intrakapsuläre* Tumorver*kleinerung* mit anschließender Lösung der umliegenden nervalen und vaskulären Strukturen vom Tumor zur kompletten Entfernung.

Nach Verlagerung der A. basilaris kann auf diesem Wege sogar bis auf die Gegenseite vorgegangen werden – der kontralaterale Kleinhirnbrückenwinkel kommt ins Blickfeld (House u. de la Cruz 1978).

Nach Tumorresektion im Clivusbereich oder der Pyramidenspitze wird die Dura wieder verschlossen und die Wundhöhle mit Fetttransplantat oder Muskelplombe aufgefüllt. Der passager nach posterior verlagerte N. facialis wird wieder in seine alte Position gebracht, wobei die Transplantate in der Wundhöhle den Nerv stützen. Anschließend erfolgt der schichtweise Wundverschluß.

In Fällen, in denen der vor die A. carotis interna sich ausdehnende Tumor zu einer permanenten Tubenventilationsstörung geführt hat, muß abweichend vom üblichen Vorgehen das Mittelohr obliteriert und der äußere Gehörgang verschlossen werden in der Technik, die bei der Beschreibung des infratemporalen Zugangs (Fisch 1978) erläutert ist.

Vorteile
Der Zugang bietet trotz ausgedehnter Resektionen den relativ sicheren Erhalt des N. facialis. Gegenüber dem subokzipitalen Zugang hat er den Vorteil keiner Kleinhirn- und Hirnstammbeeinträchtigung, da diese Strukturen nicht tangiert werden müssen.

Nachteile
Komplikationen durch Blutungen, insbesondere der A. basilaris, aber auch der benachbarten venösen Blutleiter, stellen eine Gefahr vor allem auch wegen des relativ engen Zugangs dar, der nicht die Möglichkeiten des subokzipitalen Zugangs bei der Beherrschung von Blutungen der Schädelbasisregion bietet.

Als wesentliche Komplikationen sind zu nennen: Affektionen des Hirnstammes sowie der vaskulären und nervalen Strukturen des Kleinhirnbrückenwinkels, Liquorfisteln mit der Gefahr der Meningitis, temporäre Fazialisparese aufgrund des Reroutingmanövers und extrem selten die Läsion der A. carotis und A. basilaris.

3.2.6 Der transotische Zugang ("transotic approach") nach Jenkins und Fisch (1980)

Dieser erweiterte Operationszugang zum inneren Gehörgang entspricht bis auf einen fundamentalen Unterschied dem in Kapitel 3.2.7 abgehandelten modifizierten transotischen Zugang nach Gantz und Fisch (1983):

Dieser Unterschied betrifft den N. facialis. Bei der ursprünglichen Technik des transotischen Zugangs wird dieser von seinem Ganglion geniculi bis zu seinem Eintritt in die Parotis vollständig mobilisiert (sogen. permanentes *anteriores Rerouting*). Daraus resultierte eine – wenn auch meist temporäre – Fazialisparese. Von den ersten 12 derart behandelten Patienten mit Akustikusneurinomen war bei 3 Patienten intraoperativ eine Kontinuitätsunterbrechung des Fazialis aufgetreten. Der Gesichtspunkt der sicheren Fazialiserhaltung einschließlich seiner Funktionserhaltung hat dazu geführt, daß der transotische Zugang als modifizierter transotischer Zugang mit Erhalt des gesamten Fazialis im Fallopischen Kanal ohne Rerouting entwickelt wurde.

3.2.7 Modifizierter transotischer Zugang ("modified transotic approach") nach Gantz und Fisch (1983)

Wie angeführt, besteht die grundlegende Modifikation zum transotischen Zugang im Verzicht auf ein permanentes anteriores Rerouting des Gesichtsnerven. Die dabei auftretende temporäre Fazialisparese ist bei Resektion maligner oder sehr ausgedehnter Tumoren akzeptabel, sollte bei der Entfernung gutartiger Tumoren wie Akustikusneurinomen jedoch unbedingt vermieden werden.

Indikationen

Im Gegensatz zum rein translabyrinthären Vorgehen ist der modifizierte transotische Zugang dann von Vorteil, wenn ein gering pneumatisiertes Mastoid mit weit ventral gelegenem Sinus sigmoideus, tiefstehender Dura und hochstehendem Bulbus venae jugularis vorliegt. Zur Entfernung ausgedehnterer Akustikusneurinome ist unter diesen anatomischen Bedingungen der translabyrinthäre Zugang zu eng.

Operationstechnik

Zugang zum Tumor: Nach bogenförmiger retroaurikulärer Hautinzision wird der äußere Gehörgang an der Knorpel-Knochengrenze durchtrennt. Der äußere Gehörgang wird blindsackartig verschlossen und zusätzlich mit einem retroaurikulären, ventral gestielten Bindegewebsperiostlappen gedeckt. Die übrige Gehörgangshaut wird inklusive Trommelfell, Hammer, Amboß und Steigbügel entfernt. Der Tubeneingang wird aufgebohrt und mit Knochenwachs und Muskelfaszientransplantat obliteriert.

Als nächster Operationsschritt folgt eine komplette Mastoidektomie unter Mitnahme der hinteren Gehörgangswand bis zum Fazialissporn. Danach wird der Fallopische Kanal mit dem Diamantbohrer unter Spülsaugung skelettiert, und zwar vom Ganglion geniculi bis zum Foramen stylomastoideum. Dabei wird eine dünne Knochenlamelle zum Schutz des Fazialisnerven erhalten, so daß der Nerv wie eine Brücke im Operationsfeld stehen bleibt.

Die A. carotis interna wird nun medial des tympanalen Tubenostiums dargestellt und bildet hier die vordere Resektionsgrenze. Als kaudale Resektionsgrenze dient der Bulbus venae jugularis.

Nach kompletter Labyrinthektomie einschließlich Entfernung der Cochlea mit Freilegung der Dura der hinteren Schädelgrube sowie des Meatus acusticus internus bleibt lediglich der vordere obere Anteil des Fazialiskanals im meatalen und labyrinthären Verlauf unberührt. Der innere Gehörgang ist damit auf 270–300 ° seiner Zirkumferenz freigelegt.

Die Dura der hinteren Schädelgrube sowie des inneren Gehörgangs wird weiträumig geschlitzt und der Tumor dargestellt.

Tumorentfernung: Mittels der beschriebenen mikrochirurgischen Techniken, einschließlich bipolarer Koagulation, erfolgt die vollständige Tumorentfernung, die wegen des guten Überblicks eine optimale Schonung der vaskulären und nervalen Strukturen ermöglicht. Abschließend wird die Dura wieder verschlossen und mit lyophylisierter Dura überklebt. Die Operationshöhle wird mit Fett obliteriert. Als Besonderheit ist die Abdeckung der gesamten Operationshöhle mittels eines gestielten Temporalismuskellappens zu nennen. Dieser Muskellappen wird von oben her über die ehemalige Mastoidregion eingeschwenkt und mit dem kranialen Ansatz des M. sternocleidomastoideus vereinigt. Diese Konstruktion deckt damit zusätzlich den Fazialiskanal und die Operationshöhle ab.

Vorteile

Auch bei engen anatomischen Verhältnissen ermöglicht dieser Zugang trotz des nicht verlagerten N. facialis einen erweiterten Aufblick (270–300 °) auf den inneren Gehörgang mit sicherer Schonung des N. facialis. Gegenüber dem rein translabyrinthären Weg ist eine bessere Übersicht bei der Operation großer Tumoren gegeben. Fisch gibt an, daß Tumoren bis 3,5 cm auf diesem Wege unter Fazialiserhalt anzugehen seien. Dennoch wird für größere Tumoren der subokzipitale Weg empfohlen.

Nachteile

Wegen der erforderlichen ausgedehnten Knochenbearbeitung bedingt dieser Operationsweg eine längere Operationsdauer. Die Dura muß in breiterer Ausdehnung freigelegt werden, so daß sich die Gefahr der postoperativen Liquorfistel erhöht. Obligatorisch für diesen Zugang ist eine Opferung von Hör- und Gleichgewichtsorgan. Dabei ist nach Meinung der Beschreiber der Hörerhalt aber ohnehin fraglich bei Tumoren der Größe, die mit diesem Zugang behandelt werden müssen. Ganz im Vordergrund steht der sichere Erhalt des Gesichtsnerven.

3.3 Infratemporaler Zugang nach Fisch

Der im folgenden beschriebene Zugang zur lateralen Schädelbasis wurde von U. Fisch theoretisch erarbeitet, klinisch erprobt und bisher in einer Reihe von Publikationen dargelegt, wobei hier stellvertretend auf drei Arbeiten verwiesen sei (Fisch 1977; Fisch et al. 1984, 1985).

Laut Angaben des Autors gestattet dieser Zugang durch die Fossa infratemporalis einen „direkten", d. h. kürzesten und sterilen Zugang zum *gesamten Felsenbein,* zum *Clivus* und zur *parasellären Region* einschließlich des *Nasopharynx* mit der Möglichkeit

a) der Freilegung der A. carotis interna in ihrem gesamten intratemporalem Verlauf;
b) der Kontrolle aller venösen Sinus dieser Region.

Je nach der Lokalisation des pathologischen Prozesses bezogen auf den Grad seiner anterioren Lage gibt Fisch 3 Typen (A–C) des infratemporalen Zugangs an (Abb. 23).

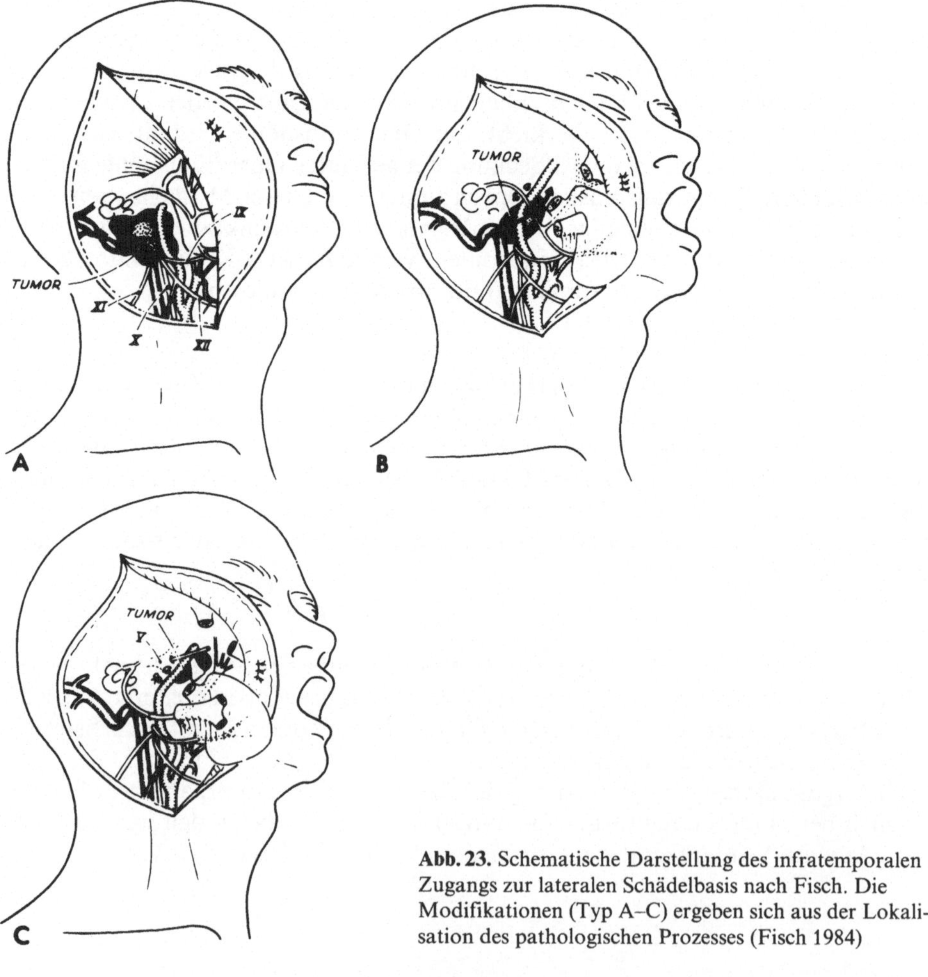

Abb. 23. Schematische Darstellung des infratemporalen Zugangs zur lateralen Schädelbasis nach Fisch. Die Modifikationen (Typ A–C) ergeben sich aus der Lokalisation des pathologischen Prozesses (Fisch 1984)

3.3.1 Infratemporaler Zugang Typ A

Er gewährleistet den Zugang zu den latero-kaudalen, infralabyrinthären und apikalen Strukturen des Felsenbeins sowie zum gesamten intratemporalen Abschnitt der A. carotis interna und des venösen Blutleiters unter Schonung des N. facialis.

Indikationen

Glomustumoren des Os temporale mit der Lokalisation im *Foramen jugulare,* am *Bulbus venae jugularis,* am vertikalen und horizontalen Anteil des *Canalis caroticus* sowie mit einer *intrakraniellen-intraduralen Ausdehnung bis 2 cm* im Durchmesser (Typ C und D nach Fisch – siehe hierzu Kapitel „Glomus-Tumoren").
Sonstige Tumoren (Tabelle 1)
a) im kaudalen Anteil des Felsenbeins,
b) im Bereich der Pyramidenspitze
c) am Übergang vom Clivus zum Foramen magnum.

Tabelle 1. Zusammenstellung der Tumoren, die von Fisch im angegebenen Zeitraum über den infratemporalen Zugangsweg Typ A operiert wurden (Fisch 1984). Typ A (1977–1984)

Diagnose	*n*
Glomus temporalis-Tumor	82
Adenoidzystisches Karzinom, Aszinuszellkarzinom, Zeruminom, Mukoepidermoidkarzinom	25
Plattenepithelkarzinom	10
Cholesteatom (primär, kongenital)	13
Neurinom (IX, X)	4
Meningeom	3
Rhabdomyosarkom, Myxom, Teratom	7
Summe	144

Operationstechnik

Hautinzision: Sie verläuft s-förmig vom Scheitelbein über die Schläfen- und Mastoid-Region bis lateral des Larynx (Abb. 24, S. 228).

Verschluß des äußeren Gehörganges:
– Anlegen eines am hinteren Rand des häutigen Gehörgangs gestielten Periostlappens vom Mastoid,
– Durchtrennung des Gehörgangs an der Knorpelknochengrenze,
– subepitheliale Resektion des Gehörgangsknorpels,
– Auswärtsstülpen des häutigen Gehörgangs entsprechend Abb. 25 (S. 228),
– zusätzliches Überdecken des Blindsackverschlusses mit dem an der Ohrmuschelbasis gestielten Periostlappen.

Darstellung des extratemporalen N. facialis: Aufsuchen des Nervenstamms in der Fossa retromandibularis und Freilegung des pes ansarinus durch eine laterale Parotidektomie.

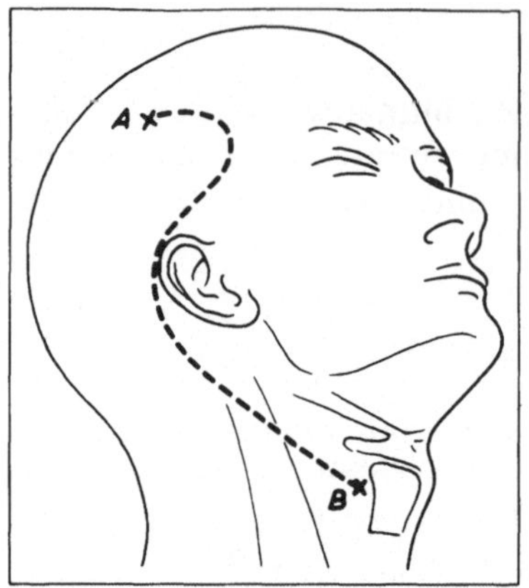

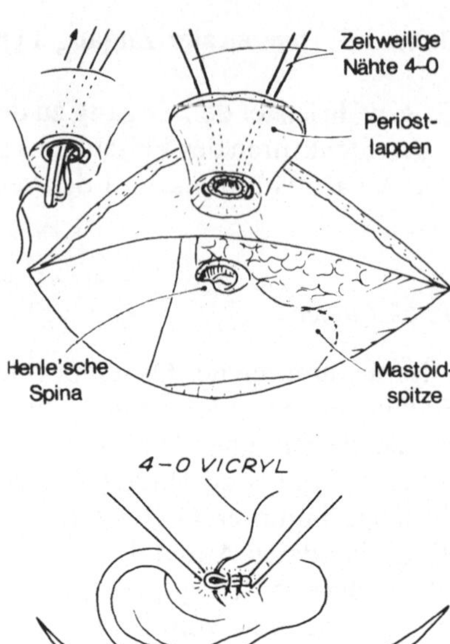

Abb. 24. Schnittführung für den infratemporalen
Zugang Typ A nach Fisch (1984)

Abb. 25. Technik zum Verschluß des äußeren Gehörganges (Fisch 1984)

Präparation am Hals:
- Absetzen des M. sternocleidomastoideus an der Warzenfortsatzspitze sowie des
  M. digastricus ebenfalls an der Schädelbasis.
- Präparation der V. jugularis interna, die für die spätere Unterbindung mit dik-
  ken Seidennähten umlegt wird.
- Darstellung des N. vagus, des N. accessorius und N. hypoglossus.
- Präparation der A. carotis interna sowie der A. carotis externa mit ihren Ästen,
  wobei letztere kranial des Abgangs der A. thyreoidea unterbunden wird, um die
  arterielle Tumorversorgung zu unterbrechen.

Subtotale Petrosektomie:
- Anlegen einer maximal ausgearbeiteten Radikalhöhle mit Entfernung aller
  Schleimhaut.
- Resektion der restlichen Gehörgangshaut und Entfernung des Trommelfells.
- Abbau der Ossicula-Kette lediglich unter Belassung der Stapesfußplatte.
- Absetzen der Mastoidspitze.
- Freilegung der Dura der mittleren Schädelgrube im gesamten Bereich des Teg-
  men.
- Entfernung der Knochenschale über dem Sinus sigmoideus zunächst über eine
  Länge von wenigstens 2 cm sowie über der medial und lateral angrenzenden
  Dura der hinteren Schädelgrube.
- Ausräumung des Protympanicum, so daß an der Vorderwand des Recessus su-
  pratubalis ein neuer Fazialiskanal geschliffen werden kann.
- Schließlich noch Darstellung der A. carotis interna medial der Tuba Eustachii,
  die mit dem Diamantbohrer bis zu ihrem knöchernen Isthmus verfolgt wird.

Bleibende Verlagerung des N. facialis:
- Fräsen einer Knochenrinne in der Vorderwand des Attik (Abb. 26, S. 230).
- Freilegung des N. facialis in seinem gesamten tympanalen und mastoidalen Verlauf durch Eröffnung des Fallopischen Kanals vom Ganglion geniculi bis zum Foramen stylomastoideum.
- Vertikale Spaltung der Parotis vor dem Kiefergelenk.
- Verlagerung des N. facialis in den neuen Knochenkanal und in den Parotisspalt mit sofortigem Vernähen des Parotisspalts über dem Nerven, um ihn in seiner neuen Lage zu fixieren (Abb. 27, S. 230).
- Protektion des Nerven im neuen Knochenkanal durch ein Aluminiumblech, das an einem Wundsperrer befestigt ist.

Obliteration der Tuba Eustachii:
- Abfräsen der lateralen Knochenwand der Tube bis zur Darstellung ihres Isthmus.
  - Verschluß des Lumens der Tube zunächst mit Knochenwachs und anschließend durch Auflagern eines Fibrin-geklebten freien Faszientransplantats.

Ligatur des Sinus sigmoideus:
- Sie erfolgt in seiner proximalen Hälfte mit einer doppelten Ligatur entsprechend Abb. 28 (S. 231).
- Danach wird die V. jugularis interna unterbunden.

Skelettierung der A. carotis interna im Canalis caroticus:
- Aufspreizen des bis hierher erarbeiteten Operationsfeldes mit einem speziellen "Fossa infratemporalis-Retraktor", dessen langer vorderer Schenkel dem Hinterrand des Ramus mandibulae anliegt und dessen kurzer hinterer Schenkel in den hinteren Wundpol greift.
- Abtragen des Processus styloideus und des sich anschließenden Knochens, der das Foramen caroticum begrenzt, mit der Knochenstanze. Hierdurch können die A. carotis interna und der vordere Pol des Tumors in ihrem *kaudalen* Aspekt dargestellt werden (Abb. 29, S. 231).
- Der vordere *obere* Tumorpol wird dargestellt, indem anschließend die bereits medial der Tuba Eustachii identifizierte Arterie ein Stück zentralwärts verfolgt wird.
- Schließlich Abschleifen des zwischen beiden Polen verbleibenden Knochens lateral über dem aufsteigenden Carotisschenkel.

Exstirpation des Tumors

Vorderer Pol: Ablösen von der A. carotis interna mit einem Dissektor. Hierfür findet sich in den meisten Fällen in Höhe des Foramen caroticum eine spaltbare Grenzschicht zwischen Adventitia einerseits und Periost der Knochenwandung andererseits (s. ebenfalls Abb. 29).
- Für die Darstellung dieser Spaltebene ist die Absetzung des N. IX erforderlich.
- Besondere Aufmerksamkeit verlangt die Identifikation und Koagulation der Arteria (ae) carotico-tympanica (ae), die vor allem bei singulärer Anlage recht groß sein kann und in die Basis des Tumors zieht.

                                                   E. Stennert und W. Thumfart

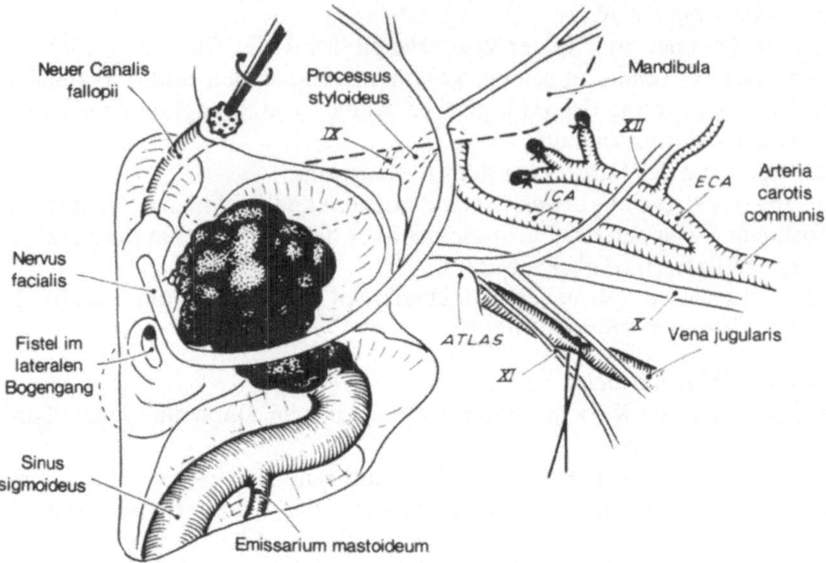

Abb. 26. Abgeschlossene Radikaloperation mit Skelettierung des N. facialis, Freilegung des Sinus sigmoideus und Fräsen eines neuen Fazialiskanals (Fisch 1984)

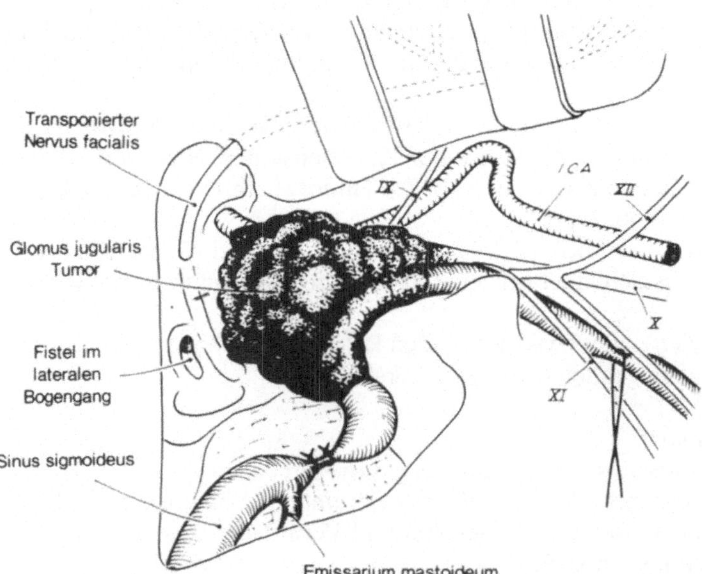

Abb. 27. Anteriore Verlagerung des N. facialis in den neuen Knochenkanal und in den Parotisspalt (Fisch 1984)

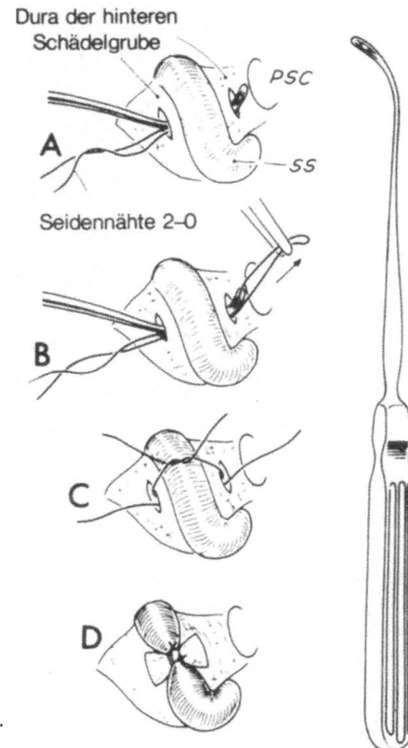

Abb. 28. Technik der Ligatur des Sinus sigmoideus (*SS*).
PSC: hinterer Bogengang (Fisch 1984)

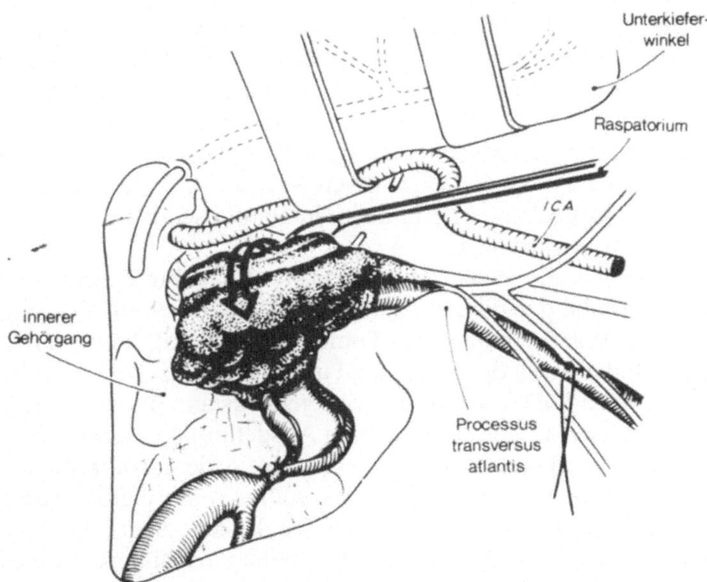

Abb. 29. Nach Abtragung des Processus styloideus und der lateralen Wandung des Foramen caroticum
kann der kaudale Tumorpol dargestellt werden. Nach weiterem Abschleifen des Knochens lateral vom
aufsteigenden Carotisschenkel kann der vordere Tumorpol von der A. carotis interna abgelöst werden
(Fisch 1984)

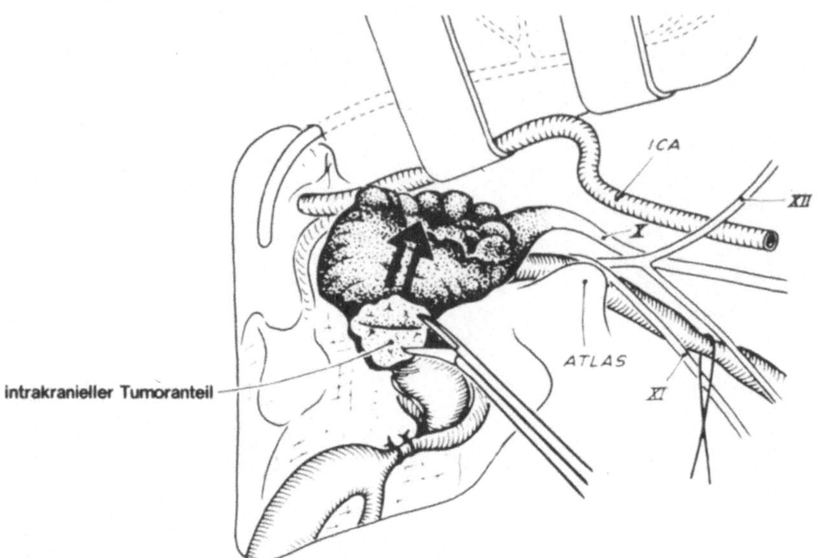

Abb. 30. Mobilisierung des hinteren Tumorpols. Nach Eröffnung des Sinus sigmoideus unterhalb der Ligatur wird ein bestehender medialer intraduraler Tumoranteil von der Haupttumormasse abgetrennt und bei einer Größe von mehr als 2 cm Ausdehnung sekundär neurochirurgisch exstirpiert (Fisch 1984)

– Wenn die Adventitia infiltriert ist, wird der vordere Tumorpol unter Zurücklassen dieser Gefäßwandanteile durch schrittweises Trennen mit der Bipolpinzette abgelöst und diese Tumorreste in der Adventitia später gesondert entfernt.

Oberer Pol: Er wird von der Innenohrkapsel abgelöst. Sollte eine tumorbedingte Fistel zur Cochlea vorliegen, ist eine Ertaubung unvermeidlich. Sollte der Tumor bis in den inneren Gehörgang vorgedrungen sein, kann es zur intraoperativen Schädigung der Hirnnerven VII und VIII kommen, wenn der Operateur durch entsprechende Befunde im hochauflösenden CT hierauf nicht vorher aufmerksam geworden ist.

Hinterer Pol: Seine Mobilisation erfolgt durch Eröffnung des Sinus sigmoideus kaudal der doppelten Ligatur. Da nach den Erfahrungen von Fisch seine mediale Wand niemals von Tumor infiltriert ist, kann durch Resektion der Venenwand entlang der Dura der Tumor von dorsal her mobilisiert werden.

Unterer Pol (Abb. 30): Er wird gemeinsam mit der V. jugularis entwickelt, die kaudal der etwaigen intravenösen Ausdehnung unterbunden und abgesetzt wird. Die Vene wird nach kranial bis zum Niveau der intrakraniellen (= medialen) Ausdehnung des Tumors in Höhe des Bulbus venae jugularis abgelöst.

Mediale Tumorfläche: Abschleifen des Knochens, der den Bulbus venae jugularis überdeckt, wobei auf eine Verletzung des hinteren Bogengangs bei der Darstellung des Doms des Bulbus zu achten ist.

– Sodann Eröffnung des Bulbus mit Darstellung der intravenösen Tumormassen. Bei ihrer Ausräumung kann es zu heftigen Blutungen aus dem hier einmündenden Sinus petrosus inferior kommen, der zunächst mit Tabotamp und nach

kompletter Tumorresektion endgültig mit einer Muskelplombe oder mit Knochenwachs verschlossen wird.
- Die Hirnnerven IX, X und XI haben engen Kontakt zur Innenseite des Tumor und müssen bei Infiltration geopfert werden. Der N.XII kann geschont bleiben, wenn präoperativ seine Funktion normal war.

Exstirpation intradural-intrakranieller Tumorreste
Dies betrifft Tumoranteile bis zu einer maximalen Ausdehnung von 2 cm. Sie werden vor allem von Duragefäßen versorgt, die vor der Tumorexzision sorgfältig kauterisiert werden müssen.

Jeglicher Tumorrest von mehr als 2 cm Ausdehnung soll einer sekundären neurochirurgischen Exstirpation vorbehalten bleiben, weil er Verbindungen zu großen Venen haben kann, die an der Übergangszone von der Pons zur Medulla liegen.

Wundverschluß
- Nach sehr sorgfältiger Blutstillung zunächst Verschluß des Duradefektes mit Lyodura oder Temporalisfaszie.
- Sodann Obliteration der Höhle mit Bauchfett.
- Schließlich Mobilisation der dorsalen Hälfte des M. temporalis, der – kaudal gestielt – über dem Bauchfett mit den Wundrändern vernäht wird.
- Abschließend Einlegen von Redondrainagen und Wundverschluß.

Vorteile des infratemporalen Zugangs Typ A
- Weiter Zugang zur infralabyrinthären und apikalen Region des Os temporale von latero-kaudal.
- Möglichkeit zur Freilegung des gesamten intratemporalen Verlaufs der A. carotis interna.
- Erhaltung des N. facialis.

Nachteile und Gefahren des infratemporalen Zugangs Typ A:
a) obligatorisch
  1. Permanente Schalleitungsunterbrechung durch Obliteration des Mittelohrs.
  2. Ausfall des N. glossopharyngeus.
b) fakultativ
  1. Fazialisparese.
  2. Innenohrertaubung bei Fistel an der basalen Schneckenwindung.
  3. Vestibulokochleärer Ausfall bei Tumoreinbruch in den inneren Gehörgang.
  4. Vaguslähmung bei allen größeren Tumoren (C_2, C_3, D_1, D_2 nach Fisch).
  5. Accessoriusparese bei allen größeren Tumoren (C_2–D_2).
  6. Hoher Blutverlust.
  7. Verletzung der Arteria carotis interna.
c) *Komplikationen* (bezogen auf 121 Patienten nach Angaben von Fisch et al. 1984):
Liquor-Fistel 8/121 (ca. 7%)   Exitus letalis 1/121 (ca. 1%)
Infektion 4/121 (ca. 3%)

Beherrschung der Komplikationen
(Die Zahlen beziehen sich auf die von Fisch et al. 1984 publizierten 144 Fälle.)

Liquorfistel: Sie tritt insgesamt nur selten auf, weil durch die Obliteration der Tube sowie des äußeren Gehörgangs und die mehrschichtige Abdeckung des OP-Feldes ein hermetischer Wundverschluß erfolgt. Nur in 5 Fällen war wegen persistierender Liquorrhö eine *Lumbaldrainage* und in 2 Fällen eine *Wundrevion* erforderlich.

Infektionen (Wundinfektion und Meningitis). Bei 3 Patienten kam es zur Wundinfektion mit verzögerter Wundheilung, die auf jeweilige Voroperationen mit inkompletter Tumorexstirpation zurückgeführt werden. Eine postoperative Meningitis trat in keinem Fall auf.

Exitus letalis. Er trat bei Exzision eines Glomustumors mit einer *intrakraniellen Ausdehnung von mehr als 2 cm* auf, die einzeitig mit entfernt wurde. Seither wird in allen diesen Fällen das *zweizeitige oto- und neurochirurgische Vorgehen* gewählt.

Blutverlust. Bei den 82 Glomus-temporalis-Tumoren betrug der durchschnittliche Blutersatz während des Eingriffs 5–10 Konserven. Die Operationsphase, bei der die stärkste Blutung zu erwarten ist, besteht während der Ablösung des Tumors von der medialen Wand des Bulbus venae jugularis mit der Eröffnung der multiplen Zuflüsse des Sinus petrosus inferior, was zunächst durch Abstopfen mit Oxycel (Tabotamp) zu beherrschen ist. Der endgültige Verschluß nach vollständiger Tumorentfernung erfolgt durch eine Muskelplombe oder mit Knochenwachs.

Karotisverletzung. In den meisten Fällen gelingt die komplikationsfreie vollständige Ablösung des Tumors von der Arterienwand entweder „primär" oder „sekundär" nach vorheriger Entfernung der Haupttumormasse (s. OP-Technik). In 3 Fällen war bisher die Unterbindung der A. carotis interna nötig, um Tumorreste mit der Gefäßwand zu resezieren. Dies konnte unbedenklich durchgeführt werden, nachdem die routinemäßig präoperative Überprüfung durch zeitweiligen Verschluß der Carotis mit einem Ballon ergeben hatte, daß bei bleibender Unterbindung mit keinen neurologischen Ausfällen gerechnet werden mußte. (Zu diesem Verfahren s. Fisch et al. 1984, S. 197.)

Rehabilitation funktioneller Ausfälle

Fazialisparese: Nach Angaben der Autoren führt die routinemäßige Transposition des gesunden N. facialis nur zu einer leichten Parese, die sich in allen Fällen innerhalb von 2–3 Monaten völlig zurückbildet. Wenn wegen Tumorbefalls das Epineurium exzidiert werden muß, ist die Parese schwerer, erholt sich jedoch durchschnittlich bis zu 85% der vollen Funktion. Muß der Nerv segmental reseziert werden, empfiehlt sich die Überbrückung des Defekts durch ein freies Transplantat vom N. auricularis magnus oder (als zweitbeste Lösung) vom N. suralis. Ist der proximale Stumpf des N. facialis für eine Anastomose nicht zugänglich, muß eine „Pfropfungs"-Anastomose mit dem N. hypoglossus oder dem motorischen Ast des N. trigeminus erfolgen.

Dysphagie und Speichelaspiration. Diese Probleme treten auf, wenn die präoperativ noch funktionstüchtigen Nerven IX und X geopfert werden müssen. Angeblich kommt es jedoch innerhalb von 3–6 Wochen zu einer spontanen Erholung. In Fällen ausgeprägter Aspirationsneigung empfiehlt sich die Injektion von Teflon in das Stimmband (und nach eigener Erfahrung zusätzlich in das Taschenband) der gelähmten Seite. Bei bleibenden Schluckproblemen ist die operative Versorgung nach der von Denecke und Denecke (1980, 1979) angegebenen Methode indiziert.

3.3.2 Infratemporaler Zugang Typ B

Er gestattet den Zugang zur Felsenbeinspitze und zum größten Teil des Clivus (Region B), ausgenommen eines kleinen hinteren Anteils um die Ränder des Foramen magnum herum (dieser Teil ist besser zugänglich mit Typ A).

Indikationen

Über diesen Zugangsweg werden *Clivuschordome, Dermoidzysten* und *kongenitale Cholesteatome der Pyramidenspitze* sowie andere seltene Tumoren dieser Region operativ behandelt (Tabelle 2).

Tabelle 2. Häufigkeitsverteilung der mit dem Zugangsweg Typ B operierten Tumoren des Krankengutes nach Fisch (1984) Typ B zur Schädelbasis (1977–1984)

Diagnose	*n*
Chordom	15
Chondrom	2
Plattenepithelkarzinom	5
Dermoid- und Epidermoidzyste	6
Meningiom, Kraniopharyngeom, Plasmozytom, Arachnoidalzyste, Kraniopharyngealfistel	5
Summe	33

Operationstechnik

Die folgenden Schritte beziehen sich auf die Exstirpation von Clivuschordomen als die häufigste Indikation (Tabelle 2).

Hautinzision: Sie geht aus Abb. 31 (S. 236) hervor.

N. facialis: Wie beim Zugangsweg Typ A erfolgt die Präparation des Pes anserinus bzw. der Endäste des temporo-fazialen Hauptastes, jedoch zusätzlich Freilegung des Ramus frontalis in ganzer Länge, damit dieser nach kaudal verlagert werden kann.

Arcus zygomaticus: Nach Anlegen von 2 Bohrlöchern nahe der Fissura maxillo-zygomatica zur späteren Verdrahtung wird der Jochbogen zwischen diesen Lö-

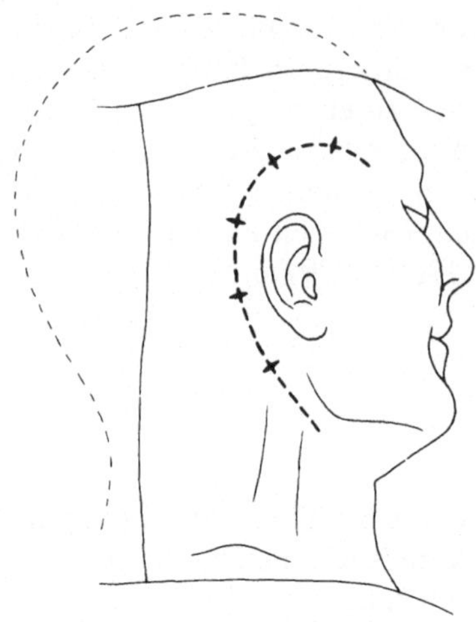

Abb. 31. Hautinzision für den Zugangsweg Typ B und C nach Fisch (1984)

chern durchtrennt, dorsal so dicht wie möglich am Kiefergelenk abgesetzt und mit dem anhaftenden M. masseter und M. temporalis nach kaudal verlagert. (Nach Fisch et al. 1984 kann der M. temporalis auch nach kranial verlagert werden.)

Exartikulation oder Resektion des Unterkieferköpfchens:
– Abfräsen des Knochens der Fossa glenoidalis, um das Kiefergelenk freizulegen, das exartikuliert wird.
– Zum Zweck einer (selten erforderlichen) ausgiebigeren Freilegung kann zusätzlich der Processus articularis des Unterkiefers reseziert werden.

Subtotale Petrosektomie:
– Bis zur permanenten Verlagerung des N. facialis entspricht das Vorgehen demjenigen beim Zugangsweg Typ A.
– Aufspreizen der Wunde mit dem Fossa infratemporalis-Wundsperrer (Thoracotomie-Sperrer modifiziert nach Fisch).
– Wegfräsen des Os tympanicum lateral und ventral der A. carotis interna.
– Ablösen des medialen knorpeligen Anteils der Tuba Eustachii vom intratemporalen horizontalen Carotisabschnitt, bis das Foramen lacerum erreicht ist.

Darstellung des ventralen Clivusbereichs:
– Koagulation und Durchtrennung des N. mandibularis (NV,3) und der A. meningea media.
– Verlagerung der diesen beiden Strukturen anhaftenden Weichteilgewebe, d. h. des M. tensor veli palatini und der knorpligen Tuba Eustachii nach kaudal.
– ggf. Abtrennen des Processus pterygoideus.

Exstirpation des Tumors

Chordome: Das weiche Tumorgewebe läßt sich mit Hilfe eines Raspatoriums und des Saugers ohne Schwierigkeit entfernen. Arrodierter Knochen wird mit dem Diamantbohrer abgetragen, bis gesunder Knochen oder die Dura mater erreicht ist. *Cave:* Die A. carotis interna kann an der dem Clivus gegenüberliegenden

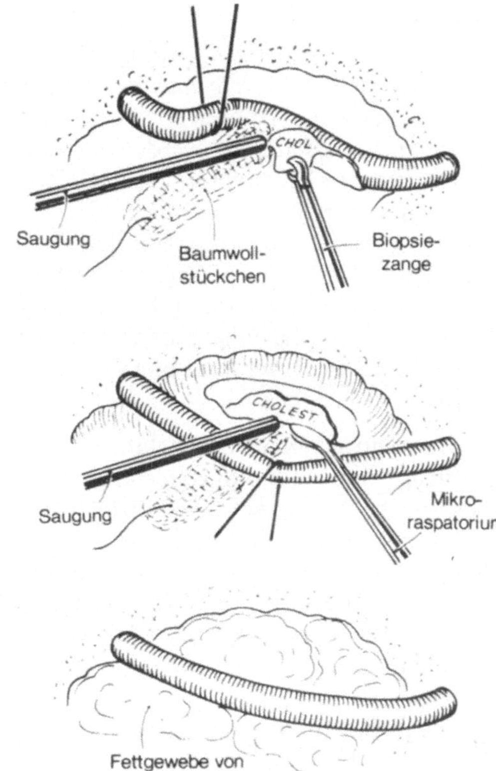

Abb. 32. Auf die Matrix des Cholesteatoms wird mit einer Biopsiezange leichter Zug ausgeübt, während indirekter Sog durch ein mit Ringerlösung getränktes Baumwollstückchen angewendet wird, um eine Verletzung der Arterienwand oder der Dura zu vermeiden (Fisch 1984)

Wand des Foramen lacerum verletzt werden, wenn man mit ihrer Lage in dieser Region nicht vertraut ist.

Dermoidzysten und *kongenitale Cholesteatome* liegen medial von der A. carotis interna. Für ihre Entfernung muß die Arterie in ihrer gesamten intratemporalen Verlaufsstrecke nicht nur freigelegt, sondern auch mobilisiert werden. Nur dann kann sowohl die Zystenwand wie die Cholesteatom-Matrix von ihrer Adventitia und der Dura abgelöst werden. Dies läßt sich am besten mit der in Abb. 32 dargestellten Technik bewerkstelligen.

Wundverschluß
Er erfolgt wie beim Zugangsweg Typ A, wobei zusätzlich der mobilisierte Jochbogen mit seinem vorderen Ende über die bereits gelegten Bohrlöcher in seiner ursprünglichen Position verdrahtet wird. (Er kann aber auch mit einer Osteosyntheseplatte versorgt werden.)

Vorteile
Er gewährleistet:
1. den kürzesten Arbeitsabstand,
2. ein aseptisches Operationsfeld.

Nachteile

Sie entsprechen jenen des Zugangs Typ A. Hinzu kommen:

- *motorische und sensible Ausfälle* infolge der Durchtrennung von *N. V. 3.* Nach Darstellung der Autoren wird dieser Defekt jedoch gut toleriert und hat keine lang anhaltenden Beschwerden zur Folge.
- *Malokklusion* leichten Grades nach Resektion des Kiefergelenksköpfchens, die jedoch keiner Behandlung bedarf.
- *Komplette Fazialisparese.* Mit ihr ist insbesondere bei Chordomen im Bereich des zentralen Clivus häufiger zu rechnen als beim Zugang Typ A zur Behandlung von Glomustumoren. Im vorliegenden Krankengut (Tabelle 2) war bei 2 Patienten, bei denen sich das Chordom über den gesamten Clivus erstreckte, eine bewußte Durchtrennung und spätere Reanastomosierung des N. facialis erforderlich.

Während sich nach den Erfahrungen von Fisch mit Hilfe dieses Zuganges die *Dermoidzysten* und die *kongenitalen Cholesteatome* komplett und rezidivfrei (Nachbeobachtungszeit 5–8 Jahre) entfernen lassen, stellen die *Clivuschordome* „eine ernsthafte Erkrankung mit beträchtlicher Mortalität" dar (Fisch et al. 1984), für deren Elemination die technischen Probleme beim chirurgischen Vorgehen noch nicht befriedigend gelöst sind. Eine vollständige Entfernung wurde nur bei jenen Tumoren erreicht, die auf den postero-lateralen Clivusbereich unterhalb des Processus clinoideus posterior im extraduralen Raum beschränkt waren.

Bei größeren Tumoren war eine zweizeitige otochirurgisch-neurochirurgische Operation erforderlich. Von den 7 so kombiniert operierten Patienten waren nach 3–7 Jahren 5 Patienten tumorfrei, während 2 wegen eines Rezidivs nachbestrahlt werden mußten.

3.3.3 Infratemporaler Zugangsweg Typ C

Dieser Zugang stellt eine Ausweitung des Zugangs Typ B nach ventral (anterior) dar und ermöglicht damit den Zugang zur *parasellären Region,* zur *Fossa pterygopalatina,* zum *Nasopharynx,* zur *Tuba Eustachii,* zur *Keilbeinhöhle* und sogar zur *Kieferhöhle.*
Er gehört damit nicht mehr zur vorliegenden Thematik.

3.4 Die totale Petrosektomie ("Temporal Bone Resection") nach Parsons und Lewis (1954) sowie nach Conley und Novack (1960)

Die operative Therapie *maligner* oder *infiltrativer* Tumoren des Felsenbeins stößt wegen der engen Nachbarschaft zu lebenswichtigen Gefäß-, Nerven- und Hirnstrukturen auf natürliche Grenzen. Dies spiegelt sich wider in den bisher angegebenen Methoden zur partiellen, subtotalen oder totalen Resektion des Felsenbeines, die sich von den meisten der oben beschriebenen Zugangswege zur Resektion mehr oder weniger lokalisierter benigner Tumoren des Felsenbeines unterscheiden. Wegen des infiltrativen Wachstums maligner Tumoren auch in Gefäß- und Nervenkanäle des Felsenbeins, sind bei kurativem Anspruch die Resektionsgrenzen hierbei weiträumiger zu ziehen, als es in der Regel präoperativ radiologisch und klinisch notwendig erscheint. Aus den eingangs erwähnten limitierenden Faktoren werden mitunter Kompromisse beim Festlegen der Resektionsgrenzen in Kauf genommen werden müssen.

Die bisher durchgeführten partiellen oder totalen Felsenbeinresektionen bestanden im Prinzip darin, daß nach ausgiebiger osteoplastischer temporaler Trepanation das Felsenbein in seiner Längsachse gespalten und anschließend der Tumor entfernt wurde (Parsons u. Lewis 1954; Lewis 1960, 1975; Lewis u. Page 1966; Conley u. Novack 1960; Jaffe u. Page jr. 1961; Lewis u. Sasaki 1984). Limitierend war immer die A. carotis interna, die allenfalls mobilisiert wurde.

Indikationen

Radikale Resektion maligner oder infiltrativer Tumoren des Felsenbeins.

Operationstechnik

Nach bogenförmiger Hautinzision wird eine temporale Kraniotomie durchgeführt, um die mediale Ausdehnung des Tumors abzugrenzen und die mediale Resektionsstelle zu definieren. Das Ablassen von Liquor kann den Lobus temporalis entlasten und den Zugang dabei erleichtern. Eine Limitierung stellt der Durabefall medial des Foramen spinosum dar, da hierdurch der wasserdichte Verschluß des Subarachnoidalraums auch unter Einsatz von Lyodura und Faszie nicht mehr zu gewährleisten ist.

Die Kraniotomie wird anschließend in die hintere Schädelgrube ausgedehnt, um den Sinus sigmoideus und den Bulbus venae jugularis mobilisieren zu können.

Anschließend erfolgt die totale Parotidektomie mit Durchtrennung des N. facialis in der Absicht, an die großen Gefäße der Schädelbasis von kaudal heranzukommen. Hierzu ist auch die Resektion des Kiefergelenksköpfchens und des Jochbogens in der Regel erforderlich.

Nun erfolgt die eigentliche Resektion des gesamten Schläfenbeins durch kontrollierte Fraktur durch die Felsenbeinspitzenregion unter Verwendung eines orthopädischen Knochenmeißels.

Nach Duraverschluß mittels Duraplastik und sorgfältiger Blutstillung durch Knochenwachsversiegelung der Resektionsränder wird ein myokutaner Pectoralisinsellappen zur Deckung des Operationsgebietes eingeschwenkt. Dieser Lappen ersetzt den noch von Conley angegebenen Deltopectorallappen.

Vorteile
Möglichkeit der En-Bloc-Resektion mittelgroßer maligner Felsenbeintumoren mit sicherem Wundverschluß.

Nachteile

Die A. carotis interna stellt eine natürliche Grenze dieser Felsenbeinresektion dar, die gleichzeitig ihre operative Gefährdung beinhaltet. Dennoch beträgt der meist venöse Blutverlust bis zu 2 l.

Eine präoperative Radiotherapie führt zu einem hohen Grad postoperativer Infektionen meist mit Pseudomonas aeroginosa, die mit modernen Breitbandantibiotika jedoch beherrschbar werden, solange die Hautlappendeckung der Wundhöhle intakt bleibt. Ansonsten kann es zur Hirnhernienbildung kommen, die eine Wunddeckung bei fehlender knöcherner Stütze schwierig macht. Eine Carotisthrombose kann sich durch Manipulation an der Arterie während des operativen Vorgehens mit allen Konsequenzen ereignen.

3.5 Totale En-Bloc-Resektion des Os temporale unter Einbeziehung der A. carotis interna ("Total En-Bloc-Resection of the Temporal Bone and Carotid Artery for Malignant Tumors of the Ear and Temporal Bone"). Nach Graham et al. (1984)

Der limitierende Faktor für die totale Felsenbeinresektion im Gesunden und eine wesentliche Komplikationsgefahr der Schläfenbeinresektion stellt in dem oben beschriebenen Vorgehen die A. carotis interna dar. Aus diesem Grunde bezogen Graham et al. (1984) die Ligatur der A. carotis interna mit ihrer präoperativen Drosselung in die radikale En-Bloc-Resektion des Schläfenbeins mit ein.

Indikationen

Ausgedehnte maligne Felsenbeintumoren mit Einbruch in nervale und Gefäßstrukturen.

Operationstechnik

Dieser ausgedehnte Eingriff wird in Zusammenarbeit von Oto- und Neurochirurg gemeinsam ausgeführt. Wegen der geplanten Unterbindung der Carotis interna muß präoperativ immer eine angiografische Kontrolle des Hirnkreislaufes erfolgen. Stellt sich dabei ein intakter Kollateralkreislauf über den Circulus arteriosus Willisi dar, erfolgt über eine laterale Collotomie die Anschlingung und schrittweise Klippung der A. carotis interna über mehrere Tage. Treten bei diesem Manöver keine neurologischen Ausfälle auf, wird die A. carotis interna vollständig im Halsbereich unterbunden.

Im Rahmen der eigentlichen Felsenbeinresektion erfolgt nach Weiterführung der Inzision eine Neck Dissection mit gleichzeitiger Ligatur der V. jugularis interna. Darüber hinaus wird eine totale Parotidektomie mit Resektion des Mandibulaköpfchens und Durchtrennung des Processus zygomaticus sowie N. facialis ausgeführt. Nach Weiterführung des Schnittes in Richtung Mastoid und Temporalschuppe werden das Periost über den Processus mastoideus und der M. temporalis von der Temporalschuppe abgelöst und nach vorne geschlagen. Anschließend

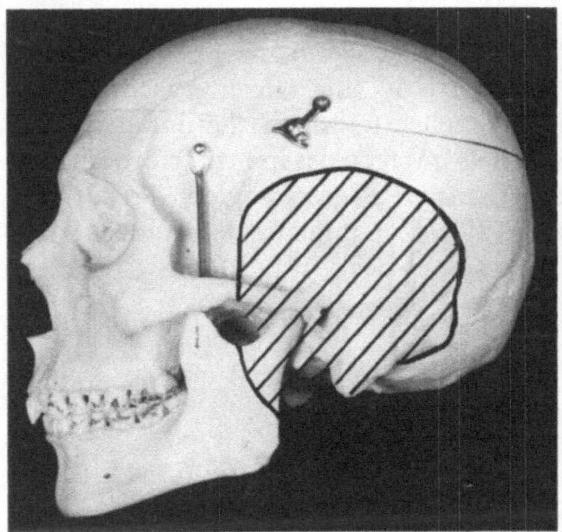

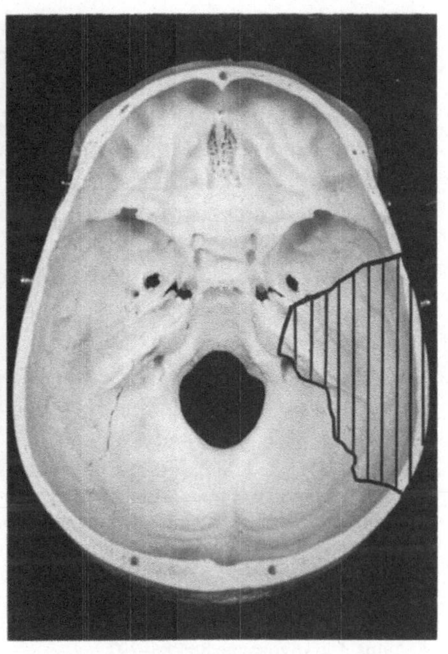

Abb. 33. Resektionsgrenzen am Schädel
von lateral her dargestellt
Abb. 34. Ausdehnung der Resektion des Os
temporale von kranial her gesehen. Die mediale
Resektionsgrenze folgt der Fissura petro-occipi-
talis unter Einbeziehung des Foramen jugulare

erfolgt die Abtragung des gesamten Knochens vom Mastoid über die Sinusschale
und laterale Okzipitalregion einschließlich einer temporalen Kraniotomie. Hierbei verläuft die Knocheninzisionslinie im Bereich der Kalotte bogenförmig von
retromastoidal-okzipital um die gesamte Temporalschuppe herum, um in der
Mitte des Jochbogens wieder nach kaudal zu verlaufen (Abb. 33). Als nächster
wichtiger Operationsschritt erfolgt dann die Klippung der A. carotis interna im
Schädelinneren im Bereich ihres vorderen, dem Sinus cavernosus benachbarten
Anteiles. Somit ist die Rückflußmöglichkeit über den Circulus ateriosus verwehrt.
Bis zu diesem Zeitpunkt erfolgt das gesamte operative Vorgehen nach Möglich-
keit extradural.

Nun werden okzipitale und temporale Durainzisionen angelegt und der Temporallappen und vordere Okzipitallappen nach oben retrahiert. Der Sinus petrosus superior und inferior müssen geklippt oder unterbunden werden. Dazu wird
das Tentorium cerebelli an der oberen Pyramidenkante durchtrennt. Zur vollständigen Auslösung des Felsenbeins wird die Fissura petrooccipitalis mit dem
Meißel von okzipital nach frontal durchtrennt. Anschließend müssen die primär
von außen angelegten Kalottensägeschnitte bis auf das Niveau der medialen Resektionsgrenze geführt werden, um damit das gesamte Os temporale zu mobilisieren und in toto zu resezieren (Abb. 34).

Der Duraverschluß erfolgt durch Naht und Überklebung mit lyophylisierter
Dura. Der ausgedehnte Knochenweichteildefekt wird mit einem myokutanen
Pectoralisinsellappen gedeckt.

Vorteile
Komplette Resektion des Schläfenbeins bei ausgedehnten malignen Tumoren, sogar bei Nerven- und Gefäßinfiltration.

Nachteile

Neben den unter 3.4 geschilderten Komplikationen, die immer auch den kompletten Verlust der Gesichtsnervfunktion und des Hör- und Gleichgewichtsorgans implizieren, steht und fällt das operative Vorgehen mit der Sicherung der Hirndurchblutung über den Circulus ateriosus Willisi wegen der immer erforderlichen Absetzung der A. carotis interna. An der vorderen Begrenzung des Tentoriums können N. trochlearis und N. abducens, am Foramen jugulare die kaudale Hirnnervengruppe geschädigt werden. In Anbetracht des Grundleidens sind diese Komplikationen von geringerer Bedeutung.

Literatur

Aurbach G, Wigand ME (1987) Chirurgisch-anatomische Orientierungshilfen für den erweiterten transtemporalen Zugang zum Kleinhirnbrückenwinkel. HNO 35:381–389

Bochenek Z, Kukwa A (1975) An extended approach through the middle cranial fossa to the internal auditory meatus and the cerebellopontine angle. Acta Otolaryngol 80:410–414

Brackmann DE (1984) The translabyrinthine approach. In: Sasaki CT et al. (eds) Surgery of the skull base. Lippincott, Philadelphia, pp 177–197

Brackmann DE, Hitselberger WE (1978) Retrolabyrinthine approach: Technique and newer indications. Laryngoscope 88:286–297

Brackmann DE, Hitselberger WE (1980) The retrolabyrinthine approach to the cerebellopontine angle. In: Neurological surgery of the ear II. Aesculapius, Birmingham, Alabama, pp 312–317

Clerc P, Batisse R (1954) Abord des organes intra-petreux par voie endocranienne. Ann Otolaryngol (Paris) 71:20

Conley JJ, Novack AJ (1960) The surgical treatment of malignant tumors of the ear and temporal bone. Arch Otolaryngol 71:635–652

Fisch U (1969) Otoneurosurgical operations: transtemporal extra-labyrinthine operations on the internal auditory canal, the VIIIth and VIIth cranial nerves. In: Yasargil (ed) Microsurgery in Neurosurgery. Thieme, Stuttgart

Fisch U (1970) Transtemporal surgery of the internal canal. Report of 92 cases, technique, indications and results. Adv Oto Rhino Laryngol 17:203

Fisch U (1973) Operations on the facial nerve in its labyrinthine and meatal course. In: Miehlke A (ed) Surgery of the facial nerve. Urban & Schwarzenberg, München, pp 175–205

Fisch U (1977) Infratemporal fossa approach for extensive tumors of the temporal bone and base of the skull. In: Silverstein H, Norell H (eds) Neurological surgery of the ear. Aesculapius, Birmingham, Alabama, pp 34–53

Fisch U, Pillsbury HC, Sasaki CT (1984) Infratemporal approach to the skull base. In: Sasaki CT et al. (eds.) Surgery of the skull base. Lippincott, Philadelphia, pp 141–160

Fisch U, Fagan P, Valavanis A (1985) The infratemporal fossa approach for the lateral skull base. Otolaryngol Clin of North Am 3:513–552

Gantz BJ, Fisch U (1983) Modified transotic approach to the cerebellopontine angle. Arch Otolaryngol 109:252–256

Glasscock ME (1968) Surgical techniques for the removal of acoustic tumors. Arch Otolaryngol 88:618–627

Glasscock ME, Hays JW (1973) The translabyrinthine removal of acoustic and other cerebellopontine angle tumors. Ann Otol 82:415–427

Glasscock ME, Hays JW (1977) Results and complications in the translabyrinthine removal of the cerebellopontine angle tumors. In: Silverstein H, Norel H (eds) Neurological surgery of the ear I. Aesculapius, Birmingham, Alabama, pp 251–260

Graham MD, Sataloff RT, Kemnik JL, Wolf GT, Mc Gillicuddy JE (1984) Total en bloc resection of the temporal bone and carotid artery for malignant tumors of the ear and temporal bone. Laryngoscope 94:528–533

Hitselberger WE (1984) The transcochlear approach to the skull base. In: Sasaki CT et al. (eds) Surgery of the skull base. Lippincott, Philadelphia, pp 193–202

Hitselberger WE (1984) The retrolabyrinthine approach. In: Sasaki CT et al. (eds) Surgery of the skull base. Lippincott, Philadelphia, pp 203–209

Hitselberger WE, House WF (1966) A combined approach to the cerebellopontine angle. A suboccipital-petrosal approach. Arch Otolaryngol 84:267–285

House WF (1961) Surgical exposure of the internal auditory canal and its contents through the middle cranial fossa. Laryngoscope 71:1363–1385

House WF (1964) Monograph I. Transtemporal bone microsurgical removal of acoustic tumors. Arch Otolaryngol 80:597–756

House WF (1968) Monograph II. Arch Otolaryngol 88:575–715

House WF (1977) History of the development of the translabyrinthine approach. In: Silverstein H, Norel H (eds) Neurological surgery of the ear I. Aesculapius, Birmingham, Alabama, pp 235–238

House WF (1977) Middle cranial fossa approach to the petrous Pyramid. In: Silverstein H, Norell H (eds) Neurological surgery of the ear. Aesculapius, Birmingham, Alabama, pp 136–143

House WF (1977) Transcochlear approach to the petrous apex and clivus. In: Silverstein H, Norel H (eds) Neurological surgery of the ear. Aesculapius, Birmingham, Alabama, pp 275–277

House WF, Hitselberger WE (1976) The transcochlear approach to the skull base. Arch Otolaryngol 102:334–342

House WF, De la Cruz A, Hitselberger WE (1978) Surgery of the skull base: transcochlear approach to the petrous apex and clivus. Otolaryngol Head Neck Surg 86:770–779

House WF, Hitselberger WE, Horn KL (1986) The middle fossa transpetrous approach to the anterior-superior cerebellopontine angle. Am J Otol 7:1–4

Jaffe HL, Page RS Jr (1961) Adenocarcinoma of the middle ear. Laryngoscope 71:392

Jenkins HA, Fisch U (1980) The transotic approch to resection of difficult acoustic tumors of the cerebellopontine angle. Am J Otol 2:70–76

Kanzaki J, Kawase T, Sanao K, Shiobara R, Toya S (1977) A modified extended middle cranial fossa approach for acoustic tumors. Arch Oto Rhino Laryngol 217:119–121

Kanzaki J, Shiobara R, Toya S (1986) Results of surgery by the modified extended middle cranial fossa approach in 100 patients with acoustic neuroma. Oto Rhino Laryngol 48:305–311

Kurze T, Doyle JB (1962) Extradural intracranial (middle fossa) approach to the internal auditory canal. J Neurosurgery 19:1033–1037

Lewis JS (1975) Temporal bone resection. Arch Otolaryngol 101:23–25

Lewis J (1960) Cancer of the ear. A report of 150 cases. Trans Am Laryngol Rhinol Otol Soc 60:67–79

Lewis JS, Page R (1966) Radical surgery for malignant tumors of the ear. Arch Otolaryngol 83:114–119

Lewis JS, Sasaki CT (1984) Temporal bone resection. In: Sasaki CT et al. (eds) Surgery of the skull base. Lippincott, Philadelphia, pp 211–226

Morrison AW, King TT (1973) Experiences with a translabyrinthine-transtentorial approach to the cerebellopontine angle. J Neurosurgery 38:382–390

Panse R (1904) Klinische und pathologische Mitteilungen. Ein Gliom des Akustikus. Arch Ohren Nas-Kehlkopfheilk 61:251–255

Parsons H, Lewis JS (1954) Subtotal resection of the temporal bone for cancer of the ear. Cancer 7:995–1001

Perry RH (1904) A case of tinnitus and vertigo by division of the auditory nerve. J Laryngol 19:402

Rosomoff HL (1971) The subtemporal transtentorial approach to the cerebellopontine angle. Laryngoscope 81:1448–1454

Stennert E, Reschke M (1988) Topografische Anatomie des Felsenbeins unter besonderer Berücksichtigung zwischen innerem Gehörgang und Bogengangssystem (in Vorb)

Sterkers JM (1980) Removal of bilateral and unilateral acoustic tumors with preservation of hearing: a comparison of the retrosigmoid and the translabyrinthine approach. In: Neurological surgery of the ear II. Aesculapius, Birmingham, Alabama, pp 269–277

Sterkers JM (1981) Retrosigmoid approach for preservation of hearing in early acoustic neuroma surgery. In: Samii M, Jannetta PJ (eds) The cranial nerves. Springer, Berlin Heidelberg New York, pp 579–585

Sterkers JM (1986) Le neurinome de l'acoustique. CPA Wagram, Paris
Tos M, Thomson J (1982) The price of preservation of hearing in acoustic neuroma surgery. Ann Otol
    Rhinol Laryngol 91:240–245
Wigand ME, Haid T, Berg M, Rettinger G (1982) The enlarged transtemporal approach to the cere-
    bellopontine angle. Technique and indications. Acta Otorhinol Ital 2:571–582
Wigand ME, Haid T, Berg M, Rettinger G (1983) Mikrochirurgische Neurolyse des VIII Hirnnerven
    bei cochleovestibulären Störungen über einen erweiterten transtemporalen Zugang. HNO 31:295–
    302
Wigand ME, Rettinger G, Haid T, Berg M (1985) Die Ausräumung von Oktavusneurinomen des
    Kleinhirnbrückenwinkels mit transtemporalem Zugang über die mittlere Schädelgrube. HNO
    33:11–16

4 Bindegewebs- und Knochentumoren des Felsenbeins

Die Zusammenfassung dieser heterogenen Geschwülste unter der Überschrift „Bindegewebs- und Knochentumoren" ist nicht ohne Probleme.

Auf der einen Seite findet sich hier das eosinophile Granulom und der M. Paget, deren tumoröse Genese jedoch noch nicht gesichert ist. Auf der anderen Seite sind hier fast alle (bis auf das maligne Neurinom und Melanom) sarkomatösen Geschwülste untergebracht. Unter diesen ist aber das kindliche Rhabdomyosarkom eine Geschwulst, deren Entstehung sowohl aus entarteten quergestreiften Muskelzellen wie auch aus einer postulierten multipotenten Mesenchymzelle möglich erscheint. Eine Zuordnung des kindlichen Rhabdomyosarkoms in die Gruppe der dysontogenetischen Tumoren dürfte daher ebenso gerechtfertigt sein.

Ähnliches ließe sich auch über das EWING-Sarkom sagen, das zwar als Knochentumor bekannt ist, aber seinen Ausgang von einer undifferenzierten Knochenmarkszellen nimmt.

Das entdifferenzierte Sarkom ist schließlich keiner mesenchymalen Zelle mehr zuzuordnen.

4.1 Das Eosinophile Granulom des Felsenbeins (Histiozytosis X)

Das eosinophile Granulom ist eine gutartige Erkrankung unbekannter Genese. Ob es sich dabei um ein Neoplasma handelt, ist noch nicht geklärt. Im Os temporale entsteht es wahrscheinlich ausschließlich im äußeren Gehörgang, Mittelohr oder Mastoid. Angeblich seien einige Fälle beschrieben, die in den zentralen Felsenbeinabschnitten ihren Ausgangspunkt nehmen. Hierfür gibt es keine Belege in der Literatur.

Entstehung, Histopathologie und Nomenklatur der Histiozytosis X

1953 wurden die Hand-Schüller-Christiansche, die Abt-Letterer-Siwe'sche Erkrankung und das eosinophile Granulom von Lichtenstein zur Histiozytose X zusammengefaßt (Lichtenstein 1953). Daran hat sich bis heute prinzipiell nichts mehr geändert. Allerdings werden nur noch das eosinophile Granulom und die

Hand-Schüller-Christiansche Erkrankung als ein und dieselbe Erkrankung („histiozytäres Granulom") mit unilokulärer bzw. multilokulärer Ausprägung angesehen, während die Abt-Letterer-Sivesche Erkrankung eher als eine Sonderform („histiozytäres Lymphom") betrachtet wird (Liebermann 1969).

Hand beschrieb 1898 ein dreijähriges Kind mit einer Erkrankung, die fortschreitend verschiedene Organe und Knochen zerstörte. Ähnliche Fallberichte wurden in den ersten zwanzig Jahren dieses Jahrhunderts von Schüller (1915) und Christian (1920) und von Hand erneut 1924 mit einigen seiner eigenen Fälle zu einer gemeinsamen nosologischen Einheit zusammengefaßt.

Letterer dokumentierte 1924 den Krankheitsverlauf eines sechs Monate alten Kindes, das unter schwerem Fieber, Hautausschlag, Hepatosplenomegalie und granulierend zerstörenden Knochenprozessen litt. Ein zweiter sehr ähnlicher Fall wurde 1933 von Siwe beigefügt.

Schließlich präsentierten Lichtenstein u. Jaffe 1940 einen Patienten, der progressive osteolytische Umbauprozesse aufwies.

Rowland verwies 1928 erstmals auf „abnorme Histiozyten" als gemeinsames histopathologisches Erkennungsmerkmal bei der Hand-Schüller-Christian'schen Erkrankung. Siwe (1933) fand bei der Autopsie seines Falles diesen pathologischen Zelltyp neben fettreichen Makrophagen wieder, so daß Wallgren (1940) erstmals bei dem Symptomenkomplex von Hand-Schüller-Christian und Abt-Letterer-Siwe eine gemeinsame Krankheitsursache mit unterschiedlicher regionaler Ausprägung vermutete. Lichtenstein u. Jaffe (1940) beschrieben ebenfalls bei dem von ihnen erstmals gefundenen eosinophilen Granulom histiozytäre Infiltrate innerhalb der osteolytischen Umbauprozesse, so daß schließlich zwei Jahre später Green u. Farber (1942) auch noch das eosinophile Granulom den genannten zwei anderen Syndromen hinzufügten.

Tabelle 3. Kasuistiken über das eosinophile Granulom im Os temporale

Pat.-Nr.	Alter/-Geschlecht	Seite	Lokalisation	Literatur
1	2 m	bds	Gehörgang	Dingley (1952)
2	3 w	bds	Mittelohr, Mastoid	Harris u. Spencer (1952)
3	34 m	bds	Gehörgang, Mittelohr, N. facialis, Labyrinth	Hoxie (1955)
4	7 m	re	Gehörgang, Mastoid	Desa (1959)
5	9 m	li	Gehörgang, Mastoid, N. facialis, Labyrinth	Wallenborn (1959)
6	2 m	bds	Mastoid, N. facialis	Falkinburg (1959)
7	2 m	re	Gehörgang	Soss (1963)
8	45 w	li	Gehörgang	Rao (1965)
9	12 m	li	Gehörgang	Mahindrakar (1965)
10	9 w	li	Mastoid	Teoh u. Kibuchi (1966)
	7 m	re	Gehörgang, Mittelohr, N. facialis	
11	3 m	re	Gehörgang, Mastoid	Martin (1969)
12	2 m	re	Gehörgang, Mittelohr, N. facialis, Labyrinth	Straka u. Caparosa (1972)
13	4 m	re	Gehörgang	Toohill et al. (1973)
	5 m	re	Gehörgang, Mittelohr, N. facialis, Labyrinth	
	1 w	bds	Gehörgang, Mittelohr, N. facialis, Labyrinth	
14	24 m	re	Mastoid	Sweet et al. (1979)
15	5 w	bds	Mastoid, Arcus Zygomaticus, Gehörgang, Mittelohr, Labyrinth	Levy et al. (1980)
16	11 w	bds	Gehörgang, Mittelohr, Mastoid, Labyrinth	

Häufigkeit, Lokalisation, Alters- und Geschlechtsverteilung
der Histiocytosis X

Sweet et al. (1979) berichteten, daß zwischen 1940 und 1978 dem Tumorregister
des pathologischen Institutes der US-amerikanischen Streitkräfte überhaupt nur
19 Fälle eines eosinophilen Granuloms im Felsenbein gemeldet worden seien. Unter der Voraussetzung, daß dieses Tumorregister repräsentative Aussagen zuläßt,
wäre die Inzidenz, an einem eosinophilen Granulom des Felsenbeines zu erkran-
ken, auf < 0,0005/100 000 Einwohner im Jahr zu schätzen.

Alle bis heute beschriebenen Fälle eines eosinophilen Granuloms im Os temporale sind im Gehörgang, Mittelohr oder Mastoid lokalisiert. Innerhalb dieser
Region kann auch der Fazialisnerv oder das Labyrinth in Mitleidenschaft gezogen werden. Eine alleinige Entstehung im Felsenbein ist demnach nicht dokumentiert (Tabelle 3).

Neben den hier aufgeführten Kasuistiken existiert noch eine weitere Mitteilung, die ein größeres
Patientenkollektiv umfaßt: McCaffrey u. McDonald (1979) arbeiteten das Patientengut der Mayo Clinic von 1926–1978 in bezug auf Krankheitsfälle, die heute als Histiocytosis X eingeordnet werden würden, auf und fanden dabei 22 Patienten mit Befall des Os temporale. Ob hier primäre Felsenbeinloka-
lisationen vorlagen, wird nicht mitgeteilt.

Die Patienten mit einem eosinophilen Granulom im Os temporale hatten nach Tabelle 3 ein Durchschnittsalter von 10 Jahren. 10 der 19 Patienten waren jünger als 5 und nur drei älter als 20 Jahre. Kinder männlichen Geschlechts waren doppelt so häufig befallen wie Mädchen.

Symptomatologie des eosinophilen Granuloms des Felsenbeins

Die vorherrschenden Symptome gehen vom äußeren Ohr und/oder Mittelohr
aus. Die schmerzhafte Gehörgangsentzündung ist gewöhnlich Erstsymptom.
Später wird von den Patienten auch auf eine Otorrhö, eine Schwerhörigkeit und
eine fluktuierende retroaurikuläre Schwellung hingewiesen.

Diagnostische Hinweise

Trommelfellnah im hinteren Gehörgangsanteil sind rote, bröcklige, sezernierende
Polypen zu erkennen. Die Differentialdiagnose zu einem rein entzündlichen Prozeß im Gehörgang, aber auch zum Fazialisneurinom oder epithelialen Tumoren
des Gehörgangs erfolgt durch die histologische Untersuchung dieses Gewebes.

Im Tonaudiogramm bestehen anfangs Schalleitungsschwerhörigkeiten. Das
native Röntgenbild zeigt einzelne oder mehrere Osteolyseherde ohne einen ver-
dichteten Randsaum im Sinne einer reaktiven Sklerose.

Computertomographische Untersuchungen sind nur zur genaueren Bestimmung der Ausdehnung und für Verlaufsbeobachtungen sinnvoll.

Therapeutische Hinweise

Im Vordergrund steht sicher die radikale Mastoidektomie. Über den Sinn einer
zusätzlichen Bestrahlung wird kontrovers diskutiert (Enriquez et al. 1967). In An-

betracht des Alters der Patienten und des allenfalls unterstützenden Einflusses der Bestrahlung im gesamttherapeutischen Konzept werden Dosierungen bis 10 Gy von vielen Autoren als ausreichend angesehen (Fradis et al. 1985; Martin 1969; Nolph u. Luikin 1982; Sweet et al. 1979).

Dagegen gibt es inzwischen eine Vielzahl gut dokumentierter Fälle, die die therapeutische Wirksamkeit einer systemischen oder intraläsionalen (60–150 mg) Glukokortikoidgabe belegen (Cohen et al. 1980; Fowles u. Bobechko 1970; Fradis et al. 1985; Mc Gavran u. Spody 1960; Martin 1969; Scaglietti et al. 1979).

Literatur

Christian HA (1920) Defects in membranous bones, exophthalmos and diabetes insipidus; an unusual syndrome of dyspituitarism. Med Clin North Am 3:849–871

Cohen M, Zornoza J, Cangir A, Murray JA, Wallace S (1980) Direct injection of methylprednisolone sodium succinate in the treatment of solitary eosinophilic granuloma of bone. Radiology 136:289–293

Desa JV (1959) Eosinophilic granuloma of the temporal bone. Arch Otolaryngol 70:593–596

Dingley AR (1952) Eosinophil granuloma of the temporal bone. J Laryngol 66:285–287

Enriquez P, Dahlin DC, Hayles AB (1967) Histiocytoxis X – a clinical entity. Mayo Clin Proc 42:88–89

Falkinburg LW et al. (1959) Bilateral eosinophilic granulomas of the mastoid processes. Arch Otolaryngol 70:292–296

Fowles YV, Bobechko WP (1970) Solitary eosinophilic granuloma in bone. J Bone Joint Surg 52:238–243

Fradis M, Podoshin J, Ben David J, Grishkan A (1985) Clinical records: eosinophilic granuloma of the temporal bone. J Laryngol 99:475–479

Green WT, Farber S (1942) Eosinophilic or solitary granuloma of bone. J Bone Joint Surg 24:499–526

Hand A (1898) Polyuria and tuberculosis. Arch Pediatr 10:673–675

Hand A (1924) Defect of membranous bones, exophthalmos, and polyuria in childhood: is it dyspituitarism? Am J Med Sci 162:509–515

Harris HE, Spencer DM (1952) Eosinophilic granuloma, bilateral mastoid involvement. Cleveland Clin Quar 19:87–89

Hoxie DA (1955) A case of bilateral eosinophilic granuloma of the temporal bone. Ann Otol Rhinol Laryngol 64:328–337

Letterer E (1924) Aleukämische Retikulose. Ein Beitrag zu den proliferativen Erkrankungen des Retikuloendothelialapparates. Frankfurt Z Pathol 30:377–394

Levy R, Sarfaty SM, Schindel J (1980) Eosinophilic granuloma of the temporal bone. Arch Otolaryngol 106:167–171

Lichtenstein L (1953) Histiocytosis X: Integration of eosinophilic granuloma of bone, Letterer-Siwe disease and Schüller-Christian disease as related manifestations of single nosologic entity. Arch Pathol 56:84–102

Lichtenstein L, Jaffe HL (1940) Eosinophilic granuloma of bone, with report of a case. Am J Pathol 16:595–604

Lieberman PH (1969) A reappraisal of eosinophilic granuloma of bone, Hand-Schüller-Christian syndrome and Letterer-Siwe syndrome. Medicine 48:375–400

Mahindrakar NH (1965) Eosinophilic granuloma. J Laryngol 79:468–473

Martin TH (1969) Solitary eosinophilic granuloma of the temporal bone. Laryngoscope 79:2165–2171

McCaffrey TV, McDonald TJ (1979) Histiocytosis X of the ear and temporal bone: review of 22 cases. Laryngoscope 89:1735–1742

McGavran HH, Spody NA (1960) Eosinophilic granuloma of bone. A study of twenty-eight cases. J Bone Joint Surg 42:979–992

Nolph MB, Luikin GA (1982) Histiocytosis X. Otolaryngol Clin North Am 15:635–647

Rao PB (1965) A case report of eosinophilic granuloma and its pathology. J Laryngol 79:62–65
Rowland RS (1928) Xanthomatosis and the reticuloendothelial system. Arch Intern Med 42:611–674
Scaglietti O, Marchetti PG, Bartolozzi P (1979) The effects of methyl prednisolone acetate in the treatment of bone cysts. Results of three years follow-up. J Bone Joint Surg 61:200–204
Schüller A (1915) Über eigenartige Schädeldefekte im Jugendalter. Fortschr Geb Roentgenstr 23:12–18
Siwe SA (1933) Die Retikuloendotheliose, ein neues Krankheitsbild unter den Hepatosplenomegalien. Z Kinderheilk 55:212–247
Soss TL (1963) Eosinophilic granuloma of the temporal bone. Calif Med 99:266–268
Straka JA, Caparosa RJ (1972) Eosinophilic granuloma of the temporal bone. Laryngoscope 82:41–44
Sweet RM, Kornblut AD, Hyams VJ (1979) Eosinophilic granuloma in the temporal bone. Laryngoscope 89:1545–1552
Teoh CK, Kikiuchi T (1966) Eosinophilic granuloma of the temporal bone. J Otol Soc Australia 2:71–73
Toohill RJ, Kidder TM, Eby LG (1973) Eosinophilic granuloma of the temporal bone. Laryngoscope 83:877–889
Wallenborn DA (1959) Eosinophilic granuloma of the temporal bone. Va Med Month 86:512–516
Wallgren A (1940) Systemic reticuloendothelial granuloma: nonlipoid reticuloendotheliosis and Schüller-Christian disease. Am J Dis Child 60:471–500

4.2 Das Chondrom des Felsenbeins

Chondrome sind ausschließlich gutartige Tumoren mit einer langsamen Wachstumstendenz.

Entstehung, Histopathologie und Nomenklatur der Chondrome

Sie nehmen ihren Ursprung von Resten des Primordialknorpels, der sein neo- und metaplastisches Potential erhalten hat.

Histologisch zeichnen sich die Chondrome durch eine mesenchymale Proliferation von kollagenem Bindegewebe mit Zonen gut differenzierten Knorpelgewebes und Knocheninseln aus.

Lokalisation, Alters- und Geschlechtsverteilung der Felsenbeinchondrome

Intrakranielle Chondrome sind selten. In den größten Operationsstatistiken wurden sie in 0,05–0,2% aller intrakranieller Tumoren beobachtet (Cushing 1932; Leithholf 1956; Matz et al. 1981). Insgesamt seien bis 1981 nur 139 Fälle intrakranieller Chondrome dokumentiert (Matz et al. 1981).

Intrakranielle Relikte knorpeliger Strukturen finden sich gewöhnlich parasagittal der Schädelbasis. In einer statistischen Auswertung von 50 intrakraniellen Chondromen aus dem Jahre 1961 werden folgende Lokalisationen angegeben (Aronson 1961):

Frontoparietal: 17   34%

Parasellär: 26   52%

Andere: 7   15%

Hierbei sei ein bevorzugter Entstehungsort im Bereich des Foramen lacerum zu suchen, in dessen Nähe sich häufig noch knorpelige Reste finden (Gacek 1975). Auch der petromastoidale Übergang ist knorpeligen Ursprungs (Shapiro u. Janzen 1960). Dort entstehende Chondrome können eine Wachstumstendenz nach medial (Kleinhirnbrückenwinkelsymptomatik) oder nach unten (Foramen-jugulare-Symptomatik) zeigen. Fünf Fälle weisen darüber hinaus auf die Möglichkeit hin, daß intrakranielle Chondrome auch supratentoriell von nicht-knorpeligen Geweben ausgehen können (Neuman 1927; Martin 1934; Chorobski et al. 1939; Ahyai u. Sporri 1979; Matz et al. 1981).

Je ein Fall eines intrakraniellen Chondroms ist in Kombination mit einer Chondromatose (List 1943), einem polytopen und polyostischen Erbleiden des sich entwickelnden Knorpels, das besonders bei jungen Männern zu finden ist, und mit einem Maffucci-Syndrom, einer generalisierten Sonderform der Chondromatose (Ollier-Wachstumsstörung) mit gleichzeitiger Ausbildung multipler Hämangiome beschrieben worden (Sarwar et al. 1976).

Betrachtet man isoliert die Chondrome an der Pyramidenspitze und an der Pyramidenrückfläche, so verbleiben nur noch 11 Fallbeschreibungen (Falkenberg 1941; Klinger 1951; Bormann 1951; Kleinsasser u. Friedmann 1958; Aronson u. Otis 1961; Gabrielson u. Klingman 1964; Mansuy et al. 1964; Isamat et al. 1968; Sarwar et al. 1976; Pheline et al. 1979; Komisar et al. 1981). Die Fälle von Sarwar et al. (1976) und Komisar et al. (1981) sind recht isoliert in der Felsenbeinspitze lokalisiert, während alle anderen Autoren Chondrome der Pyramidenrückfläche beschreiben.

Den einzelnen Kasuistiken ist zu entnehmen, daß bevorzugt, aber nicht ausschließlich Frauen im 2.–4. Lebensjahrzehnt betroffen sind. Die linke Seite dominiert.

Symptomatologie der Felsenbeinchondrome

Das Leitsymptom ist der langsam fortschreitende Ausfall der in der unmittelbaren Umgebung des Chondroms verlaufenden Hirnnerven, ohne daß andere Zeichen einer intrakraniellen Raumforderung erkennbar sein müssen. Die Hirnnervenausfälle können bis zur Diagnosestellung ein erstaunliches Maß erreichen (Aronson u. Otis 1963; Mansuy et al. 1964; Isamat et al. 1968; Pheline et al. 1979).

Diagnostische Hinweise

In den konventionellen Röntgenaufnahmen erkennt man in etwa 60% der Fälle eine irreguläre, teilweise verkalkte Masse und in mehr als 50% der Fälle eine Destruktion von Sella, Felsenbeinoberkante oder von einem der Foramina der Pyramidenvorderfläche (Matz et al. 1981).

Charakteristisch für die Chondrome ist das computertomographische Bild, welches nach Kontrastmittelgabe im Tumor ein Wabenmuster zeigt.

Die Differentialdiagnose zu anderen Felsenbeinspitzenprozessen ist zwar oft erst mit dem histologischen Präparat möglich, kann aber aufgrund des langsamen

Wachstumsverhaltens und der beschrieben Röntgenbilder schon recht weitgehend eingeengt werden. Üblicherweise bereitet die Unterscheidung zu Chordomen (vgl. 5.4), deren Auftreten in dieser Region auch sehr viel wahrscheinlicher ist, Schwierigkeiten.

Therapeutische Hinweise

Die vollständige operative Entfernung des Tumors ist anzustreben. Eine Radiatio ist wegen einer möglichen sarkomatösen Entartung kontraindiziert. Ein Ansprechen auf eine Chemotherapie ist nicht bekannt.

Die Prognose ist auch bei unvollständiger Exstirpation des Tumors wegen des ausgesprochen langsamen Wachstums gut (Isamat et al. 1968). Es gibt keine gesicherten Zahlen zur Inzidenz der sarkomatösen Entartung der Chondrome (Sarwar et al. 1976).

Literatur

Ahyai A, Sporri O (1979) Intracerebral chondroma. Surg Neurol 11:431–433

Aronson HA, Otis RD (1961) Intracranial chondroma involving the cerebellopontine angle. Report of a case. J Neurosurg 19:529–531

Bormann H (1951) Artdiagnose der seltenen Schädelbasisgeschwülste. Ztbl. Neurochir 11:33–45

Chorobski J, Jarzymski J, Ferens E (1939) Intracranial solitary chondroma. Surg Gynecol Obstet 68:677–686

Cushing H (1932) Intracranial tumors: Notes upon a series of two thousand verified cases with surgical mortality percentages pertaining thereto. Thomas, Springfield, p 150

Falkenberg K (1941) Chondrome des Kleinhirnbrückenwinkels. Monatsschr Ohrenheilk Laryngol Rhinol 75:343–350

Gabrielson TO, Kingman AF (1964) Osteocartilaginous tumors of the base of the skull. Report of a unique case and review of the literature. Am J Roentg 91:1016–1023

Gacek RR (1975) Diagnosis and managment of primary tumors of the petrous apex. Ann Otol Rhinol Laryngol [Suppl 18]:84

Isamat F, Miranda AM, Ripoll M (1968) Parajugular foramen chondroma. J Neurosurg 28:490–494

Kleinsasser O, Friedmann G (1958) Die Knorpelgeschwülste der Schädelbasis. Dtsch Z Nervheilk 177:378–404

Klinger M (1951) Über Knorpelgeschwülste der Schädelbasis mit intrakranieller Ausdehnung. Acta Neurochir 1:337–380

Komisar A, Som PM, Shugar JMA, Sacher M, Parisier SC (1981) Benign chondroma of the petrous apex. J Comp Ass Tom 5:116–118

List CF (1943) Osteochondromas arising from the base of the skull. Surg Gynecol Obstet 76:480–492

Mansuy L, Girard P, Bret P (1964) A propos de deux observations de tumeur de trou déchiré postérieur. Rev Oto-Neuro-Ophthalmol 36:249–254

Martin MP (1934) Volumineux myxochondrome de la faux cerveau. Rev Neurol 1:1050–1055

Matz S, Israeli Y, Shalit MN, Cohen ML (1981) Computed tomography in intracranial supratentorial osteochondroma. J Comp Ass Tom 5:109–115

Neuman A (1927) Volumineux myxochondrome intracranien. J Chir Ann Soc Belge 26:157–162

Pheline C, Engel P, Vignaud J, Aubin ML (1979) Sphenoidal chondroma. Acta Neurochir 28:445–446

Sarwar M, Swischuk LE, Schlechter MM (1976) Intracranial chondromas. Am J Roentgenol 127:973–977

Shapiro R, Janzen AH (1960) The normal skull. A roentgen study. P B Hoebner Inc, New York, p 257 ff

4.3 Das Chondroblastom des Felsenbeins

Entstehung, Histopathologie und Nomenklatur der Chondroblastome

Es wird vermutet, daß das Chondroblastom ähnlich wie das Chondrom während der enchondralen Ossifikation seinen Ursprung von der primitiven Knorpelzelle nimmt (Jaffe 1958; Huvos et al. 1972).

Histologisch finden sich typischerweise vielkernige Riesenzellen, polygonale Zellen und Spindelzellen. Das Stroma ist myxoid und aufgelockert und zeigt Nekrosen und Einblutungen. Man sieht vereinzelte Knorpelinseln, die spärlicher sind als bei den gleichen Tumoren an den langen Röhrenknochen. In den Knorpelinseln ist teilweise eine Verkalkung erkennbar.

Das Chondroblastom muß heute im Gegensatz zur ursprünglichen Auffassung als ein Tumor von wechselnder Dignität aufgefaßt werden (Aegerter u. Kirkpatrick 1975). Dies begründet sich vor allem in der Tatsache, daß sowohl Chondroblastome mit einer hohen Rezidivneigung (Huvos et al. 1972; Coleman 1966) als auch solche mit einem regional aggressiven Wachstum (Reyes u. Kathuria 1979; Kahn et al. 1969; Schajowicz u. Gallardo 1970; Hatcher u. Campbell 1951) beschrieben sind. Möglicherweise wird man dieser Geschwulst gerechter, wenn man sie als ein low-grade-Chondrosarkom betrachtet (Aegerter u. Kirkpatrick 1975).

Die leider irreführende Bezeichnung "benignes Chondroblastom" geht auf Jaffe und Lichtenstein (1943) zurück. Im angloamerikanischen Sprachraum ist in Anlehnung an den Erstbeschreiber dieser Geschwulst (Codman 1931) auch die Bezeichnung „Codman's tumor" gebräuchlich.

Häufigkeit, Lokalisation, Alters- und Geschlechtsverteilung der Chondroblastome

Insgesamt scheint das intrakranielle Chondroblastom noch viel seltener zu sein als das Chondrom. Selbst in großen Statistiken über Hirntumoren ist es nicht aufgeführt. Im Schläfenbein ist das Chondroblastom ebenfalls eine sehr seltene Geschwulst. Die bis heute dokumentierten neun Fälle lassen aber hier in der Häufigkeit keinen Unterschied erkennen (Tabelle 4).

Tabelle 4. Chondroblastome des Felsenbeins

Pat.-Nr.	Alter/Geschlecht	Seite	Literatur
1	39 m	o.A.	Vandenberg u. Coley (1950)
2	53 m	o.A.	Denko u. Krauel (1955)
3	30 w	li	Cares u. Terplan (1971)
4	39 m	re	Harner et al. (1971)
5	39 m	re	
6	56 m	li	
7	57 m	li	
8	42 m	li	Feely u. Keohane (1984)
9	45 m	li	Anim u. Baraka (1986)

Da der Ausgangspunkt von der primitiven Knorpelzelle vermutlich der gleiche ist wie für das Chondrom, wäre zu erwarten gewesen, daß das Chondroblastom des Schläfenbeins die gleichen regionalen Prädilektionsstellen (Pyramidenspitze) besitzt. Die wenigen bis heute beschriebenen Fälle eines intrakraniellen Chondroblastoms bestätigen diese Vermutung jedoch nicht. Alle bis heute beschriebenen Fälle hatten ihr Tumorzentrum in der Nähe des Antrum mastoideum oder des epitympanalen Übergangs zur Squama temporalis.

Aber nicht nur die vom Chondrom abweichende intrakranielle Lokalisation, die nach den bis heute vorliegenden Fällen als pathognomisch bezeichnet werden kann, sondern auch die Alters- und Geschlechtsverteilung mit einem Überwiegen mittelalter Männer läßt deutliche Unterschiede zum Chondrom erkennen. Lediglich das Überwiegen der linken Seite im Verhältnis 7:2 erinnert an entsprechenden Verteilungen der gutartigen Variante.

Die bei den Chondroblastomen gefundene Altersverteilung unterscheidet sich übrigens erheblich von den Literaturangaben, in denen für diesen Tumor immer wieder ein Manifestationsalter zwischen dem 10. und 25. Lebensjahr angegeben wird.

Symptomatologie der Schläfenbeinchondroblastome

Frühsymptome sind somit in allen Fällen Erscheinungen, wie sie bei chronischen Mittelohrprozessen erwartet werden. Hierzu zählen besonders Schwerhörigkeit, Otalgie und Otorrhö, wobei jedes dieser Symptome im Vordergrund stehen kann. Oft findet sich zusätzlich eine schmerzlose Schwellung vor dem Ohr. Zwischen dem Auftritt dieser Symptome und der Diagnosestellung vergehen gewöhnlich Monate bis Jahre.

Bei grenzüberschreitender Ausdehnung der Chondroblastome kann es dann auch zu Zeichen eines intrakraniellen raumfordernden Prozesses kommen.

Diagnostische Hinweise

Darauf, daß die Lokalisation im Schläfenbein als pathognomisch angesehen werden kann, wurde bereits verwiesen. Hieraus leiten sich auch die charakteristischen Befunde ab.

Bei der Otoskopie erkennt man in den meisten Fällen eine Geschwulst ausgehend von der vorderen oder hinteren Gehörgangswand. Röntgenologisch zeigt sich ein osteolytischer Prozeß, der scharf begrenzt ist und eine fleckförmige Verkalkung aufweisen kann. In der Computertomographie findet sich meist eine Kontrastmittelanreicherung.

Auf die an anderen Knochen immer zutreffende Differentialdiagnose zwischen Chondroblastom und dem sog. braunen Tumor im Rahmen eines Hyperparathyreoidismus kann hier möglicherweise verzichtet werden, da die zuletzt genannte Geschwulst in dieser Region noch nie beschrieben wurde. Dagegen ist eine Abgrenzung zu einem osteolytischen Plasmozytom erforderlich.

Therapeutische Hinweise

Das Chondroblastom ist radikal chirurgisch über eine erweiterte Mastoidektomie zu entfernen. Eine zusätzliche Bestrahlung soll aus zwei Gründen angezeigt sein: Als postoperative Radiatio, wenn eine Entfernung im Gesunden nicht möglich war (Harner et al. 1979; Feely u. Keohane 1984; Anim u. Baraka 1986; Cares u. Terplan 1971; Denko et al. 1955), und als präoperative Radiatio, wenn eine Kontrastmittelanreicherung im Computertomogramm einen ungewöhnlichen Gefäßreichtum signalisiert (Harner et al. 1979).

Wegen der geringen Fallzahl von Chondroblastomen des Schädels ist eine statistisch belegte Aussage über die Prognose nicht möglich.

Literatur

Aegerter E, Kirkpatrick JA (1975) Orthopedic diseases – physiology, pathology, radiology. Saunders, Philadelphia, p 539

Anim JT, Baraka ME (1986) Chondroblastoma of temporal bone: unusual histologic features. Ann Otol Rhinol Laryngol 95:260–263

Cares HL, Terplan K (1971) Chondroblastoma of the skull: Case report. J Neurosurg 35:614–618

Codman EA (1931) Epiphyseal chondromatous giant cell tumours of the upper end of the humerus. Surg Gynec Obstet 52:543–548

Coleman SS (1966) Benign chondroblastoma with recurrent soft tissue and intra-articular lesions. J Bone Joint Surg 48:1554–1560

Denko JV, Krauel JH (1955) Benign chondroblastoma of bone: an unusual localization in temporal bone. Arch Pathol 59:710–711

Feely M, Keohane C (1984) Chondroblastoma of the skull. J. Neurol Neurosurg Psychiatry 47:1348–1350

Harner SG, Cody DTR, Dahlin DC (1979) Benign chondroblastoma of the temporal bone. Otolaryngol Head Neck Surg 87:229–236

Hatcher CH, Campbell JC (1951) Benign chondroblastoma of bone: its histologic variations and a report of late sarcoma in the site of one. Bull Hosp Joint Dis 12:411–420

Huvos AG, Marcove RC, Erlandson RA, Mike V (1972) Chondroblastoma of bone; a clinico-pathologic and electron microscopic study. Cancer 29:760–771

Jaffe HL (1958) Tumours and tumorous conditions of the bones and joints. Lea and Febiger, Philadelphia.

Jaffe HL, Lichtenstein L (1943) Benign chondroblastoma of bone. A re-interpretation of the so-called calcifying or chondromatous giant cell tumour. Am J Pathol 18:969–983

Kahn LB, Wood FM, Ackerman LV (1969) Malignant chondroblastoma. Report of two cases and review of the literature. Arch Pathol 88:371–376

Reyes CV, Kathuria S (1979) Recurrent and aggressive chondroblastoma of pelvis with late malignant neoplastic changes. Am J Surg Pathol 3:449–455

Schajowicz F, Gallardo H (1970) Epiphyseal chondroblastoma of bone: a clinicopathological study of 69 cases. J Bone Joint Surg 52:205–226

Vandenberg HJ, Coley BL (1950) Primary tumors of the cranial bones. Surg Gynec Obstet 90:602–612

4.4 Das Osteom und Osteofibrom des Felsenbeins

Osteome und Osteofibrome sind gutartige, langsam wachsende, reife Knochengeschwülste.

Nach der Lokalisation werden häufig die kleinen kompakten Osteome, zu denen im weitesten Sinne auch die Gehörgangsex- und -hyperostosen gezählt werden dürfen, von den Osteomen und Osteofibromen in den pneumatisierten Höhlen des Schläfenbeines unterschieden. Die letztgenannten werden seit der Jahrhundertwende auch Höhlenosteome genannt (Schmidt 1900).

Die Mehrzahl dieser Osteome entstehen in der Kortikalis des Mastoids mit einer nach außen gerichteten Wachstumstendenz. Da sie dabei gelegentlich auch die Hinterwand des äußeren Gehörgangs nach vorne verdrängen können (Bouche u. Freche 1971; Coates 1938; Simpson 1940), müssen sie bei entsprechenden Befunden differentialdiagnostisch in Erwägung gezogen werden.

Nach einer Literaturübersicht sind 41 von 53 beschriebenen Osteomen des Os temporale innerhalb der Grenzen des Mastoids lokalisiert (Denia et al. 1979).

Sowohl die außen aufliegenden als auch die intrakraniell einwachsenden Osteome scheinen als gemeinsamen Ausgangspunkt den Übergang der Squama temporalis auf das Felsenbein in unmittelbarer Nähe des sog. Sinus-Dura-Winkels zu haben, wobei die erstgenannten vom äußeren und die anderen vom inneren Kortikalisblatt der Temporalschuppe entstehen. Die mögliche Verbindung dieser Osteome mit dem dort anzutreffenden Nahtbereich Warzenfortsatz/Hinterhauptsbein unterstützt Virchow's Theorie, daß als Ursache dieser Osteome eine Knochendiathese durch eine ungenügende Verschmelzung der in diesem Bereich zusammentreffenden knöchernen Strukturen wahrscheinlich ist.

Eine andere seltene Lokalisation der Osteome innerhalb des Felsenbeines sind jene Fälle, die das Lumen des inneren Gehörganges einengen. Sie imitieren die Symptome kleiner Akustikusneurinome (Debain et al. 1964; Tasen 1970; Stephens et al. 1974).

Der Verdacht auf ein nach außen wachsendes mastoidales Osteom wird gewöhnlich schon aufgrund des typisch knochenharten, schmerzfreien Tastbefundes gestellt. Röntgenologisch stellt sich bei Schädelübersichtsaufnahmen eine knochendichte, kugelige Geschwulst dar.

Literatur

Bhandari Y, Jones R (1972) Osteoma of the middle cranial fossa. J Neurosurg 37:610–612
Bouche J, Freche C (1971) Le tumeurs du rocher. Problèms actuels d'oto-rhino-laryngologie; Maloine Paris, pp 74–145
Coates GM (1938) Osteomas growing from the mastoid cortex. Arch Otolaryngol 28:27–28
Debain J, Siardet J, Kopiloff G (1964) Surdite par exostose du conduit auditil interne. Ann Otolaryngol 82:94–95
Denia A, Perez F, Canalis RR, Graham MD (1979) Extracanaliculär osteomas of the temporal bone. Arch Otolaryngol 105:706–709
Karl RD, Hartshorne MF, Cawthon MA, Youngblood LA, Joyce RP, Bunker SR, Howard WH
Meredith JM (1950) Osteoma of the cranial vault and base: Three cases illustrating two varieties. South Surg 16:785–795
Pilcher C (1938) Bony intracranial tumors with reports of three cases. South Med J 31:613–619

Schmidt MB (1900) Allgemeine Pathologie und pathologische Anatomie der Knochen. Ergebn Allg Pathol Path Anat 7:221
Simpson WL (1940) Osteoma of the mastoid: report of two cases. Arch Otolaryngol 32:642–661
Stephens S, Charlet De Sauvage R, Aran J (1974) Adaption de L'electrochochleogramme: Note preliminaire. Rev Laryngol Otol Rhinol 95:129–138
Tasen T (1970) Internal acoustic meatus exostosis. ORL 7:32–36

4.5 Das Osteoblastom des Felsenbeins

Histopathologie und Nomenklatur der Osteoblastome

Das "benigne Osteoblastom" ist ein gut vaskularisierter Tumor, der sich durch einen besonderen Osteoblastenreichtum auszeichnet (Jaffe 1956; Lichtenstein 1956). Makroskopisch ist die Geschwulst scharf umschrieben und bei Expansion im Knochen durch ein feines Gehäuse aus neoplastisch gebildetem Kortikalknochen abgegrenzt. Der Binnenraum des Osteoblastoms ist dagegen von bröckliger Konsistenz (Lichtenstein u. Sawyer 1964; Ronis et al. 1974; Potter et al. 1983; Naclerio et al. 1985).

Das histologische Bild ist charakteristisch. Das Osteoblastom ist von großen Zellen mit großen, plumpen, hyperchromatischen Kernen durchsetzt. Dazwischen finden sich in unterschiedlicher Dichte untereinander verwobene Osteoidtrabekel, die gelegentlich kalzifiziert sind (Lichtenstein u. Sawyer 1964; Lichtenstein 1972; Potter et al. 1983; Miyazaki et al. 1987).

Ähnlich wie beim Chondroblastom sollte heute der Zusatz "benigne" nach erfolgtem histologischen Grading (I–III) nur den Fällen vorbehalten bleiben, die zweifelsfrei keine Malignitätszeichen aufweisen (Dalinka 1972). Die wenigen bis heute beschriebenen nicht-gutartigen Verlaufsformen zeichnen sich allerdings klinisch nur durch eine hohe Rezidivrate aus. Ein infiltratives Wachstum oder eine Metastasierung ist nicht beschrieben (Potter et al. 1983; Miyazaki et al. 1987).

Häufigkeit, Lokalisation, Alters- und Geschlechtsverteilung
der Osteoblastome

Bis 1975 waren erst 197 Fälle eines Osteoblastoms beschrieben (Marsh et al. 1975), wonach Männer doppelt so häufig wie Frauen betroffen sind. Etwa 80%

Tabelle 5. Osteoblastome des Felsenbeins

Pat.-Nr.	Alter/Geschlecht	Seite	Lokalisation	Literatur
1	9 w	re	Squama temporalis	Lichtenstein (1956, 1972)
2	78 m	re	Squama temporalis	Lichtenstein (1964)
3	13 m	re	Gehörgang, Mittelohr	Ronis et al. (1974)
4	57 w	re	Mittelohr, Mastoid	Glasscock et al. (1978)
5	19 w	re	Mittelohr, Mastoid, Squama	Potter et al. (1983)
6	4 w	li	Mastoid, innerer Gehörgang	Naclerio et al. (1985)
7	1 w	re	Squama temporalis	Miyazaki et al. (1987)

der Patienten seien jünger als 30 und 70% jünger als 20 Jahre. Dieses typische Altersverhalten scheint sich auch in Tabelle 5 wiederzufinden, in der die bis heute beschriebenen Fälle über Osteoblastome im Schläfenbein zusammengestellt sind.

Am Os temporale scheint das Osteoblastom allerdings das weibliche Geschlecht zu bevorzugen. Ausgangspunkt für diesen Tumor dürften in jedem Fall die Mittelohr- und Mastoidräume sein. Ein Vordringen bis zum inneren Gehörgang ist einmalig (Naclerio et al. 1985).

Symptomatologie der Schläfenbeinosteoblastome

Schmerz ist das häufigste gemeinsame Symptom der Osteoblastome (Byers 1968; Naclerio et al. 1985). Dem beschriebenen Entstehungsort der Osteoblastome im Schläfenbein entsprechend steht eine entzündliche Mittelohrsymptomatik immer im Vordergrund (Ronis et al. 1974; Potter et al. 1983).

Das Vordringen des Osteoblastoms zum inneren Gehörgang äußert sich zusätzlich in einer Fazialisparese (Naclerio et al. 1985).

Diagnostische Hinweise

In fast allen Fällen hatte das Schläfenbeinosteoblastom den äußeren Gehörgang weitgehend komprimiert. Zusätzlich kann die Geschwulst typischerweise periaurikulär getastet werden.

Röntgenologisch zeichnet sich das Osteoblastom als eine scharf begrenzte Osteolyse mit strahlendichtem Randsaum aus (Pochaczevsky et al. 1960). Die scharfe Begrenzung ist ebenfalls im Computertomogramm erkennbar. Die Fähigkeit, Kontrastmittel zu speichern, dokumentiert die charakteristische Vaskularisation (Potter et al. 1983; Naclerio et al. 1985; Miyazaki et al. 1987).

Therapeutische Hinweise

Die komplette chirurgische Entfernung des Osteoblastoms ist anzustreben. Eine präoperative Embolisation der zuführenden Gefäße vermindert die intraoperative Blutungsgefahr (Potter et al. 1983). Alle in Tabelle 5 beschriebenen Patienten zeigten nach erfolgter Operation in einem Beobachtungszeitraum von ein bis vier Jahren keine Rezidive. Sty u. Simons (1982) schlagen als besten Parameter für postoperative Befundkontrollen die regelmäßige Knochenszintigraphie vor.

Bestrahlungen haben keinen Erfolg (Miyazaki et al. 1987) und stehen im Verdacht, eine maligne Degeneration zu verursachen (Dalinka 1972; Potter et al. 1983; Naclerio et al. 1985).

Literatur

Byers PD (1968) Benign osteoblastic lesions of bone. Cancer 22:43–57
Dalinka MK (1972) Osteoblastoma benign or malign percursor: report of a case. J Can Assoc Radiol 23:214–216
Glasscock M, Miller G, Drake F, Kanok M (1978) Surgery of the skull base. Laryngoscope 88:905–923
Jaffe HL (1956) Benign osteoblastoma. Bull Hosp Joint Dis Orthop Inst 17:141–151
Lichtenstein L (1956) Benign Osteoblastoma: a category of osteoid- and bone-forming tumors others than classical osteoid osteoma, which may be mistaken for giant-cell tumor or osteogenic sarcoma. Cancer 9:1044–1052
Lichtenstein L (1972) Benign osteoblastoma. In: Bone Tumors. Mosby St. Louis, S 97–108
Lichtenstein L, Sawyer W (1964) Benign osteoblastoma: further observations and report of twenty additionel cases. J Bone Joint Surg 46:755–765
Marsh BW, Bongfiglio M, Brady LP, Enneking WF (1975) Benign osteoblastoma: range of manifestations. J Bone Joint Surg 57:1–9
Miyazaki S, Tsubokawa T, Katayama Y, Kai Y, Sakurai I (1987) Benign osteoblastoma of the temporal bone of an infant. Surg Neurol 27:277–283
Naclerio RM, Jenkins HA, Herzog JA (1985) Osteoblastoma of the temporal bone presenting as facial paralysis. Int J Ped Otorhinolaryngol 8:253–262
Pochaczevsky R, Yen YM, Sherman RS (1960) The roentgen appearance of benign osteoblastoma. Radiology 75:429–437
Potter C, Conner GH, Sharkey FE (1983) Benign osteoblastoma of the temporal bone. Am J Otol 4:318–322
Ronis ML, Obando M, Bucko MI, Liebmann EP (1974) Benign osteoblastoma of the temporal bone. Laryngoscope 84:857–863
Sty J, Simons G (1982) Intraoperative 99m Technetium bone imaging in the treatment of benign osteoblastic tumors. Clin Orthop 165:223–227

4.6 Das Osteoklastom des Felsenbeins

Entstehung, Histopathologie und Nomenklatur der Osteoklastome

Als möglicher Ursprung des Osteoklastoms werden mesenchymale Zellen des Bindegewebes diskutiert, die sich sowohl in Fibroblasten ähnelnde als auch in vielkernige osteoklastische Zellen differenzieren können.

Das Osteoklastom ist von weicher, zerfließender Konsistenz mit einer typischen rotbraunen Färbung (Müller-Hermann et al. 1983). Histologisch handelt es sich um eine gut vaskularisierte, nicht abgekapselte Geschwulst, die einheitlich aus ovalen und undifferenzierten mononukleären, histiozytären oder fibroblastischen Zellen besteht. Dazwischen sind einige vielkernige Riesenzellen verstreut (Huet et al. 1956; Kiwit et al. 1986).

Schon seit 1940 wird von Jaffe et al. gefordert, daß das Osteoklastom in benigne, semimaligne und maligne Grade subklassifiziert werden muß. Diese Forderung ist inzwischen wieder umstritten. Eine Vorhersage über eine Rezidivneigung soll anhand des histologischen Befundes nicht möglich sein (Dahlin et al. 1970). Mit einem lokal aggressiven Verhalten und einer Metastasierung sei bei allen Osteoklastomen prinzipiell zu rechnen (Glasscock u. Hunt 1974). Die Begriffe Osteoklastom und ossärer Riesenzelltumor (giant cell tumor) werden nebeneinander im gleichen Maße benutzt.

Häufigkeit, Lokalisation, Alters- und Geschlechtsverteilung

Die Prävalenz der Osteoklastome wird auf 0,1/100000 Einwohner geschätzt (Mnaymneh et al. 1964). Unter 195 Osteoklastomen fanden Dahlin et al. (1970) nur in drei Fällen einen Befall der Schädelknochen. Dabei war der Tumor regelmäßig am aufsteigenden Unterkieferast gelegen. Selbst in großen Statistiken über Hirntumoren werden die Osteoklastome nicht erwähnt.

Osteoklastome im Schläfenbein werden bis heute als genauso selten wie die zuvor genannten Geschwülste bezeichnet. Dies entspricht nicht genau der Zahl der Fallbeschreibungen. Bis heute sind 63 Fälle eines Schläfenbeinosteoklastoms bekannt geworden. Von diesen liegen 42 in den seitlichen Anteilen des Felsenbeins und 21 parasellär an der Pyramidenspitze. Damit ist das Osteoklastom nach dem M. Paget die zweithäufigste Knochengeschwulst des Felsenbeins.

Literatur

Dahlin DC, Cupps RE, Johnson EW (1970) Giant cell tumor: a study of 195 cases. Cancer 25:1061–1070

Glasscock ME, Hunt WE (1974) Giant cell tumor of the sphenoid and temporal bones. Laryngoscope 84:1181–1187

Huet PC, Labayle J, Godde C, Perrier G (1956) Giant cell tumor in the mastoid. Soc Laryngol Hosp Paris 61:443–446

Jaffe HL, Lichtenstein L, Portis RB (1940) Giant-cell tumor of bone: its pathologic appearance, grading, supposed variants and treatment. Arch Pathol 30:993–1031

Kiwit JCW, Schober R, Nicola N, Schirmer M, Wechsler W (1986) Osteoclastomas of the petrous bone. Surg Neurol 26:59–62

Mnaymneh WA, Dudley HR, Mnaymneh LG (1964) Giant cell tumor of bone: An analysis and follow-up study of 41 cases observed at the Massachusets General Hospital 1925–1960. J Bone Joint Surg (Am) 46:63–75

Müller-Hermann E, Münker G, Adler CP (1983) Ossärer Riesenzelltumor im Bereich von Pauke und Felsenbein. Laryngol Rhinol Otol 62:103–105

4.7 Osteitis deformans (M. Paget)

Die Osteitis deformans ist eine gutartige, chronisch hereditäre Erkrankung des Knochens unbekannter Ätiologie (Nager 1975). Die Diagnostik erfolgt im wesentlichen radiologisch. Die Therapie besteht im abwartend konservativen Vorgehen.

Entstehung, Lokalisation und Histopathologie

Die Ursache der Erkrankung ist unbekannt. Eine familiäre Häufung bei autosomal dominantem Erbgang wird beschrieben.

Histologisch zeigt sich ein typisches Bild von Knochenauf- und -abbau. Der aufgelöste Knochen wird durch ein fibrös-vaskuläres Gewebe ersetzt (Nager 1975). Histologische Ähnlichkeit sollen zwischen Osteitis deformans, Osteodystrophia fibrosa lokalisata und Otosklerose bestehen. Früher wurden diese Erkrankungen unter dem Begriff Osteodystrophie zusammengefaßt (Weber 1930).

Rüedi (1968) vermutet, daß eine Schallempfindungsstörung bei der Osteitis deformans infolge einer shuntbedingten Zirkulationsstörung im Meatus acusticus internus entsteht. Für eine shuntbedingte Abflußstauung spricht seinen Untersuchungen zufolge eine Verbreiterung des bindegewebigen Endastes.

Häufigkeit, Lokalisation, Alters- und Geschlechtsverteilung

Sir James Paget beschrieb 1877 erstmals die Befunde einer Osteitis deformans als eine chronisch entzündliche Knochenkrankheit. Die ersten histologischen Untersuchungen über die Manifestation der osteitis deformans stammen von O. Mayer aus dem Jahre 1913 (Mayer 1913, 1917)

Koller errechnete 1946, daß 13 von 100000 Einwohnern unter einem M. Paget leiden (Koller 1946). Jenseits des 40. Lebensjahres nimmt die Inzidenz, wie Autopsiestudien zeigen, schnell linear zu (Schmorl 1932; Collins 1956). Im Sektionsgut kann aber auch gezeigt werden, daß die Osteitis deformans zu 65–70% die Schädelbasis mit ergriffen hat (Collins 1956).

Obwohl demnach die Osteitis deformans eine generalisierte Erkrankung des gesamten Knochensystems darstellt, wird die klinische Manifestation des M. Paget an der Schädelbasis und dort besonders im Felsenbein mit etwa 10–20% recht unterschiedlich eingeschätzt (Gutman u. Kasabach 1936; Fowler 1937; Rosenkrantz et al. 1952).

Männer sind im Verhältnis 5:4 etwas häufiger betroffen als Frauen (Collins 1956).

Symptomatologie des M. Paget

Betroffen sind meist beide Felsenbeine. Daher klagen die Patienten häufig über einen beidseitigen Hörverlust verbunden mit Ohrgeräuschen und Schwindel.

Diagnostische Hinweise

Meistens findet sich eine reine Schallempfindungsschwerhörigkeit. Dies wird gewöhnlich durch abnormes Knochenwachstum im Bereich des inneren Gehörganges erklärt (Applebaum u. Clemis 1977). Seltener zu beobachtende kombinierte Schwerhörigkeiten sind durch eine gleichzeitige Stapesankylose oder Kettenfixation bedingt (Waltner 1965).

In konventionellen Röntgenaufnahmen zeigt sich eine sehr charakteristische ausgeprägte Demineralisation des Felsenbeinknochens (Petasnick 1969).

Therapeutische Hinweise

Wegen der generalisierten Ausprägung der Erkrankung ist ein isoliertes Angehen der Einzelherde nicht sinnvoll.

Eine Steigbügeloperation kann zur Verbesserung des Hörvermögens indiziert sein, auch um evt. besser ein Hörgerät anpassen zu können.

Literatur

Applebaum EL, Clemis JD (1977) Temporal bone histopathology of Pagets disease with sensineuronal hearing loss and narrowing of the internal auditory canal. Laryngoscope 87:1753–1759

Collins DH (1956) Paget's disease of bone. Incidence and subclinical forms. Lancet II:51–57

Fowler EP (1937) Etiological and clinical types of so-called "nerve deafness". Laryngoscope 47:586–593

Gutman AB, Kasabach H (1936) Paget's disease (osteitis deformans); analysis of 116 cases. Am J Med Sci 191:361–380

Koller F (1946) Über die Heredität der Ostitis deformans Paget. Helv Med Acta 13:389–400

Mayer O (1913) Demonstriert die Mikrophotogramme von zwei Fällen von Otosklerose mit vier Schläfenbeinen. Zentralbl Ohrenheilk 11:530–531

Mayer O (1917) Die Erkrankungen des Gehörorgans bei der Ostitis deformans (Paget) sive Ostitis fibrosa hyperostatica. In: Untersuchungen über die Otosklerose. Hölder, Wien, S 74–117

Nager GT (1975) Paget's disease of the temporal bone. Ann Otol Rhinol Laryngol 84 (Suppl 22):1–32

Paget J (1877) On a form of chronic inflammation of bones (Osteitis deformans). Med Chir Trans 60:37–63

Rosenkrantz JA, Wolf J, Kaicher JJ (1952) Paget's disease (Osteitis deformans). Review of one hundred eleven cases. Arch Intern Med 90:610–633

Rüedi L (1968) Are there cochlear shunts in Paget's and Recklinghausen's Disease? Acta oto-laryngologica 65:13–24

Schmorl G (1932) Über Ostitis deformans Paget. Virchows Arch Pathol Path Anat 283:694–751

Waltner JG (1965) Stapedectomy in Pagets disease. Arch Otolaryngol 82:355–358

Weber M (1930) Otosklerosis in its histogenetic relations to osteodystrophia fibrosa. Arch Otolaryng 11:1

4.8 Sarkome

4.8.1 Das Chondrosarkom des Felsenbeins

Das Chondrosarkom ist eine primitive Knochengeschwulst von allgemein niedrig malignem Charakter. 0,15% aller intrakraniellen Tumoren sind Chondrosarkome. Mehr als die Hälfte von ihnen sind an der Schädelbasis lokalisiert (Cianfriglia et al. 1978).

Allerdings ist es nicht einfach, einen Eindruck über die Relevanz dieser Geschwulst im Rahmen der Felsenbeintumoren zu erhalten, da die Differentialdiagnose zum Chordom mit erheblichen Schwierigkeiten verbunden sein kann. Unter 55 Schädelbasistumoren, die primär als Chordome diagnostiziert worden waren, fanden Heffelfinger et al. (1972) in 19 Fällen chondroide Elemente. Patienten mit dieser Variation hätten eine bessere Prognose gehabt als die übrigen.

4.8.2 Das Ewing-Sarkom des Felsenbeins

Ewing-Sarkome sind hochgradig undifferenzierte Knochenmarksgeschwülste von hoher Malignität.

Häufigkeit, Lokalisation, Alters- und Geschlechtsverteilung der Ewing-Sarkome

Unter 400 Sarkomen des Knochens haben Geschickter u. Copeland 60 Ewing-Sarkome gefunden. Im Schädelknochen stelle es eine absolute Rarität dar. Dies

Tabelle 6. Ewing-Sarkome des Felsenbeins

Pat.-	Alter/ Geschlecht	Seite	Literatur
1	3 w	li	Maak (1976)
2	9 w	re	Fitzer u. Steffy (1976)

kann anhand der vorliegenden Kasuistiken bezüglich des Ewingsarkoms im Felsenbein bestätigt werden (Tabelle 6).

Darüber hinaus ist ein Fall eines in das Felsenbein metastasierenden Ewing-Sarkoms beschrieben (vgl. Kap. 6.12).

Charakteristisch für alle Ewing-Sarkome ist die Imitation eines Entzündungsprozesses mit Fieberschüben, mäßig erhöhten Leukozyten und einer beschleunigten Blutsenkung bei gleichzeitigem Hinweis auf einen Knochenumbauprozeß. An der Schädelbasis, speziell im Bereich der Felsenbeinpyramide, kommt es dann wesentlich früher zu Hirnnervenläsionen, als man dies bei einer Osteomyelitis erwarten dürfte.

Die Röntgenaufnahmen des Felsenbeins zeigen im Gegensatz zur Osteomyelitis keine lytischen, sondern substanzvermehrende Prozesse.

4.8.3 Das kindliche Rhabdomyosarkom des Felsenbeins

Das Rhabdomyosarkom ist ein äußerst maligner Tumor des ersten Lebensjahrzehnts, der sich schwer klassifizieren läßt.

Entstehung, Histopathologie und Nomenklatur der Rhabdomyosarkome

In der Temporalregion des Schädels scheinen die meisten Rhabdomyosarkome in den Mittelohrräumen und in der Schläfenregion vorzukommen. In einer sorgfältigen Literaturauswertung über 251 Rhabdomyosarkome des Kopfes und des Halses fanden Gutjahr u. Jung (1973) allein 19mal die Lokalisation Mittelohr, Mastoid und achtmal die Lokalisation Schläfe. Bei diesen Lokalisationen wird regelmäßig davon ausgegangen, daß das Rhabdomyosarkom eine Geschwulst der Kau- oder Binnenohrmuskulatur ist.

Intrakraniell entstehende Rhabdomyosarkome sind dagegen schwer einzuordnen, da es sich hier um ein Gebiet handelt, in dem Anlagen für die quergestreifte Muskulatur nicht zu erwarten sind. Dies darf als Hinweis dafür gesehen werden, daß die Ursprungszelle für diese Geschwulst weit weniger ausdifferenziert ist, als dies die Bezeichnung Rhabdomyosarkom vermuten läßt.

Wahrscheinlich der erste Bericht über ein Rhabdomyosarkom, das in der Zunge lokalisiert war, stammt aus dem Jahre 1854 von Weber. Der Begriff „Rhabdomyosarkom" wurde zusammen mit einer differenzierten Beschreibung des histologischen Befundes 1947 durch Stout geprägt. Die Zuordnung der embryonalen Muskelzelle als Ursprungsort dieses Sarkoms schien zweifelsfrei.

Heute neigen einige Pathologen dazu, als Ausgangspunkt für das Rhabdomyosarkom eine ontogenetisch viel früher angelegte pluripotente Mesenchymzelle zu postulieren, die erst während ihrer neoplastischen Differenzierung jene charakteristischen Myofilamente entwickelt.

Häufigkeit, Lokalisation, Alters- und Geschlechtsverteilung
der Felsenbeinrhabdomyosarkome

Die Rhabdomyosarkome haben prinzipiell keine Ortsprävalenz. Naufal (1973) fand bei einer Zusammenstellung von 211 Sarkomen des Schläfenbeins in annähernd 30% der Fälle ein Rhabdomyosarkom. Canalis u. Gussen (1980) schätzen, daß etwa 25% aller bisher im Os temporale beschriebenen Rhabdomyosarkome innerhalb des eigentlichen Felsenbeins entstehen.

Rhabdomyosarkome kommen fast ausschließlich bei Kindern vor (Jänisch et al. 1976). Donaldson et al. (1973) gaben bei 19 Fällen ein durchschnittliches Erkrankungsalter von 8,5 Jahren und Sutow et al. (1970) bei 31 Fällen von 5,5 Jahren. Dito u. Batsakis (1962) stellen bei den von ihnen zusammengetragenen 170 Fällen fest, daß 77% der Patienten jünger als 12 und 30% sogar jünger als fünf Jahre waren. Die erweiterte Bezeichnung „embryonales" oder „kindliches" Rhabdomyosarkom ist daher durchaus berechtigt.

Symptomatologie der Felsenbeinrhabdomyosarkome

Ein Vordringen des in den lateralen Anteilen des Schläfenbeins entstehenden Rhabdomyosarkoms in Richtung Felsenbein führt zu den zu erwartenden Symptomkomplexen. Darunter gilt die Fazialisparese als ein Frühsymptom (Myers et al. 1968; Jaffe et al. 1971; Leviton et al. 1972).

Literatur

Canalis RF, Gussen R (1980) Temporal bone findings in rhabdomyosarcoma with predominantly petrous involvement. Arch Otolaryngol 106:290–293
Cianfriglia F, Pompili A, Occhipinti E (1978) Intracranial malignant cartilaginous tumors: report of two cases and review of literature. Acta Neurochir 45:163–175
Dito WR, Batsakis JG (1962) Arch Surg 84:582
Donaldson SS, Castro JR, Wilbur JR, Jesse RH (1973) Cancer 31:26
Geschickter CF, Copeland MM. Ewing's sarcoma: small round cell sarcoma of bone. Arch Surg 20
Gutjahr P, Jung H (1973) Kindliche Rhabdomyosarkome im HNO-Bereich. HNO 21:353–359
Heffelfinger MJ, Dahlin DC, MacCarty CS, Beabout JW (1972) Chordomas and cartilaginous tumors at the skull base. Cancer 32:410–419
Jänisch W, Güthert H, Schreiber D (1976) Pathologie der Tumoren des Zentralnervensystems. Gustav Fischer, Jena
Leviton A, Davidson R, Gilles F (1972) Neurological manifestations of embryonal rhabdomyosarcoma of the middle ear cleft. Pediatrics 80:592–602
Myers EN, Stoll S, Weltschew A (1968) Rhabdomyosarcoma of the middle ear. Ann Otol 77:949–957
Naufal PM (1973) Primary sarcomas of the temporal bone. Arch Otolaryngol 98:44–50
Stout AP (1947) Rhabdomyosarcoma of muscles. Ann Surg 123:447–472
Sutow WW, Sullivan MP, Ried HL, Taylor HG, Griffith KM (1970) Cancer 25:1384
Weber CO (1854) Anatomische Untersuchung einer hypertrophischen Zunge nebst Bemerkungen über die Neubildung quergestreifter Muskelfasern. Virchows Arch Pathol Path Anat 7:115

5 Dysontogenetische Tumoren des Felsenbeins

Die Bezeichnung „dysontogenetische Tumoren" könnte Anlaß zu Mißverständnissen geben, da wir heute davon ausgehen können, daß allen Geschwülsten zu einem verschieden großen Anteil auch eine genetische Disposition zugrunde liegt. Dysontogenetische Tumoren im engeren Sinne weisen auf eine heterogene Gruppe von Geschwülsten hin, deren Ausgangszellen während und nach Abschluß der Ontogenese als Überschußbildung persistieren. Diese dysontogenetischen Reste können dann unter den normalen Wachstumseinflüssen tumoröse Größenzunahmen oder durch weitere Einflüsse eine besondere Wachstumsbeschleunigung erfahren und sich so zu gut- oder bösartigen Geschwülsten entwikkeln.

Als dysontogenetische Tumoren des Felsenbeines sind in einem einzigen Fall ein Dermoid, vergleichsweise häufig Tumoren aus Resten der knorpeligen Wirbelsäulenanlage, sog. Chordome, und wieder seltener Tumoren aus arachnoidalen Zellresten, die sog. primären Felsenbeinmeningeome, beschrieben.

Zweifellos ließen sich auch weitere Felsenbeintumoren der Gruppe der dysontogenetischen Geschwülste beiordnen. Hier sei vor allem das kindliche Rhabdomyosarkom genannt (vgl. Kap. 4). Ausgangspunkt dürfte hier eine schon während der Ontogenese entartende mesenchymale Zelle sein, die uns schließlich veranlaßte, diese Geschwulst den Bindegewebstumoren zuzuordnen. Auch den noch zu beschreibenden Hämangiomen und den meisten osteochondralen Tumoren sollen definierte Hemmungsmißbildungen zugrunde liegen.

Auch ein Teil der Pseudotumoren wird an dieser Stelle abgehandelt, da diese nicht-neoplastischen Geschwülste infolge vergleichbarer Entwicklungsstörungen wie die dysontogenetischen Tumoren entstehen. So ist dem Dermoid das Epidermoid oder das wahre genuine Cholesteatom des Felsenbeins verwandt.

Die Cholesterolzyste im Felsenbein dagegen stellt ätiologisch einen eigenständigen Krankheitsprozeß dar, der allerdings im Krankheitsverlauf dem wahren Cholesteatom gleichen kann.

Die zystische Erweiterung von persistierenden Arachnoidalzellen kann im Felsenbein von denselben dystopen Zellen ausgehen wie das primäre Felsenbeinmeningeom.

5.1 Das Dermoid des Felsenbeins

Dermoide und Teratome des Felsenbeins sind wohl sehr selten. Sie können wahrscheinlich sowohl an der Pyramidenspitze als auch im Kleinhirnbrückenwinkel vorkommen. Eine drainierende Teilresektion des Felsenbeindermoids führt schnell zum Abklingen der Symptomatik.

Entstehung, Histopathologie und Nomenklatur der Dermoide

Dermoide und Teratome sind dysontogenetische Tumoren, die sich aus entwicklungsgeschichtlich ortsfremden Resten entwickeln. Diese Versprengungen aus der frühesten Phase der Ontogenese bestehen entweder aus zwei, dem Ektoderm und Mesenchym, oder zusammen mit dem Entoderm aus drei Keimblättern (Arnold 1880).

Begrifflich sind neben den Teratomen, teratoiden Tumoren und parasitären Doppelmißbildungen vor allem wegen der Namensähnlichkeit Epidermoide, Dermoidzysten und Dermoide zu unterscheiden (Weaver et al. 1976; Holt et al. 1979).

Epidermoide bestehen nur aus einem Keimblatt, dem Ektoderm, und entsprechen dem sog. wahren Cholesteatom, einem Pseudotumor des Felsenbeins.

Dermoide und Dermoidzysten enthalten dagegen immer die Anlagen von zwei Keimblättern und bestehen neben epidermalen Zellen aus Hautanhangsgebilden (z. B. Haarbälge) und lipomatösen Anteilen. Die zuletzt genannten entsprechen dabei der tumorösen Verlaufsform, während der geordnete zystische Aufbau die ursprüngliche, nicht tumorös abgewandelte Überschußmißbildung, also wiederum einen Pseudotumor, darstellt.

Teratome, bei denen auch bösartige Verlaufsformen vorkommen, stellen die dreikeimblättrige Variante. Hier gibt es auch bösartige Verlaufsformen.

Häufigkeit und Lokalisation der Dermoide

1950 beschrieb Escher ein ausgedehntes Dermoid des Mittelohres und Gehörganges bei einem dreimonatigen Säugling. Rembold u. Tönnis erwähnen 1956 ausdrücklich die Teratome bei der Differentialdiagnose der Kleinhirnbrückenwinkeltumoren. Brackmann u. Bartels (1980) finden in ihrem Krankengut mit Kleinhirnbrückenwinkeltumoren zwei Dermoide und ein malignes Teratom. Eines der Dermoide habe dabei zu einer erheblichen Pyramidenspitzendestruktion geführt.

Etwas ausführlicher wurde bis heute nur einmal ein Dermoid der Pyramidenspitze beschrieben (Tabelle 7).

Tabelle 7. Felsenbeindermoid

Alter/ Geschlecht	Lokalisation	Seite	Symptome	Literatur
35 m	Pyramidenspitze	li	VI-Parese, Frontotemp. Kopfschmerzen	Behnke u. Schindler (1984)

Diagnostische Hinweise

Der Nachweis einer scharfrandigen Felsenbeindestruktion in den konventionellen Röntgenaufnahmen, die computertomographisch mit einem homogenen, transparenten und weichzeichnenden Tumor ausgefüllt ist und kernspintomographisch einen hohen Fettgehalt aufweist, könnte eine gewisse Charakteristik für das Vorliegen eines Dermoids besitzen (Behnke u. Schindler 1984).

Therapeutische Hinweise

Die operative Druckentlastung der umliegenden Strukturen, ähnlich wie sie für die kongenitalen Cholesteatome vorgeschlagen wird, scheint zu einer schnellen Besserung der Symptomatik zu führen. In der vorliegenden Kasuistik wurde eine Teilentfernung über einen transmastoidalen, infralabyrinthären Zugang gewählt (Behnke u. Schindler 1984). In der Sammlung von Brackmann u. Bartels (1980) wurde bei einem Dermoid eine Drainage über einen transtemporalen Zugang vorgenommen. Eine Wertung der operativen Verfahren verbietet sich wegen der geringen Beobachtungszahl. Die Bedenken von Fisch (1978) hinsichtlich der Drainage der Felsenbeincholesteatome sollten aber auch beim Dermoid nicht vergessen werden.

Literatur

Arnold J (1880) Ein Fall von congenitalem zusammengesetztem Lipom der Zunge und des Pharynx. Virchows Arch Pathol Path Anat 51:482

Behnke EE, Schindler RA (1984) Dermoid of the petrous apex. Laryngoscope 94:779–783

Brackmann DE, Bartels LJ (1980) Rare tumors of the cerebellopontine angle. Otolaryngol Head Neck Surg 88:555–559

Escher F (1950) Demonstrationen aus der Ohrchirurgie. Pract Oto-Rhino-Laryngol 12:32

Fisch U (1978) "Congenital" cholesteatomas of the supralabyrinthine region. Clin Otolaryngol 3:369–376

Holt GR, Holt JE, Weaver RG (1979) Dermoids and teratomas of the head and neck. Ear Nose Throat J 58:520–531

Rembold F, Tönnis W (1956) Die Differentialdiagnose der Erkrankungen des Kleinhirnbrückenwinkels. Dtsch Z Nervenheilk 175:329–353

Weaver RG, Meyerhoff WL, Gates GA (1976) Teratomas of the head and neck. Surg Forum 27:539–542

5.2 Das Epidermoid des Felsenbeins

Das kongenitale Cholesteatom des Felsenbeins ist der häufigste raumfordernde Prozeß an der Pyramidenspitze und der dritthäufigste im Kleinhirnbrückenwinkel. Erst- und Leitsymptom stellt die Fazialisparese mit schleichendem Beginn dar.

Entstehung, Histopathologie und Nomenklatur der Epidermoide

Die Existenz von kongenitalen Cholesteatomen wird gelegentlich angezweifelt, indem vermutet wird, daß ein Mittelohrprozeß übersehen wurde (Kindler 1951; Pantazopoulos et al. 1972; Yanagihara u. Matsumoto 1981).

Gegen diesen Verdacht sprechen die ungewöhnliche Ausdehnung bestimmter Felsenbeincholesteatome (Escher u. Fisch 1982), das mögliche bilaterale Auftreten im Zusammenhang mit Mittel- und Innenohrmißbildungen (Harpman 1974; Peron u. Schuknecht 1975) und der Nachweis dieser Cholesteatome bei angeborener Gehörgangsatresie (Altmann 1965). Jeder dieser drei Punkte ist mit der ansonsten anerkannten Immigrationstheorie für die Genese erworbener Cholesteatome nicht in Übereinstimmung zu bringen (Escher u. Fisch 1982).

So muß das kongenitale Cholesteatom als eine eigenständige Krankheit angesehen werden, die von einer ontogenetischen Keimversprengung von Plattenepithel in ortsfremde Regionen des Felsenbeins ausgeht.

Der Begriff des Cholesteatoms wurde 1838 von Müller aufgrund der gelblichen, fettähnlichen Einlagerungen geprägt (Müller 1838). Auf denselben Autor geht auch der Name Epidermoid zurück, den wir hier gerne wieder aufgreifen, weil er die ätiologische Trennung zum erworbenen Cholesteatom besser dokumentiert. Verwechslungen mit dem Dermoid sind zwar in der älteren Literatur oft zu finden, dürften aber heute nicht mehr von Bedeutung sein (Jefferson u. Smalley 1938). Andere Bezeichnungen wie „genuines", „wahres" und „echtes" Cholesteatom führen zu keiner weiteren Konkretisierung des Krankheitsbegriffes.

*Häufigkeit, Lokalisation, Alters- und Geschlechtsverteilung
der Epidermoide*

Das kongenitale Cholesteatom ist gegenüber dem erworbenen Mittelohrcholesteatom eine Seltenheit (Escher u. Fisch 1982; Yanagihara u. Matsumoto 1981). Bevorzugte Lokalisationen sind die sublabyrinthäre Region (Escher u. Fisch 1982), die Gegend des Ganglion geniculi (Huang 1986) und die Pyramidenspitzenregion. Bevorzugt sind Patienten jüngeren Alters ohne Geschlechtsbevorzugung betroffen.

Symptomatologie des Epidermoids

Erst- und Leitsymptom ist die Fazialisparese mit schleichendem Beginn (Cawthorne 1971). Bei genauer Nachforschung geht jedoch meist eine beginnende Schallempfindungsschwerhörigkeit der Gesichtslähmung voraus, die von den Patienten nicht bemerkt wird (Peron u. Schuknecht 1975).

Insgesamt scheint der durch das kongenitale Cholesteatom ausgeübte Druck auf die benachbarten Strukturen viel geringer zu sein als bei soliden Tumoren (Gacek 1980). Dies dürfte die langjährige diskrete Symptomatik erklären.

Ein früher oder später zu beobachtender Einbruch des kongenitalen Cholesteatoms in die pneumatisierten Räume des Felsenbeines kann zu begleitenden Entzündungen im Mittelohr führen, die dann die Differenzierung zum erworbenen Cholesteatom erschweren (Escher u. Fisch 1982; Altmann 1965).

Diagnostische Hinweise

Der röntgenologische Befund entspricht dem des Dermoids. Allerdings soll sich die intrakraniell vorwölbende Tumoroberfläche häufig nicht abgerundet, sondern gelappt zeigen (Hitselberger u. Garner 1968). Die bildgebende Magnetresonanz könnte möglicherweise in der Differentialdiagnose weiterhelfen. Entsprechende Beobachtungen fehlen jedoch noch.

Therapeutische Hinweise

Die alleinige Drainage eines kongenitalen Cholesteatoms über das Mittelohr oder die Keilbeinhöhle (Montgomery u. Turner 1982; Gacek 1980) ist nicht immer ausreichend. Ein nicht ausreichender Abfluß kann zu Rezidiven führen, die sich infizieren und damit zu lebensbedrohlichen Komplikationen führen können (Fisch 1978). Daher schlägt Fisch (Fisch 1978; Fisch u. Pillsbury 1979) die vollständige Ausräumung des Epidermoids über den von ihm entwickelten *infratemporalen Zugang* vor. Allerdings ist zu bedenken, daß ein so ausgedehnter chirurgischer Eingriff, ohne daß der Patient sich ernst erkrankt fühlt, eine Herausforderung für den Otologen darstellt (Smyth 1981).

Literatur

Altmann F (1965) HNO-Heilkunde. Kleines Handbuch, Bd III/1. Thieme, Stuttgart, S 655

Cawthorne T (1971) Congenital Cholesteatoma. Acta Otolaryngol Belg 25:833–836

Escher F, Fisch U (1982) Zum Problem des kongenitalen (?) Felsenbeincholesteatoms. HNO 30:25–29

Fisch U (1978) "Congenital" cholesteatomas of the supralabyrinthine region. Clin Otolaryngol 3:369–376

Fisch U, Pillsbury HC (1979) Infratemporal fossa approach to lesions in the temporal bone and base of the skull. Arch Otolaryngol 105:99

Gacek RR (1980) Evaluation and management of primary petrous apex cholesteatoma. Otolaryngol Head Neck Surg 88:519–523

Harpmann J (1974) Petrous bone cholesteatoma. Eye Ear Nose Throat Monthly 53:264

Hitselberger WE, Garner G (1968) Other tumors of the cerebellopontine angle. Arch Otolaryngol 88:712–714

Huang TS (1986) Double intratemporal congenital cholesteatomas combined with ossicular anomalies. Am J Otol Rhinol Laryngol 95:401–403

Jefferson G, Smalley AA (1938) Progressive facial palsy produced by intratempora epidermoids. J Laryngol 53:417

Kindler W (1951) Echtes und jahrelang symptomlos verlaufendes Felsenbeincholesteatom. HNO 2:47

Montgomery WN, Turner PA (1982) Benign lesions of the petrous apex. In: Silverstein H, Norell H (eds) Neurological surgical of the ear, vol 2. Aesculapius, Birmingham, p 218

Müller J (1838) Von der geschichteten perlmuttglänzenden Fettgeschwulst.

Pantazopoulos P, Dokianakis G, Liapis E (1972) Genuine cholesteatoma. Otolaryngol Clin North Am 11:1

Peron DC, Schuknecht F (1975) Congenital cholesteatoma with other anomalies. Arch Otolaryngol 101:498–505

Smyth GD (1981) Surgical management of congenital cholesteatoma. Am J Otol 3:61–64

Yanagihara N, Matsumoto Y (1981) Cholesteatoma in the petrous apex. Laryngoscope 91:272–278

5.3 Das Cholesteringranulom des Felsenbeins oder Abflußstörungen der pneumatischen Räume

Das Cholesteringranulom entsteht durch angeborene oder erworbene Störungen der Felsenbeinpneumatisation bei weiterbestehender Funktion des diese Zellen auskleidenden sekretorischen Epithels. Im Felsenbein ist es vorwiegend an der Hinterfläche der Pyramidenspitze lokalisiert. Die Diagnose läßt sich heute in den meisten Fällen durch Computer- und Kernspintomographie bereits präoperativ stellen. Eine vollständige operative Entfernung des Pseudotumors muß nicht angestrebt werden. Oft reicht eine dauerhafte Drainage der zystischen Hohlräume im Sinne einer Marsupialisation aus.

Entstehung, Histopathologie und Nomenklatur
der Felsenbeincholesteringranulome oder Cholesterolzysten

Der Großteil der Cholesteringranulome entsteht auf dem Boden einer chronischen Mittelohrentzündung oder durch Vernarbungsprozesse nach Mittelohroperationen. Ihre Lokalisation ist in diesen Fällen fast ausschließlich mastoidal. Sie bereiten weder diagnostische noch therapeutische Probleme.

Der Umkehrschluß, daß mastoidale Cholesteringranulome ausschließlich entzündlicher oder postoperativer Natur sind, ist jedoch nicht statthaft. Rüedi (1958) und viele andere beschrieben eine Vielzahl von sog. genuinen oder besser kongenitalen Cholesteringranulomen in der Mastoidhöhle.

Histologisch sind die Cholesteringranulome durch ein sehr gleichförmiges, ausgesprochen typisches Bild gekennzeichnet. Charakteristisch sind die Cholesterinkristalle, die von viel- und polymorphkernigen Fremdkörperriesenzellen umgeben sind. Die Zystenräume sind mit einer bräunlich-gelben Flüssigkeit ausgefüllt, wodurch in den meisten Fällen schon makroskopisch die Diagnose gestellt werden kann.

Als Pseudotumoren des Felsenbeins können Cholesteringranulome imponieren, wenn sie ohne vorangegangene Mittelohranamnese in den tieferen Abschnitten des Felsenbeins, an der Pyramidenspitze oder im Kleinhirnbrückenwinkel entstehen. Besonders an der Pyramidenspitze scheint sich eine Prädilektionsstelle für derartige Krankheitsprozesse zu befinden, da die Belüftungswege der dort anzutreffenden Knochenzellen uneinheitlich über das mastoidale oder sphenoidethmoidale System ausgebildet sein können. Diese sollten als gesonderte klinische Einheit aufgefaßt werden (Graham et al. 1985).

Diese Sonderstellung läßt sich auch im geschichtlichen Überblick nachvollziehen. Solange bis Mitte der 70iger Jahre von Cholesteringranulomen gesprochen wurde, waren jene oben genannten mastoidalen gemeint. Die Riesengranulome in der Felsenbeinspitze wurden bis zu diesem Zeitpunkt nur selten beobachtet und als „Mukozelen" bezeichnet oder mit dem „primären Epidermoid" des Felsenbeines gleichgesetzt (Montgomery 1977).

Häufigkeit, Lokalisation, Alters- und Geschlechtsverteilung
der Cholesteringranulome des Felsenbeins

In Tabelle 8 und 9 sind all jene bis heute dokumentierten Fälle eines Cholesteringranuloms zusammengetragen, die zu einer typischen Felsenbeinsymptomatik geführt haben.

Der Großteil der Cholesteringranulome des Felsenbeins ist also an der Hinterfläche der Pyramide lokalisiert. Isoliert an der Pyramidenspitze scheinen sie dagegen seltener vorzukommen.

Das Durchschnittsalter der Patienten, bei denen sich diese Mukozelen klinisch manifestieren, beträgt etwa 40 Jahre und liegt damit etwa in dem Bereich der Akustikusneurinome. Das Geschlechtsverhältnis is ausgeglichen.

Diagnostische Hinweise

Mit den modernen bildgebenden Verfahren kann das Cholesteringranulom des Felsenbeins heute schon präoperativ diagnostiziert werden. Computertomographisch findet sich ein scharf berandeter Felsenbeindefekt. Der Pseudotumor selbst ist isodens zum umliegenden Hirn, allerdings mit einer strahlendichteren Kapsel umschlossen. Kennzeichnend sind die zystischen Einschlüsse und die völlige Aussparung des Gefäßsystems nach Kontrastmittelgabe. Die Kernspintomographie weist die flüssigkeitsgefüllten Hohlräume nach (Latack et al. 1985; Rosenberg et al. 1986; Lo et al. 1984).

Operative Hinweise

Wiederum werden hauptsächlich Drainageoperationen vorgeschlagen. Diese können im Pyramidenspitzenbereich je nach Ausdehnung sowohl in das Mittel-

Tabelle 8. Cholesteringranulome des Felsenbeins

Alter/ Geschlecht	Seite	Lokalisation	Ursache	Literatur
34 m	re	Mastoid u. poste- riores Felsenbein	OMC sei dem 5. Lebensjahr	Hanson (1966)
28 w		Mastoid		Nomura et al. (1971)
57 w	re	Pyramidenspitze	Angeboren	Wyler et al. (1974)
32 w	re	KBW		Gacek (1975)
33 m	re	KBW		
44 m	re	Spitze	Angeboren	Montgomery (1977)
17 m		KBW		DeLozier et al. (1979)
38 w	li	KBW		Osborn u. Parkin (1979)
28 m	li	Mastoid Tegmen antri	Mastoidektomie mir 2,5 Jahren	Nager u. Vanderveen (1976)
44 m	li	KBW		
19 w	li	KBW		House u. Brackmann (1982)
25 m	li	KBW		
35 m	li	KBW		
62 m	li	Spitze, Jug, KBW	Angeboren	
24 m	bds	KBW		Graham et al. (1985)
47 m	li	Spitze		Gray (1985)
51 w		Mastoid		
34 m		Mastoid		
49 m		Mastoid		
34 m		Mastoid		
64 w		Mastoid		
68 m		Mastoid	Mastoidektomie	Palva et al. (1985)
21 w	re	Spitze, KBW, Jug		
28 m	li	Spitze, KBW		Rosenberg et al. (1986)

Der Großteil der Cholesteringranulome des Felsenbeins ist also an der Hinterfläche der Pyramide lokalisiert. Isoliert an der Pyramidenspitze scheinen sie dagegen seltener vorzukommen.

Das Durchschnittsalter der Patienten, bei denen sich diese Mukozelen klinisch manifestieren, beträgt etwa 40 Jahre und liegt damit etwa in dem Bereich der Akustikusneurinome. Das Geschlechtsverhältnis ist ausgeglichen.

ohr, als auch in die Keilbeinhöhle erfolgen (Gherini 1985; Lo 1984; House 1982; Montgomery 1977). Bei Cholesterolzysten im Kleinhirnbrückenwinkel bietet sich je nach bestehender Hörfunktion der translabyrinthäre oder transtemporale Zugang an.

Literatur

DeLozier HL, Parkins CW, Gacek RR (1979) Clinical reports. Mucocele of the petrous apex. J Laryngol Otol 93:177–180

Gacek RR (1975) Diagnosis and management of primary tumors of the petrous apex. Ann Otol Rhinol Laryngol 84 (Suppl 18):1–20

Gherini SG, Brackmann DE, Lo WWM, Solti-Bohman LG (1985) Cholesterol granuloma of the petrous apex. Laryngoscope 95:659–664

Graham MD, Kemink JL, Latack JT, Kartush JM (1985) The giant cholesterol cyst of the petrous apex: a distinct clinical entity. Laryngoscope 95:1401–1406

Tabelle 9. Symptomatologie der Felsenbeinmukozelen

Pat.	Erstsymptome	Symptome bei Diagnose	Zeit-abstand	Literatur
1	Tinnitus	V, VI, VII, VIII	2 J	Wyler et al. (1974)
2	Hörverlust	VIII	o.A.	Gacek (1975)
3	Hörverlust Tulio-Phänomen	VIII		
4	V-Parese	V, VI, VII	8 J	Montomery (1977)
5	Hörverlust	VIII	o.A.	DeLozier et al. (1979)
6	Hörverlust	VIII	o.A.	Osborn u. Parkin (1979)
7	Hörverlust	VIII	o.A.	
8	Hörverlust	VIII	o.A.	House u. Brackmann (1982)
9	Ataxie	VIII, Kleinhirn		
10	Schwindel	VII, VIII		
11	Hörverlust	VI, VIII, IX, X, XI, XII	2 J	
12	Schwindel Flukt. Hörverlust	VIII		Graham et al. (1985)
13	Kurzzeitige Doppelbilder	–	1 M	Gray et al. (1985)
14	Tinnitus	V, VII, VIII, X	18 M	
15	Tinnitus, Otalgie	V, VII, VIII	6 M	Rosenberg et al. (1986)

Gray WC, Salcman M, Rao KCVG, Hafiz MA (1985) Cholesterol granuloma of the petrous apex and sphenoidal sinus: a case report. Neurosurg 17:67–69

Hanson J (1966) Ausgedehnte Felsenbeinzerstörung mit schokoladenzystenartigem Inhalt bei chronischer Otitis media. HNO 14:93–95

House JL, Brackmann DE (1982) Cholesterol granuloma of the cerebellopontine angle. Arch Otolaryngol 108:504–506

Latack JT, Graham MD, Kemink JL, Knake JE (1985) Giant cholesterol cysts of the petrous apex: radiologic features. AJNR 6:409–413

Lo WWM, Solti-Bohman LG, Brackmann DE, Gruskin P (1984) Cholesterol granuloma of the petrous apex: CT diagnosis. Radiology 153:705–711

Montgomery WW (1977) Cystic lesions of the petrous apex: transsphenoid approach. Ann Otol Rhinol Laryngol 86:429–435

Nager GT, Vanderveen TS (1976) Cholesterol granuloma involving the temporal bone. Ann Otol Rhinol Laryngol 85:204–209

Nomura Y, Takemoto K, Komatsuzaki A (1971) The mastoid cyst. Report of a case. Laryngoscope 81:438–446

Osborn AG, Parkin JL (1979) Mucocele of the petrous temporal bone. Am J Roentgol 132:680–681

Palva T, Lehto VP, Johnsson LG, Virtanen I, Mäkinen J (1985) Large cholesterol granuloma cysts in the mastoid. Arch Otolaryngol 111:786–791

Rosenberg RA, Hammerschlag PE, Cohen NL, Bergeron RT, Reede DL (1986) Cholesteatoma vs. cholesterolgranuloma of the petrous apex. Otolaryngol Head Neck Surg 94:322–327

Rüedi L (1958) Otology cholesteatoris of the attic. J Laryngol 72:593

Wyler AR, Leech RW, Reynolds AF, Ojemann GA, Mead C (1974) Cholesterol granuloma of the petrous apex. Case report. J Neurosurg 41:765–768

5.4 Das Chordom des Felsenbeins

Chordome sind seltene, maligne Tumoren aus Resten des embryonalen Notochord. Sie sind am Felsenbein vornehmlich im Bereich der Pyramidenspitze lokalisiert. Die röntgenologischen Zeichen sind nur zum Teil charakteristisch. Heilung, bzw. langdauernde Rezidivfreiheit kann nur durch Resektion des Tumors erreicht werden; bei nur partieller Resektion wird eine postoperative Strahlenbehandlung empfohlen. In seltenen Fällen sind Metastasierungen beschrieben.

Entstehung, Histopathologie und Nomenklatur der Chordome

Das Notochord entspricht dem embryonalen Vorläufer der Wirbelsäule und wird später bei der intervertebralen Expansion zum Nucleus pulposus der Bandscheibe (Luschka 1856; Windeyer 1959). In den bandscheibenfreien Regionen des Os sacrum und im weiteren Sinne am Clivus zwischen den Felsenbeinen (in 0,5–2% eines unausgewählten Sektionsgutes (Ribbert 1894; Stewart 1922; Morin 1926; Willis 1952) sind gelegentlich Reste des Notochords auszumachen.

Virchow (1857) und Luschka (1856) beschrieben als erste jene schleimproduzierenden Gebilde im Bereich des Clivus, die den Namen „Ecchoidosis physoliphora spheno-occipitalis" erhielten. Müller (1858) vermutete, daß diese Gallertgeschwülste Reste des Notochords sein könnten. Dies wurde schließlich von Ribbert (1894) bestätigt. Ribbert gelang es bei diesen Untersuchungen auch, durch fortgesetzte Traumatisierung von Zwischenwirbelscheiben des Kaninchens diese Strukturen zu einem tumorösen Wachstum zu veranlassen. Den daraus entstehenden Geschwülsten gab er den Namen „Chordom".

Diese tierexperimentellen Befunde waren immer wieder Anlaß, darüber zu spekulieren, inwieweit Traumen für die Entstehung von Chordomen mitverantwortlich gemacht werden können. Im Patientengut von Windeyer (1959) wird in 14% der Fälle ein vorausgegangenes Trauma beschrieben. Windeyer (1959) weist aber mit Recht darauf hin, daß Wirbelsäulentraumen auf Nachfrage sehr oft auch bei Patienten ohne Chordom anamnestisch festgehalten werden können, und stellt die Frage, ob die Chordom-Patienten, die entsprechende Angaben machen, nicht schon durch die existierende Geschwulst erhöht schmerzempfindlich waren, so daß ihnen dieses Trauma besser in Erinnerung blieb. Diese Überlegungen sollten bei entsprechenden gutachterlichen Fragestellungen bedacht werden.

Sowohl das makro- als auch das mikroskopische Bild der Chordome ist nicht einheitlich. Die Schnittfläche eines Chordoms kann manchmal eher solide, durch Bindegewebszüge unterteilt und gelappt erscheinen, in anderen Fällen imponiert eher ein Tumor mit großen konfluierenden Zysten, die mit einer serös-schleimigen Flüssigkeit gefüllt sind. In beiden Erscheinungsformen können nekrotische, kalzifizierende oder hämorrhagische Regionen ausgemacht werden, so daß das Chordom als eine recht farbige, pleomorphe Geschwulst beschrieben wird (Windeyer 1959).

Histologisch fallen weite, kaum strukturierte Areale, die einer gelatinösen, schleimigen Gewebematrix entsprechen, auf. Diese werden durch Bindegewebsstränge durchzogen, in denen wiederum Zellgruppen liegen, die in Form und Größe außerordentlich different sein können. Manchmal erreichen diese Zellen sogar das Format von Riesenzellen (Willis 1953). Diese auffällige Vielgestalt dieser Tumorzellen könnte damit zusammenhängen, daß die Notochordreste oder die tumoröse Transposition aus ihnen zu unterschiedlichen Zeitpunkten der Ontogenese entstehen können und so das histologische Bild des jeweiligen Chordoms Ausdruck eines Reifungsstadiums ist (Cappell 1928).

Stewart legte schon 1922 die beiden Kriterien, die unabdingbare Voraussetzung zur histologischen Verifizierung von Chordomen sind, und heute noch Gültigkeit haben, fest:
Die charakteristische Vakuolenbildung,
Die Muzinproduktion

Häufigkeit, Lokalisation, Alters- und Geschlechtsverteilung der Chordome

Vor diesem Hintergrund können Chordome sowohl entlang der Wirbelsäule (hier bevorzugt am sacrococcygealen Übergang) als auch im Bereich der Schädelbasis, vor allem in der Sphenooccipithalregion und im Clivus-Bereich, auftreten (Tabelle 10). Die kranialen und kaudalen Endpunkte der Wirbelsäule gelten als bevorzugte Entstehungsorte für Chordome (Windeyer 1959).

Einige wenige Chordome sind allerdings auch fern dieser Regionen beschrieben worden.

Somit kann davon ausgegangen werden, daß die Schädelbasischordome ziemlich genau ein Drittel aller Chordome ausmachen. Dieses Ergebnis deckt sich weitgehend mit der Studie von Utne und Pugh (1955), die 505 Fälle analysierten. Die Geschlechtsverteilung zeigt ein doch deutliches Überwiegen der männlichen Geschlechts.

Betrachtet man isoliert die Schädelbasischordome, ergibt sich folgendes Bild (Tabelle 11).

Wie sieht der Vergleich bezüglich dieser Daten mit denen des sacralen und sacrococcygealen Übergangs aus (Tabelle 12)?

Aus beiden Tabellen ist gut zu erkennen, daß die Alters- und Geschlechtsverteilung beim Chordom einer kranio-kaudalen Veränderung unterliegt. Das Überwiegen der älteren Männer mag für Chordome im Bereich des Os sacrum noch gelten, ist jedoch nicht übertragbar auf die Chordome der Schädelbasis. Hier liegt das Erkrankungsalter im Schnitt 15 Jahre niedriger als bei den Patienten mit

Tabelle 10. Zusammenstellung aller beschriebenen Chordome

Pat.	m/w	Zeitraum	Wirbelsäule	Schädelbasis	Literatur
240	Literaturübersicht		152	88	Harvey u. Dawson (1941)
59	?	?	44	15	Dahlin u. McCarty (1952)
29	15/14	?	21	8	Windeyer (1959)
45	31/14	?	40	5	Higinbotham et al. (1967)
15	13/1	?	10	5	Pearlman u. Frideman (1970)
20	11/9	1964–1973	16	4	Firooznia et al. (1976)
14	8/6	1940–1976	11	3	Tewfik et al. (1977)
7	2/5	1950–1974	4	3	Glanzmann (1978)
19	12/7	1948–1976	13	6	Saxton (1981)
10	3/7	1959–1978	5	5	Reddy et al. (1981)
25	16/9	1958–1978	15	10	Cummings et al. (1983)
483	111/72		331 (=68,5%)	152 (=31,5%)	

Tabelle 11. Chordome der Schädelbasis

Pat.	m/w	Mittl. Alter	Von–bis	Literatur
5	3/2	43,2	29–63	Windeyer (1959)
5	4/1	?	10–40	Higinbotham et al. (1967)
5	4/1	47,4	30–56	Falconer et al. (1968)
5	4/1	34,8	15–55	Pearlman u. Friedemann (1970)
23	11/12	40,4	8–72	Schechter et al. (1974)
4	2/2	54	48–60	Firooznia et al. (1976)
3	1/2	50	44–57	Tewfik et al. (1977)
2	?	55	55	Harwich u. Miller (1978)
3	1/2	55	48–59	Glanzmann (1978)
5	1/4	34	14–66	Reddy et al. (1981)
10	5/5	38,9	2–73	Cummings et al. (1983)
70	36/32	42,4	2–73	

Tabelle 12. Chordome des Os sacrum bzw. des Os coccygeum

Pat.	m/w	Mittl. Alter	Von–bis	Literatur
6	3/3	53,5	42–64	Windeyer (1959)
30	20/10	?	20–79	Higinbotham et al. (1967)
5	5/0	52,2	37–77	Pearlman u. Friedmann (1970)
12	9/3	61,3	48–84	Ariel u. Verdu (1975)
8	6/2	59,5	39–78	Firooznia et al. (1976)
9	5/4	54,8	4–89	Tewfik et al. (1977)
3	0/3	46	28–63	Glanzmann (1978)
4	2/2	54,3	44–61	Reddy et al. (1981)
11	8/3	63,2		Cummings et al. (1983)
88	58/30	57,5	4–89	

Chordomen im unteren Wirbelsäulenabschnitt. Das Geschlechtsverhältnis ist ausgeglichen. Das frühere Manifestationsalter läßt sich durch eine schneller einsetzende Symptomatik aufgrund der engen anatomischen Verhältnisse an der Schädelbasis erklären.

Symptomatologie der Schädelbasischordome

Einteilungsversuche der Schädelbasischordome, die sich an der Symptomatologie orientieren, berücksichtigen hauptsächlich die Wachstumstendenzen dieser Tumore und die klinischen Konsequenzen, die sich daraus ergeben.

Windeyer (1959) unterschied bei den basosphenoidalen Chordomen zunächst zwischen denen, die an der Vorderfläche (zum Nasenrachenraum), und denen, die an der Rückfläche des Clivus nach intrakraniell wachsen. Auch eine Ausbreitung in beide Richtungen ist denkbar.

Bei der intrakraniellen Manifestation sind wiederum Sella-, paraselläre und Clivus-Chordome zu unterscheiden (Falconer et al. 1968).

Diagnostische Hinweise

Da das typische Chordom relativ langsam und eher verdrängend als destruierend
wächst, zeigen sich in Röntgenübersichtsaufnahmen lytische Defekte mit Hinweisen auf Verschiebungen der begrenzenden Knochenecken. Auch können oft noch
knochendichte Verschattungen im Grenzgebiet der Geschwulst zum umgebenden
Weichteilgewebe nachgewiesen werden (Windeyer 1959).

Recht charakteristisch für den embryonal knorpeligen Ursprung können Verkalkungen auch in der ansonsten homogenen Matrix der Chordome sein, bei
Windeyer (1959) in 25% der Fälle. Diese sind deutlicher in computertomographischen Techniken als mit konventionellen Röntgenaufnahmen nachzuweisen.

Therapeutische Hinweise

Der erste Versuch, ein Chordom operativ anzugehen, wurde 1922 von Stewart unternommen. Durch die von ihm mehrfach vorgenommene partielle Entfernung eines Clivus-Chordoms erreichte er für den Patienten eine Überlebenszeit von 19
Jahren.

Seit einem Bericht von Mabrey (1935) und einer zusätzlichen Mitteilung von
Dahlin u. McCarty (1952) über den Nutzen einer palliativen Bestrahlung zur Tu-
morreduktion und Schmerzbekämpfung wurde dieses Konzept vielfach mit unterschiedlichen Ergebnissen verfolgt (Cummings 1983; Reddy 1981; Tewfik 1977;
Saxtan 1981).

Wegen des ausgedehnten Wachstums und der oft schwer zugänglichen Lokalisation von basosphenoidalen Chordomen ist chirurgisch in der Regel nur eine
partielle Resektion des Tumors möglich. In diesen Fällen bietet sich eine postoperative, strahlentherapeutische Behandlung an, wobei aufgrund der ausgesprochenen Strahlenresistenz und der außerordentlichen Rezidivneigung des Tumors
Strahlendosen bis 80 Gy verabreicht werden können (Pearlmann 1970). Die
durchschnittliche Überlebensrate wird von verschiedenen Autoren (Stewart 1920;
Krayenbuhl 1970) mit 33–36 und für kraniale Chordome mit 55–60 Monaten angegeben (Cummings 1983; Kamrin 1964). Chemotherapie hat keinen nachweisbaren Effekt (Cummings 1982).

Tabelle 13. Metastasierungstendenz der Chordome

Fälle	Metastasen	%	Literatur
15	0	0	Dahlin u. McCarty (1952)
5	2	40	Willis (1953)
5	0	0	Higinbotham et al. (1967)
3	0	0	Tewfik et al. (1977)
9	1	11	Cummnings et al. (1983)
37	3	8,1	

Metastasierungstendenz der Chordome

Prinzipiell können Chordome sowohl lymphogen als auch hämatogen metastasieren.

Eine lymphogene Metastasierung ist bei den Schädelbasischordomen nur bei Ausdehnung in den Nasenrachenraum zu beachten. Intrakraniell ist eine lymphogene Metastasierung aus grundsätzlichen Erwägungen nicht möglich.

Bis 1944 seien nur 10 Chordome mit nachgewiesenen Metastasen beschrieben (Graf 1944). Später kamen nur noch wenige Fälle dazu, wobei nach Tewfik (1977) craniale Chordome seltener metastasieren (Tabelle 13).

Literatur

Ariel IM, Verdu C (1975) Chordoma: an analysis of twenty cases treated over a twenty year span. J Surg Oncol 7:27–44

Cappell DF (1928) J Path Bact 31:797

Cummings BJ, Esses S, Harwood AR (1982) The treatment of chordomas. Cancer Threat Rev 9:299–311

Cummings BJ, Hodson DI, Bush RS (1983) Chordoma: the results of megavoltage radiation therapy. Int J Rad Oncol Biol Phys vol 9, pp 633–642

Dahlin DC, McCarty CS (1952) Chordoma: a study of 59 cases. Cancer 5:1170

Falconer MA, Bahey IC, Duchen LW (1968) Surgical treatment of chordoma and chondroma of the skull base. J Neurosurg 29:261–275

Firoonzia H, Pinto R, Lin J, Baruch HH, Zausner J (1976) Chordoma: radiologic evaluation of 20 cases. Am J Roentgenol 127:797–805

Glanzmann C, Horst W (1978) Ergebnisse der Strahlentherapie bei Chordomen. Strahlentherapie 154:85–88

Graf L (1944) Arch Pathol Chicago 37:136

Harvey WF, Dawson EK (1941) Edinb Med J 48:713

Harwick RD, Miller AS (1979) Craniocervical chordomas. Am J Surg 138:512–516

Kamrin RP, Potanos JN, Pool JL (1964) An evaluation of the diagnosis an treatment of chordoma. J Neurol Neurosurg Psychiat 27:157–165

Krayenbuhl H, Yasargil MG (1975) Cranial chordomas. Prog Neurol Surg 6:380–434

Luschka H (1856) Die Altersveränderungen der Zwischenwirbelknorpel. Virchows Arch Path Anat 9:311–327

Mabrey RE (1935) Chordoma: a study of 150 cases. Am J Cancer 25:501–517

Müller H (1858) Über das Vorkommen von Resten der Chorda dorsalis bei Menschen nach der Geburt und über ihr Verhältnis zu den Gallertgeschwülsten am Clivus. Z Rat Med 2:202–229

Pearlman AW, Friedman M (1970) Radical radiation therapy of Chordoma. Am J Roentgen 108:333–341

Reddy EK, Mansfield CM, Hartman GV (1981) Chordoma. Int J Radiat Oncol Biol Phys 7:1709–1711

Ribbert H (1894) Über die Ecchondrosis physoliphora spheno-occipitalis. Zbl Allg Pathol Path Anat 5:457–461

Saxton JP (1981) Chordoma. Int J Radiat Oncol Biol Phys 7:913–915

Schechter MM, Liebeskind AL, Azar-Kia B (1974) Intracranial chordoma. Neuroradiol 8:67–82

Stewart MJ (1922) J Path Bact 25:40

Stewart MJ, Morin JE (1926) Chordoma: a review with report of a new sacrococcygeal case. J Path Bact 29:41–60

Tewfik HH, McGinnis WL, Nordstrom DG, Latourette HB (1977) Chordoma. Evaluation of clinical behavior and treatment modalities. Int J Radiat Oncol Biol Phys 2:959–962

Utne JR, Pugh DG (1955) The roentgenologic aspects of chordoma. Am J Roentgenol 74:593–608

Virchow R (1857) Untersuchungen über die Entwicklung des Schädelgrundes im gesunden und krank-
    haften Zustand und über den Einfluß derselben auf Schädelform, Gesichtsbildung und Gehirn.
    Reimer, Berlin
Willis RA (1952) The spread of tumors in the human body. Mosby, St Louis
Willis RA (1953) Pathology of tumours. London, p 918
Windeyer BW (1959) Chordoma. Proc Roy Soc Med 52:1088–1100

5.5 Das Felsenbeinmeningeom

Das Felsenbeinmeningeom ist von anderen Meningeomen in der Umgebung des
Felsenbeins zu trennen, da sie aus versprengten Arachnoidalzellen entstehen. Nur
wenige Fälle sind bis heute beschrieben. Die Differentialdiagnose zum Glomustumor erfolgte in allen Fällen erst bei der histologischen Untersuchung.

Entstehung, Histopathologie und Nomenklatur
der Felsenbeinmeningeome

Der Anteil von Meningeomen an den intrakraniellen Geschwülsten wird mit 18–
19% angegeben (Zülch 1957). Bis 1980 seien 55 Fälle derartiger Meningiome beschrieben, die sekundär das Felsenbein arrodiert haben und so als intratympanale
Meningeome imponierten (Doyon 1980). Hierfür sind anatomische Prädilektionsstellen bekannt, bei denen gewöhnlich arachnoidale Granulationen in das Felsenbein einsprießen (Nager 1964, Guzowski 1976).

Primäre oder primitive Felsenbeinmeningiome gehören dagegen zu den sehr
seltenen extrakraniellen Meningeomen. Diese haben ihren Ausgangspunkt von
versprengtem arachnoidalen Gewebe während der embryonalen Entwicklung
(Nager 1964). Unter 200 ausgewählten Felsenbeinen konnte Guzowski (1976) in
einem Fall entsprechende arachnoidale Granulationen zusammen mit glialen
Zellelementen in den vorderen Paukenhöhlenabschnitten nahe dem M. tensor
tympani nachweisen.

Wesentlich für die Diagnose eines primären Felsenbeinmeningeoms und für
die Abtrennung dieser Geschwülste von den später zu behandelnden sekundären
Meningeomen ist der Nachweis, daß keine verbindenden Spalten, Frakturen oder
Knochenkanälchen zwischen dem Felsenbeinmeningeom und dem intrakraniellen Raum bestehen.

Häufigkeit, Lokalisation, Alters- und Geschlechtsverteilung
der Felsenbeinmeningeome

Bei Anlegung dieser Kriterien sind bis heute 22 primitive Meningeome des Felsenbeines beschrieben (Tabelle 14). Ohne Zweifel ist das primäre Felsenbeinmeningeom eine Erkrankung des weiblichen Geschlechts. Unter den 22 bis heute bekannten Patienten befand sich nur ein Mann. Das Durchschnittsalter beträgt 45
Jahre, wobei vier Patientinnen zwischen 14 und 26 Jahren alt sind, die restlichen
alle das 35. Lebensjahr überschritten haben. Dies weist auf zwei Altersgipfel
hin.

Tabelle 14. Felsenbeinmeningeome

Alter/Geschlecht	Seite	Literatur
26 w	re	Risch (1942)
55 w	re	Proctor u. Lindsday (1947)
37 w	re	Karam u. Salman (1964)
55 w	re	Punt (1965)
17 w	li	Debain et al. (1966)
59 w	re	Morgon u. Bernard (1970)
14 w	li	Deweese u. Ewerts (1972)
15 w	li	Evart u. Passy (1972)
43 w	li	Buehrle et al. (1972)
54 w	li	
55 w	re	
42 w	li	Whicker et al. (1973)
68 m	li	Lallemant et al. (1975)
52 w	li	Guzowski (1976)
50 w	re	Maniglia (1978)
52 w	?	Chen u. Denner (1978)
44 w	re	Fleury et al. (1979)
58 w	re	Doyon (1980)
52 w	re	El-Ghazali (1981)
58 w	re	
36 w	li	Fleury et al. (1982)
59 w	re	Salma u. Stafford (1982)

Betrachtet man isoliert die vier jüngeren Fälle, so geht das Meningeom bei zwei Patienten vom N. facialis aus, jeweils mit dem klinischen Symptom einer vorangehenden sieben- bzw. achtjährigen Gesichtslähmung (Debain 1966; Deweese 1972). Bei einem dritten Patienten bestand neben dem diagnostizierten extensiven intratympanalen Meningiom ein bekannter M. Recklinghausen mit multiplen Meningeomen anderenorts (Evard 1972).

Alle Autoren in Tabelle 14 verweisen darauf, daß die Diagnose „primäres Felsenbeinmeningeom" erst postoperativ vom Pathologen gestellt wurde. Sie wurden prä- und intraoperativ regelmäßig mit Glomustumoren (vgl. Kap. 7.4) verwechselt.

Literatur

Buehrle R, Goodman WS, Wortzman G (1972) Meningioma of the temporal bone. Can J Otolaryngol 1:16–20

Chen KTK, Denner LP (1978) Primary tumours of the external and middle ear. Arch Otolaryngol 104:253–259

Debain JJ, Siardet J, Francois J, Rouberol (1966) Méningiome du nerf facial intra-tympanique. Ann Otolaryngol (Paris) 83:397–400

Deweese DD, Ewerts EC (1972) Primary intratympanic meningioma. Arch Otolaryngol 96:62–66

Doyon D, Meyer B, Lasjaunias P, Quillard J, Josset P (1980) A case of an intratympanic meningioma. J Neuroradiol 7:209–214

El-Ghazali TMS (1981) Primary intra-tympanic meningioma. J Laryngol Otol 95:849–852

Evard M, Passy V (1972) Von Recklinghausen's disease with multiple meningiomas. Laryngoscope 82:2222–2225

Fleury P, Bocquet L, Caron JP, Poirier J, Marsault C, Basset JM, Coupez D, Sterkers O, Compère JF, Pansier P, Scally P, Vissuzaine C (1979) Méningiomes de l'oreille simulant une tumeur glomique: a propos de deux cas. Ann Oto-Laryng (Paris) 96:469–491

Fleury P, Caron JP, Basset JM, Gallois JR, Sterkers O, Aben-Moha G, Royer P (1982) Méningiomes de l'oreille simulant une tumeur glomique: deux nouveaux cas. Ann Oto-Laryng (Paris) 99:199–202

Guzowski J, Paprella MM, Rao KN, Hoshino T (1976) Meningiomas of the temporal bone. Laryngoscope 86:1141–1146

Karam FK, Salman SD (1964) Meningioma of the middle ear: a case report. Arch Otolaryngol 80:177–179

Lallemant Y, Roulleau P, Gehanno P, Blanchet F, Groussard G (1975) Méningiome intra pétreux primitif. Ann Otolaryngol (Paris) 92:530–535

Maniglia AJ (1978) Intra and extracranial meningiomas involving the temporal bone. Laryngoscope 86 (Suppl 12):1–58

Morgon A, Bernard P (1970) Méningiome de l'oreille moyenne. J Fr ORL 19:745–748

Nager GT (1964) Meningiomas involving the temporal bone. Thomas Springfield

Proctor B, Lindsay JR (1947) Tumours involving the petrous pyramid of the temporal bone. Arch Otolaryngol 46:180–194

Punt N (1965) A meningioma of the middle ear. J Laryngol 79:347–348

Risch OC (1942) Meningioma with unusual involvement of temporal, sphenoid and occipital bone. Laryngoscope 52:732–744

Salama N, Stafford N (1982) Meningiomas presenting in the middle ear. Laryngoscope 92:92–97

Whicker JH, Devine KD, MacCarthy CS (1973) Diagnostic and therapeutic problems in extra-cranial meningiomas. Am J Surg 126:452–457

Zülch KJ (1957) Brain tumours. Their biology and pathology. Springer, New York

5.6 Die Arachnoidalzyste des Felsenbeins

Man unterscheidet primäre kongenitale von sekundären, erworbenen Arachnoidalzysten.

Die kongenitalen Arachnoidalzysten sollen aus einer fehlentwickelten Duplikatur der Arachnoidea (Harenberg 1986; Rengachary 1978; Starkman 1958) oder aus rudimentären sekretorischen Gewebsresten des Plexus choroideus (Go 1978) entstehen.

Prinzipiell können Arachnoidalzysten sich in allen Hirnhäuten entwickeln. Unter allen hirnorganischen Befunden sollen sie etwa 1% ausmachen (Robinson 1971). Am häufigsten seien sie in der mittleren Schädelgrube anzutreffen. Robinson fand in seiner Studie über 25 Arachnoidalzysten nur eine in der hinteren Schädelgrube. Zwischen 1932 und 1972 wurden an der Mayo-Klinik nur 20 Arachnoidalzysten in der hinteren Schädelgrube operiert (Little 1973). Davon waren sechs im Kleinhirnbrückenwinkel lokalisiert. Zieht man weitere kasuistische Sammlungen hinzu, scheinen ziemlich genau ein Drittel aller Arachnoidalzysten der hinteren Schädelgrube an der Pyramidenhinterfläche zu liegen (Prudie 1978; Leschey 1979; Pappas u. Brackmann 1981; Vaquero et al. 1981; Maiuri et al. 1983; Hadly et al. 1985).

Insgesamt sind bis heute 13 Arachnoidalzysten im Kleinhirnbrückenwinkel näher beschrieben (Monier-Vinard et al. 1931; Mullin 1932; Nichols u. Manganiello 1953; Bengochea u. Blanco 1955; Gomez et al. 1968; Hitselberger u. Gardner 1968; Willmer u. Kashef 1972; Thomson 1976; Pappas u. Brackmann 1981; Parnes u. Nelson 1981; Hadley et al.1985).

Alle zeichnen sich durch eine langjährige Symptomatik mit Tinnitus und Hörverlust aus. Seltener werden Vertigo und Ataxie beschrieben.

All den genannten Arachnoidalzysten des Kleinhirnbrückenwinkels ist gemeinsam, daß sie eine röntgenologisch sichtbare Erosion der Pyramide verursacht haben. Eine Ausnahme bildet der 1974 von Wolfowitz u. Solomon beschriebene Fall. Sie sind daher mit den üblichen Röntgenaufnahmen nicht faßbar. Ihre Würdigung erhalten sie hier vor allem wegen ihrer schlechten diagnostischen Greifbarkeit. Mehrmalige otologische Untersuchungen haben selten den Verdacht auf ein retrolabyrinthäres Geschehen erhärten können.

Arachnoidalzysten des inneren Gehörganges

Von Interesse dürften auch isolierte Zysten im inneren Gehörgang sein. Sie können erhebliche differentialdiagnostische Probleme bereiten und sind gelegentlich ein Zufallsbefund post mortem. Bei Felsenbeinsektionen dürften sie 0,5% aller Tumoren des inneren Gehörganges ausmachen (Schuknecht u. Gao 1983). Klinisch werden sie jedoch wesentlich seltener relevant (Tabelle 15).

Diese Befunde machen recht deutlich, daß die kongenitale Arachnoidalzyste des inneren Gehörganges als eigene klinische Einheit gewertet werden muß. Es sind ausnahmslos Kinder betroffen. Im Vordergrund steht die Fazialisparese. Wenn eine Schallempfindungsschwerhörigkeit vorliegt, ist sie vom Innenohrtyp. In einem Fall bestand lediglich eine Schalleitungsschwerhörigkeit.

Arachnoidalzyste und Akustikusneurinom

Bei zwei Patienten weist Schuknecht (1983) darauf hin, daß Arachnoidalzysten auch bei gleichzeitig bestehenden Akustikusneurinomen entstanden sind.

Tabelle 15. Arachnoidalzysten des inneren Gehörganges

Alter/ Geschlecht	Seite	Erstsymptom	Literatur
3	re	VII-Phase, Hörverlust	Sumner (1975) Frazer (1975)
7 w	li	VII-Parese, Taubheit, Vest-Ausfall	Thijssen (1976)
81 w	re	Vorüberg. part. VII-Parese (3 J)	
81 m	li	Progressiver Hörverlust (30 J)	
74 w	li	Tinnitus, Hörverlust, Schwindel (40 J)	Schuknecht (1983)
10 w	re	Hochgradige Schwerhörigkeit, VII-Parese	
2 m	re	Schalleitungsschwerhörigkeit, VII-Parese	
21 w	li	Schwerhörigkeit, VII-Parese, Vest. Ausfall	Harenberg u. Helms (1986)

Literatur

Bengochea FG, Blanco FL (1955) Arachnoidal cysts of the cerebellopontine angle. Neurosurgery 12:66–71

Frazer RAR, Carter BL (1975) Unilateral dilatation of the internal auditory canal. Neuroradiology 9:227–229

Go KG, Houthoff HJ, Blaauw EH, Stokroos I, Blaauw G (1978) Morphology and orign of arachnoid cysts. Scanning and transmission electron microscopy of three cases. Acta Neuropathol 44:57–62

Gomez MR, Yanagihara T, MacCarty CS (1968) Arachnoid cyst of the cerebellopontine angle and infantile spastic hemiplegia. J Neurosurg 29:87–90

Hadley MN, Grahm TW, Daspit CP, Spetzler RF (1985) Otolaryngologic manifestations of posterior fossa arachnoid cysts. Laryngoscope 95:678–681

Harenberg C, Helms J (1986) Arachnoidalzysten im inneren Gehörgang und Canalis facialis (Fallopius). Laryngol Rhinol Otol 65:83–85

Hitselberger WE, Gardner G (1968) Other tumors of the cerebellopontine angle. Arch Otolaryngol 88:712–714

Leschey WH (1979) Posterior fossa arachnoid cysts. J Maine Med Assoc 70:398–405

Little JR, Gomez MR, MacCarty CS (1973) Infratentorial arachnoid cysts. J Neurosurg 39:380–386

Maiuri F, De Chiara A, Giamundo A, Gangemi M (1983) Arachnoid cysts of the posterior fossa: report of three cases. Acta Neurol (Neapel) 38:25–31

Monier-Vinard, Ramadier J, Chausse (1931) Arachnoidite kystique de l'angle ponto-cerebelleux, revelée par de troubles cochleo-vestibulaires-bilateraux. Rev Oto-Neuro-Ophthalmol (Paris) 9:500–506

Mullin WV (1932) Circumscribed arachnoid cyst giving symptoms of an acoustic neuroma. Trans Am Otol Soc 22:72–101

Nichols P, Manganiello LOJ (1953) Traumatic arachnoidal cysts simulating acoustic neuroma. J Neurosurg 10:538–539

Pappas DG, Brackmann DE (1981) Arachnoid cysts of the posterior fossa. Otolaryngol Head Neck Surg 89:328–332

Parnes SM, Nelson LR (1981) Subarachnoid cyst simulating an intracanalicular acoustic neuroma. Otolaryngol Head Neck Surg 89:1019–1020

Purdie GH, Rischbieth RHC (1978) Posterior fossa arachnoid cysts: two case reports. Clin Exp Neurol 15:159–165

Rengachary SS, Watanabe I, Brackett EA (1978) Pathogenesis of intracranial arachnoid cysts. Surg Neurol 9:139–144

Robinson RG (1971) Congenital cysts of the brain: arachnoid malformations. Prog Neurol Surg 4:133–174

Schuknecht HF, Gao YZ (1983) Archnoid cyst in the internal auditory canal. Ann Otol Rhinol Laryngol 92:535–541

Starkman SP, Brown TC, Linell EA (1958) Cerebral arachnoid cysts. J Neuropathol Exp Neurol 17:484–500

Sumner TE, Benton C, Marshak G (1975) Arachnoid cyst of the internal auditory canal producing facial paralysis in a three year old child. Pediatr Radiol 114:425–426

Thijssen HOM, Marres EHM, Sloof JL (1976) Arachnoid cyst simulating intrameatal acoustic neuroma. Neuroradiology 11:205–207

Thomsen J (1976) Cerebellopontine angle tumors, other than acoustic neuromas. Acta Otolaryngol (Stockh) 82:106–111

Vaquero J, Carillo R, Cabezudo JM (1981) Arachnoid cysts of the posterior fossa. Surg Neurol 16:117–121

Wilmer HI, Kashef R (1972) Unilateral arachnoid cysts and adhesions involving the eighth nerve. Am J Roentgenol 115:126–132

Wolfowitz BL, Solomon A (1974) Erosions of the petrous temporal bone. South Afr Med J 48:1799–1802

6 Tumoren der Nervenscheidenzellen im Felsenbein

Hier handelt es sich zweifellos um die häufigsten Tumoren, die im Felsenbein anzutreffen sind. Die bisher und auch in den nachfolgenden Kapiteln gewählte Gliederungsform nach morphologischen Kriterien wird hier aus zwei Gründen verlassen:

1. Die Unterteilung in die histologisch zu unterscheidenden Tumoren ist nicht sinnvoll, weil trotz der Häufigkeit dieser Geschwülste gerade auf diesen Punkt nur selten in der Literatur Bezug genommen wird und weil die Herstellung eines derartigen Bezuges vom klinischen Standpunkt gesehen auch nicht notwendig erscheint.
2. Demgegenüber steht die Tatsache, daß die Tumoren der Nervenscheidenzellen im Felsenbein an vielen verschiedenen Hirnnerven auftreten können. Da jede dieser Lokalisationen nicht nur unterschiedliche Krankheitssymptome auslöst, sondern auch eines anderen operativen Vorgehens bedarf, kann man sich einer Gliederung nach betroffenen Hirnnerven kaum verschließen.

Damit die histopathologischen Unterschiede zwischen Neurinomen und Neurofibromen nicht völlig unberücksichtigt bleiben, sollen sie zu Beginn als gemeinsame Grundlagen vorgestellt werden.

6.1 Neurinome und Neurofibrome

Entstehung, Histopathologie und Nomenklatur der Neurinome

Als primäre Ursprungszelle des Neurinoms wird heute die Schwannsche Zelle angesehen. Erhärtet wird diese Annahme durch den Nachweis einer für diese Zellen im Gegensatz zu den Fibrozyten und Fibroblasten charakteristischen Basalmembran im Tumor (Gärtner et al. 1984).

Es handelt sich makroskopisch um scharf abgegrenzte, verdrängend wachsende Tumoren mit feinhöckeriger Oberfläche. Der Schnitt zeigt grau-rosa-farbenes Gewebe teilweise mit Zysten und weichen Nekrosebereichen. Der relative Gefäßreichtum führt zu kleineren Tumoreinblutungen. Mikroskopisch zeigen sich geordnete Zellzüge mit länglichen, im Anschnitt rundlichen Kernen. Die Züge sind miteinander verflochten und umscheiden teilweise regressive Veränderungen, die sog. Schaumzellnester.

Die als Palisadenstellung bekannte rhythmische Anordnung der Tumorkerne mit nebeneinander ausgerichteten Kernreihen zwischen kernarmen Abschnitten ist zwar charakteristisch, jedoch nicht immer anzutreffen. So steht diesem Neurinomtyp mit Palisadenstellung der Kerne, auch als Antoni-A-Typ bekannt, ein Tumoraufbau mit retikulärem Wachstumstyp gegenüber, Antoni-B-Typ genannt. Hierbei finden sich mehr sternartig angeordnete Kernformationen mit stärkerer Kernpolymorphie und girlandenförmigen Gefäßschlingen.

Synonym für Neurinom werden auch die Begriffe „Schwannzelltumor", „Schwannom" und „Neurolemmom" benutzt.

Entstehung, Histopathologie und Häufigkeit der Neurofibrome

Im Gegensatz zu den primär von den Schwannschen Zellen ausgehenden Neurinomen finden sich bei Neurofibromen neben neoplastischen Schwannschen Zellen auch atypische, neoplastische Fibroblasten und Fibrozyten des Perineuriums in einem stark mit Bindegewebszügen durchsetzten Tumorgewebe. Die Tatsache zweier neoplastischer Tumorzelltypen in einem Tumor führte zu der Annahme, daß Perineuralzellen und Schwannsche Zellen spezielle Ausdifferenzierungen derselben Ursprungszelle sein könnten (Smith u. Bhawan 1980).

Neurofibrome sind im Vergleich zum Neurinom zellkern- und gefäßarm. Sie weisen eine myxomatöse Matrix mit kräftigen Bindegewebszügen auf. Die Tumoren sind im Vergleich zu Neurinomen heller und von derberer Konsistenz. Histologisch werden 3 Wachstumstypen unterschieden:

Typ I weist eine deutliche Kapselbildung des Tumors auf.

Typ II ist durch ein diffuses Wachstum ohne Kapselbildung gekennzeichnet; dieser Typ führt zur Bildung sogen. Rankenneurome.

Typ III zeigt als Besonderheit die Ausbildung sogen. Tastkörperchen (Meissnersche und Paccinische Tastkörperchen), die bevorzugt im Bereich der Kopfschwarte wachsen und insbesondere bei der Neurofibromatose v. Recklinghausen gefunden werden.

Dabei stellt die Neurofibromatose eigentlich eine Sonderform im Sinne einer dysontogenetischen Hamartose dar.

Hinsichtlich eines unterschiedlichen Wachstumsverhaltens dieser drei Tumortypen und damit auch ihrer Prognose finden sich in der Literatur keine verbindlichen Aussagen. Wichtig ist allerdings, schon an dieser Stelle darauf aufmerksam zu machen, daß unter dem oben genannten Gesichtspunkt die Neurofibrome nicht dem betroffenen Nerven aufsitzen, sondern ihn weitgehend durchdringen und somit eine nervenschonende Operation nicht möglich sein kann, ohne Tumorresiduen zu hinterlassen (Brackmann 1984).

Neurofibrome des Felsenbeins sind wohl viel seltener als die oben beschriebenen Neurinome. Leider wird nur selten eine Unterscheidung hinsichtlich dieser beiden histologischen Typen getroffen. Lediglich in bezug auf das Vorkommen der v. Recklinghausenschen Erkrankung finden sich gelegentlich Anmerkungen in den größeren Operationsstatistiken (Tabelle 16).

Tabelle 16. Anteil der Neurofibromatosen an Kollektiven von Akustikusneurinomen

Autor	Gesamt-zahl	Neuro-fibromatose
Wigand (1987)	187	3 (1,6%)
Clemis u. Mastricola (1976)	121	4 (3,3%)
Yasargil (1978)	164	12 (7,3%)
Sterkers et al. (1986)	572	24 (4,2%)
Hitselberger u. Hughes (1986)	212	12 (5,6%)
	1256	55 (4,4%)

Besonders in den Fällen, in denen eine tumoröse Verbindung zu Ganglien festgestellt werden konnte, läge häufig eine v. Recklinhausensche Erkrankung vor (Eckermeier et al. 1979; Linthicum u. Brackmann 1980).

Unter den Tumoren der Nervenscheidezellen des N. facialis scheint das Neurofibrom öfter vorzukommen. In einem Kollektiv von 136 Tumoren des N. facialis lag in 116 Fällen (85%) ein Neurinom, in 13 Fällen ein Neurofibrom (10%) und nur in 7 Fällen (5%) ein Neurofibrosarkom vor.

Literatur

Brackmann DE (1984) A review of acoustic tumors 1979–1982. Am J Otol 5:233–244

Clemis JL, Mastricola PG (1976) Special audiometric test battery in 121 proved acoustic tumors. Arch Otolaryngol 120:654–656

Eckermeir K, Pirsig W, Mueller D (1979) Histopathology of 30 Non-Operated Acoustic Schwannomas. Arch Otorhinolaryngol 222:1–9

Gärtner J, Pfeiffer J, Schaefer HE, Schätzle W, Schröder JM (1984) Tumoren des Nervensystems. In: Remmele W (Hrsg) Pathologie. Springer, Berlin Heidelberg New York Tokyo, S 247–287

Hitselberger WE, Hughes RL (1968) Bilateral acoustic tumors and neurofibromatosis. In: House WF (ed) Acoustic Neuroma. Arch Otolaryngol 88:701–711

Linthicum FH, Brackmann DE (1980) Bilateral acoustic tumors: a diagnostic and surgical challenge. Arch Otolaryngol 106:729–733

Smith TW, Bhawan J (1980) Tactile-like structures in neurofibromas. An ultrastructural study. Acta Neuropathol 50:233–236

Sterkers JM (1986) Chirurgie du Neurinome de l'Acoustique et autres Tumors du Conduit auditif interne et de l'Angle ponto-cérébelleux. Un propos de 602 Cas. Ann Oto-Laryng (Paris) 103:487–492

Wigand ME (1987) pers. Mitteilung

Yasargil ML (1978) Mikrochirurgie der Kleinhirnbrückenwinkel-Tumoren. In: Plester D, Wende S, Nakayama N (Hrsg) Kleinhirn-Brückenwinkel-Tumoren. Springer, Berlin Heidelberg New York, S 215–257

6.2 Neurinome und Neurofibrome des VIII. Hirnnerven (sog. Akustikusneurinome)

6.2.1 Allgemeine Vorbemerkungen

Das Akustikusneurinom ist einer der häufigsten intrakraniellen Tumoren. Es geht in den meisten Fällen von einem der Vestibularisnerven aus. Die Störung des Hörvermögens und der Gleichgewichtsfunktion sind heute die Leitsymptome eines Akustikusneurinoms. Die Diagnose wird über den Stapediusreflex-Decay, die akustisch evozierten Potentiale, die thermische Vestibularisprüfung und moderne bildgebende Verfahren gestellt. Eine vollständige operative Entfernung ist in jedem Fall anzustreben. Sie sollte auf translabyrinthärem oder transtemporalem Weg erfolgen.

Häufigkeit der Akustikusneurinome

Das weitaus häufigste intrakranielle Neurinom ist das sogen. Akustikusneurinom. Unter den intrakraniellen Tumoren werden die Neurinome mit einer rela-

Tabelle 17. Häufigkeit von Akustikusneurinomen in unausgewähltem Sektionsgut

Sektionen	Akustikus-neurinome	%	Literatur
490	4	0,82	Leonard u. Talbot (1970)
575	5	0,87	Schuknecht (1977)

tiven Häufigkeit zwischen 4,5 und 10%, im Mittel mit 8% angegeben (Warzok et al. 1977; Gulotta 1971; Jellinger 1978). Auf die Bedeutung des Akustikusneurinoms unter den Kleinhirnbrückenwinkeltumoren wurde bereits hingewiesen (vgl. Kap. 2).

Die Zahl der Akustikusneurinome, die klinisch nicht relevant werden, muß höher eingeschätzt werden als diejenigen, die klinisch auffällig werden, wie zwei Untersuchungen an unausgewählten Felsenbeinen zeigen (Tabelle 17).

Unter 1 720 Felsenbeinen der Wittmaackschen Sammlung finden sich sogar 30 Akustikusneurinome, darunter 22 mit über 2,5 cm Durchmesser (Eckermeier et al. 1979). Obwohl es sich hierbei um ein ausgewähltes Patientengut handelt (und dieses sich deshalb nicht in die Tabelle 17 eingliedern läßt), ist die dort anzutreffende Inzidenz von 3,5% im Vergleich zu jener aus Tabelle 17 auch als Hinweis für einen inzwischen verbesserten diagnostischen und therapeutischen Umgang mit Akustikusneurinomen zu werten.

Lokalisation der Akustikusneurinome

In über 90% der Fälle gehen die Akustikusneurinome von den Vestibularisnerven aus (Sterkers et al. 1987; Schuknecht 1974; Viala et al. 1986). Die Bezeichnung Akustikusneurinom ist daher ungenau. Vielfache Versuche einer Umbenennung (Vestibularis-Schwannome, Oktavusneurinome) konnten sich jedoch gegen den gebräuchlicheren Begriff nicht durchsetzen.

Größeneinteilung der Akustikusneurinome

Die heute gebräuchlichste Einteilung der Akustikusneurinome wurde von Fisch und Wegmüller (1974) angegeben:
A: Intrameatale Tumoren mit einem maximalen Durchmesser von 8 mm.
B: Mittelgroße Tumoren, die in den Kleinhirnbrückenwinkel eingewachsen sind mit einem maximalen Durchmesser von 9–25 mm.
C: Alle größeren Tumoren, die einen maximalen Durchmesser von 25 mm überschreiten.

Wigand et al. (1985) empfehlen eine Gliederung, die zwar in etwa der Größeneinteilung von Fisch und Wegmüller (1974) entspricht, sich aber mehr an der Operationsproblematik der Oktavusneurinome orientiert:

A: auf den Meatus acusticus internus beschränkt,
B: in den Kleinhirnbrückenwinkel sich vorwölbend, aber ohne Flächenkontakt zum Stammhirn,
C: dem Hirnstamm flächig anliegend und mit ihm bindegewebig adhäsiv.

Daneben verwenden einige Autoren (Sterkers et al. 1986; Kanzaki et al. 1986) eine Einteilung in vier Gruppen:
A: Rein intrameatale Tumoren.
B: Tumoren mit einer maximalen Ausdehnung von 1 cm.
C: Tumoren mit einer maximalen Ausdehnung zwischen 1 und 3 cm.
D: Tumoren mit einer Ausdehnung über 3 cm.

Allgemeine Symptomatologie der Akustikusneurinome

Cushing maß schon 1917 der Chronologie der Einzelsymptome beim Akustikusneurinom größte diagnostische Bedeutung zu:

An erster Stelle stehen Erscheinungen von seiten des Gehörs bzw. des Labyrinths. Später folgen Okzipitalkopfschmerz, Koordinationsstörungen mit taumelndem Gang, Schädigungen benachbarter Hirnnerven, Stauungszeichen in Form von Erbrechen und generalisierten Kopfschmerzen und schließlich Dysarthrie, Dysphagie und Kleinhirnattacken. Am Ende auftretende Atemstörungen führen dann zum Tod.

Wir sollten uns diese wenig hoffnungsvolle Beschreibung immer vergegenwärtigen, wenn sich darüber beklagt wird, daß Akustikusneurinome heute immer noch zu spät diagnostiziert werden. Die Fortschritte der Medizin in den letzten 70 Jahren dokumentieren sich auch in der Tatsache, daß wir die von Cushing genannten Spätzeichen nur noch äußerst selten zu Gesicht bekommen.

Ohne Zweifel sind die Störungen des Hörvermögens und der Gleichgewichtsfunktion Früh- und Leitsymptome der Akustikusneurinome. Diese stellen sich durchschnittlich zwei Jahre vor allen anderen Symptomen ein (Rembold u. Tönnies 1956). Dies ist ein differentialdiagnostisches Zeichen gegenüber anderen Kleinhirnbrückenwinkeltumoren, besonders gegenüber dem Meningeom des Kleinhirnbrückenwinkels (Rembold u. Tönnies 1956).

Der Hörverlust als Frühsymptom des Akustikusneurinoms

Der Hörverlust kann von den Patienten als progredient, plötzlich oder fluktuierend angegeben werden (Pensak et al. 1985). Allerdings sind auch Fälle von Akustikusneurinomen mit völlig normalem Hörvermögen bekannt geworden (Beck et al. 1986).

Interessante zusätzliche Informationen über die Art des Hörverlustes sind den Auswertungen des Krankengutes von Wigand (1987) zu entnehmen. Danach scheint der allmählich zunehmende Hörverlust eher ein Symptom der mittleren und großen Akustikusneurinome zu sein, während der plötzliche Hörverlust besonders bei kleineren Tumoren genannt wird.

Es sollen auch kontralaterale und beidseitige Höreinbußen vorkommen (Maurer et al. 1979).

Tinnitus als Frühsymptom des Akustikusneurinoms

Als häufige Beschwerde beim Akustikusneurinom wird Tinnitus genannt (Harner u. Laws 1981; Berg 1987). Dieser ist beim Akustikusneurinom in der Regel einseitig und wird in das betroffene Ohr lokalisiert.

Schwindelbeschwerden als Frühsymptom des Akustikusneurinoms

Das dritte Frühsymptom des Akustikusneurinoms betrifft die Störung des vestibulären Systems. Neben Dreh- und Schwankschwindel wird über Gangunsicherheiten und Liftsensationen berichtet (Wigand et al. 1981).

Es muß jedoch nachdrücklich darauf hingewiesen werden, daß derartige Symptome, insbesondere Gangunsicherheit, Liftgefühl oder Schwankschwindel, bereits Ausdruck weit fortgeschrittener Tumoren als Folge einer Hirnstamm-Kompression bzw. Kleinhirnsymptomatik sein können. Sehr häufig bleiben nämlich die kleinen und mittelgroßen Akustikusneurinome gerade bezüglich des Vestibularausfalls klinisch unbemerkt, weil der schleichende Funktionsausfall infolge eines langsamen Tumorwachstums laufend zentral kompensiert wird.

6.2.2 Diagnostische Hinweise zum Akustikusneurinom

Die Entwicklung der Diagnostik begann mit der Einführung des Ophthalmoskopes durch Graefe, wodurch die Diagnose einer meist tumorbedingten Hirndrucksteigerung möglich wurde.

Vor zehn Jahren wurde darauf hingewiesen, daß die 1970 erstmals beschriebenen (Jewett et al. 1970) akustisch evozierten Hirnstammpotentiale diagnostisch wertvolle Hinweise auf das Vorliegen eines Akustikusneurinoms geben können (Selters u. Brackmann 1977).

Die Diagnose des Akustikusneurinoms erfolgt heute immer als Differentialdiagnose zu anderen Störungen der Labyrinthfunktion. Darauf soll genauer eingegangen werden.

Hörschwellenmessung

Im Tonschwellenaudiogramm imponiert anfangs zumeist die durch das Akustikusneurinom verursachte Schwerhörigkeit als Hochtonhörverlust ab 2000 Hz (Johnson 1968; Hirsch u. Anderson 1980; Kawamura 1983; Terkildsen et al. 1983; Thomsen et al. 1983; Flood et al. 1984). Flach verlaufende Tonschwellenaudiogramme werden allerdings ebenso beschrieben wie Hörverluste für einen begrenzten Frequenzbereich (Graf 1955; Brown et al. 1952; Berg et al. 1984).

Somit lassen sich aus dem Frequenzverlauf des Tonschwellenaudiogramms Hinweise auf die Größe und die Lokalisation des Tumors im allgemeinen nicht ableiten (Plester 1979; Thomsen et al. 1983; Glasscock et al. 1987). Dies gilt auch für den Grad des Hörverlustes. So kann ein kleiner Tumor einen relativ großen Hörverlust verursachen und ein großer Tumor kann mit einem geringen Hörverlust einhergehen (Don et al. 1980; Berg et al. 1984; Berg 1987).

Überschwellige Diagnostik

Wie bereits in Kap. 2.2 erläutert, bieten die überschwelligen Hörprüfmethoden die Möglichkeit einer topischen Diagnostik insbesondere zur Differenzierung von kochleären und retrokochleären Hörstörungen. Vor allem die klassischen Testverfahren nach Fowler, Lüscher und Langenbeck schließen bei innenohrpositiven Befunden eine Hörstörung neuraler Genese nicht aus. Diese ist dann wahrscheinlich, wenn der Fowler-Test negativ, der SISI-Test nahe 0% ist und im Geräuschaudiogramm die Geräuschtonschwelle vor dem Bezugspunkt der Tonschwelle ausweicht. Unterstützt wird ein derartiger Befund durch einen Schwellenschwund im Carhart-Test von > 30 dB (Lehnhardt 1987).

Trotzdem erlauben auch diese Ergebnisse noch keine eindeutige Differenzierung, da sowohl beim Akustikusneurinom als auch bei der Multiplen Sklerose diese typischen Befundkonstellationen der überschwelligen audiologischen Diagnostik zu finden sind. So betont Lehnhardt (1987), daß diese Ergebnisse beim Akustikusneurinom zu den fakultativen, bei der durch Multiple Sklerose bedingten Schwerhörigkeit zu den regelmäßigen Befunden gehört.

Impedanzmessung

Für den Ausschluß eines raumfordernden Prozesses im Bereich des Hörnerven ist die Registrierung des Stapediusreflexes ein sehr sensitives Verfahren (Anderson et al. 1970; Thomsen u. Terkildsen 1975; Hirsch u. Anderson 1980; Bauch et al. 1982; Bergenius et al. 1983; Schmidt u. Battmer 1984; Berg et al. 1984; Lehnhardt u. Mausolf 1986; Glasscock et al. 1987).

Die Stapediusreflexschwelle ist gegenüber der Norm in der Regel deutlich angehoben. Zur Frühdiagnose kann der „Reflex-Decay" (Anderson et al. 1970) des bei 10 sec anhaltender Signaldauer registrierten Stapediusreflexes dienen. Als pathologisch ist eine Reduzierung der Reflexamplitude um mehr als 50% im Frequenzbereich von 500 und 1000 Hz anzusehen. Bei höheren Frequenzen weisen häufig auch Normalhörende dieses Phänomen auf.

Der nur im Anfangsstadium einer neuralen Hörstörung registrierbare Reflex-Decay wird sowohl bei kontra- als auch bei ipsilateraler Registrierung festgestellt, wenn die Beschallung auf dem pathologischen Ohr vorgenommen wird.

Grundsätzlich sollte die Reflexschwellenregistrierung sowohl bei ipsilateraler als auch bei kontralateraler Beschallung erfolgen, um einen Tumor z. B. gegen eine intratemporale Fazialisparese abzugrenzen.

Daß bei Ausfall des Stapediusreflexes eine Mittelohrschwerhörigkeit ausgeschlossen werden muß, ist eine selbstverständliche Voraussetzung zur Beurteilung dieser Untersuchungsverfahren im Rahmen der Diagnostik des Akustikusneurinoms und der Kleinhirnbrückenwinkeltumoren.

Akustisch evozierte Potentiale (ERA)

Die wohl wichtigsten Aussagen zur Diagnostik des Akustikusneurinoms und des Kleinhirnbrückenwinkeltumors ermöglichen die akustisch evozierten Hirnstammpotentiale. Die 5 typischen Potentialkomplexe I bis V lassen sich sowohl nach ihrer Amplitude als auch nach ihrer Latenz analysieren. Zusätzliche Informationen liefert der Vergleich der Potentialmuster beider Seiten.

Als Hinweise auf ein Akustikusneurinom werden folgende Veränderungen im Reizantwortmuster angesehen (Brix 1981; Clemis u. McGee 1979; Shanon et al. 1981; Zöllner u. Eibach 1981; Möller u. Möller 1983; Maurer 1982, 1984; Lenarz u. Sachsenheimer 1985; O-Uchi u. Kansaki 1983):
- Reizantwortschwelle erst bei Stimuluspegeln > 30 dBnHL,
- Verlängerung der „Interpeaklatenz" zwischen Potentialkomplex I und V,
- Verlängerung der ipsilateralen und interauralen Latenz des Potentialkomplexes V,
- Verkleinerung des Amplitudenverhältnisses zwischen Potentialkomplex V und I.

In wenigen Fällen wird auch eine Verkleinerung der Amplitude sowie eine Latenzverlängerung des Potentialkomplexes I beschrieben (Maurer et al. 1979; Maurer 1984).

Keine Potentiale auf der Tumorseite und eine kontralaterale Amplitudenreduktion und Latenzverlängerung von Potentialkomplex V als Zeichen einer Hirnstammkompression bei großen Tumoren des Kleinhirnbrückenwinkels, sind weitere typische Hirnstammbefunde (Wielaard u. Kemp 1979; Shanon et al. 1981; Schmidt u. Battmer 1984; Lenarz u. Sachsenheimer 1985; Musiek et al. 1986).

Die Defizite in den Reizantwortmustern der Hirnstammpotentiale sind Zeichen einer eingeschränkten Synchronisationsfähigkeit in der neuralen Reizleitung und nicht nur ein Spezifikum des Tumordrucks. Ähnliche Reizantwortmusterveränderungen können auch bei der Multiplen Sklerose, bei posttraumatischen oder vaskulären Störungen im Hirnstamm, bei der Meningitis und anderen Erkrankungen im Hirnstammbereich auftreten (Hausler u. Levine 1980; Yagi et al. 1980; Grenman u. Salmivalli 1982; Brix 1982; Kawamura 1983; Hannley et al. 1983; Paludetti et al. 1985; Quaranta et al. 1986; Lehnhardt 1987). Die im Sinne eines Akustikusneurinoms oder Kleinhirnbrückenwinkeltumors falsch positiven Ergebnisse sind häufig diesen Erkrankungen zuzuordnen.

Als Beispiel für die Befunderhebung beim Akustikusneurinom oder beim Kleinhirnbrückenwinkeltumor können die Ergebnisse einer Studie von Zöllner (1987) herangezogen werden, die auch in anderen Untersuchungen in der Literatur ihre Bestätigung finden (Glasscock et al. 1979; Terkildsen et al. 1981; O-Uchi u. Kanzaki 1983; Schmidt u. Battner 1984; Barrs et al. 1985).

Ausgehend von den Latenzzeitbestimmungen der Potentialkomplexe I und V werden die ipsilateralen Reizleitungszeiten (Potential V) und Interpeaklatenzen (Potential I–V) mit den Normwerten verglichen. Abweichungen > 0,2 ms bei Berücksichtigung der zweifachen Standardabweichung können als Hinweis auf eine retrokochleäre Hörstörung angesehen werden.

Für die interauralen Differenzwerte können Vergrößerungen der interauralen Interpeaklatenzen (Potentiale I–V) von > 0,3 ms und der interauralen Latenzdifferenz von Potential V von > 0,4 ms bei ebenfalls zweifacher Standardabweichung als Kriterien eine retrokochleären Hörstörung gelten (Zöllner et al. 1987).

Die kortikal evozierten Reizantwortmuster (sogen. späte akustische Potentiale) liefern zur Diagnostik des Akustikusneurinoms bzw. des Kleinhirnbrückenwinkeltumors kaum zusätzliche Informationen, soweit die Hörschwellen im Tonschwellenaudiogramm eindeutig sind und mit denen der kortikal evozierten Potentiale übereinstimmen (Lehnhardt 1987).

Die Potentiale mittlerer Latenz werden überwiegend zu neurologisch-topodiagnostischen Fragen wie bei der Erfassung der Multiplen Sklerose verwendet (Robinson u. Rudge 1983).

Die mittels der Elektrocochleographie registrierten Mikrophonpotentiale, Summationspotentiale und Summenaktionspotentiale des Hörnerven sind wesentlich aufwendiger abzuleiten.

Die Registrierung der Summenaktionspotentiale mittels der Elektrocochleographie wird dann empfohlen, wenn beim Akustikusneurinom in den Reizantwortmustern des Hirnstamms der Potentialkomplex I fehlt und damit die eindeutige Latenzbestimmung zwischen diesem Potentialkomplex und dem Potentialkomplex V unmöglich wird. Die Kombination der Elektrocochleographie und der akustisch-evozierten Hirnstammpotentiale soll die Detektionsrate der Akustikusneurinome und der Kleinhirnbrückenwinkeltumoren auf 100% anheben vor allem dann, wenn die Hirnstammpotentiale zwischen Promontorium und Vertex statt wie üblich zwischen Mastoid und Vertex abgeleitet werden (Prasher u. Gibson 1983; Gerhardt et al. 1985; Kusakari et al. 1981; Lenarz 1987; Don et al. 1980).

Sprachaudiometrie

Ähnlich wie beim ausgeprägten Hochtonhörverlust im Tonschwellenaudiogramm imponiert beim Akustikusneurinom bzw. beim Kleinhirnbrückenwinkeltumor die auffällige Separation zwischen der guten Hörverlustkurve für Zahlen und der Einsilberkurve oder eine extrem schlechte Einsilberkurve (Hirsch u. Anderson 1980; Haid et al. 1981; Borg 1982; Bergenius et al. 1983; Lehnhardt 1983; Taylor 1983; Berg et al. 1984; Schmidt u. Battmer 1984; Antonelli et al. 1987). Ein ähnliches Bild bietet sich bei der Multiplen Sklerose.

Häufig ist bei diesen neuralen Hörstörungen die Tonhörschwelle nur wenig beeinträchtigt bzw. im Verhältnis zum schlechten Einsilberverstehen „zu gut". Borg (1982) geht davon aus, daß das eingeschränkte Diskriminationsvermögen durch eine Beeinträchtigung des Zeitauflösungsvermögens im Hirnstammbereich hervorgerufen wird. Berg (1987) ermittelt dagegen eine signifikante Korrelation zwischen Diskriminationsverlust und dem veränderten Tonschwellenaudiogramm und kann die auffallend schlechte Diskrimination, wie sie Lehnhardt (1983) für 80% seiner Fälle beschreibt, nicht bestätigen.

Eine vollkommen zufällige Verteilung zwischen Tumorgröße und Diskriminationsverlust wird von Thomsen et al. (1983) sowie Don et al. (1980) angegeben. Eine Korrelation zwischen beiden Größen stellten dagegen Spillmann und Fisch (1979) fest. Demnach zeigen kleine Tumoren häufiger eine bessere Diskrimination als größere.

Nach Lehnhardt (1987) soll der Regressionstyp im Sprachaudiogramm, früher als Zeichen eines Recruitments angesehen, eher typisch für einen neuralen Hörschaden sein. Zumindest ist diese Aussage für Sprachaudiometer gültig, die die neuesten technischen Normen erfüllen.

Auch der Toleranztest im Sprachaudiogramm (= Unbehaglichkeitsschwelle für Sprache) deutet auf eine Hörstörung im Hörnerven oder im Zentralorgan hin, wenn die Toleranzgrenze zu größeren Lautstärken verschoben ist.

Tinnitus

Die Maskierung des Tinnitus neuraler Genese bedarf höherer Intensitätspegel (Lehnhardt 1987) und weist meistens keine bleibenden Hemmungseffekte (Residual inhibition) auf. Feldmann (1981) ordnet in seinen Tinnitusverdeckungsmustern den Typ III dem Akustikusneurinom bzw. Kleinhirnbrückenwinkeltumor

Tabelle 18. Richtig positive Ergebnisse der audiologischen Untersuchungen beim Verdacht auf ein Akustikusneurinom

Autoren	SISI	Fowler	Carhart-Test	Békésy	Sprach-audio-metrie	Stape-dius-reflex	Hirn-stamm-poten-tiale
	(%)	(%)	(%)	(%)	(%)	(%)	(%)
Thomsen u. Terkildsen (1975)		77	73	70		87	
Clemis u. Mastricola (1976)	60	57	77	47			
Johnson (1977)	55	50	78	57			
Mathew et al. (1978)			61	67			
Plester (1979)	29	62	17		33		
Glasscock et al. (1979)						81	98
Clemis u. Mc Gee (1979)	78	71	58	82			93
Hirsch u. Anderson (1980)		63	56		47	97	
Josey et al. (1980)	69		64				
Sanders et al. (1981)	96		89			77	
Terkildsen et al. (1981)							98
Bauch et al. (1982)						83	96
Bergenius et al. (1983)					70	95	100
Cashman et al. (1983)							100
Lidén u. Rosenhall (1983)						85	
Taylor (1983)	75	55	30		40	43	
Thomson et al. (1983)						86	
O-Uchi u. Kanzaki (1983)							94
Berg et al. (1984)		50	30		50	19	97
Schmidt u. Battmer (1984)	39		51			88	100
Barrs et al. (1985)							98
Lenarz (1987)	36	58				69	78
Matthias (1986)	55	65	59	44			
Glasscock et al. (1987)	68		75			78	98
Zöllner (1987)							94
Mittelwert	60	61	58	61	48	76	96

zu, was von Shulman (1987) in entsprechenden Untersuchungen bestätigt wird. Korrelationen zwischen Art und Grad des Tinnitus und der Tumorlokalisation oder -größe werden in der Literatur nicht beschrieben.

Mit welchem audiologischen Testverfahren können Akustikusneurinome am wahrscheinlichsten diagnostiziert werden?

Tabelle 18 und 19 fassen die in der Literatur angegebenen Daten zur Sensitivität verschiedener audiologischer Verfahren zur Diagnose des Akustikusneurinoms zusammen. Die psychoakustischen Untersuchungsverfahren sind die bekanntesten Methoden zur Erfassung retrokochleärer Hörstörungen. Zur Detektion des Akustikusneurinoms mittels SISI-Test, Fowler-Test, Carhart-Test und der Békésy-Audiometrie als den wichtigsten überschwelligen Hörprüfverfahren werden richtig positive Ergebnisse zwischen 17% und 97% angegeben (Tabelle 18). Die falsch positiven Ergebnisse liegen zwischen 5% und 83% (Tabelle 19).

Für die seit 1982 durch Metz eingeführten Untersuchungsverfahren der Stapediusreflexaudiometrie liegen die richtig positiven Ergebnisse zwischen 19% und 88% mit einem Mittelwert bei 76%.

Auf sprachaudiometrische Auffälligkeiten wird zwar häufig hingewiesen, jedoch fällt es schwer, durch die unterschiedlichen Testverfahren im englisch-sprachigen und deutsch-sprachigen Raum bedingt, eine einheitliche Bewertung der Ergebnisse vorzunehmen. Die ausgewerteten Studien weisen für die richtig positiven Werte 33–70% auf (Mittelwert 48%).

Seit Anfang der 70er Jahre werden die akustisch-evozierten Hirnstammpotentiale zur Differentialdiagnose von Hörstörungen verwendet. Zur Detektion eines

Tabelle 19. Falsch positive Ergebnisse der audiologischen Untersuchungen beim Verdacht auf ein Akustikusneurinom

Autoren	SISI (%)	Fowler (%)	Cahart-Test (%)	Stapedius-reflex (%)	Hirnstamm-potentiale (%)
Plester (1979)	29	17	83		
Clemis u. McGee (1979)	20	30	41		30
Glasscock et al. (1979)				9	10
Josey et al. (1980)	10		10	9	
Terkildsen et al. 1981)					7
Sanders et al. (1981)	5		10	6	
Bauch et al. (1982)				7	25
Bergenius et al. (1983)				5	12
Cashmann et al. (1983)					11
Thomsen et al. (1983)					14
Berg et al. (1984)		40	16	7	20
Glasscock et al. (1987)	9		10	14	7
Zöllner (1987)					15
Mittelwert	15	29	28	8	15

Akustikusneurinoms werden richtig positive Ergebnisse zwischen 78% und 100% mit einem Mittelwert bei 96% ermittelt (Tabelle 18). Andererseits dürfen die falsch positiven Raten zwischen 7% und 30% (Mittelwert 15%) nicht unerwähnt bleiben (Tabelle 19).

Alle hier vorgestellten Studien und deren Ergebnisse unterstreichen die hohe Sensitivität der akustisch-evozierten Hirnstammpotentiale zur Diagnose eines Akustikusneurinoms. Sie verdeutlichen jedoch auch, daß bei Berücksichtigung der hohen Rate falsch positiver Ergebnisse auch andere konventionelle audiometrische Tests notwendig sind und wertvolle Hinweise zur Abrundung des Gesamtbildes bringen (Plester 1979; Hart u. Davenport 1981; Lehnhardt 1983; Musiek et al. 1983). Letztlich kann nur die Kombination der verschiedenen Untersuchungsverfahren zur Früherfassung eines Akustikusneurinoms oder eines anderen Kleinhirnbrückenwinkeltumors führen.

Vestibularisdiagnostik

Die Gleichgewichtsprüfung stellt in der Frühdiagnostik des Akustikusneurinoms bzw. des Kleinhirnbrückenwinkeltumors ein wichtiges Bindeglied zur audiologischen Diagnostik dar. Im Vordergrund der Untersuchungsverfahren stehen die kalorische Prüfung sowie die quantifizierende Lageprüfung mit Beobachtung des Nystagmus mit der Frenzel-Brille oder mit Registrierung im ENG.

In fast allen Fällen mit einem Akustikusneurinom wird ein pathologischer Lage- oder Lagerungsnystagmus festgestellt. Die kalorische Unter- bzw. Unerregbarkeit auf der Tumorseite ist ebenfalls typisch. Nach Haid (1985) soll bei den kleinen Akustikusneurinomen die Aussagekraft der Lageprüfung sogar um annähernd 20% höher als die der kalorischen Prüfung sein.

In Abhängigkeit von der Tumorgröße nehmen Spontannystagmus, Blickrichtungsnystagmus und Störungen der vestibulospinalen Abweichreaktionen ebenso wie die kalorischen Defizite zu. Hinsichtlich der Nystagmusdifferenzierung lassen sich bei den kleineren Neurinomen häufiger peripher-vestibuläre Zeichen im Gegensatz zu den zentralen Zeichen bei den größeren Tumoren ermitteln.

Röntgendiagnostik

Die Aussagekraft der Stenvers-Aufnahmen ist überraschend gering. Nach Haid (1985) lassen sich nur in 61% der Fälle Hinweise auf ein Akustikusneurinom ableiten. Die Tomographie des Felsenbeins zeigt in 80% richtig positive Ergebnisse. Die mit Hilfe der Zisternomeatographie und der Computertomographie mit Luftmeatographie durchgeführten Untersuchungen weisen in fast allen Fällen einen raumfordernden Prozeß nach. Sehr kleine Tumoren werden gelegentlich auch mit diesen Methoden nicht mehr erfaßt. Hier kann die sich weiterentwickelnde Kernspintographie (NMR) zusätzliche Informationen liefern, vor allem mittels Gadolinium DPTA-Anreicherung. Näheres hierzu findet sich in Kap. 2.2.

Diagnostisches Vorgehen bei Verdacht auf ein Akustikusneurinom
oder einen anderen Kleinhirnbrückenwinkeltumor

In Übereinstimmung mit der Literatur (Haid et al. 1981; Haid 1985; Kanzaki 1986; Lenarz 1987) bietet sich folgendes Vorgehen beim Auftreten von einseitigem Tinnitus, einseitiger fortschreitender Hörstörung oder auch beim einseitigen Hörsturz sowie bei Schwindelbeschwerden an:

Ermittlung des Tonschwellenaudiogramms, der Stapediusreflexmessung (Schwelle und Decay), Röntgenuntersuchungen, der Vestibularisprüfungen (Lage- und Lagerungsprüfung, kalorische Prüfungen) und Ableitung der akustisch evozierten Hirnstammpotentiale.

Findet sich initial ein pathologischer Befund, sind ein CT mit Kontrastmittel und ggf. eine CT-Luftmeatographie oder eine Kernspintomographie mit Gadolinium-DPTA des Felsenbeines erforderlich.

Fakultativ können die überschwelligen Hörprüfungen und die Sprachaudiometrie das Gesamtbild abrunden.

Bei Progredienz der Hörstörung und bei anderen fortbestehenden Verdachtsmomenten sollte eine Kontrolle der akustisch evozierten Hirnstammpotentiale ·nach 6 Monaten erfolgen, da sich ein Akustikusneurinom gerade erst entwickeln kann und durch das Tumorwachstum erst im weiteren Verlauf ein eindeutiger pathologischer Befund auftreten kann.

Bei hochgradiger sensoneuraler Hörstörung ohne eindeutige Aussagen der Stapediusreflexmessung und der akustisch evozierten Hirnstammpotentiale sind röntgenologische Untersuchungen (CT, NMR) und die kalorischen Vestibularisprüfungen unverzichtbar.

6.2.3 Allgemeine therapeutische Hinweise

Die erste operative Entfernung eines Akustikusneurinoms wurde 1895 von Ballance durchgeführt.

Zu Anfang des Jahrhunderts betrug die Mortalität noch 85% (Krause 1903). Cushing (1917) erreichte durch Teilresektionen eine Verbesserung auf 20%. Allerdings betrug die Fünfjahresüberlebenszeit der von ihm operierten Patienten nur 44% wegen eines erneuten Tumorwachstums.

Somit konnte erst von einem wesentlichen Fortschritt gesprochen werden, als die Mortalität bei Totalexstirpationen auf unter 20% gesenkt werden konnte. Dies erreichten erstmals Olivecrona (1940) mit 18,7% und Dandy (1941) mit 10,9%. Ihre Resultate blieben bis zum Ende der sechziger Jahre üblicher Maßstab, wie die Statistiken von Horrax und Poppen (1949) mit 12,7%, von McKenzie und Alexander (1955) mit 12,5% und von Olivecrona (1967) mit 13,3% ausweisen. Dabei wurde der wesentliche Beitrag zur Senkung der Operationsletalität durch die Schonung der Gefäße im Kleinhirnbrückenwinkel geleistet, deren Bedeutung als Endarterien für lebenswichtige Gebiete des Zentralnervensystems, insbesondere des Hirnstamms, erst spät erkannt wurde.

Erst mit den Ergebnissen von House (1964) wurde erstmals die magische 10%-Grenze deutlich unterschritten. Er konnte bei den von ihm behandelten Patienten die Operationsletalität auf 5% (House 1964) bzw. 7% (House u. Hitselberger 1968) senken. Dies war ohne Zweifel eine Folge sowohl einer verbesserten Diagnostik, mit der endlich auch kleinere Tumoren erfaßt werden konnten, als auch des Einsatzes mikrochirurgischer Methoden beim transtemporalen und translabyrinthären Zugang zum Kleinhirnbrückenwinkel.

Mit dieser Verfeinerung der operativen Technik wurde in der Folgezeit versucht, vor allem den N. facialis zu erhalten, gelegentlich aber auch den N. cochlearis zu schonen (House 1964).

Trotz dieser Fortschritte in der operativen Therapie sind noch einige wichtige Fragen offen.

Ist eine Teilresektion bei Akustikusneurinomen vertretbar?

Seit Beginn der Akustikusneurinomchirurgie wird über spontane Rückbildungen des Resttumors nach Teilentfernung berichtet (Cushing 1917). Zahlenbelege für diese Behauptung sind nur indirekt über den Prozentsatz notwendig werdender Nachoperationen nach vorheriger Teilresektion zu erhalten (Tabelle 20).

Diese Prozentsätze ähneln jenem 26%igen Patientenanteil, dessen nicht operiertes Akustikusneurinom nur beobachtet wurde und der innerhalb eines zweijährigen Intervalls dann doch operiert werden mußte (Neely 1985). So können die in Tabelle 25 genannten Zahlen ebenso Ausdruck der unterschiedlichen Wachstumsprogredienz von Akustikusneurinomen wie Zeichen für spontane Rückbildungen sein (Gardner et al. 1986; Nedzelski et al. 1986). In diesem Zusammenhang sei auch an die Diskrepanz zwischen der Operationsletalität (20%) und der Fünfjahresüberlebenszeit (44%) der von Cushing (1917) mit einer Teilresektion operierten Patienten erinnert.

Teilentfernungen wären demnach nicht zulässig. Dennoch sind sie bei drei Patientengruppen diskussionswürdig:
1. Bei alten Patienten mit einem insgesamt erhöhten Operationsrisiko und
2. bei Patienten mit einem doppelseitigen Akustikusneurinom zum Erhalt des Hörvermögens auf einem Ohr.
3. Bei Patienten, bei denen es sich auf der erkrankten Seite um das „letzte Ohr" handelt.

Tabelle 20. Häufigkeit der Indikationen zur Nachoperation von teilresezierten Akustikusneurinomen

Teilresezierte Akustikusneurinome	Nachbeobachtungszeit	Notwendige Nach-OP	Literatur
33	2–20 J	12 (36%)	Shea (1985)
56	1– 7 J	13 (23%)	House (1968)
14	0–15 J	3 (21,3%)	Siverstein et al. (1985)

Welches Vorgehen sollte beim alten Patienten
mit erhöhtem Operationsrisiko gewählt werden?

Nach übereinstimmender Ansicht mehrerer Autoren ist beim alten Menschen eine Akustikusneurinomoperation überhaupt nur indiziert, wenn die Raumforderung im Kleinhirnbrückenwinkel zu Symptomen führt, die über die ausschließliche Lähmung des VII. und VIII. Hirnnerven hinausgehen (Silverstein et al. 1985; Tator 1985). Es ist vorgeschlagen worden, daß selbst bei einem beginnenden Hydrozephalus zunächst eine Shunt-Operation durchgeführt und weiter abgewartet werden sollte (Tator 1985). Wird die chirurgische Intervention schließlich unvermeidbar, sollten Verfahren, die eine kurze Operationsdauer ermöglichen, gewählt werden. Dabei werden am häufigsten translabyrinthäre Teilresektionen des Akustikusneurinoms genannt (Silverstein u. Norell 1982).

Dieser Vorschlag kann jedoch nicht unwidersprochen bleiben. In den Fällen, in denen eine Nachoperation eines teilentfernten Akustikusneurinoms notwendig wird, scheint die intra- und postoperative Komplikationsrate im Vergleich zum chirurgischen Ersteingriff erheblich anzusteigen. Shea et al. (1985) berichteten über eine Mortalitätsrate von 25% bei entsprechenden Nachoperationen.

Unter diesem Gesichtspunkt und unter Anerkennung, daß die Anästhesie des alten Menschen zunehmend sicherer wird, sollte die Teilresektion eines Akustikusneurinoms nur wenigen Ausnahmefällen vorbehalten bleiben (Nedzelski et al. 1986). Auch nach unserer Meinung ist eine solche Situation nur dann gegeben, wenn einerseits die Größe des Tumors mit den drohenden Gefahren lebensgefährdender Komplikationen seine Exstirpation fordert und andererseits der Allgemeinzustand des Patienten eine Abkürzung der Operationszeit erzwingt.

Welches Vorgehen sollte beim beidseitigen Akustikusneurinom gewählt werden?

Beidseitige Akustikusneurinome mit Gefahr der vollständigen Ertaubung erfordern eine spezielle therapeutische Strategie. Anzumerken ist, daß es sich meist um eine Neurofibromatose v. Recklinghausen handelt, die auch den N. cochlearis mit involviert. Zu dieser schwerwiegenden Problematik haben sich mit unterschiedlichen Meinungen folgende Autoren geäußert: House (1968), Glasscock et al. (1982), Hughes et al. (1982), Wigand et al. (1985), Sterkers et al. (1986). Nach unserer Meinung bieten sich folgende alternativen Strategien an:
1. Versuch der *totalen* Tumorentfernung

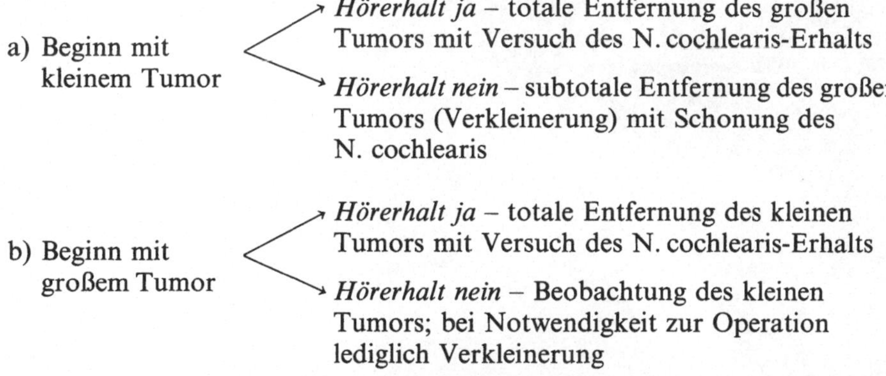

2. Umgehende *subtotale* Resektion (Verkleinerung) *beider* Tumoren unabhängig von ihrer Größe und ihrem Wachstum mit entsprechender Schonung des N. cochlearis beidseits.
3. *Beobachtung* beider Tumoren; bei Handlungsbedarf Tumorverkleinerung der komplikationsträchtigen Seite.

Welches Vorgehen sollte bei einer Tumormanifestation
auf der Seite des „letzten Ohres" gewählt werden?

Nach unserer Einschätzung kommen in dieser Situation nur folgende Alternativen in Betracht:
1. Abwartende Haltung unter CT-Kontrollen.
2. Wird eine Operation wegen drohender vitaler Komplikationen oder zunehmender Hörminderung erforderlich, ist zunächst lediglich eine Tumorverkleinerung mit dem Ziel der Druckentlastung des N. cochlearis anzustreben.

6.2.4 Spezielle therapeutische Hinweise (Chirurgische Gesichtspunkte)

Bezüglich des **subokzipitalen Zugangs** wird ausgeführt, daß er einen breiten Überblick über den Kleinhirnbrückenwinkel gewährleistet. Auf diesem Wege sind daher auch sehr ausgedehnte Akustikusneurinome resezierbar. Dies gilt vor allem für die weit nach ventro-medial und kranial (vorne oben) reichenden Tumoren (Di Tullio et al. 1978; Welch u. Dawes 1985). Unter Einsatz mikrochirurgischer Techniken können somit Tumoren dieser Region auch nervenerhaltend reseziert werden (Samii u. Penkert 1984; Yasargil 1978). Komplikationen, wie intraoperative Blutungen, sind gut zu beherrschen. Die Methode hat jedoch gegenüber den otochirurgischen und unter diesen wiederum insbesondere gegenüber dem transtemporalen Zugang einige gravierende Nachteile:

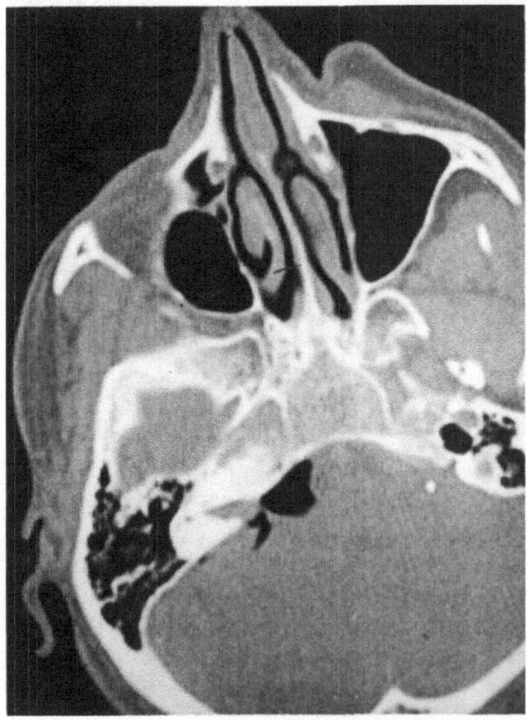

Abb. 35. Intrameatales Oktavusneurinom, das den inneren Gehörgang bis in die Nischen des Fundus komplett ausfüllt

1. Die *allgemeine Morbidität* ist aufgrund der intraoperativen Kompression des Kleinhirns durch das Zurückdrängen einer Hemisphäre mit dem Spatel durchschnittlich etwas größer. Nach Wigand et al. (1985) gilt sogar die Feststellung, daß „die Rate intraoperativer und postoperativer Komplikationen einschließlich des Exitus letalis... nach praktisch allen Statistiken beim Zugang über die hintere Schädelgrube höher als bei dem über die mittlere Schädelgrube (ist)".

2. Die *Identifizierung und Schonung des N.facialis* ist über diesen von dorso-latero-kaudal kommenden Zugang deutlich dadurch erschwert, daß der N.VII aufgrund seiner topografischen Lagebeziehung zum N.VIII fast immer „hinter" dem Tumor liegt. Bei größeren Tumoren wird dabei häufig der Nerv auf der dem Operateur abgewandten ventro-medio-kranialen Oberfläche zu einem dünnen Fächer einzelner Neuritenbündel ausgewalzt. Der Operateur muß also zunächst durch den Tumor hindurch oder um seine Kapsel herum, um diese extrem vulnerablen Nervenstrukturen zu erreichen.

3. Die *Erhaltung der Hörfunktion* ohne Zurücklassung von Tumorresten muß z.Z. noch als Glücksfall, als intraoperativ nicht kontrollierbares Zufallsergebnis gewertet werden. Hierfür gibt es zwei Gründe:
a) Wie sowohl die zunehmend besser auflösenden bildgebenden Verfahren als auch die beim transtemporalen und translabyrinthären Zugang gewonnenen intraoperativen Befunde zeigen, dehnen sich die Neurinome sehr häufig maximal bis in den Fundus des inneren Gehörgangs aus, finden sich mit ihren Ausläufern also noch lateral der Crista horizontalis in der Area vestibularis und können von hier sogar bis in das Labyrinth selbst hineinwachsen (Wigand u. Haid 1976); (Abb. 35 und 36).

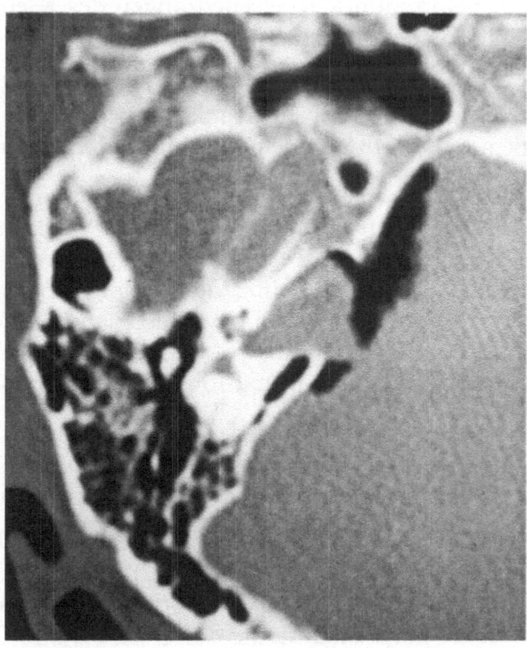

Abb. 36. Mittelgroßes Akustikusneurinom, das über die Area vestibularis bis in das Labyrinth vorgedrungen

b) Um diese Tumoranteile sicher, das heißt unter Sichtkontrolle bei gleichzeitiger
Schonung des N. facialis (und ggf. des N. cochlearis) zu entfernen, muß der
Meatus über seine laterale Poruslippe in einem tangentialen Winkel von dor-
so-lateral her aufgefräßt werden. Wie eigene Studien an einer großen Serie von
Felsenbeinen gezeigt haben, ist dabei eine Eröffnung des hinteren und oberen
Bogengangs bzw. deren Crus commune häufig unvermeidbar (Stennert 1986).
Es ist deshalb Wigand zuzustimmen, wenn er feststellt: „Die eigene Erfahrung
mit dieser subokzipitalen Technik hat mir gezeigt, daß der Operateur für das
Innenohr „blind" bleibt, weil es mit diesem tangentialen Aufblick nicht möglich ist, den Ductus endolymphaticus oder den oberen Bogengang im Laby-
rinthknochen als graue Linie zu identifizieren" (Wigand et al. 1985).

4. Die *sichere komplette Tumorentfernung* ist nicht zu gewährleisten, solange
man die Gefahr der iatrogenen Ertaubung (trotz eines morphologisch gut erhaltenen N. cochlearis!) infolge der unfreiwilligen Labyrintheröffnung vermeiden
will (Domb u. Chole 1980).

Der **transtemporale Zugang** ermöglicht im Gegensatz zum subokzipitalen
Vorgehen eine Reihe von Vorteilen, die den Nachteil der zeitaufwendigeren Bohr-
arbeit aufwiegen. (Rechnet man allerdings den Zeitaufwand für die Lagerung und
Vorbereitungen zu beiden Operationstechniken mit ein, so schrumpft dieser Zeit-
unterschied wieder.)

1. Die Operation erfolgt über lange Phasen extradural, was die Gefahr menin-
gitischer Komplikationen mindert.

2. Die extradurale Anhebung des Temporallappens bei richtiger Operationstechnik wird auch bei langer Operationsdauer erfahrungsgemäß besser toleriert
als das intradurale Beiseitedrängen des Kleinhirns mit der dabei entstehenden
Traktion des Hirnstamms.

3. Der Arbeitsweg ist vertikal ausgerichtet und gestattet eine optimale Orientierung an den für eine funktionserhaltende Chirurgie wichtigsten Strukturen:
dem Labyrinth und dem N. facialis, der nunmehr „vor" dem Tumor liegt.

4. Der Zugang zum inneren Gehörgang von lateral gewährleistet eine vollständige Übersicht über die lateralen Strukturen im Fundus, in seinen Ausbuch-
tungen und sogar über seine lateral angrenzenden Regionen, so daß eine Tumorexstirpation in sano ohne Gefährdung dieser Strukturen möglich ist.
Aufgrund dieser topographisch-anatomischen Voraussetzungen darf dieser
Zugang als der optimalste betrachtet werden, wenn man die beiden Kriterien
„Radikalität" und „Funktionserhaltung" in den Vordergrund stellt.

5. Schließlich gewährleistet der extradural-transtemporale Zugang optimale
Voraussetzungen für einen sicheren Wundverschluß, so daß Liquorfisteln und
aufsteigende Meningitiden sehr seltene Komplikationen darstellen.

Die Nachteile bestehen einerseits in einem begrenzten Zugang zum Kleinhirnbrückenwinkel, der ihn deshalb für sehr große Tumoren nicht sinnvoll erscheinen
läßt. Obwohl durch den erweiterten Zugang nach Wigand et al. (1983, 1985, 1987)
„auch Oktavusneurinome der Größe B und C übersichtlich zu präparieren und

komplett auszuräumen" sind (Wigand et al. 1985), so gilt dies vornehmlich für Tumoren, die sich in Richtung Pyramidenspitze entwickeln. Der Entfernung von größeren Tumoren, die sich nach latero-kaudal über den Bulbus venae jugularis hinaus ausdehnen, sind dagegen Grenzen gesetzt. Für diese Fälle ist entweder der aufwendige Zugang nach Bochenek und Kukwa (1975) bzw. nach Kanzaki et al. (1977) oder bevorzugt der subokzipitale Zugang angezeigt.

Andererseits sind gelegentlich funktionell wichtige Gefäße des unteren Brückenwinkels schwerer zugänglich, da sie vom Tumor nach kaudal und medio-dorsal verdrängt werden.

Da jedoch aufgrund einer deutlich zunehmenden Früherkennung als Folge verbesserter diagnostischer Verfahren, gesteigerter ärztlicher Wachsamkeit und nicht zuletzt auch einer höheren Compliance der Patienten davon ausgegangen werden kann, daß die Chirurgie dieser großen Tumoren zunehmend seltener wird, ist in der Zukunft der Otochirurg verstärkt gefordert, sich der operativen Behandlung der Akustikusneurinome anzunehmen.

Der **translabyrinthäre Zugang** erscheint heute vielen Autoren als der geeignetste zur Resektion von Akustikusneurinomen mittlerer und größerer Ausdehnung (Sterkers et al. 1984, 1986; Tos u. Thomsen 1982; Whitaker u. Luetje 1985; Charachon et al. 1986). Ein Erhalt des Nervus facialis soll vergleichsweise sehr zuverlässig möglich sein. Intraoperativ auftretende Komplikationen sind sicher zu beherrschen, eine vollständige Resektion des Tumors ist in nahezu allen Fällen möglich. Das Hörvermögen kann jedoch operationstechnisch nicht erhalten werden. Ein postoperatives Problem soll die vergleichsweise große Häufigkeit von Liquorfisteln mit hiermit erhöhtem Meningitisrisiko und der Notwendigkeit gelegentlicher Nachoperationen zum Fistelverschluß sein (Tos u. Thomsen 1985).

Diese Zugänge müssen sich an folgenden Forderungen messen lassen:
1. Senkung der perioperativen Mortalität und Morbidität.
2. Zuverlässige, vollständige Entfernung des Tumors.
3. Zuverlässige Schonung des N. facialis.
4. Sind diese Forderungen mit befriedigender Sicherheit erfüllt, sollte die Schonung des N. cochlearis eine weitere Zielsetzung sein.

Komplikationsraten in der Akustikusneurinomchirurgie

Voraussetzung für die Beurteilung der Wertigkeit der verschiedenen Zugangswege ist eine annähernd gleichverteilte intra- und postoperative Komplikationsrate. Anderenfalls würden sich bestimmte Operationstechniken für die weitere Diskussion ausschließen.

Die in der Literatur zu findenden Angaben über Komplikationen sind nach Operationsverfahren getrennt in den Tabellen 21–24 wiedergegeben. Es wurden nur Berichte aus den letzten beiden Jahrzehnten, in denen die mikrochirurgischen Techniken weiterentwickelt wurden, ausgewertet.

Tabelle 21. Komplikationsraten bei Benutzung verschiedener operativer Zugänge durch einen Autor

n OP	Letal	Liquor-fistel	Menin-gitis	Nach-blutung	Ataxie	Hydro-zephalus	Literatur
200	14	20	4	15	5	o.A.	House u. Hitselberger (1968)
157	3	16	5	1	2	2	Cohen et al. (1986)
548	5	44	16	2	o.A.	o.A.	Sterkers et al. (1986)
60	1	2	1	o.A.	1	1	Wiet et al. (1986)
965	2,4%	8,5%	2,7%	2,0%	1,9%	1,4%	

Tabelle 22. Komplikationsrate bei Zugängen über die hintere Schädelgrube (subokzipital, retrosigmoidal)

n OP	Letal	Liquor fistel	Menin-gitis	Nach-blutung	Ataxie	Hydro-zephalus	Literatur
38	4	1	0	2	2	2	House (1968)
60	2	?	?	?	1	?	Hoogland et al. (1984)
77	4	3	1	3	12	Epileps. Hemipleg.	Dawes u. Welch (1984)
110	4	?	?	?	?	?	Samii u. Penkert (1984)
150	1	19	4	1	1	1	Sterkers et al. (1984)
435	3,5%	8,7%	2,0%	2,4%	4,9%	1,6%	

Tabelle 23. Komplikationsraten bei translabyrinthärem Zugang

n OP	Letal	Liquor fistel	Menin-gitis	Nach-blutung	Ataxie	Hydro-zephalus	Literatur
135	7	12	4	6	3	0	House (1968)
138	0	32	12	0	o.A.	4	Glasscock u. Hays (1977)
215	4	24	8	3	o.A.	3	Morrison u. King (1982)
200	o.A.	20	o.A.	o.A.	o.A.	o.A.	Tos u. Thomson (1985)
45	1	9	6	2	o.A.	o.A.	Charachon et al. (1986)
86	1	15	4	1	o.A.	0	Bouguet et al. (1986)
Summe	2,1%	13,8%	5,5%	1,9%	o.A.	1,2%	

Tabelle 24. Komplikationsraten bei transtemporalem Zugang

n OP	Letal	Liquor-fistel	Menin-gitis	Nach-blutung	Ataxie	Hydro-zephalus	Literatur
27	1	2	0	0	0	0	House (1968)
63	0	1	o.A.	0	o.A.	0	Wigand et al. (1985)
44	1	4	1	0	o.A.	o.A.	Gantz et al. (1986)
134	1,5%	5,2%	1,4%	0%	o.A.	0%	

Der Erhalt des N. facialis bei der Resektion von Akustikusneurinomen

Die anatomische Erhaltung des Fazialisnerven ist erklärtes Ziel aller Resektionen von Akustikusneurinomen. Dies wird mit Abstufungen bei allen operativen Zugängen bis zu 92% (Yasargil u. Fox 1974) bzw. 94% (Sterkers 1986) erreicht. Die morphologische Erhaltung eines Nerven ist aber nicht gleichbedeutend mit der Erhaltung seiner Funktion.

Wird eine Durchtrennung des Nerven unumgänglich oder erscheint der Nerv durch verdrängendes Tumorwachstum degenerativ geschädigt, ergibt sich die Indikation zur Durchführung entsprechender rekonstruktiver Maßnahmen (House 1963; Yasargil u. Fisch 1969; Fisch 1977; Di Tullio et al. 1978; Whittaker u. Luetje 1985).

Einen Überblick über die postoperativen funktionellen Ergebnisse verschiedener Autoren in Abhängigkeit der Größe des resezierten Akustikusneurinoms gibt Tabelle 25.

Die Tabelle bestätigt, daß die Ergebnisse mit wachsender Tumorausdehnung zusehens unbefriedigender werden.

Dauerhaft nicht befriedigende funktionelle Ergebnisse bedürfen einer entsprechenden Rekonstruktion (Fisch 1977; Stennert 1979; Sterkers 1979; Miehlke u. Stennert 1981; Fisch et al. 1987).

Tabelle 25. Abhängigkeit der postoperativen Funktion des N. facialis von der Größe des resezierten Akustikusneurinoms, errechnet nach Angaben von Morrison u. King (1982), Sterkers et al. (1986), Kanzaki et al. (1986), Dawes u. Welch (1984), Yasargil (1978) und Di Tullio et al. (1978)

Tumorgröße	Nervenfunktion vollständig (%)	Paralyse (%)
Kleine (<1 cm)	98	1
Mittlere (1–3 cm)	88	10
Große (>3 cm)	50	39

Ist der Erhalt des Hörvermögens bei der Resektion von Akustikusneurinomen möglich?

Da Akustikusneurinome fast ausschließlich von einem der beiden Vestibularisnerven ausgehen, scheint der Versuch, das Hörvermögen bei der Resektion dieser Tumoren zu erhalten, sinnvoll.

Die Weiterentwicklung der Mikrochirurgie und die Schaffung neuer operativer Zugänge in den vergangenen 25 Jahren erlaubt heute, einen Teil der Akustikusneurinome unter anatomischer Schonung des N. cochlearis zu resezieren (House 1968; Yasargil 1978; Samii u. Penkert 1984; Wigand et al. 1985; Sterkers et al. 1986).

Der mögliche Erhalt einer ausreichenden Hörfunktion hängt grundsätzlich von der Größe des Akustikusneurinoms ab (Abramson et al. 1985; Gantz et al. 1986; Sterkers et al. 1984).

Tabelle 26. Hörerhaltene Resektionen von Akustikusneurinomen in Abhängigkeit vom gewählten Zugang

n OP	Zu-gang	Teil-entf.	N. Coch-learis-Erhalt	Hörvermögen		Rest	Literatur
				Präop.	Postop.		
				(bis 50 dB HV)			
		(%)	(%)	(%)	(%)	(%)	
	sub	7	Einige	?	?	?	Rand u. Kurze (1967)
132	sub	18	20	?	?	?	MacCarty (1975)
24	sub	?	Einige	?	?	?	Rhoton (1976)
125	sub	25	0	?	0	0	Thomson (1976)
33	sub	7	?	30		12	Smith et al. (1973,1976)
157	sub	?	18		?	7	Cohen et al. (1986)
	ret	?	?	?		20	Sterkers (1984)
5	tra	0	100	100	100	100	House et al. (1968)
10	tra	0	100	80	60	20	Glasscock et al. (1978)

sub = subokzipital, ret = retrosigmoidal, tra = transtemporal.

Ist ein Erhalt des Hörvermögens überhaupt anzustreben?

Wenn angestrebt wird, das Hörvermögen bei der Operation eines Akustikusneurinoms zu erhalten, sollte es zumindest theoretisch möglich sein, gleichzeitig die Geschwulst vollständig zu entfernen. Dies ist umstritten.

Eine endgültige Beurteilung, wieweit dies realisierbar ist, kann zur Zeit noch nicht getroffen werden. Die ernsthaften Bemühungen um den Funktionserhalt des N. cochlearis sind quantitativ noch zu begrenzt, als daß die bisher vorliegenden Daten über prä- und postoperative audiologische Befunde mit Langzeitbeobachtungen eine eindeutige Aussage zuließen. Es ist erkennbar, daß zum gegenwärtigen Zeitpunkt das Augenmerk noch immer vorrangig der vollständigen Tumorentfernung mit Fazialiserhalt gilt und die Beachtung der Hörfunktion dagegen in den Hintergrund tritt. So bleiben folgende Widersprüche gegenwärtig als Kontrapunkte in einer noch offenen Diskussion stehen:

Bei 26 von den 30 Akustikusneurinomen in der Wittmaackschen Felsenbeinsammlung (= 87%) konnte nachgewiesen werden, daß die Area cribriformis der Cochlea zapfenförmig vom Neurinomgewebe durchdrungen war (Eckermeier et al. 1979). Auch sei bei Serienschnitten von 22 Akustikusneurinomen der kochleäre Anteil des VIII. Hirnnerven fast regelmäßig mit Tumorgewebe durchsetzt gewesen (Neely 1985). Beide Befunde deuten darauf hin, daß der Erhalt des Hörvermögens in vielen Fällen mit einer unvollständigen Tumorentfernung verbunden ist.

Aus diesem Grund haben Sterkers et al. (1986) und Tos und Thomsen (1982) sich sehr kritisch mit der gehörerhaltenden Akustikusneurinom-Chirurgie auseinandergesetzt. Sterkers et al. (1986) haben darüber hinaus darauf hingewiesen, daß die anatomische Schonung des N. cochlearis häufig nicht zu funktionell brauchbaren Spätergebnissen führt.

Hierzu gibt Wigand et al. (1985) als derzeit engagiertester Verfechter einer Erhaltung des N. cochlearis folgenden Kommentar: Der N. cochlearis „ist jedoch häufiger als der Fazialisnerv eng in das Tumorgeschehen einbezogen und läßt sich nicht immer vom Geschwulstgewebe lösen. Schon kleinere Substanzverluste beeinträchtigen stark die evtl. noch präoperativ erhaltene Restfunktion des Gehörs. Aber selbst bei vollerhaltener Nervenkabel-Kontinuität war manchmal eine postoperative Ertaubung zu beklagen. Umgekehrt war aber auch eine Gehörerhaltung, Verbesserung um 10–20 Dezibel oder sogar eine Langzeiterholung des Gehörs nach unmittelbar postoperativer Taubheit festzustellen."

In der Vergangenheit war es nahezu ausschließlich der Wunsch nach Verbesserung des therapeutischen Erfolgs, der die zuvor oft unglaubliche Entwicklung in der Medizin gebracht hat; ganz selten einmal war es der Zufall! Hierzu noch einmal Wigand et al. (1985): „Statistik und eindrucksvolle Einzelbeispiele von glücklicher Gehörerhaltung sind Ansporn genug, in Zukunft noch mehr als bisher um die Erhaltung des Kochlearisnerven bemüht zu sein. Dies gilt auch für scheinbar taube Ohren in Hinblick auf die Möglichkeiten einer späteren Elektroden-Implantation."

*Intraoperatives Monitoring bei Operationen
im Bereich des inneren Gehörganges*

Bei neurovaskulären Dekompressionen des N. trigeminus und des N. facialis, bei vaskulären Läsionen oder Meningeomen im Kleinhirnbrückenwinkel, beim vestibulären Schwannom und beim Akustikusneurinom kann eine intraoperative Überwachung wertvolle Informationen und Hinweise zur Gefährdung des Hörnerven geben.

Verschiedene Verfahren werden zum intraoperativen Monitoring vorgeschlagen: die Elektrocochleographie mit Ableitung der Summenaktionspotentiale des Hörnerven, die Registrierung der Mikrophonpotentiale, das EMG oder die Ableitung der akustisch evozierten Hirnstammpotentiale. Diese Untersuchungsverfahren können einzeln oder kombiniert intraoperativ angewendet werden. Bezüglich des N. facialis empfiehlt sich die intraoperative EMG-Kontrolle mit Oberflächenelektroden oder „hooked-wire electrodes".

Grundsätzlich erlaubt das intraoperative Monitoring bei Operationen im inneren Gehörgang und im Bereich des Kleinhirnbrückenwinkels eine Funktionskontrolle der im Operationsgebiet vorhandenen Nerven. Kopflagerungseinflüsse, chirurgische Manipulationen mit dem Wundhaken, Blutdruckabfall in Verbindung mit Hypokapnie, das Aufsuchen von optisch nicht zu erkennenden Landmarken, instrumentell mögliche Nervenkompressionen oder Schädigungen bei der Tumorentfernung etc. können in ihren Auswirkungen durch Ableitung akustisch evozierter Potentiale oder durch elektromyographische Ableitungen erfaßt werden.

Am häufigsten werden die akustisch evozierten Hirnstammpotentiale bzw. die Elektrocochleographie verwendet. Kalmanchey et al. (1986) beschreiben intraoperative Veränderungen bei der Akustikusneurinomoperation durch die Anästhesie, die Lumbalpunktion, die Duraeröffnung und durch die Tumorentfernung, die bei Ableitung der akustisch evozierten Hirnstammpotentiale auftreten können. Wird der dominierende Potentialkomplex V als Indikator möglicher Veränderungen herangezogen, so ergibt sich in Halothananästhesie eine Verlängerung der Latenzzeit dieses Potentials. Ähnliche Veränderungen werden auch von Dubois et al. (1982) beschrieben. Grundy et al. (1982) dagegen stellen keine Narkoseeinflüsse fest. Bei der Lumbalpunktion soll ebenfalls eine Verlängerung des Potentialkomplexes V auftreten. Die Duraeröffnung bewirkt sowohl ipsi- als auch kontralateral eine Reduzierung des Wellenkomplexes V mit einer Latenzverlängerung bei einem großen Teil der Patienten. Ähnliche Phänomene werden von Grundy et al. (1982) und von Whittaker (1983) berichtet.

Während der Tumorentfernung werden von den meisten Autoren mehr oder weniger ausgeprägte Veränderungen im Reizantwortmuster der Hirnstammpotentiale festgestellt. Sowohl Amplitudenreduzierungen als auch Verlängerungen der Latenzzeit des Potentialkomplexes V auf der Tumorseite als auch kontralaterale Verlängerungen der Latenz werden beschrieben (Ojemann et al. 1984; Raudzens u. Shelter 1982; Jannetta et al. 1984; Abramson et al. 1985).

Die Warnung des Operateurs durch das intraoperative Monitoring kann dazu beitragen, daß sich das Hörvermögen erhalten läßt (Daspit et al. 1982; Sabin et al. 1987; Schramm et al. 1985; Hammerschlag et al. 1986).

Nach Hammerschlag et al. (1986) kann durch optimales digitales Filtern vor dem Averagen eine Echtzeitanalyse der akustisch evozierten Hirnstammpotentiale mit einer Kontrolle des intraoperativen Nervenstatus alle 5–10 s erfolgen. Eine derartig hohe zeitliche Auflösung läßt sich nach Abramson et al. (1985) auch durch Applikation der Ableitungselektrode nahe dem Hörnerven ermöglichen. Bei einer Reizrate von ca. 10 ms und 25–50 Reizen pro Meßvorgang läßt sich ebenfalls alle 5 s eine Ableitung vornehmen.

Um elektrische Artefakte durch das Stimulusmuster zu vermeiden, wird empfohlen, mit Einsteckhörern zu arbeiten (Daspit et al. 1982) oder die Ableitung der Mikrophonpotentiale und der Summenaktionspotentiale des Hörnerven bei der Elektrocochleographie mit elektromagnetisch abgeschirmten Kopfhörern oder mit akustisch verzögerten Beschallungssystemen anzustreben (Ojemann et al. 1984). In der Regel entsprechen die Stimulusparameter und die apparativen Anordnungen für das intraoperative Monitoring denen in der Elektrocochleographie und zur Ableitung der akustisch evozierten Hirnstammpotentiale üblicherweise verwendeten Einstellungen und Geräte.

Zusammenfassende Wertung

Das Streben nach Erhalt des Hörvermögens bei Akustikusneurinomoperationen ist heute die große Herausforderung an die Akustikusneurinomchirurgie. Die Diskussion zu diesem Thema hält an. Im Vordergrund muß die vollständige Tumorentfernung mit einer so klein wie möglich zu haltenden Komplikationsrate stehen. Eine bewußt subtotale Resektion mit dem Ziel der Hörfunktionserhaltung bedarf einer sorgfältigen Erwägung der individuellen Situation.

Die Indikationsstellung kann sich unter dem Gesichtspunkt eines doppelseitigen Akustikusneurinoms oder eines nicht ausreichenden Hörvermögens auf der

Gegenseite aus anderer Ursache deutlicher zugunsten hörerhaltender Eingriffe darstellen.

Das Ziel, das Hörvermögen bei einer Akustikusneurinomoperation zu erhalten, war und ist als ein entscheidender Fortschritt in der Operationstechnik zu bewerten. Durch die dadurch notwendig gewordene Verfeinerung der mikrochirurgischen Techniken wurde die Rate aller anderen Komplikationen nochmals erheblich gesenkt.

Aus theoretischen Überlegungen dürfte eine Totalentfernung eines intrakanalikulär wachsenden Akustikusneurinoms über einen Zugang durch die hintere Schädelgrube und der gleichzeitige Erhalt der Hörfunktion nicht möglich sein. Hierzu scheinen nur Zugänge über die mittlere Schädelgrube sinnvoll. Da wegen verbesserter Compliance und Frühdiagnostik große Tumoren mit Ausdehnung bis kaudal des Niveaus des Bulbus venae jugularis immer seltener zu erwarten sind, wird sich die Indikation zum suboccipitalen wie transsigmoidalen Zugang immer seltener stellen. Somit bleibt die Entscheidung zwischen translabyrinthären und transtemporalen Operationen.

Literatur

Abramson M, Stein BM, Pedley TA, Emerson RG, Wazen JJ (1985) Intraoperative BAER monitoring and hearing preservation in the treatment of acoustic neuromas. Laryngoscope 95:1318–1322

Anderson H, Barr B, Wedenberg E (1970) Early diagnosis of eighth nerve tumors by acoustic reflex tests. Acta Oto-Laryng (Stockh) 263

Antonelli AR, Bellotto R, Grandori F (1987) Audiologic diagnosis of central versus VIII nerve and cochlear auditory impairment. Adv Oto-Rhino-Laryng 37:86–88

Ballance CA (1907) Some points in the surgery of the brain and its membranes. Macmillon, London

Barrs DM, Brackmann DE, Olson JE, House WF (1985) Changing concepts of acoustic neuroma diagnosis. Arch Otolaryngol 111:17–21

Bauch CD, Rose DE, Harner SG (1982) Auditory brainstem response results from 255 patients with suspected retrocochlear involvement. Ear Hear 3:83–86

Beck HJ, Bentby CW, Horner SG, Ilstrup DM (1986) Acoustic neuromas with normal pure tone hearing levels. Otolaryng Head Neck Surg 94:96–103

Berg HM, Cohen NL, Hammerschlag PE, Waltzmann SB (1986) Acoustic neuroma presenting as sudden hearing loss with recovery. Otolaryng Head Neck Surg 94:15–22

Berg M (1987) persönliche Mitteilung

Berg M, Fischermeier J, Hoth S, Haid T (1984) Selektivität und Spezifität der Hirnstammaudiometrie – eine klinische Fallstudie an verschiedenen Krankheitsbildern. Archiv für HNO 117:84

Bergenius J, Borg E, Hirsch A (1983) Stapedius reflex test – brainstem audiometry and opto-vestibular tests in diagnosis of acoustic neurinomas. Scand Audiol 12:3–9

Bochenek Z, Kukwa A (1975) An extended approach through the middle cranial fossa to the internal auditory meatus and the cerebello-pontine angle. Acta Otolaryngol 80:410–414

Borg E (1982) Correlation between auditory brainstem response (ABR) and Speech discrimination scores in patients with acoustic neurinoma and in patients with cochlear hearing loss. Cand Audiol 11:245–248

Brix R (1981) Die Hirnstammaudiometrie zur Differentialdiagnose cochleärer und retrocochleärer Hörstörungen. Archiv für Ohren- Nasen- und Kehlkopfheilkunde 231:537–541

Brix R (1982) Die diagnostische Wertigkeit der Hirnstammaudiometrie beim Akustikusneurinom. Österr HNO-Kongr 1981, S 6–8

Brown HA, Love JG, Adams ND (1952) Otologic evaluation of unilateral acoustic neurofibroma: review of 150 cases. Laryngoscope (St Louis) 62:250

Cashman MZ, Rossmann RN, Nedzelski LM (1983) Cerebellopontine angel lesions: an audiological test protocol. J Otolaryngol 12:180

Charachon R, De Rongement J, Chirossel J, Gratacap B (1986) Notre experience de la chirurgie des neurinomes du VIII. Ann Oto-Laryng (Paris) 103:495–499

Clemis JD, Mastricola PG (1976) Special audiometric test battery in 121 proved acoustic tumors. Arch Otolaryngol 102:654

Clemis JD, McGee T (1979) Brain stem electric response audiometry in the differential diagnosis of acoustic tumors. Laryngoscope 89:31–42

Cohen NL, Hammerschlag P, Berg H, Ransohoff J (1986) Acoustic neuroma surgery: an eccectic approach with emphasis on preservation of hearing. Ann Otol Rhinol Laryngol 95:21–27

Cushing H (1917) Tumors of the nervus acousticus and the syndrome of the cerebellopontine angle. Saunders, Philadelphia

Dandy WE (1941) Results of removal of acoustic tumors by the unilateral approach. Arch Surg 42:1026–1033

Daspit CP, Raudzens PA, Shetter AG, Shetter (1982) Monitoring of intraoperative auditory brain stem responses. Otolaryng Head Neck Surg 90:108–116

Dawes JD, QWelch AR (1984) Complications of acoustic neuroma surgery. Adv Otorhinolaryngol 34:154–159

Di Tullio MV, Malkasian D, Rand RW (1978) A critical comparison of neuro-surgical and otolaryngological approaches to acoustic neuromas. J Neurosurg 48:1–12

Don M, Eggermot JJ, Brackmann DE (1980) Electrocochleography and auditory brainstem electric responses in patients with pontine angle tumors. Ann Otol 75:1–19

Dubois M, Chossy J, McNamara T (1982) Effect of enflurane on brainstem auditory evoked responses (BAEP). Electroencephalogr Clin Neurophysiol 53:36

Eckermeier L, Pirsig W, Müller D (1979) Histopathology of 30 Non-Operated Acoustic Schwannomas. Arch Otorhinolaryngol 222:1–9

Feldmann (1981) Homolateral and contralateral masking of tinnitus. In: Proceedings of the 1st International Tinnitus Seminar. J Laryngol Otol (Suppl) 4:60

Fisch U (1977) Die Mikrochirurgie des Felsenbeines. HNO 25:193–197

Fisch U, Wegmüller A (1974) Early diagnosis of acoustic neuromas. ORL 36:129

Fisch U, Dobic RA, Girmur A, Felix H (1987) Intracranial facial nerve anastomosis. Am J Otol 8:23–29

Flood LM, Brammer RE, Graham MD, Kemink JL (1984) Pitfalls in the diagnosis of acoustic neuroma. Clin Otolaryng 9:165–170

Gantz BJ, Parnes LS, Harker LA, Mc Cabe BG (1986) Middle cranial fossa acoustic neuroma excision: results and complications. Ann Otol Rhinol Laryngol 95:454–459

Gardner G, Moretz WH, Robertson JH, Clark C, Shea JJ (1986) Nonsurgical managment of small and intracanulicular acoustic tumours. Otolaryngol Head Neck Surg 94:328–333

Gerhardt HJ, Wagner H, Werbs M (1985) Electrocochleography (ECochG) and brain stem evoked response recordings (BSER) in the diagnosis of acoustic neuromas. Acta Otolaryngol (Stockh) 99:384–386

Glasscock ME, Dickins JRE (1982) Complications of acoustic tumor surgery. Otolaryngol Clin of N Am 15:883–895

Glasscock ME, Hays JW, Miller GW, Drake FD, Kanok MM (1978) Preservation of hearing in tumors of the internal auditory canal cerebellopontine angle. Laryngoscope 88:43–55

Glasscock ME, Hays JW, Miller GW, Drake FD, Kanok MM (1978) Preservation of hearing in tumors of the internal auditory canal and cerebellopontine angle. Laryngoscope 88:43–55

Glasscock ME, Jackson CG, Josey AF, Dickins JRE, Wiet RJ (1979) Brainstem evoked response audiometry in a clinical practice. Laryngoscope 89:1021–1335

Glasscock ME, Hays JW, Josey AF, Jackson CG, Whitaker SR (1982) Middle fossa approach for acoustic tumors removal and preservation of hearing. In: Brackmann DE (ed) Neurological surgery of the ear and skull base. Raven Press, New York

Glasscock ME, Jackson CG, Josey AF (1987) The ABR Handbook. Thieme, Stuttgart New York

Graf K (1955) Die Kleinhirnbrückengeschwülste Fortschritte der Hals-Nasen-Ohrenheilkunde. Karger, Basel New York

Grenman R, Salmivalli A (1982) Hearing status of 30 ms patients. Acta Otolaryngol 386:25–27

Grundy BL, Janetta PJ, Procopio PT, Lina A, Boston JR, Dayle E (1982) Intraoperative monitoring of brainstem auditory evoked potentials. Neurosurg 57:674–681

Gullotta F (1971) Compendia die neuropathologis. Piccin, Padua

Haid (1985) Das Akustikusneurinom. In: HNO-Praxis heute, Bd 5, Springer, Berlin Heidelberg New York Tokyo, S 21

Haid T, Rettinger G, Berg M, Wigand ME (1981) Neurootologische Frühdiagnostik des Akustikusneurinoms. HNO 29:357–363

Hammerschlag PE, Berg HM, Prichep LS, John ER (1986) Real-time monitoring of brainstem auditory evoked response (BAER) during cerebellopontine angle (CPA) surgery. Otolaryngol Head Neck Surg 95:5

Hannley M, Jerger JF, Rivers VM (1983) Relationships among auditory brainstem responses MLDs and the acoustic reflex in multiple sclerosis. Audiology 22:20–33

Hart RG, Davenport J (1981) Diagnosis of acoustic neuroma. Neurosurgery 9:450–463

Hausler R, Levine RA (1980) Brainstem auditory evoked potentials are related to interaural time discriminations in patients with multiple sclerosis. Brain Res 191:589–594

Hirsch A, Anderson H (1980) Audiologic test results in 96 patients with tumors affecting the eight nerve. Acta Otolaryngol 369:1–26

Hoogland GA, Meijer E, Marres EH, Cremers CW (1984) Acoustic neuroma surgery in Nijmegen. Adv Oto-Rhino-Laryngol 34:150–155

Horrax G, Poppen JL (1949) The end results of complete versus intracapsular removal of acoustic tumors. Annal Surg 130:567–575

House WF (1963) Middle cranial fossa approach to the petrous pyramid. Arch Otolaryng 78:460–469

House WF (1964) Transtemporal bone mikrosurgical removal of acoustic neuromas. Arch Otolaryngol 80:599

House WF (1968) Faculities in acoustic tumor surgery. Arch Otolaryng 88:687–699

House WF (1968) Case summaries. Arch Otolaryng 88:586–591

House WF (1968) Partial tumor removal and recurrance in acoustic tumor surgery. Arch Otolaryngol 88:96–106

House WF, Hitselberger WE (1968) Surgical complications of acoustic tumor surgery. Arch Otolaryng 88:659–667

House WF, Gardner G, Hughes RL (1968) Middle cranial fossa approach to acoustic tumor surgery. Arch Otolaryngol 88:631

Hughes GB, Sismanis A, Glasscock ME, Hays JW, Jackson CG (1982) Management of bilateral acoustic tumors. Laryngoscope 92:1351–1359

Jannetta PJ, Moeller AR, Moeller MK (1984) Technique of hearing preservation in small acoustic neuromas. Ann Surg 200(4):513–523

Jellinger K (1978) Pathology of brain tumors with relation to prognosis. Zentralbl Neurochir 39:285–300

Jewett DL, Romano MN, Williston JS (1970) Human auditory evoked potentials: possible brainstem components detected on the scalp. Science 167:1517–1518

Johnson EW (1968) Auditory findings in 200 cases of acoustic neuromas. Arch Otolaryng 88:598

Johnson EW (1977) Auditory test results in 500 cases of acoustic neuroma. Arch Otolaryngol 103:152

Josey AF, Jackson CG, Glasscock ME (1980) Brainstem evoked response audiometry in confirmed eigth nerve tumors. Am J Otolaryngol 1:285–290

Kalmanchey R, Avila A, Symon L (1986) The use of brainstem evoked auditory potentials during posterior fossa surgery as a monitor of brainstem function. Acta Neurochir (Wien) 82:128–136

Kanzaki J (1986) Present state of early neurootological diagnosis of acoustic neuroma. ORL 48:193–198

Kanzaki J, Kawase T, Sano K, Shiobara R, Toya S (1977) A modified extended middle cranial fossa approach for acoustic tumors. Arch Otorhinolaryngol 217:119–121

Kanzaki J, Shiobara R, Toya S (1986) Results of surgery by the modified extended middle cranial fossa approach in 100 patients with acoustic neuroma. ORL 48:305–311

Kawamura S (1983) Early diagnosis of acoustic tumors by using auditory-evoked brain stem response. Adv Oto-Rhino-Laryng 29:50–59

Krause F (1903) Zur Freilegung der hinteren Felsenbeinfläche und des Kleinhirns. Beitr klin chir 37:728–764

Kusakari J, Okitsu T, Kobayashi T, Rokugo M, Tomioka S (1981) ABR Audiometry in the diagnosis of cerebellopontine angle tumors. ORL 43:336–344

Lehnhardt E (1983) Tumorbedingte Funktionsstörung des Hörnerven und der unteren Hörbahnanteile. HNO 31:96–101

Lehnhardt E (1987) Praxis der Audiometrie. Thieme, Stuttgart New York

Lehnhardt E, Mausolf A (1986) Retrocochlear hearing disorders. HNO 34:441–452

Lenarz T (1987) ERA bei retrocochleären Hörstörungen. 2. Laryng Rhinol (im Druck)

Lenarz Th, Sachsenheimer W (1985) Prognostic factors of postsurgical hearing and facial nerve funktion in cases of cerebellopontine angle-tumors. The meaning of brain stem evoked response audiometry (BERA). Acta Neurochir 78:21–27

Leonard J, Talbot M (1970) Assymptomatic acoustic neurilemnoma. Arch Otolaryngol 91:117

Liden G, Rosenhall U (1983) Audiological assessment of retrocochlear lesions. Adv Oto-Rhino-Laryng 29:72–88

MacCarthy CS (1975) Acoustic neuroma and the occipital approach (1967–1972). Mayo Clin Proc 50:15

Mathew GD, Facer GW, Suh KuW, Houser OW, OBrian PC (1978) Symptoms, findings and methods of diagnosis in patients with acoustic neuroma. Laryngoscope 12:1893–1903

Matthias R (1986) pers. Mitteilung

Maurer K (1982) Wave alterations of early auditory evoked potentials (EAEP) in acoustic neuroma (AN). Laryngol Rhinol Otol 61:505–509

Maurer K (1984) Acoustic tumor detection faciliated by auditory evoked potentials. Funkt Biol Med 3:197–204

Maurer K, Schäfer E, Aziz MYA, Leitner H (1979) Veränderungen der frühen akustisch evozierten Potentiale (FAEP) beim Akustikusneurinom. J Audiol Techn 18:29–38

Miehlke A, Stennert E (1981) New techniques for optimum reconstruction of the facial nerve in its extratemporal course. Acta Otolaryngol 91:497–503

Moeller MB, Moeller AR (1983) Brainstem auditory evoked potentials in patients with cerebellopontine angle tumors. Ann Otol 92:645–650

Morrison AW, King TT (1982) Translabyrinthine removal of acoustic neuromas. In: Brackmann DE (ed) Neurological surgery of the ear and skull base. Raven Press, New York

Musiek FE, Mueller RJ, Kibbe KS (1983) Audiologic test selection in the detection of eighth nerve disorders. Amer J Otol 4:261–287

Musiek FE, Josey AF, Glasscock ME (1986) Auditory brain stem response in patients with acoustic neuromas. Wave presence and absence. Arch Otolaryngol 112:186–189

Nedzelski JM, Canter RJ, Kassel EE, Rowed DW, Tator CW (1986) Is no treatment good treatment in the management of acoustic neuromas in the elderly. Laryngoscope 96:825–829

Neely JG (1985) Hearing conservation surgery for acoustic tumors – a clinical-pathologic correlative study. Am J Otol, Supplement Issne Nov 1985

Ojemann RG, Levine RA, Montgomery WM, McGaffigan P (1984) Use of intraoperativ auditory evoked potentials to preserve hearing in unilateral acoustic neuromas removal. Neurosurg 61:938–948

Olivecrona H (1940) Acoustic tumors. Annals of Surgery 113:849–863

Olivecrona H (1967) Acoustic tumours. J Neurosurg 26:6–13

O-Uchi T, Kanzaki J (1983) Diagnosis value of auditory brainstem responses (ABR) in differential diagnosis between cochlear deafness and acoustic neuromas. Acta Otolaryngol 393:85–91

Paludetti G, Ottaviani F, Gallai V, Tassonoi A, Maurizi M (1985) Auditory brainstem responses (ABR) in multiple sclerosis. Scand Audiol 14:27–34

Pensak (1985) Sudden hearing loss and cerebellopontine angle tumors. Laryngoscope 95:1188–1193

Pensak ML, Glasscock ME, Josey AF, Jackson CH, Gulya AJ (1985) Sudden hearing loss and cerebellopontine angle tumors. Laryngoscope 95:1188–1193

Plester D (1978) Otologische Diagnose der Kleinhirnbrückenwinkel-Tumoren. In: Plester D, Wende S, Nakayama N (Hrsg) Kleinhirnbrückenwinkeltumoren: Diagnostik und Therapie. Springer, Berlin Heidelberg New York

Prasher DK, Gibson WPR (1983) Brainstem auditory evoked potentials and electrocochleography: Comparison of different criteria for the detection of acoustic neuroma and other cerebello-pontine angle tumors. Brit J Audiol 17:163–174

Pulchino F, Fornari M, Luccarelli G (1986) Intracranial repair of interrupted facial nerve in course of operation for acoustic neurinoma by microsurgical technique. Acta neurochir 79:87–93

Quaranta A, Mininni F, Longo G (1986) ABR in multiple sclerosis-ipsi-versus contralateral derivation. Scand Audiol 15:125–228

Rand RW, Kurze TL (1967) Micro-neurosurgery in acoustic tumors (suboccipital transmeatal approach). Trans Am Acad Ophthalmol Otolaryngol 71:682

Raudzens PA, Shetter AG (1982) Intraoperative monitoring of brainstem auditory evoked potentials. J Neurosurg 57:341–348

Rembold F, Tönnis W (1956) Die Differentialdiagnose der Erkrankungen des Kleinhirnbrückenwinkels. Dtsch Z Nervenheilk 175:

Rhoton AL (1976) Microsurgical removal of acoustic neuromas. Surg Neurol 6:211

Robinson K, Rudge P (1977) Abnormalities of the auditory evoked potentials in patients with multiple sclerosis. Brain 100:19–40

Sabin HI, Bentivoglio P, Symon L, Cheeseman AD, Prasher D (1987) Intra-operative electrocochleography to monitor cochlear potentials during acoustic excision. Acta Neurochir Wien 85:110–116

Samii M, Penkert G (1984) Ergebnisse von 110 mikrochirurgischen Akustikusneurinom-Operationen. Eur Arch Psychiatr Neurol Sci 234:42–47

Sanders JW, Josey AF, Glasscock ME (1981) The acoustic reflex in cochlear and eight nerve pathology ears. Laryngoscope 91:787–793

Scherer H (1984) Das Gleichgewicht – Praktische Gleichgewichtsdiagnostik. Springer, Berlin Heidelberg New York Tokyo

Schmidt W, Battmer RD (1984) Analysis of validity of various audiologic test methods in hearing disorders caused by tumor. HNO 32:165–169

Schramm J, Mokrusch T, Fahlbusch R, Hochstetter A (1985) Intra- and perioperative acoustic evoked brainstem potentials in cerebellopontile angle operations. HNO 33:495–498

Schuknecht HF (1974) Pathology of the ear. Harvard University Press, Cambridge

Schuknecht HF (1977) Pathology of vestibular schwannoma. In: Silverstein H, Norell H (eds) Neurological surgery of the ear. Aesculapius, Birmingham, pp 193–308

Selters WA, Brackmann DE (1977) Acoustic tumor detection with brainstem electric response audiometry. Arch Otolaryngol 103:181–187

Shanon E, Gold S, Himelfarb MZ (1981) Auditory brain stem responses in cerebellopontine angle tumors. Laryngoscope 91:254–259

Shea JJ, Hitselberger WE, Benecke JE, Brackmann DE (1985) Recurrence rate of partially resected acoustic tumours. Am J Otol, Suppl Issue Nov 1985

Shulman A (1987) Tinnitus masking-update 1977–1986. A longitudinal study of the efficacy of diagnosis and treatment using instrumentation. Vortrag auf dem 3. Int. Tinnitus Seminar in Münster

Silverstein H, Norell H (1982) Surgical management of acoustic neuroma in the elderly. In: Brackmann (ed) Neurological surgery of the ear and skull base. Raven Press, New York

Silverstein H, McDaniel AB, Norrell H (1985) Hearing preservation after acoustic neuroma surgery using intraoperative direct eighth cranial nerve monitoring. Am J Otol 6:99–106

Silverstein H, Mc Daniel A, Norell H, Wazen J (1985) Conservative management of acoustic neuroma in the elderly patient. Laryngoscope 95:766–770

Smith MFW, Miller RN, Cox DJ (1973) Suboccipital microsurgical removal of acoustic neurinomas of all sizes. Ann Otol Rhinol Laryngol 82:407

Smith MFW, Clancy TP, Lang JS (1976) Conservation of hearing in acoustic neurolemoma excision

Spillmann T, Fisch U (1980) Die Frühdiagnose des Akustikusneurinoms. Act Neurol 6:39–51

Stennert E (1979) Hypoglossal facial anastomosis. It's significance for modern facial surgery. Clin Plast Surg 6:471–481

Stennert E (1986) Topographical relationship between internal acoustic canal and labyrinth. Vortrag auf dem Internat. Course On Skull Base Surgery, Hannover 1986

Sterkers JM, Renon G (1979) Chirurgie reparatrice du nerf facial. Ann Oto-Laryng (Paris) 1–2:87–98

Sterkers JM, Desgeorges M, Corlien P, Sterkers O (1984) Ablation par voie trans-labyrinthique des volumineux neurinomes de l'acoustique. Ann Oto-Laryng (Paris) 101:9–14

Sterkers JM, Desgeorges M, Sterkers O, Corlien P (1984) Our present approach to acoustic neuroma surgery. Adv Otorhinolaryngol 34:160–163

Sterkers JM, Sterkers O, Mandelonde C, Corlien P (1984) Preservation of hearing by the retrosigmoid approach in acoustic neuroma surgery. Adv Otorhinolaryngol 34:187–192

Sterkers JM, Desgeorges M, Sterkers O, Corlim P, Viata P (1986) Chirurgie du neurinome de l'acoustique et antres tumeurs du conduit auditif interne et de l'angle ponto-cerebelleux. A propos des 602 cas. Ann Oto-Laryng (Paris) 103:487–492

Sterkers JM, Perre J, Viata P, Foncin JF (1987) The origin of acoustic neuromas. Acta Otolaryngol (Stockh) 103:427–431

Tator CH, Nedzelski JM (1985) Preservation of hearing in patients undergoing excision of acoustic neuromas and other cerebellopontine angle tumors. J Neurosurg 63:168–174

Tator CW (1985) Acoustic neuromas: management of 204 cases. Can J Neurol Sci 12(4):353–357

Taylor IG (1983) Audiological assessment of acoustic tumors. Adv Oto-Rhino-Laryng 29:68–71

Terkildsen K, Osterhammel P, Thomsen J (1981) The ABR and the MLR in patients with acoustic neuromas. Scand Audiol 13:103–107

Terkildsen K, Osterhammel P, Thomsen J (1983) Diagnosis of acoustic neurinomas. Adv Oto-Rhino-Laryng 29:60–67

Thomsen J (1976) Suboccipital removal of acoustic neuromas: results of 125 operations. Acta Otolaryngol 81:406

Thomsen J, Terkildsen K (1975) Audiological findings in 125 cases of acoustic neuromas. Acta Otolaryngol (Stockh) 80:353

Thomsen J, Terkildsen K, Mirko T (1983) Progression of hearing impairment and funktion of the eighth cranial nerve. Am J Otol 5:20–33

Tos M, Thomsen J (1982) The price of preservation of hearing in acoustic neuroma surgery. Ann Otol Rhinol Laryngol 91:240–254

Tos M, Thomsen J (1985) Cerebro-spinal fluid leak after translabyrinthine surgery for acoustic neuroma. Laryngoscope 95:351–354

Turner JS, Saunders AZ (1984) False positive stapedius reflex and brain stem evoked response findings in patients with suspected retrocochlear lesions. Laryngoscope 94:901–903

Uziel A, Benezech J, Frerebau P (1986) Les possibilites de conservation de l'audition dans la chirurgie des neurinomes de l'acoustique. Ann Oto-laryng 102:127–132

Welch AR, Dawes JDK (1985) Suboccipital approach in the removal of acoustic neuromas. J Laryng Otol 99:1217–1223

Viata P, Perce J, Sterkers JM, Foncin JF (1986) L'origine des neurinomes de l'acoustique. Ann Oto-Laryng (Paris) 103:475–477

Warzok R, Güthert H, Schreiber D (1977) Probleme der speziellen Pathologie der Hirntumoren. Zentralbl Neurochir 38:11–18

Wiet RJ, Kazan RP, Raslan W, Herzon GD (1986) Complications in the approach to acoustic tumor surgery. Ann Otol Rhinol Laryngol 95:28–31

Whittaker CK (1983) Monitoring of auditory evoked potentials. N Neurosurg 58:460

Whittaker CK, Luetje CM (1985) Translabyrinthine removal of large acoustic tumors. Am J Otol Supplement, November 1985

Wielaard R, Kemp B (1979) Auditory brainstem evoked responses in brainstem compression due to posterior fossa tumors. Clin Neurol Neurosurg 83:185–193

Wigand ME, Haid T (1976) Labyrinthäre Durchbrüche des Oktavusneurinoms. Otochirurgische Aspekte. Arch Otorhinolaryngol 213:415–416

Wigand ME, Haid T, Berg M, Rettinger G (1981) Early diagnosis and transtemporal removal of small nerve VII and VIII tumors. In: Samii M, Janetta PJ (eds) The cranial nerves. Springer, Berlin Heidelberg New York, pp 569–574

Wigand ME, Rettinger G, Haid T, Berg M (1985) Die Ausräumung von Oktavusneurinomen des Kleinhirnbrückenwinkels mit transtemporalem Zugang über die mittlere Schädelgrube. HNO 33:11–16

Wigand (1987) pers. Mitteilung

Yagi T, Kaga K, Baba S (1980) A study of cases with partial disappearance of the waves in the auditory brain stem response. Arch Otorhinolaryngol 226:251–258

Yasargil ML (1978) Mikrochirurgie der Kleinhirnbrückenwinkel-Tumoren. In: Plester D, Wende S, Nakaquama H (Hrsg) Kleinhirn-Brückenwinkel-Tumoren. Springer, Berlin Heidelberg New York

Yasargil MG, Fisch U (1969) Unsere Erfahrungen in der mikrochirurgischen Exstirpation der Acusticusneurinome. Arch klin exp Ohr- Nas- u. Kehlk Heilk 194:243–248

Zöllner Ch (1987) Differentialdiagnose von Hörstörungen anhand der BERA. Referat bei der 21. Fortbildungstagung für HNO-Heilkunde in Essen

Zöllner Ch, Eibach H (1981) Kriterien bei der Differentialdiagnostik kochleärer-retrokochleärer Schäden mit der Hirnstammaudiometrie. Arch Oto-Rhino-Laryng 230:135–147

Zöllner Ch, Karnahl Th, Weigel K (1978) Elektrische Reaktionsaudiometrie (Hirnstammpotentiale und späte Potentialkomponente N1) bei Patienten mit Akustikusneurinom oder raumforderndem Prozeß im Bereich des Hirnstammes. Neurochirurgia 21:191–208

Zöllner CH, Weigel K, Friedberg H (1987) Sensitivity and specificity of brainstem potential as a means of differentiating cochlear and retrocochlear disorders (Acoustic neuromas). ORL 49:123–132
Zülch KJ, Christensen E (1956) Pathologische Anatomie der raumbeengenden intrakraniellen Prozesse. In: Olivecrona H, Tönnis W (Hrsg) Handbuch der Neurochirurgie, 3. Band. Springer, Berlin Göttingen Heidelberg

6.3 Neurinome und Neurofibrome des N. facialis

Neurinome und Neurofibrome des N. facialis sind eine relativ seltene Tumorentität. Maligne Entartungen sind nicht bekannt. Erstsymptom ist die periphere Fazialisparese häufig in Kombination mit einer Hörminderung. Die Resektion mit primärer Fazialisplastik ist die Therapie der Wahl.

Häufigkeit, Lokalisation, Alters- und Geschlechtsverteilung

Neurinome und Neurofibrome des N. facialis gelten als eine relativ seltene Tumorentität. Man kann jedoch davon ausgehen, daß die tatsächliche Inzidenz dieser Tumoren mit den klinisch diagnostizierten und behandelten Fällen nicht erfaßt wird. Saito und Baxter (1972) fanden bei einer systematischen Aufarbeitung von 600 Felsenbeinen immerhin 5 Neurinome des N. facialis, wovon nur einer dieser Patienten zu Lebzeiten eine leichte Fazialisschwäche im Bereich des M. orbicularis occuli aufwies.

Die erste Beschreibung eines Fazialisneurinoms stammt von Schmidt (1930), während Altmann (1935) einen ersten systematischen Überblick über die Symptomatologie und Therapie von insgesamt 6 Fazialisneurinomen darstellte. Ein Jahr später gelang Greifenstein (1936) dann erstmals der pathoanatomische Nachweis, daß die klinisch als Fazialisneurinome bezeichneten Tumoren ihren Ausgang tatsächlich von der Nervenscheide des VII. Hirnnerven haben, womit diese Tumorentität endgültig als eigenständiges Krankheitsbild gesichert war.

1972 wurden von Pulec in einem Übersichtsartikel der gesamten Weltliteratur 112 Fallbeschreibungen zusammengefaßt und systematisch aufgearbeitet. Bis zum heutigen Tage liegen weniger als 200 dokumentierte Fälle von Fazialisneurinomen und Neurofibromen vor.

Bezüglich ihres primären Entstehungsortes unterscheidet man 4 Gruppen von Facialisneurinomen (Liliequist et al. 1972):
- Extrakranielle Fazialisneurinome: 7/73 (10%)
- Intramastoidale Tumoren: 43/73 (59%)
- Intratympanale Tumoren: 8/73 (11%)
- Labyrinthär und intrameatal gelegene Tumoren: 15/73 (20%).

Eine Aufarbeitung der in den letzten 15 Jahren publizierten Fälle ergab, daß Fazialisneurinome und Neurofibrome eine fast ausgeglichene Altersverteilung aufweisen. Die Geschlechtsverteilung war, im Gegensatz zu der von Miehlke (1981) publizierten Feststellung, daß Frauen fast doppelt so häufig betroffen seien wie Männer, nahezu ausgeglichen mit einem leichten Überwiegen des weiblichen Geschlechts (Tabelle 27).

Symptomatologie

Die Klinik der Neurinome und Neurofibrome des N. facialis wird einerseits durch den primären Entstehungsort und andererseits durch das meist sehr langsame Wachstum der Tumoren geprägt. Letzteres führt nicht selten zu undiagnostizierten Verläufen über ein bis zwei Jahrzehnte mit einem monosymptomatischen Krankheitsbild (Pulec 1972).

Einen Überblick über die Häufigkeit der nachweisbaren klinischen Symptomatik zum Zeitpunkt der Diagnose zeigt die Tabelle 27:

Tabelle 27. Zusammenstellung der zum Zeitpunkt der Diagnosestellung erfaßten klinischen Symptome bei Akustikusneurinomen

Fallzahl: 80		*Geschlecht:* männl. 36, weibl. 44	
Alter: 4–74 Jahre	*Durchschnitt:* 39,9 Jahre	*Median:* 41 Jahre	

Symptome		Fallzahl
N. VII:	Komplette Parese	35
	Inkomplette Parese	25
	Fehldiagnose Bellsche Lähmung	7
	Spasmus hemifacialis	21
N. VIII$_1$:	Taubheit	11
	Hörminderung	39
	Tinnitus	21
N. VIII$_2$:	Untererregbarkeit	11
	Ausfall	12
Otoskopie:	Gehörgangspolyp	9
	Retrotympanaler Tu mit intaktem Trommelfell	14
Subjektiv:	Otorrhö	7
	Otalgie	5
	Cephalgie	5

Da die Fazialisparese klinisch sowohl unter dem Bild einer Bellschen Parese, z. T. mit temporärer Besserung, als auch als langsam progrediente Lähmung auftreten kann, ist ihre Qualität differentialdiagnostisch nicht zu verwerten.

Zusammenfassend ergibt sich folgende Häufigkeit der aufgeführten Symptomenkomplexe:
– Patienten mit inkompletter oder kompletter Fazialisparese mit oder ohne Hemispasmus facialis (75%).
– Patienten mit objektivierbarer Hörminderung oder gar Taubheit und/oder Tinnitus (60%).
– Ausfall oder Untererregbarkeit des Vestibularorganes (30%).
– Otoskopisch auffälliger Befund (30%).

Eine etwas andere Verteilung dieser Symptomatik findet sich bei den primär im Meatus internus entstehenden Fazialisneurinomen. Hier steht die retrokochleär bedingte Hörminderung mit Gleichgewichtsstörungen im Vordergrund, da der N. vestibulo-cochlearis gegenüber einer Druckschädigung wesentlich empfindlicher zu sein scheint als der N. facialis (Gerhardt et al. 1985). Eine Abgrenzung dieser Gruppe von Akustikusneurinomen ist erst intraoperativ möglich (Murata et al. 1985).

Zu dem hier dargestellten Patientenkollektiv ist noch zu sagen, daß insgesamt 30 der hier dargestellten Fälle zum Zeitpunkt der Erstdiagnose bereits ein intracerebrales Tumorwachstum aufwiesen und zwar in folgender Verteilung:
- Hintere Schädelgrube: 10 Patienten
- Mittlere Schädelgrube: 19 Patienten
- Kleinhirnbrückenwinkel und Hirnstammbereich: 11 Patienten.

Die hierdurch verursachte klinische Symptomatik ist differentialdiagnostisch nicht von anderen intrakraniellen Raumforderungen zu trennen.

Diagnostische Hinweise

Entsprechend der oben angesprochenen klinischen Symptomatik liegt bei der Mehrzahl der Patienten mit einem Fazialisneurinom oder -neurofibrom eine inkomplette oder komplette Fazialisparese vor. Es sollte daher bei jeder plötzlich auftretenden Lähmung im Gesichtsnervenbereich ein Tumor ausgeschlossen werden (Stewart 1966).

Durchgeführt werden sollte eine Topodiagnostik der Parese. Die audiologische Untersuchung sollte zumindest die Tonschwellenaudiometrie sowie die überschwelligen Hörprüfungen umfassen. Bei Auffälligkeiten sollte in jedem Fall eine computeraudiometrische Untersuchung erfolgen. Die Vestibularisprüfung sollte die Lage- und Lagerungsprüfung sowie eine thermische Vestibularisprüfung einschließen.

Die fachspezifischen Röntgenuntersuchungen nach Schüler und Stenvers zeigen nur im sehr fortgeschrittenen Tumorstadium in manchen Fällen eine Destruktion im Bereich der Felsenbeinpyramide, sie sind jedoch zur genaueren Bestimmung der Tumorausdehnung und insbesondere zur operativen Planung ungeeignet (Tew et al. 1983).

Im Vordergrund der bildgebenden Verfahren stehen heute Computertomogramm und auch die Kernspintomographie. Röntgenologische Charakteristika dieser Tumoren sind: Kontrastmittelenhancement, Gefäßarmut und hohe Gewebsdichte. Über den Einsatz der Kernspintomographie finden sich in der Literatur bis dato noch keine Ergebnisse.

Therapeutische Hinweise

Anschließend an das oben gesagte muß darauf hingewiesen werden, daß in allen Fällen mit therapieresistenter progredienter Bellscher Parese oder persistierender kompletter Fazialisparese nach Ablauf von 6 Monaten, auch wenn alle anderen diagnostischen Verfahren keinen Tumorverdacht erbracht haben, auch heute noch die probatorische Freilegung des Nerven durchgeführt werden soll (Stennert 1973). Conley und Self fanden in einer 1981 publizierten Studie in 20% der Patienten mit primär vermuteter ischämischer Fazialisparese eine andere Ursache im Bereich des Nerven, so u. a. auch Fazialisneurinome.

Einzig erfolgversprechendes therapeutisches Vorgehen beim Nachweis eines Fazialisneurinomes ist die radikale operative Entfernung des Tumors. Als Grundregeln gelten folgende operative Zugänge:

a) transmastoidales Vorgehen bei intratympanal oder mastoidal gelegenem Tumor,

b) transtemporales Vorgehen bei Tumoren im Bereich des Meatus internus, wobei ein Erhalt des N. vestibulocochlearis sowie des Labyrinthes angestrebt wird,

c) kombiniert transmastoidales-transtemporales Vorgehen bei primärer Lokalisation des Tumors im Bereich des Ganglion geniculi und Progredienz des Tumors in die mittlere oder auch hintere Schädelgrube,

d) translabyrinthäres Vorgehen alternativ zum transtemporalen Vorgehen, wenn präoperativ bereits eine Taubheit auf der entsprechenden Seite mit Ausfall des Vestibularorganes nachgewiesen werden kann.

Einzelheiten zu dem jeweiligen operativen Vorgehen sind im Kapitel operative Zugänge ausführlich dargestellt. Hinsichtlich des Erhalts des N. facialis muß gesagt werden, daß in der Regel eine komplette Tumorentfernung nur unter Resektion des jeweiligen Fazialissegments erfolgen kann. Kleinere Defekte unterhalb 1 cm können durch direkte End-zu-End-Anastomose versorgt werden. Bei größeren Defekten im Bereich des N. facialis bietet sich ein freies Nerventransplantat (z. B. N. auricularis magnus und N. suralis) an. Bei ausgedehnteren Tumoren kann aber in der Regel zur Rehabilitation des N. facialis nur noch die Hypoglossus-Fazialisanastomose durchgeführt werden (Pillsbury et al. 1983). Einzelheiten sind ausführlich bei Miehlke et al. (1981) zu entnehmen.

Die Prognose der Fazialisneurinome ist insgesamt als gut anzusehen. Da die meisten Autoren jedoch nur über wenige Fallbeispiele verfügen, fehlen Statistiken zur rezidivfreien Überlebenszeit und zum Ergebnis der Rehabilitationsmaßnahmen. In einer größeren Gruppe beschrieben Conley und Janetta (1974), daß bei 17 Patienten nur in zwei Fällen eine zweite Operation aufgrund eines Tumorrezidivs notwendig war. Einer dieser Patienten blieb im Anschluß an die zweite Operation über 10 Jahre rezidivfrei. Bei einem weiteren Patienten mit multiplen Neurinomen im Bereich des N. facialis im Rahmen eines Morbus Recklinghausen konnten postoperativ keine weiteren Angaben mehr erhoben werden.

Literatur

Altmann F (1935) Über neurogene Tumoren des absteigenden Facialisteiles. Mschr Ohrenheilk 69:1032–1048

Conley J, Janecka I (1974) Schwann cell tumors of the facial nerve. Laryngoscope 84:958–962

Gerhardt HJ, Werbs M, Beidermann F (1985) HNO-Praxis, Leipzig 10:11–18

Greifenstein A (1936) Zur Kenntnis der isolierten Facialisneurinome. Arch Ohr-Nas- u. Kehlk Heilk 142:50–53

Liliequist B, Thulin CA, Tovi D, Wiberg A, Öhman J (1972) Neurinoma of the labyrinthine portion of the facial nerve. 37:105–109

Miehlke A, Stennert E, Arold R, Chilla R, Penzholz H, Kühner A, Sturm V, Haubrich J (1981) Chirurgie im HNO-Bereich. Arch Oto Rhino Laryngol 231:89–449

Murata T, Hakuba A, Okumura T, Mori K (1985) Surg Neurol 23:507–512

Pillsbury H, Price HC, Gardiner LJ (1983) Laryngoscope 93:1045–1048
Pulec L (1972) Facial nerve neuroma. Laryngoscope 82:1160–1176
Saito H, Baxter A (1972) Undiagnosed intratemporal facial nerve neurilemmomas. Arch Otolaryng 95:415–419
Schmidt C (1931) 18. Jahresversammlung der Gesellschaft Schweizer Hals- und Ohrenärzte, 5. und 6. Juli 1930; Zentralblatt. Hals-Heilk Bd 16
Stennert E zit. in Miehlke et al. (1981) Bellsche Lähmung. Arch Oto Rhino Laryngol 231:134–171
Stewart BM (1966) Recurrent facial palsy and tumor. Arch Otolaryng 83:543–546
Tew JM, Yeh H-S, Miller GW, Shahbabian S (1983) Intratemporal schwannoma of the facial nerve. Neurosurgery 13(2):186–188

7 Tumoren und Pseudotumoren der Blutgefäße im Felsenbein

Diese Geschwülste haben alle eine besondere Beziehung zum Gefäßsystem des Felsenbeins oder seiner Umgebung.

Der überwiegende Teil von ihnen geht auf angeborene Dispositionen zurück. Hierzu zählen genetische Fehlsteuerungen, wie sie bei der familiären Häufung von Glomustumoren, intrakraniellen Aneurysmen oder Hämangioblastomen angenommen werden, und Entwicklungsstörungen bei der Ausbildung des Blutgefäßsystems, die dann zu Hämangiomen und Jugularvenendivertikeln führen können.

Unter pathologischen Gesichtspunkten ist die hier zusammengefaßte Gruppe von Tumoren und Pseudotumoren sehr inhomogen. Echten Mißbildungstumoren des Gefäßsystems (Hämangiome, Hämangioblastome) stehen Geschwülste gefäßbegleitender paraganglionärer Nervenstrukturen (Glomustumoren) zur Seite. Kleinhirntumoren (Hämangioblastome), die manchmal auch in den Kleinhirnbrückenwinkel vordringen können, werden gleichberechtigt mit typischen Tumoren des Felsenbeins (Glomustumoren) abgehandelt.

Gemeinsam ist all diesen Geschwülsten jedoch, daß sie in geeigneten röntgenologischen Darstellungsverfahren des Gefäßsystems gut erfaßt werden können. Der Spielraum für differentialdiagnostische Abwägungen gegenüber anderen Tumoren, die hier nicht erfaßt sind (z. B. Meningeome), ist dadurch nicht sehr groß.

7.1 Pseudotumoren

7.1.1 Das Aneurysma im Felsenbein

Entstehung der Aneurysmen

Die anlagebedingten Aneurysmen entwickeln sich auf dem Boden einer angeborenen Schwäche der Elastica interna und der Tunica media sowie an Abgangsstellen primitiver Arterien, die sich embryonal zurückentwickelt haben.

Erworbene Aneurysmen entstehen aufgrund arteriosklerotischer Wandveränderungen, posttraumatisch sowie postinfektiös nach septischem Embolien der Vasa vasorum und putriden Knochenlamellenarrosionen.

Häufigkeit und Lokalisation der Felsenbeinaneurysmen

Extrakranielle Aneurysmen der A. carotis interna sind im Vergleich zu den intrakraniellen deutlich unterrepräsentiert (Klaeyle et al. 1986).

Echte Felsenbeinaneurysmen mit Destruktion der knöchernen Strukturen im Umkreis des Arteriendurchtritts durch die Schädelbasis treten extrem selten auf. Unseres Wissens sind bis heute nur 7 Patienten mit einer derartigen Erkrankung dokumentiert (Guirguis u. Tadros 1961; Harrison et al. 1963; Busby et al. 1968; Barrett u. Lawrence 1968; Glasscock et al. 1983; Hesselink u. Weber 1983; Kimmelmann u. Grossmann 1983).

Häufiger dürften dagegen Aneurysmen des Kleinhirnbrückenwinkels oder sogar des inneren Gehörgangs sein, in den meisten Fällen ausgehend von der A. cerebelli inferior anterior (AICA). Hierzu finden sich zwar keine gesonderten Fallbeschreibungen, aber in größeren Statistiken über Kleinhirnbrückenwinkeltumoren wird auf einen entsprechenden unerwarteten Operationsbefund gelegentlich aufmerksam gemacht (Tabelle 28).

Tabelle 28. Kleinhirnbrückenwinkelaneurysmen

KBW-Tumore	Aneurysma im KBW	Lokalisation	Literatur
400	1 (0,3%)	Innerer Gehörgang	Hitselberger u. Gardner (1968)
180	1 (0,6%)	?	Glasscock et al. (1978)
204	2 (1%)	Innerer Gehörgang	Wigand (pers. Mitteil.)
784	4 (0,5%)		

Symptomatologie der Aneurysmen im Felsenbein

Karotisaneurysmen können lange Zeit klinisch stumm bleiben.

Kleinhirnbrückenwinkelaneurysmen sind anamnestisch wahrscheinlich nicht von anderen Tumoren in diesem Bereich zu unterscheiden.

Diagnostische Hinweise

Nur Aneurysmen, die in die Paukenhöhle vorgedrungen sind, lassen sich otoskopisch erfassen. Hierbei sind differentialdiagnostisch eine aberrierende A. carotis interna und eine Meningoenzephalozele abzugrenzen.

Die Computertomographie mit und ohne Kontrastdarstellung des Gefäßsystems sichert die Diagnose. Zur genauen Topodiagnostik der Aneurysmen im Felsenbein ist eine selektive Angiographie der zuführenden Arterien besser geeignet als die Subtraktionsangiographie.

Wichtig für die Operationsvorbereitung ist die Überprüfung des cerebralen Kollateralkreislaufes.

Aneurysmen des inneren Gehörgangs bleiben möglicherweise auch in Zukunft ein Zufallsbefund bei der operativen Exploration des Kleinhirnbrückenwinkels unter dem Verdacht auf einen raumfordernden Prozeß.

Therapeutische Hinweise

Der Versuch der Operation eines Karotisaneurysmas im Felsenbein muß als heroisch eingestuft werden, wenn eine Ligatur der A. carotis interna nicht möglich ist. Dabei ist der alleinige Verlaß auf den röntgenologischen Nachweis eines „ausreichenden" Kollateralkreislaufes sicher problematisch.

7.1.2 Das Jugularvenendivertikel im Felsenbein

Entstehung der Jugularvenendivertikel

Als mögliche Ursachen werden Felsenbeinmißbildungen und -traumen sowie ein seitendifferenter venöser Abfluß genannt.

Häufigkeit und Lokalisation der Jugularvenendivertikel

Ausweitungen des Bulbus venae jugularis superior erfolgen überwiegend nach oben lateral in die Mittelohrräume. Im unausgewählten Sektionsgut findet sich eine Ausweitung des Bulbus jugulare in die Paukenhöhle in 6% der untersuchten Felsenbeine (Overton u. Ritter 1973). Auf eine Prävalenz der rechten Seite wird hingewiesen.

Als Pseudotumor des Felsenbeins erlangt jedoch nur die Divertikelausbildung, die streng nach oben in das mittlere Felsenbein erfolgt, Bedeutung. Hierzu existieren bis heute erst sechs Kasuistiken (Dilenge 1977; Noyek et al. 1977; Stern u. Goldenberg 1980).

Symptomatologie des venösen Felsenbeindivertikels

Beim Jugularvenendivertikel in der Paukenhöhle stehen pulsierende Ohrgeräusche, Hörminderung und das meist im unteren Quadranten bläulich durchschimmernde Trommelfell im Vordergrund. Bei den oben beschriebenen echten Felsenbeindivertikeln stand im Vordergrund ein Tinnitus, gefolgt von stechenden Schmerzen in der Tiefe des Ohres. Einen subjektiven Hörverlust hatte nur ein Patient bemerkt.

Diagnostische und therapeutische Hinweise

Bei den sechs dokumentierten Fällen konnten jeweils nur Störungen des Hörvorganges beobachtet werden. Mitbeteiligungen des N. vestibularis oder anderer Hirnnerven fanden sich wohl nicht. In einem Fall wird gesondert darauf verwiesen, daß das ENG normal ausfiel.

Zur Diagnosestellung genügt eine computertomographische Schichtung mit Kontrastdarstellung des Sinus sigmoideus.

Es besteht keine Indikation zur operativen Intervention bei den Jugularvenendivertikeln im mittleren Felsenbein.

Literatur

Barrett JH, Lawrence VL (1968) Aneurysm of the internal carotid artery as a complication of mastoidectomy. Arch Otolaryngol 87:295–298

Busby DR, Slemmons DH, Miller TF (1968) Fatal epistaxis via carotid aneurysm and eustachian tube. Arch Otolaryngol 87:295–298

Dilenge D (1977) The jugular notch. J Can Assoc Radiol 28:274–277

Glasscock ME, Hays JW, Jackson CG, Steenerson RL (1978) A one-stage approach for the management of large cerebellopontine angle tumors. Laryngoscope 88:1563–1576

Glasscock ME, Smith PG, Whitaker SR, Bond AG, Bartels LJ (1983) Managment of aneurysm of the petrous portion of the internal carotid artery by resection and primary anastomosis. Laryngoscope 93:1445

Guirguis S, Tadros FW (1961) An internal carotid aneurysm in the petrous temporal bone. J Neurol Neurosurg Psychiatry 24:84–85

Harrison TH, Odom GL, Kunkle EC (1963) Internal carotid aneurysm arising in carotid canal: report of a case with extension to the gasserian ganglion. Arch Neurol 8:328–331

Hesselink JR, Weber A (1983) Petrous carotid aneurysms. Ann Otol Rhinol Laryngol 92:207–208

Hitselberger WE, Gardner G (1968) Other tumors of the cerebellopontine angle. Arch Otolaryngol 88:712–714

Kimmelmann CP, Grossmann R (1983) Intratemporal carotid aneurysm as a complication of chronic otitis media: Treatment with balloon catheter obliteration. Otolaryngol Head Neck Surg 91:306

Klaeylé D, Mann W, Gilsbach J, Spillner G (1986) Extracranielle Aneurysmen der Arteria carotis interna – ein hals-, nasen-, ohrenärztliches Problem? Laryng Rhinol Otol 65:352–354

Noyek AM, Holgate RC, Wortzman G (1977) Sophisticated radiology in otolaryngology. J Otolaryngol 6:73–94

Overton SB, Ritter FN (1973) A high placed jugular bulb in the middle ear: a clinical and temporal bone study. Laryngoscope 83:1986–1991

Stern J, Goldenberg M (1980) Jugular bulb diverticula in medial petrous bone. Am J Roentgenol 134:959–961

7.2 Hämangiome

Die Hämangiome, die an anderen Stellen im menschlichen Körper recht häufig sind, gehören bei reinem Felsenbeinbefall zu den ausgesprochenen Raritäten. Ihre Diagnose wird otoskopisch gestellt. Die Therapie erfolgt rein operativ.

Entstehung, Histopathologie und Nomenklatur

Die Hämangiome entstehen als tumoröse Wucherungen von Gefäßen oder ihrem Bindegewebe. Histopathologisch werden kavernöse und kapilläre Hämangiome unterschieden. Diese strenge Unterscheidung ist bei Hämangiomen im Mittelohr und Felsenbein nicht immer zu treffen, da histologisch oftmals Misch- und Übergangsformen vorliegen (Hartwein u. Raschke 1987).

Häufigkeit, Lokalisation, Alters- und Geschlechtsverteilung

Das Hämangiom von Trommelfell, Mittelohr und Mastoid gehört von seiner Häufigkeit her zu den ausgesprochen seltenen Tumoren, meist liegen nur Einzelkasuistiken vor (Miller 1949; Becker u. Wieland 1955; Forster 1962; Testsarsky

1966; Freedmann 1972; Balkany et al. 1978; Andrade 1983; Hartwein u. Raschke 1987).

In den bisher veröffentlichen Fällen ergibt sich eine Geschlechtsverteilung von weiblich zu männlich von 3:1, mit Überwiegen der Patienten in der 6. und 7. Lebensdekade.

Ein Hämangiom des Felsenbeins selbst wurde bisher erst einmal beschrieben (Slatin 1967). Ob die hierzu durch Slatin (1967) sowie Hartwein u. Raschke (1987) vorgeschlagene Klassifizierung (I–IV) entsprechend der Tumorausdehnung, die sich anlehnt an die Einteilung bei Glomustumoren, sinnvoll ist, muß deshalb bezweifelt werden.

Literatur

Andrade JM, Gehris CW, Breitenecker R (1983) Cavernous hemangioma of the tympanic membrane. Am J Otol 4:198–199

Balkany TJ, Meyers AD, Wong ML (1978) Capillary hemangioma of the tympanic membrane. Arch Otolaryngol 104:296–297

Becker W, Wieland H (1955) Zur Differentialdiagnose und Therapie leicht blutender Mittelohr-Gehörgangstumoren. Laryngol Rhinol Otol 34:105–114

Forster HV (1962) Capillary hemangioma of the tympanon with associated paralyses (jugular foramen syndrome) under observation from march 1940. J Laryngol 76:458–459

Freedmann SI, Barton S, Goodhill V (1972) Cavernous angioma of the tympanic membrane. Arch Otolaryngol 96:158–160

Hartwein JHJ, Raschke DT (1987) Das Hämangiom des Mittelohres. Laryngol Rhinol Otol 66:280–282

Miller MV (1949) Hemangioma of the ear and mastoid process. Arch Otolaryngol 49:535–546

Testsarsky BM (1966) Vascular tumor of the external and middle ear. Vest Oto-rino-laryngol 28:102–103

Slatin HP (1967) Versorgung eines Mittelohrangioms durch die A. carotis externa. Mschr Ohrenheilk 101:1–5

7.3 Hämangioblastom

Das Hämangioblastom ist eine gutartige Geschwulst, die von gefäßbildenden Zellen ausgeht. Es ist Teil des von Hippel-Lindau-Syndroms, bei dem sich neben dem Angioblastom des Kleinhirnes und multiplen Zysten in der Niere, Pankreas und Leber (Lindau 1926) eine Retina-Angiomatose (von Hippel 1904) finden kann.

Als Synonym wird die Bezeichnung Angioretikulom (Olivecrona 1952; Babchin 1962) benutzt.

Diese Geschwülste machen lokalisationsbedingt typische Kleinhirnsymptome. Eine initiale Kleinhirnbrückenwinkelsymptomatik wurde bis heute nicht beschrieben.

Eine Vorstellung beim Otologen wäre möglich wegen der Hauptsymptome Erbrechen, Ataxie und Nystagmus.

Abgehandelt wird die Geschwulst an dieser Stelle, weil die von Hippel-Lindau'sche Erkrankung nicht nur zu den neurokutanen Krankheiten gerechnet wird, sondern auch mit diesen, besonders der Neurofibromatose von Recklinghausen, assoziiert sein kann. Eine gleichzeitige Polyzythämie kann für die Diagnosestellung wegweisend sein (Carpenter et al. 1943).

Literatur

Babchin IS (1962) On the familial angioreticulomata of the cerebellum. Voprosy Neirokhirurgii 26:54–59
Carpenter G, Schwatz H, Walker AE (1943) Neurogenic polycythemia. Ann Int Med 19:470–481
Hippel E von (1904) Über eine sehr seltene Erkrankung der Netzhaut. Klinische Beobachtungen. Arch J Ophthalmol 59:83–106
Lindau A (1926) Studien über Kleinhirnzysten, Bau, Pathogenese und Beziehungen zur Angiomatosis retinae. Acta Path Microbiol Scand (Suppl 1):1–128
Olivecrona H (1952) The cerebellar angoreticulomas. J Neurosurg 9:317–330

7.4 Glomustumore

Glomustumoren sind Geschwülste unterschiedlicher Dignität, die ihren Ausgangspunkt von gefäßbegleitenden Paraganglien mit chemo-, presso- und thermorezeptorischer Funktion haben. Erstsymptom ist häufig neben einer Hörminderung ein pulssynchroner Tinnitus. Therapeutisch kann, insbesondere im fortgeschrittenen Stadium, neben der primären Resektion die Strahlentherapie als Alternative angesehen werden.

Nomenklatur, Entstehung und Histopathologie

Synonym sind neben der von der WHO vorgeschlagenen Bezeichnung „Chemodektom" (Mulligan 1950) und der im deutschen Sprachraum weiter gebräuchlichen Bezeichnung „Glomustumor" auch Namen wie Paragangliom und nichtchromaffines Gangliom (Lattes 1950) anzutreffen.

Tumorzelle ist die chemosensible Epitheloidzelle der o. a. Paraganglien, auch als Hauptzelle bezeichnet, die man in den Tumoren als sog. Zellballen wiederfindet. Histopathologisch werden 3 Typen unterschieden: Der primär stark vaskularisierte Typ, der primär zelluläre Typ mit überwiegend vorhandenen Hauptzellen und ein gemischter Typ (Burmann 1956; Palacios et al. 1970).

Obwohl es sich primär um gutartige Tumoren handelt, muß in Einzelfällen mit maligner Entartung und Metastasierung gerechnet werden.

Tabelle 29. Metastasierung der Chemodektome

Alter/Geschlecht	Lunge	Skelett	Prognose	Literatur
21 w	+	−	2 Jahre	Rosenwasser (1969)
30 m	+	+	1 Jahr	
18 m	+	+	9 Monate	
11 w	+	−	1 Jahr	McCabe u. Fletcher (1969)

Häufigkeit, Lokalisation und Geschlechtsverteilung

Glomustumoren sind neben Akustikustumoren die zweithäufigste Gruppe der Tumoren des Felsenbeins und seiner angrenzenden Gebiete.

Für das Felsenbein ist in erster Linie der Glomus jugulare-Komplex von Bedeutung, auch wenn Tumoren des Glomus caroticum in seltenen Fällen eine solche Ausdehnung erreichen können, daß sie in die vorderen Felsenbeinabschnitte und in die mittlere Schädelgrube eindringen können.

Tabelle 30. Lokalisationsabhängig werden Glomus-caroticum-, -jugulare- und -tympanicum-Tumoren unterschieden

Zahl	Tympanicum	Jugulare	Caroticum	Andere	Literatur
24	15	6	2	1	Palacios (1970)
77	12	65	–		Spector et al. (1975)
30	8	22	–	–	Cole (1977)
70	35	34	–	1	Glasscock et al. (1979)
25	12	13	–	–	Brammer et al. (1984)

Ihren Ausgang nehmen diese Tumoren von paraganglionären Zellhaufen im Bereich des Bulbus jugulare, vom R. tympanicus des N. glossopharyngeus, vom R. auricularis und vom Ganglion jugulare des N. vagus (Guild 1941, 1953; Birrell 1955).

Der erste Bericht über einen Glomus-jugulare-Tumor stammt von Lubbers 1937, der jedoch damals noch davon ausging, daß es sich hierbei um eine Metastase eines gleichzeitig bestehenden Glomuscaroticum-Tumors handeln müsse. Rosenwasser schließlich vermutete anhand einer weiteren Fallbeschreibung 1945, daß viele jener Geschwülste des Mittelohres, die früher als Angiome oder Hämangioendotheliome bezeichnet worden waren, von den ortsständigen nichtchromaffinen Paraganglien in der Umgebung des Bulbus jugulare ihren Ausgangspunkt nehmen könnten.

Glomus-jugulare-Tumoren können prinzipiell in alle denkbaren Richtungen wachsen. Aus verschiedenen klinischen Aspekten heraus hat es sich bewährt, zumindest eine Zweiteilung der Glomustumoren im Schläfenbein in Glomus-tympanicum- (begrenzt auf Mittelohr und Mastoid) und in Glomus-jugulare-Tumoren (übergreifend auf Bulbus jugulare und Schädelbasis) vorzunehmen (Alford u. Guilford 1962).

Entsprechend der Wachstumsrichtung haben McCabe u. Fletcher (1969) nach praktischen Gesichtspunkten eine Einteilung in tympanale (Typ 1), tympanomastoidale (Typ 2) und in pyramidale bzw. extrapyramidale (Typ 3) Glomus-jugulare-Tumoren vorgeschlagen. Oldring u. Fisch schließlich schlugen 1979 vor, die Glomustumoren des Schläfenbeins nach ihrer Lokalisation sogar in vier Typen einzuteilen, wobei Typ A die Beschränkung des Tumors auf das Mittelohr und Typ B auf das Mittelohr und Mastoid anzeigte. Typ C beschrieb Glomustumoren, die von unten entlang des Carotiskanals das Felsenbein zerstört hatten, und Typ D Tumoren, die sich nach intrakraniell ausgebreitet hatten. 1982 nahm Fisch eine Erweiterung seiner Nomenklatur bezüglich der Typen C und D vor, die die jeweiligen Tumorgrößen miteinbezog.

Über das wohl größte Patientenkollektiv mit Chemodektomen des Glomus-jugulare-Komplexes berichtete kürzlich Brown (1985). Er benutzte eine fünfgeteilte klinische Stadieneinteilung. Dabei wurden im Stadium 0 die reinen Glomus-tympanicum-Tumoren, im Stadium 1 die Glomustumoren, die sich im Mittelohr und im Mastoid ausgedehnt hatten und im Stadium 2 die Glomustumoren des Mittelohres und Mastoides, die zusätzlich in den N. facialis eingedrungen sind, er-faßt. Stadium 3 und 4 entsprechen dann wieder den Stadien C und D von Fisch (Oldring u. Fisch 1979; Fisch 1982).

Die Häufigkeit der einzelnen Stadien wird von Brown wie folgt angegeben.

Stadium	Anzahl
0	24
1	80
2	46
3	39
4	42
Gesamt	231

Einen Überblick über Alters-, Geschlechts- und Seitenverteilung gibt die Tabelle 31.

Als Besonderheit sind familiäre Häufung und multilokuläres Vorkommen beschrieben (Palacios 1970; Dawes et al. 1987).

Tabelle 31. Felsenbeinglomustumore

Zahl	Durchschnitts-alter	m/w	re/li	Literatur
32	48,4	10/22	?	McCabe u. Fletcher (1969)
29	47,1	7/22	?	Rosenwasser (1969)
20	49,6	2/18	9/12	Palacios (1970)
33	51	1/10	?	Moore et al. (1973)
20	49	3/17	?	Newman et al. (1973)
77	56,4	13/64	?	Spector et al. (1975)
19	47	9/10	?	Tidwell u. Montague (1975)
30	55,2	7/23	13/18	Cole (1977)
26	?	11/15	?	Arthur (1977)
70	?	7/57	?	Glasscock et al. (1979)
17	?	3/14	?	Reddy et al. (1983)
25	43	4/21	?	Brammer et al. (1984)
45	?	14/31	?	Cummings et al. (1984)
36	46	15/21	?	Gardner et al. (1985)
55	?	15/38	30/31	Dawes et al. (1987)

Symptomatik

Die subjektiv geklagten Beschwerden bei Glomus jugulare Tumoren in Abhängigkeit von ihrer Häufigkeit sind im folgenden dargestellt (Fuller et al. 1967; Moore et al. 1973; Thomsen et al. 1975; Ogura et al. 1978). Die Gesamtzahl der aufgearbeiteten Patienten beträgt 198.

Tabelle 32. Symptome bei Glomus jugulare Tumoren

Symptome	Anzahl der Patienten	%
Hörverlust	136	69
Tinnitus	124	63
Otalgie	49	25
Otorrhö	49	25
Fazialisparese	47	24
Gehörgangsblutung	30	15
Schwindel	28	14
Zungenteillähmung	21	11
Heiserkeit	18	9
Schluckbeschwerden	12	6
Schulterheberschwäche	7	4

Die klinische Symptomatik in Abhängigkeit vom Tumorstadium gibt Brown (1985) wie folgt an:

Stadium O: Hörminderung und pulssynchroner Tinnitus,

Stadium 1: Wie Stadium 0 und Otorrhö und/oder Otalgie,

Stadium 2: Wie Stadium 1 und Fazialisparese,

Stadium 3: Wie Stadium 2 und sensorineurale Hörstörung, Nystagmus und/oder Ausfälle einzelner kaudaler Hirnnerven,

Stadium 4: Wie Stadium 3 und multiple Hirnnervenausfälle mit ZNS-Beteiligung.

Diagnostische Hinweise

Im Vordergrund der Diagnostik stehen heute zweifelsfrei die bildgebenden Verfahren. Nicht vergessen werden sollte jedoch die Tatsache, daß über 50% dieser Tumoren einen charakteristischen otoskopischen Befund mit einer rötlichen, meist pulsierenden Raumforderung im Mittelohr bieten.

Röntgenübersichtsaufnahmen

Die konventionelle Röntgendiagnostik kann nur in fortgeschrittenen Tumorstadien unspezifische Hinweise für das Vorliegen eines Glomus jugulare-Tumors geben (Knöcherne Destruktionen des Os temporale, Sklerosierung, Verschattung der Mastoidregion).

Computertomographie

Mit der Computertomographie gelingt die Differenzierung der Glomustumoren von Weichteiltumoren (z. B. Meningeomen), wobei die intravenöse Kontrastmittelapplikation den starken Vaskularisationsgrad der Glomustumoren deutlich macht.

Angiographie

Unverzichtbar sind die angiographischen Verfahren wie Karotisangiographie, Vertebralisangiographie sowie die Jugularis-Interna-Phlebographie (Palacios 1970). Die modernen digitalen Subtraktionsverfahren haben dabei erheblich zur Vergrößerung der Aussagekraft dieser Methoden beigetragen (Kurz et al. 1987).

Mit der Karotisangiographie kann in einem Großteil der Fälle die primäre Ausdehnung und Blutversorgung der Tumoren spezifisch dargestellt werden. Die Vertebralisangiographie wird insbesondere bei der Verdachtsdiagnose einer Ausdehnung des Prozesses in die mittlere und hintere Schädelgrube eingesetzt.

Die Phlebographie der V. jugularis interna (Seldinger-Technik, Palacios 1970) dient insbesondere präoperativ zur Abklärung einer Kompression des Bulbus venae jugularis und damit zur Festlegung des operativen Vorgehens, auf das weiter unten noch näher eingegangen werden soll. Für Glomus jugulare Tumoren ist dabei eine Einengung des Bulbus venae jugularis typisch, während die kleineren Glomus tympanicum Tumoren meist eine freidurchgängige V. jugularis interna zeigen. Bei kleineren Tumoren im Bereich des Mittelohres ist die Jugularisphlebographie der Karotisangiographie überlegen, da sie kleinere, insbesondere vom Glomus jugulare ausgehende Tumoren eher zu erfassen vermag.

Kernspintomographie

Als wichtigstes bildgebendes Verfahren muß heute die Kernspintomographie angesehen werden.

Glomustumoren lassen sich hiermit in ihrer dreidimensionalen Ausdehnung artefaktfrei darstellen. Das MR-spezifische Flow-Phänomen erlaubt dabei eine Beurteilung der Gefäßversorgung ohne Kontrastmittelgabe. Die Differenzierung zur grauen Hirnsubstanz kann in T1-betonten Bildern durch eine charakteristisch erniedrigte Signalintensität der Glomustumoren erfolgen. In T2-betonten Bildern ist die Signalintensität dagegen deutlich erhöht, mit zum Teil dunkleren Arealen, die den pathologischen Gefäßen entsprechen. Mit der Applikation des NMR-spezifischen Kontrastmittels Gadolinium (GD-DTPA) kommt es zum deutlichen Enhancement der Läsion, und eine exakte Abgrenzung von den normalen Nachbarstrukturen ist möglich (Kurz 1987).

Sonographie

Dopplersonographie und B-mode-Verfahren finden insbesondere bei Tumoren des Glomus caroticum zur präoperativen Prüfung der Gefäßdurchgängigkeit Anwendung und sind an dieser Stelle nur der Vollständigkeit halber erwähnt.

Therapeutische Hinweise

Operative Verfahren

Die Art des operativen Eingriffes hängt entscheidend vom Tumorstadium ab und soll daher entsprechend der oben angegebenen Stadieneinteilung weiter ausgeführt werden.

Stadium 0–1 (Glomus tympanicum Tumoren). Als operatives Verfahren wird allgemein ein transmeataler Zugang entsprechend den Grundregeln einer normalen Tympanoplastik gewählt. Bei Bedarf wird eine Mastoidektomie mit durchgeführt. Die Ergebnisse sind bei diesem operativen Vorgehen sehr gut und führen zu Langzeitheilungen zwischen 80 und 90% (Rosenwasser 1967; McCabe et al. 1969; Rosenwasser 1969, 1973; Moore et al. 1973; Spector et al. 1975; Cole 1977 Glasscock 1979).

Stadium 2 (Glomus jugulare Tumoren). Für Glomus jugulare Tumoren, die auf das Mittelohr und das Mastoid beschränkt bleiben, keine Ausfälle kaudaler Hörnerven, des vestibulo-cochleären Systems sowie computertomographisch ein intaktes Felsenbein zeigen, wird ein transmastoidales Vorgehen nach Art einer Ohrradikaloperation angegeben. Strittig bleibt dabei, ob der Bulbus venae jugularis mitreseziert werden sollte, wobei die besseren Spätresultate für eine Resektion des Bulbus venae jugularis sprechen. In jedem Fall muß der N. facialis freigelegt und für die bessere Tumorexstirpation mobilisiert werden (Spector et al. 1975). Als Komplikation wird in erster Linie eine dauernde Fazialisparese beschrieben (Rosenwasser 1973; Spector et al. 1975). Die rezidivfreien Heilungsraten schwanken je nach Kollektiv zwischen 50 und 80% (Rosenwasser 1967; McCabe et al. 1969; Rosenwasser 1969, 1973; Moore et al. 1973; Spector et al. 1975; Cole 1977; Glasscock 1979). Die operative Mortalität wird bei dieser Art des Eingriffes, insbesondere bei Erhalt des Bulbus venae jugularis mit unter 1% angegeben (Spector et al. 1975).

Stadium 3 (Tympano-mastoidale Glomus jugulare Tumoren mit Ausdehnung des Tumors in das Foramen jugulare). Tumoren dieser Gruppe stellen ein fortgeschrittenes Tumorstadium dar. Kennzeichnend sind Ausfälle der kaudalen Hirnnerven und des vestibulo-cochleären Organes. Charakteristisch für Tumoren dieser Gruppe ist eine phlebographisch nachweisbare Kompression der V. jugularis interna, bzw. des Bulbus V. jugularis. Mit geringen Modifikationen geben alle Autoren im Prinzip ein vergleichbares operatives Konzept an: Nach Erweiterung eines retroauriculären Schnittes nach zervikal erfolgt die Eröffnung der oberen Gefäßnervenstraße des Halses mit Darstellung und Isolierung der großen Halsgefäße im Bereich des oberen Venenwinkels und Freipräparation der V. jugularis bis hinauf zur Schädelbasis. Der N. facialis wird im Bereich des Foramens stylomastoideum dargestellt und mobilisiert. Anschließend erfolgt die radikale Mastoidektomie mit Fazialisdarstellung und Mobilisation sowie die Freilegung des Sinus sigmoideus. Anschließend Unterbindung des distalen Anteils des Sinus sigmoideus und der V. jugularis interna distal des Tumors. Schließlich Resektion des gesamten Tumors einschließlich des ligierten Anteiles des Sinus sigmoideus und der oberen V. jugularis interna.

Die Mortalität dieses Eingriffes wird mit unter einem Prozent angegeben. Hauptkomplikation ist die Blutung mit einem mittleren Bedarf an 4 Blutkonserven (Ogura et al. 1978). Die rezidivfreien Überlebensraten nach 5–10 Jahren werden dabei im Mittel zwischen 60 und 80% angegeben (Spector et al. 1975; Glasscock 1978; Ogura 1978; Fisch 1982; Brammer et al. 1984; Brown 1985). Als weitere Komplikationen des beschriebenen Eingriffes werden Fazialisparesen in ca. 10–20% der Fälle und ein vestibulo-cochleärer Ausfall in ca. 5% der Fälle beschrieben.

Stadium 4 (Glomus jugulare Tumoren mit Infiltration des Felsenbeines und Beteiligung des ZNS). Im Gegensatz zu den bisher beschriebenen Ausdehnungsstadien der Glomus jugulare Tumoren mit einem relativ standardisierten operativen Vorgehen, findet man bei der Behandlung der Glomus jugulare Tumoren mit Beteiligung des Felsenbeines und intracranieller Strukturen erhebliche Unterschiede im therapeutischen Management. So finden sich in der Weltliteratur in jüngster Zeit zwar eine Reihe wissenschaftlicher Publikationen, die verschiedene oto- und neuro-chirurgische Zugangswege beschreiben, jedoch ist praktisch in keinem Fall eine saubere Aufarbeitung der rezidivfreien Überlebensintervalle angegeben (Spector et al. 1975; Gardner 1977; Cole 1977; Glasscock 1978; Ogura 1978; Fisch 1982; Brammer et al. 1984; Brown 1985; Kurz et al. 1987; Dawes 1987).

Das chirurgische Vorgehen besteht in der Regel aus einem erweiterten infratemporalen Zugang mit Darstellung der Schädelbasis, Separation der V. jugularis interna, der A. carotis interna sowie der kaudalen Hörnerven. Anschließend erweiterte Mastoidektomie über einen retroaurikulären Zugang mit Separation und Mobilisation des N. facialis, der während der gesamten OP nach ventral verlagert werden muß sowie Darstellung des Sinus sigmoideus und Unterbindung desselben. Anschließend Tumorresektion durch kombiniertes Vorgehen vom kranialen und kaudalen Zugangsweg, wobei die mitbetroffenen Knochenstrukturen teilweise weiträumig abgetragen werden müssen. Einzelheiten finden sich insbesondere in den Arbeiten von Fisch und Gardner (Gardner et al. 1977, 1985; Fisch 1982).

Während über die perioperativen Ergebnisse Zahlenmaterial vorliegt, auf das weiter unten noch etwas näher eingegangen werden soll, sind die Spätergebnisse nur schwer miteinander zu vergleichen, da die einzelnen Autoren einerseits keine sorgfältige Trennung der fortgeschrittenen Stadien III und IV (s. oben) vornehmen und andererseits sehr häufig eine präoperative und postoperative Strahlentherapie miteinbezogen wird.

Bei den operativen Komplikationen stehen Blutungen mit bis zu 20 benötigten Blutkonserven im Vordergrund. In ca. einem Drittel der Fälle muß ein Residualtumor belassen werden, wobei insbesondere Tumorausdehnungen im Bereich der intrakraniellen A. carotis interna als prognostisch ungünstige Gruppe angesehen werden müssen.

Eine bewußte Opferung des N. facialis durch direkte Tumorinfiltration muß in ca. 10–15% der Fälle durchgeführt werden (Gardner et al. 1977, 1985; Fisch 1982).

Eine Verletzung der Carotis interna gibt Fisch (1982) in ca. 6% der Fälle an, wobei eine Gefäßplastik ohne Folgen durchgeführt wurde. In 4% der Fälle beschreibt derselbe Autor die folgenlose Unterbindung der Carotis interna, wenn ein tumoröser Verschluß dieses Gefäßes intraoperativ festgestellt werden kann.

Die operative Mortalität wird von den angesprochenen Autoren mit unter 1% angegeben.

Postoperativ sind insbesondere Wundheilungsprobleme im Bereich der oft sehr ausgedehnten Radikalhöhle beschrieben, die in 10–20% der operierten Patienten Revisionseingriffe notwendig machen. Ferner kommt es in bis zu 10% der Fälle zu Meningitiden und in ca. 10–15% der Fälle zu Liquorfisteln.

Strahlentherapie

Die Kontroverse über den Einsatz einer Strahlentherapie als präoperative Radiatio, alleinige kurative Radiatio oder eine postoperative Behandlungsmaßnahme ist von Radiotherapeuten auf der einen Seite und Oto- bzw. Neurochirurgen auf der anderen Seite mit jeweils einleuchtenden Argumenten geführt worden. So wurde von den Verfechtern einer chirurgischen Therapie vorgebracht, daß bei der histologischen Aufarbeitung bestrahlter Tumoren eine strahlentherapeutisch bedingte Beeinflussung der Tumorzellen nicht nachweisbar ist. Daraus wurde gefolgert, daß die Tumoren radioresistent seien. Belegt wurden diese histologischen Untersuchungen mit der Tatsache, daß Glomustumoren nur in 10–15% der Fälle radiokurabel sind, also unter der Bestrahlung eine nachweisbare Remission zeigen (Rosenwasser 1967).

Von strahlentherapeutischer Seite liegen jedoch heute klinische Ergebnisse vor, die für die Wirksamkeit einer Bestrahlung bei Glomustumoren auch ohne nachweisbare Tumorremission sprechen. Rosenwasser, der Erstbeschreiber eines Glomus-jugulare-Tumors 1945 konstatierte im Jahre 1973: "Glomus jugulare tumors are radioresistant. This is a relativ term. I know that I have left tumor attached to the bulb and radiated residual tumor area and that the patient is alife many years later".

Heute unstrittig nachweisbare Wirkungen der Strahlentherapie sind eine Verminderung der Tumordurchblutung, bedingt durch eine Sklerosierung und Fibrosierung des tumorösen Gewebes (Spector et al. 1974), und eindrucksvolle Langzeittumorkontrollraten in fortgeschrittenen Tumorstadien. Als optimale Strahlendosierungen werden heute dabei Dosen zwischen 40 und 50 Gy angesehen.

Außergewöhnlich hohe Langzeittumorkontrollraten bei fortgeschrittenen Stadien publizierten Hatfield et al. (1972) und Reddy et al. (1983). Sie gaben Tumorkontrollraten von 100% an bei Einsatz einer adäquaten Strahlentherapie mit 45–50 Gy. Dies führte zu Hatfield's Aussage: "It is unclear whether surgery is, or is not, neccessary adjunct in the treatment of these lesions". Gibbon und Henk fanden in ihrer retrospektiven Aufarbeitung ausschließlich bestrahlter Patienten in 12 von 14 Fällen keinen Anhalt für weitere Tumorprogression nach einer medianen Nachbeobachtungszeit von 7,8 Jahren (Gibbin u. Henk 1978).

In einem Kollektiv von 45 Patienten mit nicht in toto entfernten Tumoren, Rezidiven oder primär inoperabler Ausdehnung beschreiben Cummings et al. (1984) bei nur 3 Patienten in einer Nachbeobachtungszeit zwischen 3 und 23 Jahren mit einem Median von 10 Jahren eine Tumorprogression, wobei im gesamten Kollektiv kein Todesfall durch unkontrolliertes Tumorwachstum angegeben wird. Spector et al. publizierten 1975 eine retrospektive Aufarbeitung ihres Patientengutes, wobei bei 10 ausschließlich bestrahlten Patienten mit Glomus jugulare Tumoren in 7 Fällen der Tumor entweder verkleinert werden konnte bzw. in der Nachbeobachtungszeit zwischen 10 und 11 Jahren keine Tumorprogredienz festgestellt werden konnte. Nur in 3% der Fälle kam es zu einer Tumorprogression. Als Strahlentherapie wurde eine Telekobaltbestrahlung mit Strahlendosen zwischen 4600 und 6000 Rd angegeben.

Zusammenfassend kann damit gesagt werden, daß bei primär sehr ausgedehnten Glomustumoren (Stadium 3 u. 4) in ca. 60% der Fälle eine sichere Tumorkontrolle erreicht werden kann, wenn eine präoperative, postoperative oder alleinige Strahlentherapie mit mindestens 45 Gy eingesetzt wird.

Die Verminderung der Tumordurchblutung nach präoperativer Radiatio wird durch eine signifikant verminderte intraoperative Blutkonservenzahl belegt (Gardner et al. 1977; Ogura et al. 1978).

Diese Resultate, bei teilweise prognostisch sehr ungünstigen Gruppen, mit weit fortgeschrittenen Tumoren, führen zu einem in der internationalen Literatur weitgehend anerkannten Therapieschema:

So sollten sehr kleine Glomus-tympanicum- bzw. Glomus-jugulare-Tumoren primär operativ entfernt werden. Hiermit sind in ca. 90% der Fälle auch ohne eine Strahlentherapie rezidivfreie Langzeitüberlebensraten zu erzielen. Bei weiter fortgeschrittenen Tumoren mit Ausdehnung ins Felsenbein sollte eine postoperative Strahlentherapie mit 45 Gy durchgeführt werden, wenn der Tumor nicht sicher im Gesunden entfernt werden konnte. Primär sehr ausgedehnte Tumoren mit Infiltration der Schädelbasis sollten nach chirurgischer Versorgung bestrahlt werden, alternativ kann präoperativ eine Strahlentherapie zur Verminderung der Vaskularisierung des Tumors durchgeführt werden.

Die alleinige Chirurgie im Stadium 3 und 4 ist nach diesen Ergebnissen skeptisch zu beurteilen. In jedem Fall bietet sich die Strahlentherapie bei primär inoperablen Patienten sowie bei Patienten, die aus anderweitigen Gründen nicht operabel sind, als echte therapeutische Alternative an.

Literatur

Alford BR, Guilford FR (1962) A comprehensive study of tumors of the glomus jugulare. Laryngoscope 72:765–787

Arthur K (1977) Radiotherapy in chemodectoma of the glomus jugulare. Clin Radiol 415–417

Birrell JHW (1955) The jugular body and its tumour. Australian New Zealand J Surg 24:195–206

Brammer RF, Graham RD, Kemink JL (1984) Glomus tumors of the temporal bone: Contemporary evaluation and therapy. Otolaryngol Clin North Am 17:499–512

Brown JS (1985) Glomus jugulare tumors revisited: a ten-year statistical follow-up of 231 cases. Laryngoscope 95:284–288

Burman SO (1956) The chemoreceptor system and its tumor – the chemodectoma. Internat Abstract Surg 102:330–341

Cole JM (1977) Glomus jugulare tummors. Laryngoscope 87:1244–1258

Cummings BJ, Beale FA, Garret PG, Harwood AR, Keane TJ, Payne DG, Rider WD (1984) The treatment of glomus tumors in the temporal bone by megavoltage radiation. Cancer 53:2635–2640

Dawes PJTK, Filippou M, Welch AR, Dawes JDK (1987) The management of glomus jugulare tumours. Clin Otolaryngol 12:15–24

Fisch U (1982) Infratemporal fossa approach for glomus tumors of the temporal bone. Ann Otol Rhinol Laryngol 91:474–479

Fuller AM, Brown HA, Harrison EG, Siekert RG (1967) Chemodectomas of the glomus jugulare. Laryngoscope 77:218–238

Gardner G, Cocke EW, Robertson JT, Trumbull ML, Palmer RE (1977) Combined approach surgery for removal of glomus jugulare tumors. Laryngoscope 77:665–688

Gardner G, Cocke EW, Robertson JH, Palmer RE, Bellott AL, Hamm CW (1985) Skull base surgery for glomus jugulare tumors. Am J Otol (Suppl) :126–134

Gibbin KP, Henk JM (1978) Glomus jugulare tumors in South Wales. A twenty-year review. J Clin Radiol 29:607–609

Glasscock ME, Jackson CG, Dickins JRE, Wiet RJ (1979) Glomus jugulare tumors of the temporal bone. The surgical management of glomus tumors. Laryngoscope 89:1640–1654

Grubb WB, Lampe I (1965) The role of radiation therapy in the treatment of chemodectomas of the glomus jugulare. Laryngoscope 75:1861–1871

Guild SR (1941) A hitherto unregicognized structure, the glomus jugularis in man (Abstr). Anat Rec 79 (Suppl 2):28

Guild SR (1953) The glomus jugulare, a nonchromaffin paraganglion in man. Ann Otol Rhinol Laryngol 62:1045–1071

Hatfield PM, James AE, Schultz MD (1972) Chemodectomas of the glomus jugulare. Cancer 30:1164–1168

Kurz C, Willich N, Wendt T, Vogl T (1987) Bestrahlung bei Chemodektomen. Laryng Rhinol Otol 66:469–473

Lattes R (1950) Nonchromaffin paraganglioma of ganglion nodosum, carotid body and aortic arch. Cancer 3:667–694

McCabe BF, Fletcher M (1969) Selection of therapy of glomus jugulare tumors. Arch Otolaryngol 89:156–159

Moore GR, Robbins JP, Seale DL, Fitz-Hugh GS, Constable WC (1973) Chemodectomas of the middle ear. Arch Otolaryngol 98:330–335

Mulligan RM (1950) Chemodectoma in dog. Am J Pathol 26:680–681

Murphey TE, Huvos AG, Frazell EL (1970) Chemodectomas of the glomus intravagale. Ann Surg 172:246–255

Newman H, Rowe JF, Phillips TL (1973) Radiation therapy of the glomus jugulare tumor. 118:663–669

Ogura JH, Spector GJ, Gado M (1978) Glomus jugulare and vagale. Ann Otol 87:622–629

Oldring D, Fisch U (1979) Glomus tumors of the temporal region: Surgical therapy. Am J Otolaryngol 1:7–18

Palacios E (1970) Chemodectomas of the head and neck. Am J Roentgenol 9:129–140

Reddy EK, Mansfield CM, Hartman GV (1983) Chemodectoma of glomus jugulare. Cancer 52:337–340

Rosenwasser H (1945) Carotid body tumor of the middle ear and mastoid. Arch Otolaryngol 41:64–67

Rosenwasser H (1967) Current management of glomus jugulare tumors. Ann Otol Rhinol Laryngol 76:603–610

Rosenwasser H (1969) Glomus jugulare tumors. Arch Otolaryng 89:186–192

Rosenwasser H (1973) Long-term results of therapy of glomus jugulare tumors. Arch Otolaryngol 97:49–54

Spector GJ, Maisel RH, Ogura JH (1974) Ann Otol Rhinol Laryngol 83:27–32

Spector GJ, Compagno J, Perez CA, Maisel RH, Ogura JH (1975) Cancer 35:1316–1321

Spector GJ, Fierstein J, Ogura JH (1976) A comparison of therapeutic modalities of glomus tumors in the temporal bone. Laryngoscope 86:690–696

Taylor DM, Alford BR, Greenberg SD (1965) Metastases of glomus jugulare tumors. Arch Otolaryngol 82:5–13

Thomson K, Elbrond O, Andersen AP (1975) Glomus jugulare tumors. J Laryngol 89:1113–1121

Tidwell TJ, Montague ED (1975) Chemodectomas involving the temporal bone. Ther Radiol 116:147–149

8 Sekundäre Felsenbeintumoren

8.1 In das Felsenbein infiltrierende epitheliale Tumoren

8.1.1 Plattenepithelkarzinome

Plattenepithelkarzinome, die in den ortsständigen, mit Schleimhaut ausgekleideten Räumen entstehen, infiltrieren fast regelmäßig das Felsenbein. Dies gilt sowohl für Karzinome die im Mittelohr, als für jene, die im Nasenrachenraum entstehen.

Auf die Nasenrachenraumkarzinome, die in infausten Stadien die Felsenbeinspitze mit der dazugehörenden Symptomatik arrodiert haben, soll an dieser Stelle nicht weiter eingegangen werden.

Karzinome des Mittelohres entstehen fast ausschließlich auf dem Boden einer seit Jahren bestehenden chronischen Schleimhauteiterung. Sie sind sehr selten. Figi und Hempstead (1943) beschreiben die Häufigkeit mit 0,003% aller Patienten der Mayo-Klinik. Peele und Hauser (1941) fanden 3 Fälle auf 60000 HNO-Patienten. Insgesamt seien erst etwa 400 Fälle beschrieben (Graf u. Fisch 1979).

Lewis (1960) stellte fest, daß 75% aller Mittelohrtumoren Plattenepithelkarzinome darstellen, die zum Zeitpunkt der Diagnosestellung schon zu 10% metastasiert waren. In späteren Stadien der Erkrankung sind in 20–40% der Fälle Metastasen zu erwarten (Graf 1952). Darunter soll die Lymphknotenmetastasierungsrate bei 14% liegen (Schertel et al. 1986). Die örtliche Ausbreitung ist jedoch für die Prognose wichtiger als das Vorhandensein von Lymphknotenmetastasen.

Eine Einteilung der Mittelohrtumoren nach dem TNM-System liegt bisher nicht vor. Vorschläge zur Stadieneinteilung finden sich bei Pascher (1968) und Stell u. Cormick (1984).

Symptomatologie der Plattenepithelkarzinome im Mittelohr

Das wichtigste klinische Symptom besteht in einer chronischen Mittelohrentzündung, die in 50–70% (Figi u. Weisman 1954) aller Patienten über längere Zeit besteht, bevor die Diagnose gestellt wird. Eine „chronische Mittelohrentzündung", die mit Schmerzen und blutig eitriger Otorrhö einhergeht, sollte immer als Warnhinweis aufgefaßt werden. Einige Autoren weisen sogar auf die Wichtigkeit der histologischen Routineuntersuchung bei allen operativen Eingriffen wegen einer Otitis media chronica hin (Friedmann u. Osborn 1965).

Mittelohrkarzinome können sich auch in einer Pseudomastoiditis mit retroaurikulärer Schwellung bei geschlossenen Trommelfell äußern. Fast immer besteht in diesen Fällen auch ein Mittelohrerguß.

Bei fortschreitendem Übergreifen auf das Felsenbein treten Gesichtsnervenlähmung, Schwindel und Hörverlust hinzu.

Diagnostische Hinweise

Röntgenologisch läßt sich in den Ohrprojektionen eine Verschattung des Mastoids und des Antrums feststellen. Bei größerer Ausdehnung lassen sich in zunehmendem Maße Erosion und Knochendestruktionen darstellen (Dolan 1974). Die Densometrie im Computertomogramm kann zur Differenzierung von Verschattungen im Felsenbein hilfreich sein (Feinmesser et al. 1986).

8.1.2 Baso- und spinozelluläre Karzinome des äußeren Ohres

Bei fortgeschrittenen Tumoren läßt sich oft die primäre Ausgangsstelle – Mittelohr oder Gehörgang – nicht mehr feststellen, so daß auch in der Literatur Mittelohr- und Gehörgangskarzinome oft zusammen abgehandelt werden.

Spinaliome sind doppelt so häufig wie Basaliome und jedes alleine ist viel häufiger als Adeno- und adenoidzystische Karzinome. Basaliome sind häufiger im äußeren Drittel des Gehörganges, Spinaliome mehr im inneren Drittel zu finden.

8.1.3 Therapie von Mittelohr- und Gehörgangskarzinomen

Als sanierendes therapeutisches Konzept kann nur die totale oder subtotale Petrosektomie angesehen werden. Sollte dies nicht durchführbar sein, wird eine primäre definitive Radiotherapie empfohlen. Allerdings sei vor einer Radiotherapie der oberflächliche Knochen zur Tumorverkleinerung und zur Risikoeinschränkung einer Osteoradionekrose im Sinne einer Mastoidektomie zu entfernen (Tukker 1965).

Stell u. Miles (1986) sahen anhand von 58 Patienten mit Karzinomen des äußeren Gehörgangs und Mittelohrs bei 33 primär bestrahlten Patienten (davon 11 Patienten mit Plattenepithelcarcinomen des Mittelohrs) 19 Rezidive. Bei den meisten Patienten war das Rezidiv zu groß, um eine „Rettungs"-Petrosektomie durchzuführen, oder sie mußte wegen der Größe abgebrochen werden. Selbst nach Durchführung der Petrosektomie überlebten die Patienten kaum ein Jahr, so daß Autoren der Stellenwert der Petrosektomie nach Radiotherapie sehr kritisch beurteilten.

Eine Chemotherapie (auch adjuvant zur Radiotherapie) wird im Schrifttum bisher nur als Palliativmaßnahme angegeben (Weidauer 1982).

Die Prognose ist wegen der breiten Infiltration dieser Tumoren in die Haversschen Kanäle der umliegenden Schädelbasis und wegen der besonders bei den Mittelohrkarzinomen meist sehr späten Diagnosestellung schlecht.

Die Fünfjahresüberlebensrate bei Mittelohrkarzinomen beträgt nach radikalchirurgischen Maßnahmen nur 15% (Graf 1952) bis 40% (Conley 1965). Für Karzinome, die vom äußeren Ohr ausgehen, fallen diese Prozentsätze sicher besser aus.

Unter Zusammenfassung beider Tumortypen sahen Schertel et al. (1986) nach primärer Radiatio eine Fünfjahresüberlebensrate von 51% bei 22 Patienten.

Literatur

Conley JJ (1965) Cancer of the middle ear. Ann Otol Rhinol Laryngol 74:555–572

Dolan KD (1974) Malignant lesions of the ear. Rad Clin North Am 12:585–600

Feinmesser R, Libson Y, Uziely B, Gay I (1986) Metastatic carcinoma to the temporal bone. Am J Otol 7:119–120

Figi FA, Hempstead BE (1943) Malignant tumors of the middle ear and mastoid process. Arch Otolaryngol 37:149–168

Figi FA, Weisman PH (1954) Cancer and chemodectoma in the middle ear and mastoid. JAMA 156:1157–1162

Friedmann I, Osborn DA (1965) Metastatic tumors in the ear, nose and throat region. J Laryngol 79:576–591

Graf K (1952) Karzinome des Mittelohres. In: Geschwülste des Ohres und des Kleinhirnbrückenwinkels. Thieme, Stuttgart, S 973–975

Graf K, Fisch U (1979) Geschwülste des Ohres und des Felsenbeines. In: Berendes J, Link R, Zöllner F (Hrsg) Hals-Nasen-Ohren-Heilkunde in Praxis und Klinik. Thieme, Stuttgart
Lewis JS (1960) Cancer of the ear. Laryngoscope 70:551
Pascher W (1968) Vorschlag zur Klassifizierung der Karzinome des äußeren und mittleren Ohres nach dem TNM-System. Arch klin exp Ohr Nas Kehl Heilk 191:637
Peele JC, Hauser GH (1941) Primary carcinoma of the external auditory canal and middle ear. Arch Otolaryngol 34:254–266
Schertel L, Mohring R, Büttner H (1986) Strahlentherapeutische Behandlungsergebnisse fortgeschrittener maligner Ohrtumoren. Röntgenpraxis 39:175–181
Stell PM, Cormick MS (1984) Carcinome of the middle ear: prognostic factors and a suggested staging system. J Laryng Otol
Stell PM, Miles JB (1986) The place of "salvage" petrosectomy. J Laryngol Otol 100:145–147
Tucker WN (1965) Cancer of the middle ear: A review of 89 cases. Cancer 18:363–410
Weidauer H (1982) Zur Indikation neoplastischer Chemotherapie bei Ohrkarzinomen. Laryngol Rhinol Otol 61:242–244

8.2 In das Felsenbein infiltrierende adenoide Tumoren

Der erste Gehörgangmittelohrtumor mit Drüsenstruktur, möglicherweise ein Adenokarzinom, wurde 1894 von Haug beschrieben. Bis 1956 seien nur 10 weitere Fälle einer bösartigen adenoiden Geschwulst des Gehörgangs beschrieben worden (Johnstone et al. 1957). Alle, auch die gutartigen Formen, wurden bis vor wenigen Jahren unter dem Titel „Zeruminom" veröffentlicht. Später wurde der Versuch einer Klassifikation der Zeruminome in „hochdifferenzierte gutartige", „geringdifferenzierte" usw. unternommen (Wetli et al. 1972).

Daneben wurde immer angestrengt versucht, die verschiedenen adenoiden Geschwülste streng dem Gehörgang oder dem Mittelohr zuzuordnen. Dies hat schließlich zur Folge, daß eine Unterteilung dieses Kapitels in Mittelohradenome und Zeruminome weit weniger Schwierigkeiten bereiten würde als eine Trennung nach der histologischen Klassifikation.

Da jedoch gerade histologische Kriterien besonders für den Chirurgen von klinischer Bedeutung sind, sollten bei diesen Geschwülsten die gut- von den bösartigen Varianten streng voneinander unterschieden werden und auch namentlich voneinander getrennt werden (Batsakis 1979).

In Anlehnung an die internationale histologische Tumorklassifikation der WHO haben wir daher versucht, die verschiedenen Mitteilungen über Geschwülste, die von den Drüsen des äußeren Gehörganges oder des Mittelohres ausgehen, einer der drei Tumorgruppen (Adenom, Adenokarzinom, adenoidzystisches Karzinom) beizuordnen. Nur innerhalb der Gruppe der Adenome ist eine weitere Unterteilung in Mittelohradenome und Adenome der Zeruminaldrüsen (sog. Zeruminome) histologisch sinnvoll, während mit fortschreitender Entdifferenzierung dies nicht mehr möglich und damit überflüssig ist (Shanmugaratnam u. Sobin 1978).

8.2.1 Das Adenom

Adenome sind gutartige Geschwülste der Drüsenepithelien. Als sekundäre Tumoren des Felsenbeins können sie vom Mittelohr und vom Gehörgang ausgehen.

Adenom des Mittelohres

Als Ursprungsort der Mittelohradenome werden epitheliale Drüsenzellen der Mittelohrschleimhaut, dystopes Speicheldrüsengewebe und ortsständige oder versprengte Anlagen für Zeruminaldrüsen diskutiert. Eine Unterscheidung nach dem vermutlichen Ausgangsgewebe ist jedoch weder klinisch noch histopathologisch in jedem Fall zu treffen. Es sollte daher einheitlich nur noch vom Adenom des Mittelohres gesprochen werden (Hyams u. Michaels 1976), wogegen Bezeichnungen wie Zeruminom des Mittelohres o. ä. die diagnostischen Möglichkeiten einer näheren Eingrenzung überschätzt.

Insgesamt sind erst 44 Mittelohradenome beschrieben (Hyams u. Michaels 1976; Riches u. Johnston 1982; Mills u. Fechner 1984; Bailey u. Weiner 1986). Nur in zwei Fällen kam es zu einer nennenswerten Ausbreitung nach medial mit den Folgen einer Fazialisparese (Zahtz et al. 1981; Jahrsdoerfer et al. 1983).

Das klinische Bild der Mittelohradenome läßt die Differentialdiagnose zum Chemodektom nicht zu, so daß regelmäßig alle Adenome bis zum Vorliegen des histologischen Befundes als Glomus-tympanicum-Tumore betrachtet worden waren (Hyams u. Michaels 1976).

Adenom des Gehörganges (Zeruminom)

Das Adenom des Gehörganges hat im Gegensatz zu dem des Mittelohres oft eine recht typische feingewebliche Struktur mit apokrinen Drüsenepithelien, die den Ursprungsort der Zeruminaldrüsen nicht verleugnen können. Jeder andere histologische Aufbau sollte die Aufmerksamkeit auf das benachbarte Ohrspeicheldrüsengewebe lenken, um nicht Gefahr zu laufen, einen von dort ausgehenden Tumor zu übersehen.

Trotz der charakteristischen Form werden neben Zeruminom auch Bezeichnungen wie Syringom (Jahnke 1976) und Hidradenom (Pahor u. O'Hara 1975) vorgeschlagen (Gross et al. 1987).

Insgesamt sind bis heute erst etwa 60 Fälle eines „benignen" Zeruminoms beschrieben (Johnstone et al. 1957; Wetli 1971). Eine intrakranielle Ausbreitung von Gehörgangsadenomen ist in 7 Fällen beschrieben (Berlin 1949; Kleinsasser u. Scharfetter 1957; Rossato u. Timperly 1973; Norman u. Newton 1975; Dilenge et al. 1977).

Fortgeschrittene Infiltrationen eines prinzipiell gutartigen Tumors in die Umgebung müssen als ein Zeichen relativer Symptomarmut gewertet werden. So beginnen alle aufgeführten Fallberichte mit einer im Durchschnitt seit 10 (!) Jahren bestehenden Schwerhörigkeit auf dem betroffenen Ohr. Nur selten wurde von den Patienten eine Otorrhö beobachtet.

Die Diagnose wird durch eine bei der Otoskopie entnommene Probeexzision gestellt. Ergibt das histologische Bild keinen Anhalt für Malignität sollte eine vollständige Exstirpation der Geschwulst unter funktionserhaltenden Gesichtspunkten angestrebt werden.

Die Rezidivrate wird als sehr hoch angegeben. Auch multiple Rezidive können jedoch nicht als semimaligne oder maligne Entartung gewertet werden (Johnstone et al. 1957).

8.2.2 Das Adenokarzinom

Adenokarzinome des Gehörgangs sind nach dem zuvor Gesagten eine der histopathologischen Varianten des „malignen" Zeruminoms. Sie zeichnen sich im Gegensatz zum echten Zeruminom durch entdifferenzierte Zellen, höhergradige Pleomorphie und gehäufte Mitosen aus (Arato et al. 1980).

Seit 1957 sind nur 5 Fälle eines Adenokarzinoms im Gehörgang oder Mittelohr beschrieben worden (O'Neill u. Parker 1957; Batsakis et al. 1967; Althaus u. Ross 1970; Wetli et al. 1972).

Symptomatologie und Diagnose lassen keine Unterscheidung zu den Zeruminomen zu. Das Ergebnis der Probeexzision bestimmt die Radikalität des chirurgischen Vorgehens.

8.2.3 Das adenoidzystische Karzinom

Ob das Adenom der Zeruminaldrüsen oder das adenoidzystische Karzinom des Gehörganges häufiger anzutreffen ist, darüber besteht keine Einigkeit (Althaus u. Ross 1970; Pulec 1977). Dagegen ist unzweifelhaft, daß das adenoidzystische Karzinom weit häufiger die Grenzen des Gehörganges und Mittelohres überschreitet und das Felsenbein infiltriert.

Seit der Mitteilung von Haug (1894) sind in der Literatur 43 Fälle beschrieben. Eine lymphogene Metastasierung des adenoidzystischen Karzinoms ist in diesen Kasuistiken nur zweimal mitgeteilt (Figi u. Hempstead 1943; Pulec et al. 1963), während die hämatogene Metastasierung in die Lunge mit 13 von 43 Fällen nicht selten ist. Weitere hämatogene Metastasen in Niere und Kleinhirn sind beschrieben (Turner et al. 1971; Figi u. Weisman 1954).

Leitsymptom sind im Gegensatz zu den oben genannten adenoiden Geschwülsten Ohrenschmerzen. Schwerhörigkeit und Otorrhö sind fast ebenso häufig anzutreffen.

Eine kurative Behandlung ist nur operativ bei frühester Diagnosestellung in Form einer den Tumor weiträumig umfahrenden Exzision möglich (O'Neill u. Parker 1957; Conley u. Dingman 1974; Batsakis et al. 1967; Pulec et al. 1963; Pulec 1977).

Dieses Vorgehen sei auch bei nur noch palliativer Zielrichtung indiziert, um den Patienten von seinen unerträglichen Schmerzen zu befreien (Pulec 1977).

Eine gewisse Radiosensivität wird bei adenoidzystischen Karzinomen beschrieben. Sanierende Ergebnisse sind allerdings durch Bestrahlung nicht erreichbar, so daß auch hier eine Radiatio nur zur Schmerzbekämpfung eingesetzt werden sollte (Leafstedt et al. 1971; Eby et al. 1972).

Literatur

Batsakis JM, Hardy GC, Hiskiyama RH (1967) Ceruminous gland tumors. Arch Otolaryngol 86:66–69
Berlin L (1949) Intracranial ceruminous adenoma. J Neurosurg 6:415–418
Conley J, Dingman DL (1974) Adenoid cystic carcinoma in the head and neck (cylindroma). Arch Otolaryngol 100:81–90

Dilenge D, Nutik S, Poliquin J, Massé S (1977) Ceruminous tumor of the jugular foramen. J Can Ass
    Radiol 28:287–290
Dockerty MB, Mayo CW (1942) "Cylindroma" (adenocarcinoma, cylindroma type): report of two
    cases with metastasis. Surgery 13:416–422
Figi FA, Hempstead BE (1943) Malignant tumors of the middle ear and the mastoid process. Arch Oto-
    laryngol 37:149–168
Figi FA, Weisman PA (1954) Cancer and chemodectoma in the middle ear and mastoid. J Am Med
    Ass 156:1157–1162
Gross M, Sorger K, Schaub T (1987) Tumoren der Ceruminaldrüsen. Laryng Rhinol Otol 66:465–468
Haug R (1894) Beiträge zur Klinik und mikroskopischen Anatomie der Neubildungen des äußeren und
    mittleren Ohres. Arch Ohrenheilk 36:170–206
Jahnke V (1976) Morphologie und klinische Wertigkeit der Gehörgangssyringome. Laryng Rhinol
    55:210–218
Johnstone JM, Lennox B, Watson AJ (1957) Five cases of hidradenoma of the external auditory
    meatus: socalled ceruminoma. J Pathol Bacteriol 73:421–427
Kleinsasser O, Scharfetter G (1957) Zeruminaldrüsenadenom mit Einbruch in Dura und Kleinhirn.
    Zentralbl Neurochir 17:4–12
Norman D, Newton TH (1975) Ceruminous tumors of cerebellopontine angle. Neuroradiology 10:1–4
O'Neill PB, Parker RA (1957) Sweet gland tumours ("ceruminomata") of external auditory meatus.
    J Laryngol 71:824–831
Pahor AL, O'Hara MD (1975) Hidradenoma of the external auditory meatus. J Laryng 89:707–720
Pulec JL, Parkhill EM, Devine KD (1963) Adenoid cystic carcinoma (cylindroma) of the external audi-
    tory canal. Trans Am Acad Ophthalmol Otolaryngol 67:673–694
Rossato RG, Timperly WR (1973) Posterior fossa ceruminomas. Acta Neurochir 28:315–322
Shanmugaratnam K, Sobin LH (1978) Histological typing of upper respiratory tract tumors. Interna-
    tional Histological Classification of Tumours No 19; World Health Organization Genf
Turner HA, Carter H, Neptune WB (1971) Pulmonary metastases from ceruminous adenocarcinoma
    (cylindroma) of external auditory canal. Cancer 28:775–780
Wetli CV, Pardo V, Millard M, Gerston K (1972) Tumors of ceruminous glands. Cancer 29:1169–
    1178

8.3 Meningeale Tumoren

8.3.1 Das Meningeom

Das Meningeom ist ein gutartiger, verdrängend wachsender Tumor der Hirnhäute. Es ist die häufigste intrakranielle Geschwulst überhaupt. Eine Infiltration des
Felsenbeins ist an zwei Prädilektionsstellen möglich: Aus der mittleren Schädelgrube über das Tegmen mastoideum oder aus dem inneren Gehörgang in die hinteren Anteile des Felsenbeins. Die erstgenannte Lokalisation bereitet Schwierigkeit in der präoperativen Differenzierung zum Glomustumor, die letztgenannte
zum Akustikusneurinom. Das operative Vorgehen wird dadurch allerdings nicht
beeinflußt.

Entstehung, Histopathologie und Nomenklatur der Meningeome

Die Meningeome entstehen bevorzugt aus den Arachnoidalzellen in den weichen
Hirnhäuten. Als besondere Prädilektionsstellen gelten Regionen mit Arachno-
idalzotten. Die Interaktion zwischen den wuchernden Deckzellen und dem sie
umgebenden Gefäßsystem bestimmt schließlich das histologische Bild.

Unter Berücksichtigung der dadurch bedingten histologischen Formenvielfalt wurden neun Untergruppen der Meningeome benannt, wobei die letzte, das sog. anaplastische Meningeom, eine maligne Sonderform darstellt. Näheres zur histologischen Differentialdiagnose und der damit verbundenen Nomenklatur kann bei Gärtner et al. (1984) nachgelesen werden.

Häufigkeit, Lokalisation, Alters- und Geschlechtsverteilung der Meningeome

Meningeome sind als Tumoren mesodermalen Ursprungs mit 18,1–18,4% die häufigsten intrakraniellen Geschwülste (Zülch 1958; Hardman u. Yang 1983). Ihre Inzidenz wird mit 5,4/100 000 Autopsien und ihre klinische Manifestation mit 1,9/100 000 Patienten angegeben.

Innerhalb des Schädels ist das sog. Falx-Meningeom mit 15,7% am weitesten verbreitet. In der Umgebung des Felsenbeins sind nach einer Auswertung von 1 238 Meningeomen (Jellinger u. Slowik 1975) folgende Häufigkeitsverteilungen zu beobachten (Tabelle 33).

Die Problematik der felsenbeinnahen Meningeome wird in Tabelle 33 offenkundig. Obwohl sie höchstens ein Drittel aller Meningeome ausmachen, sind sie fast zur Hälfte an den Rezidiven beteiligt.

Frauen sind doppelt so häufig von intrakraniellen Meningeomen betroffen wie Männer. Bevorzugtes klinisches Manifestationsalter ist das 5. und 6. Lebensjahrzehnt.

Tabelle 33. Lokalisationsverteilung von Meningeome in der Umgebung des Felsenbeins

Lokalisation	Primäre Häufigkeit (%)	Rezidivhäufigkeit (%)
Sphenoidal	8,6	8,4
Temporallappen	8,0	11,1
Tentorium, hintere Schädelgrube	7,3	7,8
Parasellär	4,0	16,0
	27,9	43,3

Das sekundäre Felsenbeinmeningeom

Das sekundäre Felsenbeinmeningeom, das in die lateralen pneumatisierten Felsenbeinabschnitte einbricht, ist als eine seltene Verlaufsform eines primär intrakraniellen Meningeoms anzusehen. Sie unterscheiden sich vom primitiven Felsenbeinmeningeom nur hinsichtlich ihrer Ausdehnung ins Schädelinnere.

Bis 1980 sollen nur 55 Fälle eines sekundären Felsenbeinmeningeoms beschrieben sein (Doyon et al. 1980). Sie imponieren, ähnlich wie die primären Felsenbeinmeningeome als intratympanale Geschwülste. Ihre Differenzierung vom Glomus-tympanicum-Tumor ist präoperativ in den seltensten Fällen möglich.

Das Meningeom des Kleinhirnbrückenwinkels

Das Kleinhirnbrückenwinkelmeningeom besitzt zweifellos unter den genannten Varianten die größte Bedeutung. Unter allen Kleinhirnbrückenwinkeltumoren nehmen die dort angesiedelten Meningeome mit etwa 9% die zweite Position hinter dem Akustikusneurinom ein (Tabelle 34).

Nach den üblichen diagnostischen Kriterien ist die Unterscheidung zu einem Neurinom im Kleinhirnbrückenwinkel praktisch nicht möglich. Differentialdiagnostische Hinweise können sein:
— der kurze Zeitabstand zwischen Auftreten der Hörsymptomatik und der Affektion anderer Hirnnerven (Cushing 1917),
— bzw. die frühe Mitbeteiligung der oberen (D'Errico 1950) oder unteren (Rembold u. Tönnis 1956) Hirnnervengruppen,
— Sensibilitätsstörungen der gegenseitigen Gesichtshälfte (D'Errico 1950; Sekhar u. Jannetta 1984) und
— die fehlende Eiweißerhöhung im Liquor cerebrospinalis (D'Errico 1950; Rembold u. Tönnis 1956).

Tabelle 33. Lokalisationsverteilung von Meningeomen in der Umtumoren

Literatur	Gesamt	KBW (%)
D'Errico (1950)	58	10 (17,2%)
Cushing u. Eisenhardt (1938)	295	23 (7,8%)
Jellinger u. Slowik (1975)	1030	90 (8,7%)
Summe	1383	123 (8,9%)

Chirurgie der felsenbeinnahen Meningeome

Die erste Entfernung eines kleinen Kleinhirnbrückenwinkelmeningioms gelang 1928 Cushing mit gutem Erfolg. Später operierte er noch sechs weitere Patienten mit gleicher Diagnose. Alle starben mit einer durchschnittlichen Überlebenszeit von 20 Monaten (Cushing u. Eisenhardt 1938).

Heute wird zur Entfernung der Kleinhirnbrückenwinkelmeningeome der retrosigmoidalen oder subokzipitale Zugang bevorzugt. Meningeome des inneren Gehörgangs sind bei entsprechender Größenausdehnung je nach präoperativem Hörvermögen des Patienten translabyrinthär oder transtemporal angehbar.

8.3.2 Das Lipom

Meningeale Lipome im inneren Gehörgang oder Kleinhirnbrückenwinkel sind eine Seltenheit. Der röntgenologische Nachweis eines Tumors im inneren Gehörgang mit sehr schwach ausgeprägter Symptomatik und ungewöhnlich geringer Größenzunahme über Jahre sollte auch an diese seltene Geschwulst denken lassen.

Entstehung, Histopathologie und Nomenklatur der intrakraniellen Lipome

Die intrakraniellen Lipome werden eher als Fehldifferenzierungen embryonalen Hirnhautgewebes und nicht als versprengte ektodermale Keimanlagen angesehen (Gärtner et al. 1984). Aus diesem Grunde werden sie auch als Mißbildungstumoren klassifiziert (Zülch 1979, 1980).

Histologisch zeigen sie eine typische Lipomstruktur. Die Vaskularisation kann unterschiedlich ausgeprägt sein. Ein größerer Gefäßreichtum führt gelegentlich zu der etwas mißverständlichen Bezeichnung „Angiolipom" (Batsakis 1979).

Bis heute sind zwei Lipome im inneren Gehörgang beschrieben, die operativ unter der Verdachtsdiagnose Akustikusneurinoms angegangen worden sind (Olson et al. 1978; Pensak et al. 1986). Retrospektiv mußten die Autoren in einem Fall feststellen, daß das vermutete „Akustikusneurinom" über zwei Jahre unter CT-Kontrolle kein Wachstum zeigte.

Lipome des Kleinhirnbrückenwinkels

Lipome des Kleinhirnbrückenwinkels sind 3mal mitgeteilt worden (Fukui et al. 1977; Leibrock et al. 1983; Pensak et al. 1986). Sie sind wesentlich seltener als Akustikusneurinome und Kleinhirnbrückenwinkelmeningeome. Glasscock et al. (1978) berichteten vor zehn Jahren über eine Serie von 180 Kleinhirnbrückenwinkeltumoren, die von ihnen operiert worden sind. Sie fanden darunter neben 167 Akustikusneurinomen (=93%) und 8 Meningiomen (=5%) nur 1 Lipom (≪1%).

Literatur

Batsakis JG (1979) Tumors of the head and neck. Williams & Wilkins, Baltimore, p 361
Bennhoff DF, Wood JW (1978) Infiltrating lipomata of the head and neck. Laryngoscope 88:839–848
Cushing H, Eisenhardt L (1938) Meningiomas. Their classification, regional behaviour, life history, and surgical end results. Thomas, Springfield
D'Errico A (1950) Meningiomas of the cerebellar fossa. J Neurosurg 7:227–232
Doyon D, Meyer B, Lasjaunias P, Quillard J, Josset P (1980) A case of an intratympanic meningioma. J Neuroradiol 7:209–214
Fukui M, Tanaka A, Kitamura K (1977) Lipoma of the cerebellopontine angle. J Neurosurg 46:544–547
Glasscock ME, Hays JW, Jackson CG, Steenerson RL (1978) A one-stage combined approach for the management of large cerebellopontine angle tumors. Laryngoscope 88:1563–1576
Hardman JM, Yang HY (1983) The central nervous system. In: Silverberg SG (ed) Principles and practice of surgical pathology. Wiley, New York, pp 1579–1656
Jellinger K, Slowik F (1975) Histological subtypes and prognostic problems in meningiomas. J Neurol 208:279
Leibrock LG, Deans WR, Bloch S (1983) Cerebellopontine lipoma. Neurosurgery 12:697–699
Olson JE, Glasscock ME, Britton BH (1978) Lipomas of the internal auditory canal. Arch Otolaryngol Head Neck Surg 104:431–436
Pensak ML, Glasscock ME, Gulya AJ, Hays JW, Smith HP, Dickens JRE (1986) Cerebellopontine angle lipomas. Arch Otolaryngol Head Neck Surg 112:99–101

Rembold F, Tönnis W (1956) Die Differentialdiagnose der Erkrankungen des Kleinhirnbrückenwinkels. Dtsch Z Nervenheilk 175:329–353
Sekhar CN, Jannetta PJ (1984) Cerebellopontine angle meningiomas. J Neurosurg 60:500–505
Zülch KJ (1958) Die Hirngeschwülste in biologischer und morphologischer Darstellung. Barth, Leipzig
Zülch KJ (1979) Histological typing of tumours of the central nervous system. International histological classification of tumours No 21. World Health Organization, Genf
Zülch KJ (1980) Principles of the new World Health Organization (WHO) classification of brain tumors. Neuroradiol 19:59–66

8.4 Metastasen

8.4.1 Metastasen im Mittelohr

Metastatische Tumoren in Mittelohrräumen sind nicht selten. 1976 wurden von Hill und Kohut 103 Fälle zusammengestellt. Davon waren 17,7% Metastasen von Mamma-, 11,8% von Bronchial- und 9,8% von Nierenkarzinomen. Diese Tumoren zählen zu den ossophilen Tumoren.

Weiterhin existieren Einzelberichte über Metastasen von einem Seminom (Kobayashi et al. 1986), von drei Colonkarzinomen (Merrick 1983) und einem Magenkarzinom (Fehre 1940).

Die Symptome ähneln denen bei einem primären Karzinom des Mittelohres. Aber es kann auch das klinische Bild einer Mastoiditis mit retroaurikulärer Schwellung und mit einem Gehörgangsödem bei geschlossenem Trommelfell im Vordergrund stehen (Oliva et al. 1987).

In einem Fall war eine Fazialisparese das erste Zeichen einer Mittelohrmetastase (Parisier et al. 1982). In einem anderen Fall lag neben einem Cholesteatom eine Metastase eines unbekannten Primärtumors vor (Stucker u. Holmes 1976).

8.4.2 Metastasen im inneren Gehörgang, im Kleinhirnbrückenwinkel oder in der Felsenbeinspitze

Daneben kann eine Absiedelung von Metastasen im inneren Gehörgang klinische Bedeutung erlangen. Früher wurde ein derartiger Befall als eine „Otitis interna carcinomatosa" im Sinne einer karzinomatösen Meningitis des inneren Gehörganges angesehen (Leidler u. Sternberg 1928).

Die Absiedlung von Metastasen im inneren Gehörgang ist sicher häufiger, als daß klinische Hinweise dafür gefunden werden (Maddox 1967). Der Beleg für diese Vermutung kann jedoch nur mit Hilfe subtiler Felsenbeinsektionen erbracht werden. So wies Saito 1982 bei acht von 26 Felsenbeinen (=27%), die bei Verstorbenen mit bösartigen Erkrankungen und Zeichen einer Fazialisparese entnommen worden waren, eine Tumorinvasion in den N. fazialis nach. Darunter waren Metastasen von Brust- und Lungenkarzinomen.

In einer anderen histopathologischen Studie konnte Schuknecht (1974) zeigen, daß die Metastasen im inneren Gehörgang alle dort beheimateten Nervenstämme befallen können, und daß das fortschreitende Wachstum dieser Tochtergeschwülste bevorzugt zum Innenohr gerichtet ist.

Die klinische Symptomatik bei der Absiedlung von Metastasen im inneren Gehörgang oder im Kleinhirnbrückenwinkel wird von Brackmann u. Bartels (1980) mit dem Begriff des „malignen Kleinhirnbrückenwinkel-Syndroms" umschrieben (vgl. Kap. 2.3). Die Kombination einer sehr rasch fortschreitenden Ertaubung ohne größeren zeitlichen Abstand zu einem Ausfall weiterer Hirnnerven (VII, IX, X, XI) in Verbindung mit anhaltenden Schwindelbeschwerden sei pathognomisch für eine Metastase im inneren Gehörgang.

Bei einer derartigen Symptomatik und bei einem bekannten malignen, möglicherweise ossophilen Primärtumor sollte es möglich sein, die Verdachtsdiagnose auf eine metastatische Absiedlung im Felsenbein frühzeitig zu stellen.

Schwieriger dürften all jene Fälle sein, in denen ein primäres Tumorgeschehen unbekannt ist. Eine Exploration der betroffenen Region wird dann unvermeidlich. Mit dieser Fragestellung wird der Felsenbeinchirurg in 0,2–0,3% seiner Operationen konfrontiert.

Als operatives Verfahren bietet sich beim malignen Kleinhirnbrückenwinkel-Syndrom die translabyrinthäre Biopsie an, weil die Patienten gewöhnlich bei entsprechend bösartigen Prozessen auf dem betroffenen Ohr ertaubt sind (Brackmann u. Bartels 1980).

Literatur

Brackmann DE, Bartels LJ (1980) Rare tumors of the cerebellopontine angle. Otolaryngol Head Neck Surg 88:555–559

Fehre W (1940) Beitrag zur Kasuistik der primären und sekundären Tumoren des Schläfenbeins. Z Hals-Nasen Ohrenheilk 45:442–452

Hill BA, Kohut RI (1976) Metastatic Adenocarcinoma of the temporal bone. Arch Otolaryngol 102:568–571

Hitselberger WE, Gardner GA (1968) Other tumors of the cerebellopontine angle. Arch Otolaryngol 88:712–714

Kobayashi K, Igarashi M, Ohashi K, McBride R (1986) Metastatic Seminoma of the temporal bone. Arch Otolaryngol Head Neck Surg 112:102–105

Leidler L, Sternberg H (1928) Zur Klinik und Pathologie von Felsenbeintumoren. Arch Ohr Nas Kehlheilk 117:186–218

Maddox HE (1967) Metastatic tumors of the temporal bone. Ann Otol Rhinol Laryngol 76:149–165

Merrick Y (1983) Metastatic colon carcinoma of the middle ear. Arch Otolaryngol 238:103–105

Oliva JD, Paris MC, Broquetas AC (1987) Lesiones metastaticas en el temporal. Anal ORL Iber Amer 14(2):129–136

Parisier SC, Som PM, Shugar JMA (1982) Metastatic disease causing peripheral facial paralysis. In: Graham MD, House WF (eds) Disorders of the facial nerve. Raven Press, New York, p 197

Saito H (1982) Tumor invasion of the facial nerve: A study of eight temporal bones. In: Graham MD, House WF (eds) Disorders of the facial nerve. Raven Press, New York, p 225

Schuknecht HF (1974) Pathology of the ear. Harvard Press, Cambridge, Massachusetts

Stucker FJ, Holmes WF (1976) Metastatic disease of the temporal bone. Laryngoscope 86:1136–1140

8.5 Non-Hodgkin- und Hodgkin Lymphome des Felsenbeins

Der Vollständigkeit halber seien an dieser Stelle auch die malignen lymphoproliferativen Erkrankungen erwähnt, die im fortgeschrittenen Stadium mit einer Infiltration des Felsenbeines und auch des vestibulo-cochleären Organes einhergehen können.

Häufigkeit

Die Inzidenz einer oto-neurologischen Beteiligung im Rahmen einer malignen lymphoproliferativen Erkrankung wird mit 15–30% angegeben, wobei auch otologische Symptome miteinbezogen sind, die durch eine doch recht häufige Mittelohr- und Tubeninfiltration bedingt sind (Paparella et al. 1973; Paparella u. ElFiky 1972; Schuknecht et al. 1965; Berlinger et al. 1980).

Allgemeine diagnostische und therapeutische Hinweise

Pathogenetische Mechanismen mit entsprechender Symptomatik sind im folgenden kurz dargestellt:

Direkte Infiltration des Labyrinths mit cochleärer Hörminderung und Vestibularisausfall (Paparella et al. 1973). Hämorrhagisches Labyrinth infolge einer systemischen hämorrhagischen Diathese im Rahmen einer Leukämie mit entsprechendem Funktionsausfall (Schuknecht et al. 1965). Perineurales Infiltrat im Bereich des Meatus internus bei malignen Lymphomen und Leukämien mit Fazialisparesen und retrocochleärer Symptomatik (Paparella u. ElFiky 1972; Berlinger et al. 1980).

Ein wichtiger differentialdiagnostischer Hinweis für eine systemisch bedingte Funktionsstörung ist die überwiegend beidseitig auftretende Symptomatik im Rahmen einer lymphoproliferativen Erkrankung (Paparella et al. 1973).

Therapeutisch werden eine Polychemotherapie und Radiatio eingesetzt, wobei noch erwähnenswert ist, daß das Labyrinth als „Rezidivherd" beschrieben ist, da die Penetration verschiedener Zytostatika in die Perilymphe nur gering ist (Berlinger et al. 1980).

Literatur

Berlinger NT, Koutroupas S, Adams G, Maisel R (1980) Patterns of involvement of the temporal bone in metastatic and systemic malignancy. Laryngoscope 90:619–627
Paparella MM, ElFiky FM (1972) Ear involvement in malignant lymphoma. Ann Otol 81:352–363
Paparella MM, Berlinger NT, Oda M, ElFiky FM (1973) Otological manifestations of leukemia. Laryngoscope 83:1510–1526
Schuknecht HF, Ikarashi M, Chasin WD (1965) Inner ear hemorrhage in leukemia. Laryngoscope 75:662–668

Archives of
Oto-Rhino-Laryngology
© Springer-Verlag 1988

Tumoren und Pseudotumoren des Felsenbeins und der angrenzenden Schädelbasis. Neurochirurgisches Referat

J. Menzel

Neurochirurgische Klinik (Chefarzt: Prof. Dr. J. Menzel), Krankenhaus Köln-Merheim, Ostmerheimer Str. 200, 5000 Köln 91

Inhaltsverzeichnis

1	**Einleitung**	344
2	**Chirurgische Anatomie**	344
2.1	Entwicklung	344
2.2	Anatomie des Felsenbeins und der angrenzenden Schädelbasis	345
3	**Symptomatologie**	347
4	**Diagnostik**	349
4.1	Bildgebende Verfahren	349
4.2	Funktionsdiagnostik	350
5	**Operative Zugangswege**	351
5.1	Der Zugang über die mittlere Schädelgrube	351
5.2	Der translabyrinthäre, transcochläre Zugang	351
5.3	Der translabyrinthäre Zugang	352
5.4	Der infratemporale Zugang	352
5.5	Der transtemporale Zugang nach Sekhar	352
5.6	Die totale En-Bloc-Resektion des Os temporale	352
5.7	Der transzervikale, transclivale Zugang	353
5.8	Der transorale, transclivale Zugang	353
5.9	Der transnasale, transphenoidale Zugang	353
5.10	Der subfrontale, extradurale, transbasale Zugang	354
5.11	Der frontotemporale Zugang	355
5.12	Der subtemporale Zugang	355
5.13	Der laterale subokzipitale Zugang	356
6	**Kasuistik**	357
6.1	Petrositis	357
6.2	Mukozele	357
6.3	Cholesteatom	357
6.4	Epidermoidzyste	358
6.5	Chordom	360
6.6	Chondrosarkom	363
6.7	Meningeom	364
6.8	Neurinom	368
6.8.1	Trigeminusneurinom	369

6.8.2   Akustikneurinom 370
6.8.3   Fazialisneurinom 372
6.9   Glomus-jugulare-Tumor 372
6.10   Karzinom 376
6.10.1   Nasopharynxkarzinom 376
6.10.2   Nasennebenhöhlenkarzinom 376
6.11   Melanom 377
6.12   Metastase 380
6.13   Hypophysenadenom 380
6.14   Hämangiom 382
6.14.1   Duraangiom 382
6.14.2   Kavernöses Angiom 384
6.15   Aneurysma der A. carotis interna 386
6.15.1   Aneurysma der A. carotis interna im Sinus-cavernosus Abschnitt 386
6.15.2   Aneurysma der A. carotis interna im petrösen Abschnitt 388

7   **Zusammenfassung** 390

Literatur 391

1 Einleitung

Nur wenige Gebiete in der Hals-Nasen-Ohren-Heilkunde und der Neurochirurgie sind der Diagnostik und der operativen Therapie so schwer zugänglich wie die Raumforderungen im Bereich des Felsenbeins, insbesondere der Pyramidenspitze. Die sich klinisch erst spät bemerkbar machenden Erosionen des Felsenbeines führen zu einer späten Diagnosestellung. Selbst massive Destruktionen der Pyramidenspitze können lange Zeit asymptomatisch bleiben. Das knöcherne Labyrinth ist bemerkenswert resistent gegenüber osteolytischen Prozessen, seien sie entzündlicher oder neoplastischer Natur.

Die Symptome, die von der Beteiligung nervaler und vaskulärer Strukturen im Felsenbein und in seiner Umgebung herrühren, sind zumeist unspezifisch und erlauben zunächst keine genauere Lokalisation des Prozesses.

2 Chirurgische Anatomie

2.1 Entwicklung

Bereits in der 5. und 6. Embryonalwoche ist eine Mesenchymverdichtung im Kopfbereich sichtbar, die das sich entwickelnde Gehirn umhüllt. Das Mesenchym stammt vom Kopffortsatz der Chorda dorsalis, der etwa in Höhe der späteren Fossa hypophysialis endet. Die Anteile des Schädels, die vor und seitlich des Kopffortsatzes gelegen sind, werden knorpelig differenziert. Zu beiden Seiten des vorderen Chordaabschnittes bilden sich Parachordalia, die, paarig angelegt, schon bald zu einer einheitlichen Basalplatte verwachsen. Mit den Parachordalia verbinden sich die knorpeligen Anteile der Labyrinthkapseln.

Beim sieben Monate alten Fetus fehlt noch die Pyramidenspitze. Sie bildet sich erst im späteren Leben aus, sogar erst, nachdem die Epiphysenfugen verschlossen sind (Eagleton). Eine Pneumatisation der Pyramidenspitze findet sich bei etwa jedem dritten Erwachsenen.

2.2. Anatomie des Felsenbeins und der angrenzenden Schädelbasis

Das Felsenbein, oder auch Pars petrosa ossis temporalis genannt, stellt die Grenze der mittleren zur hinteren Schädelgrube dar. In ihm befindet sich der Mittelohrraum mit dem Trommelfell, den Gehörknöchelchen, dem M. stapedius, dem M. tensor tympani und dem Beginn der Tuba auditiva. Medial liegen Cochlea und Labyrinth. Weiter medial und im oberen Anteil der Pyramide verläuft der Canalis musculotubarius der Tuba auditiva in Nachbarschaft zum Canalis caroticus.

Die Pars petrosa berührt mit ihrer Spitze das Corpus ossis sphenoidalis. Zwischen der Pars petrosa und dem medialen Keilbeinflügel bleibt das Foramen lacerum, das mit Faserknorpel ausgekleidet ist und durch das der N. petrosus major und der N. petrosus minor ziehen. Dahinter liegt die Apertura interna canalis carotici, durch die die A. carotis interna von ihrem petrösen in ihren kavernösen Abschnitt übergeht.

An der dorsalen Kante ist die Pars petrosa mit dem Os occipitale verwachsen. Auch hier bleibt eine unregelmäßige Spalte zwischen dem Os occipitale und der Pars petrosa: das Foramen jugulare. Dieses wird durch zwei Fortsätze, die von den beiden das Foramen begrenzenden Knochen ausgebildet werden, in zwei unterschiedlich große Abschnitte unterteilt: Durch den vorderen kleineren ziehen der Sinus petrosus inferior und der N. glossopharyngeus. Durch den hinteren, größeren Abschnitt ziehen die V. jugularis interna, der N. vagus und der N. accessorius.

In der Mitte der hinteren Pyramidenfläche liegt der Porus acusticus internus, der Eingang in den Meatus acusticus internus. In ihn ziehen der N. facialis, der N. vestibulocochlearis sowie die A. et V. labyrinthi ein.

Medial, im vorderen Teil der hinteren Schädelgrube liegt das Foramen magnum. Hierdurch laufen die Medulla oblongata, die Aa. spinales anteriores et posteriores, die spinalen Wurzeln der Nn. accessorii sowie die Aa. vertebrales. Diese vereinigen sich auf dem Clivus, in Höhe des unteren Randes der Pons, zur A. basilaris.

Im hinteren Anteil des Keilbeinflügels, also vor dem mittleren Anteil des Felsenbeins liegt das Foramen ovale, durch das der N. mandibularis, der 3. Ast des N. trigeminus, hindurchtritt.

Lateral davon liegt das Foramen spinosum, durch das die A. meningea media zieht.

Der N. trigeminus, der am lateralen Rand der Pons austritt und zur mittleren Schädelgrube zieht, bildet mit seiner Portio major an der Pyramidenspitze in einer taschenförmigen Aussackung der Dura mater, dem Cavum trigeminale, das Ganglion Gasseri aus. Der N. abducens tritt zwischen Pons und Pyramis der Medulla oblongata aus dem Hirnstamm und durchdringt die Dura mater am Clivus, mediokaudal der Pyramide, um dann lateral der A. carotis interna durch den Sinus cavernosus zu seiner Austrittsstelle, der Fissura orbitalis superior, zu ziehen.

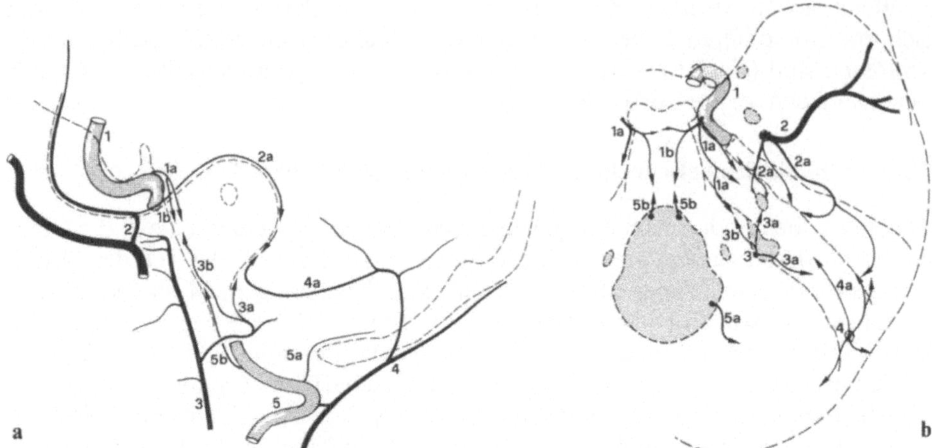

Abb. 1 a, b. Die Gefäßversorgung der Dura im Bereich von Clivus und Felsenbein (nach Djindjian u. Merland 1978). **a** seitliche Projektion. **b** axiale Projektion. *1* A. carotis interna: *1 a* laterale meningeale Äste zum Clivus, *1 b* mediale meningeale Äste zum Clivus. *2* A. meningea media: *2 a* petröse meningeale Äste. *3* A. pharyngea ascendens: *3 a* petröse Äste, *3 b* Clivus Äste. *4* A. occipitalis: *4 a* Petröse Äste. *5* A. vertebralis: *5 a* okzipitale Äste, *5 b* Clivus Äste

Der N. oculomotorius und der N. trochlearis verlaufen ebenfalls durch den Sinus cavernosus und treten durch die Fissura orbitalis in die Orbita ein.

Der Sinus cavernosus umgibt den Corpus ossis sphenoidalis, der nach oben zu die Sella turcica mit ihrer Fossa hypophysialis ausbildet.

Die *Gefäßversorgung* der den Clivus und das Felsenbein bedeckenden Dura läßt sich folgendermaßen zusammenfassen (Theron) (Abb. 1 a, b):

Oberer Clivus: Äste aus dem kavernösen Abschnitt der A. carotis interna

Medialer unterer Clivus: A. pharyngea ascendens und Ramus meningeus aus der A. vertebralis

Lateraler unterer Clivus: A. pharyngea ascendens

Oberes Felsenbein: A. meningea media

Unteres Felsenbein: A. pharyngea ascendens

Laterales Felsenbein: A. occipitalis

Mediales Felsenbein: Äste aus dem kavernösen Abschnitt der A. carotis interna

Die *venösen Abflußwege* des Felsenbeins sind an seiner Hinterkante der Sinus petrosus superior und basal davon der Sinus petrosus inferior, die beide die wichtigsten Abflüsse des Sinus cavernosus darstellen. Der Sinus petrosus inferior mündet direkt in den Bulbus jugularis, während der Sinus petrosus superior über den im Mastoid verlaufenden Sinus sigmoideus in diesen gelangt. Eine wichtige Vene im Kleinhirnbrückenwinkel ist die Vena petrosa superior, die von hinten gesehen vor dem N. trigeminus und oberhalb des N. vestibulocochlearis von der Pons in den Sinus petrosus superior zieht. Sie wird auch Dandy's Vene genannt (Abb. 2 a, b).

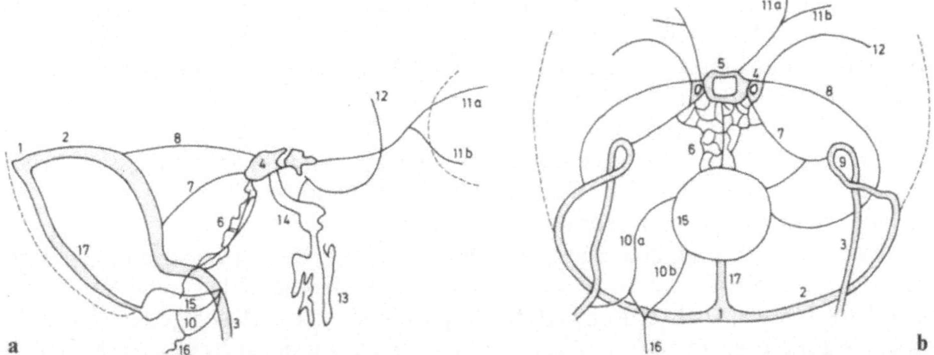

Abb. 2 a, b. Venöse Abflußwege des Felsenbeins (nach Wackenheim u. Braun 1978). **a** seitliche Projektion. **b** axiale Projektion. *1* Torkular, *2* Sinus transversus, *3* V. jugularis, *4* Sinus cavernosus, *6* Plexus basilaris, *7* Sinus petrosus inferior, *8* Sinus petrosus superior, *9* Sinus sigmoideus, *15* Plexus perioccipitalis, *16* Vv. vertebralis, *17* Sinus occipitalis (inkonstant)

3 Symptomatologie

In Abhängigkeit von der Größe und den beiden Hauptausdehnungsrichtungen der Raumforderungen im Pyramidenspitzenbereich lassen sich folgende Symptomenkomplexe nennen (Gacek 1975, Abb. 3):

Im *Frühstadium (I)* sind die Symptome unspezifisch. Betroffen sind die Strukturen des Foramen lacerum und seiner Umgebung, einschließlich der Dura der mittleren und hinteren Schädelgrube in Nachbarschaft zur Pyramide. Weiterhin können betroffen sein: der N. mandibularis (der 3. Ast des N. trigeminus), die Tuba auditiva oder die A. carotis interna.

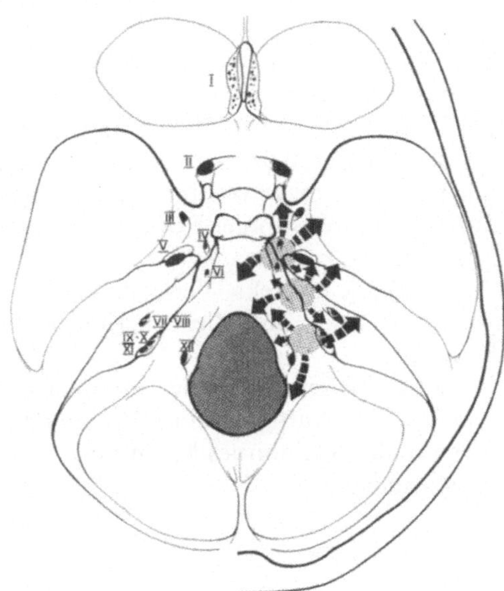

Abb. 3. Ausbreitungsrichtungen der Pyramidenspitzenprozesse (nach Yasargil et al. 1980)

Die Symptome können daher sein: Kopfschmerzen im Parietal- oder Vertexbereich durch Traktion der Dura, aber auch im Sinne eines Meningismus bei Austritt von Tumorinhalt in den Subarachnoidalraum, was insbesondere bei Dermoiden rezidivierend vorkommen kann.

Gesichtsschmerzen, Parästhesien oder eine Anästhesie im Versorgungsgebiet des N. mandibularis. Rezidivierende Paukenergüsse mit Schalleitungsschwerhörigkeit bei Kompression der Tuba auditiva. Zeichen der zerebrovaskulären Insuffiziens wie transitorisch-ischämische Attacken.

Es kann aber auch eine alleinige Abduzensparese das Frühsymptom sein. In der Literatur (Sakales et al. 1975) werden unter anderem Fälle geschildert, in denen 5–10 Jahre eine chronische Abduzensparese als idiopathisch gedeutet wurde, bevor die richtige Diagnose eines Tumors im Pyramidenspitzenbereich gestellt werden konnte.

Im *Stadium II* sind die Tumoren in Richtung des geringsten Widerstands expandiert, also entweder in anteriore oder posteriore Richtung.

Die *posteriore Ausdehnung* verursacht die Kompression des N. facialis und des N. vestibulocochlearis im Bereich des Meatus acusticus internus mit daraus folgender Hörminderung, Tinnitus und Schwindel. Weitere posteriore Ausdehnung verursacht die Kompression des N. glossopharyngeus, des N. vagus und des N. accessorius im Bereich des Foramen jugulare mit daraus folgenden Schluckstörungen, Heiserkeit und Schulterschiefstand auf der betroffenen Seite.

Die *anteriore Ausdehnung* führt durch Kompression des N. oculomotorius, des N. trochlearis oder des N. abducens im Sinus-cavernosus-Bereich zum sogenannten Sinus-cavernosus-Syndrom mit Doppelbildern bis hin zur Ophthalmoplegie.

Im *Stadium III* kommt es über die oben beschriebene Ausdehnung in die mittlere oder hintere Schädelgrube hinaus zum Einbruch in den Nasopharynx, das Mittelohr oder die Fossa infratemporalis, so daß er der Palpation oder Ohrenspiegelung zugänglich wird. Zwar kann die Arrosion des knöchernen Labyrinths zum Ausfall des Gehör- und Gleichgewichtsorganes führen, das häutige Labyrinth selbst erweist sich aber als äußerst widerstandsfähig und ist als eine der letzten Strukturen von der Destruktion betroffen (Proctor).

Bei weiterer Ausdehnung in die hintere Schädelgrube sowie besonders bei Kleinhirnbrückenwinkeltumoren, Clivusmeningeomen und Chordomen kann es durch Kompression der Pons zu Pyramidenbahnzeichen bis hin zu Hemi- oder Tetraparesen kommen.

Durch die indirekte Verlegung der Liquorabflußwege kann es zum Hydrocephalus occlusus mit Hirndruckzeichen und hirnorganischem Psychosyndrom kommen.

Durch Kompression der Medulla oblongata im Bereich des Foramen magnum ist das Auftreten eines Brown-Sequard-Syndroms möglich. Durch Kompression des Kleinhirnes kommt es häufig zur Gangataxie sowie zu Koordinationsstörungen.

4 Diagnostik

4.1 Bildgebende Verfahren

Die *konventionelle Röntgendiagnostik* kann bereits sowohl eine Arrosion der Pyramidenspitze als auch osteolytische Prozesse ausgehend vom benachbarten Nasopharynx, Keilbeinflügel, Sella, Clivus oder Meningen zeigen.

Die Asymetrie der Pyramidenspitzen läßt sich besonders deutlich durch die Stenversaufnahmen und die frontale Tomographie der Felsenbeine darstellen, hierbei zeigt sich eventuell auch die Aufweitung des Meatus acusticus internus einer Seite, etwa bei einem Akustikusneurinom.

Die Schädelbasisaufnahme eignet sich besonders gut dazu, Aufweitungen, bzw. Arrosionen des Foramen ovale, lacerum oder magnum zu demonstrieren.

Die Abb. 4 nach Wackenheim und Metzger (1962) stellt die Veränderungen des Felsenbeines in der konventionellen Röntgendiagnostik bei verschiedenen Prozessen dar.

Das *kraniale Computertomogramm* bietet wohl die besten Möglichkeiten bei der Diagnostik der Schädelbasistumoren. Durch die Anwendung mit Kontrastmittelgabe läßt sich der Tumor je nach Anfärbung und Kontrastierung gegenüber der Umgebung in seiner Ausdehnung darstellen. Durch die High-Resolution-Technik und die Knochenfensterausspielung lassen sich die Möglichkeiten der Tumorlokalisation und Tumorspezifizierung noch weiter steigern.

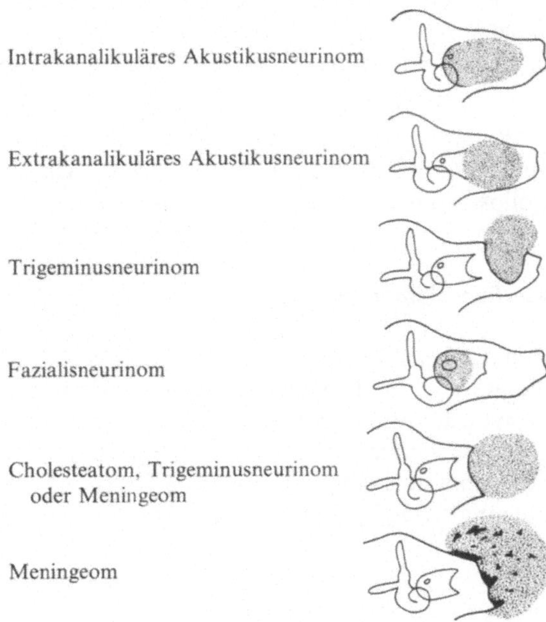

Abb. 4. Typische Veränderungen des Felsenbeins bei verschiedenen Tumoren in der Röntgennativdiagnostik (nach Wackenheim u. Metzger 1962)

Die *Angiographie* hat immer noch einen hohen Wert hinsichtlich der Tumorspezifizierung aufgrund der jeweiligen Tumoranfärbung und hinsichtlich der Operationsplanung durch Darstellung der den Tumor versorgenden Gefäße und der Verlagerung bestimmter Gefäße durch den Tumor. Hierbei kommt den selektiven Verfahren eine besondere Bedeutung zu.

Ein relativ neues, aber dennoch bereits in der Diagnostik der Schädelbasistumoren etabliertes bildgebendes Verfahren ist die *Magnetic Resonance Tomography*, kurz MRT. Während sich die Knochenstrukturen hiermit schlechter darstellen lassen, werden die Weichteilstrukturen mit einer erstaunlichen Genauigkeit abgebildet. Gerade im Bereich der Schädelbasis mit dem großen Dichtesprung zwischen den Knochenstrukturen und dem angrenzenden Gewebe sind die Auflösungsmöglichkeiten der Computertomographie begrenzt und wird hier deutlich von der MRT übertroffen.

In einer vergleichenden Studie zwischen CT und MRT bei der Diagnostik von Schädelbasistumoren wurden folgende Schlußfolgerungen getroffen (Sartor et al. 1987):

1. Beide haben die gleiche Sensitivität (100%).
2. Das MRT erlaubt eine bessere Abgrenzung und Darstellung der topographischen Beziehungen.
3. Das MRT stellt überzeugender und detailierter als das CT, zudem ohne zusätzliche Kontrastmittelgabe, Gefäße und ihre Veränderungen dar.
4. Das MRT besitzt eine höhere Sensitivität bei Tumorinvasion in den Knochen und auch bei anderen destruierenden Prozessen in den knöchernen Strukturen, wie etwa aufgrund von Entzündungen.
5. Bei Veränderungen in kompaktem Knochen ist das MRT dem CT unterlegen.
6. Das MRT erlaubt in vielen Fällen eine bessere Spezifizierung der verschiedenen Prozesse.

Somit ergibt sich, daß das MRT durchaus als Screeningmethode bei Verdacht auf einen Prozeß im Bereich der Schädelbasis anzusehen ist. Dies gilt auch für das Follow-up nach der Operation, insbesondere bei Kindern.

4.2 Funktionsdiagnostik

Funktionsprüfungen des N. cochlearis und des N. vestibularis beinhalten die Audiometrie einschließlich der Sprachaudiometrie und die kalorische Prüfung, am sinnvollsten mit Elektronystagmographie (Linthicum). Sensitiver sind die akustisch evozierten Potentiale, die bereits bei relativ kleinen Tumoren im Kleinhirnbrückenwinkel eine Verlängerung der Interpeaklatenzen der frühen Hirnstammpotentiale zeigen (Selters u. Brackmann 1977).

5 Operative Zugangswege

Die große Variatonsbreite der operativen Zugangswege zum Felsenbein und der angrenzenden Schädelbasis illustriert die Schwierigkeit, die gute operative Darstellung des betreffenden Gebietes mit einer möglichst geringen Schädigung der neurovaskulären Strukturen in Einklang zu bringen.

5.1 Der Zugang über die mittlere Schädelgrube

Abgesehen von der Mastoidektomie, die einen Zugang zum Mittelohr darstellt, ist der Zugang über die mittlere Schädelgrube einer der ältesten und ein in der Vergangenheit weit verbreiteter Zugangsweg. Neurochirurgen verwendeten in der Vergangenheit diesen Zugang, um nach der von Spiller und Frazier (1901) entwickelten Methode bei Patienten mit typischer Trigeminusneuralgie die retroganglionäre, partielle Durchtrennung der Trigeminuswurzel durchzuführen. Otologen drainierten über diesen Zugang, die vor der Antibiotikaära häufiger bei Mastoiditis aufgetretenen apikalen Abszesse im Felsenbeinbereich. Der Zugang erlaubt weiterhin die Drainage von extraduralen Dermoidzysten, die Ausräumung von Cholesteatomen, die Versorgung von Enzephalozelen der mittleren Schädelgrube, die Freilegung des Meatus acusticus internus (House 1963) mit der Möglichkeit der Resektion des N. vestibularis, der Extirpation kleinerer intrameataler Akustikusneurinome und der intralabyrinthären N. facialis-Chirurgie, jeweils unter weitgehender Schonung der Hörfähigkeit (House 1963, 1968), aber bei eingeschränkter Übersichtlichkeit.

5.2 Der translabyrinthäre, transcochleäre Zugang

Der translabyrinthäre, transcochleäre Zugang, wie er von House und Hitselberger (1968, 1976) entwickelt wurde, opfert die Resthörfähigkeit und Restvestibularfunktion zugunsten einer hervorragenden Darstellung des Pyramidenspitzenbereichs. Es wird dazu eine komplette Mastoidektomie und Labyrithektomie durchgeführt, der N. facialis wird vom Foramen stylomastoideum bis zum Meatus acusticus internus mobilisiert und in posteriore Richtung verlagert. Die Exenteration der Cochlea erlaubt die Freilegung der A. carotis interna in diesem Bereich. Es lassen sich so die Pyramidenspitze, der Clivus, die Aa. basilaris et vertebralis, die Hirnnerven VI–XII und selbst der Porus acusticus internus der Gegenseite darstellen. Bei Operationen von Meningeomen und Cholesteatomen im Pyramidenspitzenbereich liegt der N. facialis postero-lateral der Tumormasse an, während er bei Akustikusneurinomen meist anterior anliegt. Bei notwendiger Mitresektion des N. facialis, sollte End-zu-End anastomosiert werden, was aufgrund der vorhergehenden Mobilisation des Nerven mit Gewinn von 1–2 cm Länge gut möglich ist, ansonsten empfiehlt sich die Interposition eines Teils des N. suralis aus dem Unterschenkel.

Die Freilegung des Tumors erfolgt bei diesem Zugang durch Wegnahme von Knochen und nicht durch Retraktion von Kleinhirn und Hirnstamm, so daß Schädigungen dieser Strukturen weitgehend vermieden werden können.

5.3 Der translabyrinthäre Zugang

Der begrenztere translabyrinthäre Zugang ist zu einem Standardzugang bei der Operation von intrameatalen Akustikusneurinomen (Glasscock u. Heyes 1953) geworden. Er ermöglicht eine adäquate Darstellung des posterioren Os temporale und des in ihm verlaufenden N. facialis, aber unter Opferung der Restlabyrinthfunktion.

5.4 Der infratemporale Zugang

Der Zugang über die Fossa infratemporalis nach Fisch u. Pillsbury (1979) erlaubt die Darstellung des Foramen jugulare sowie des Bulbus der V. jugularis interna und damit die Resektion etwa von Glomus-jugulare-Tumoren und Foramen-jugulare-Neuriomen.

Durch Entfernung oder Verlagerung der Unterkieferkondylen sowie die Mobilisation des Jochbeins wird der Zugang erweitert. Die subtotale Petrosektomie anterior des Labyrinthes legt den gesamten petrösen Abschnitt der A. carotis interna frei. Der N. facialis wird vorne verlagert. Die Pyramidenspitze kann mitentfernt werden, die Tuba auditiva und der äußere Gehörgang werden verschlossen. Hieraus folgt ein Schalleitungshörverlust. Der Zugang macht die Angehen von Glomustumoren und Meningeomen mit Ausdehnung bis in den Pyramidenspitzenbereich, von Clivuschordomen, Cholesteatomen, Karzinomen vom Nasopharynx oder der Fossa infratemporalis ausgehend sowie von Aneurysmen der A. carotis interna möglich.

5.5 Der transtemporale Zugang nach Sekhar

Der transtemporale Zugang nach Sekhar u. Estonillo (1986) stellt eine Kombination von translabyrinthärem, transcochleärem und infratemporalem Zugang dar. Er eignet sich besonders zur Darstellung von überwiegend extraduralen Prozessen im Bereich des Clivus, wie Chordomen und Chondrosarkomen, weiterhin von intraduralen Prozessen im Bereich der Vereinigungsstelle der Vertebralarterien zur A. basilaris.

5.6 Die totale En-Bloc-Resektion des Os temporale

Die totale En-Bloc-Resektion des Os temporale nach Campbel u. Volk (1951) wird wegen der schlechten Ergebnisse und der Schwierigkeiten, die mit einem kombinierten extra- und intrakraniellen Vorgehen verbunden sind, insbesondere hinsichtlich der A. carotis interna, nur in Ausnahmefällen bei Malignomen durchgeführt. Graham et al. berichteten 1984 von 2 Fällen, bei denen sie wegen maligner Tumoren die En-Bloc-Resektion unter Mitnahme der A. carotis interna durchgeführt hatten.

Die folgenden Zugangswege stellen solche zum Clivus und damit zur unmittelbaren Umgebung der Pyramidenspitze dar.

5.7 Der transzervikale, transclivale Zugang (Abb. 5)

Beim transzervikalen, transclivalen Zugang nach Stevenson et al. (1966) wird über eine große submandibulare Inzision die Submandibularregion disseziert, der Retropharyngealraum eröffnet, und Axis, Atlas sowie der ventrale Clivus werden dargestellt.

Der Atlasbogen und der Dens axis werden reseziert. Es wird nun unter operationsmikroskopischer Sicht ein Fenster in den Clivus gebohrt, das vom Vorderrand des Foramen magnum bis kurz hinter die sphenookzipitale Symphyse reicht.

Es lassen sich so von ventral her das Foramen magnum, die Medulla oblongata und die Pons darstellen, ohne in ein kontaminiertes Gebiet zu geraten, wie es bei dem nachfolgend geschilderten transoralen Zugang der Fall ist.

Der Zugang ist besonders gut geeignet für Prozesse im Bereich des unteren Clivus, wie etwa Clivuschordome. Er ist aber komplex und erfordert gute Kenntnisse der Anatomie in diesem Bereich.

5.8 Der transorale, transclivale Zugang (Alonso et al. 1971)

Beim transoralen, transclivalen Zugang werden die Mukosa und der weiche Gaumen in der Mittellinie inzidiert und zur Seite geschoben. Der hintere Anteil des harten Gaumens kann zur Verbesserung der Übersichtlichkeit entfernt werden. Sodann erfolgen Resektion von Atlasbogen und Dens Axis sowie die Fensterung des Clivus wie oben beschrieben.

Dieser Zugang wurde zuerst von Orthopäden beschrieben, die so Erkrankungen im Bereich des atlantoaxialen Gelenkes wie Osteome, Plasmozytome, Knochentuberkulose und Luxationen angehen. Er wird beschrieben von Neurochirurgen bei Basilarisaneurysmen (Fox 1967; Wissinger et al. 1967), Chordomen (Arana-Iniques et al. 1968), Clivusmeningeomen und anderen Tumoren (Mullan et al. 1966).

Nachteile sind das Operieren in einem kontaminierten Gebiet, die Gefahr der Liquorfistel, da die Dura im Clivusbereich sehr adhärent ist, sich schlecht mobilisieren läßt und damit nur schwer zu nähen ist, und die Notwendigkeit der Tracheotomie.

5.9 Der transnasale, transphenoidale Zugang

Der transnasale, transphenoidale Zugang ist eine Abwandlung der für die Hypophysenchirurgie entwickelten Methode (Rougerie et al. 1967). Die obere und mittlere Clivusregion können erreicht werden, Tumore im Bereich der Mittellinie können reseziert werden, wie Chondrome, Chondrosarkome, Kraniopharyngiome, Metastasen und präpontine Zysten (Hardy 1977).

Montgomery (1977) beschrieb einen Zugang zur Pyramidenspitze über eine kontralaterale externe Ethmoidektomie, womit sich extradurale Dermoidzysten dauerhaft in die Keilbeinhöhle drainieren lassen, allerdings mit dem Risiko der

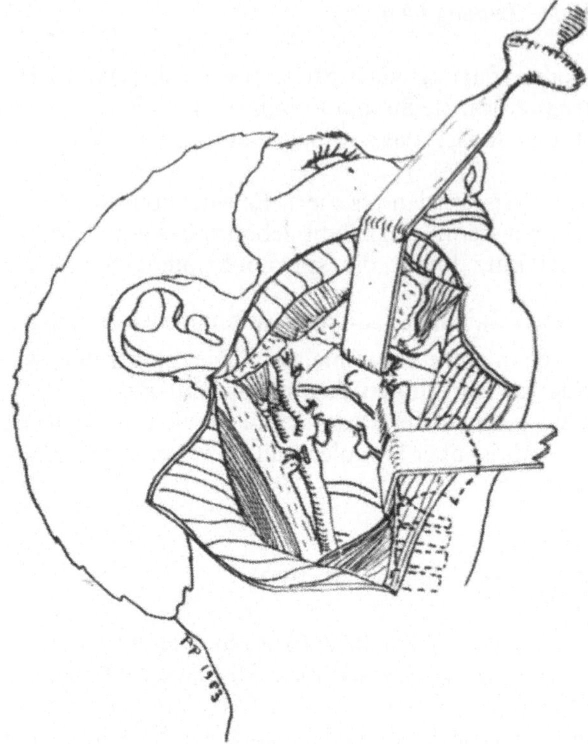

Abb. 5. Transzervikaler, transclivaler Zugang (nach Lesoin et al. 1986)

aufsteigenden Infektion. Im wesentlichen bleiben diese Zugangswege zum Clivus auf Mittellinienprozesse beschränkt; bei insgesamt schlechter Übersichtlichkeit ist die Blutstillung bei stark vaskularisierten Tumoren wie den Meningeomen extrem erschwert, weshalb bei solchen möglichst ein anderer Zugang gewählt werden sollte (Yasargil et al. 1980).

5.10 Der subfrontale, extradurale, transbasale Zugang

Der subfrontale, extradurale, transbasale Zugang nach Derome et al. (1977) führt nach bifrontaler Kraniotomie, Teilresektion des hinteren Orbitadaches und Dissektion der Dura von der Schädelbasis entlang dieser bis zum Foramen magnum, sofern, was möglich ist, fast das gesamte Os sphenoidale und der Clivus reseziert werden. Dann ist sogar die Resektion des Atlasbogens möglich.

Nur der oberste Teil des Clivus läßt sich wegen der die Sella umgebenden Dura nicht resezieren. Hier ist die Kombination mit dem transphenoidalen Zugang erforderlich.

Es folgen die von Neurochirurgen allgemein bevorzugten intraduralen Zugänge.

5.11 Der frontotemporale Zugang (Abb. 6)

Der frontotemporale Zugang ermöglicht die Darstellung des supraklinoidalen
Abschnittes der A. carotis interna bei der Aneurysmachirurgie (Yasargil 1978)
und wird gewählt bei supra- und parasellären Hypophysentumoren, bei Keilbein-
meningeomen sowie bei oberen Clivusmeningeomen, die bis an das Tuberculum
sellae reichen.

Die Kraniotomie erfolgt frontotemporosphenoidal. Die Dura wird halbkreis-
förmig, zur Basis hin gestielt eingeschnitten. Zunächst wird unterhalb der Fissura
Silvii zu den basalen Zisternen vorgegangen. Diese werden eröffnet, um so über
den Liquorabfluß eine Entlastung zu erreichen. Es kann nun mit dem selbsthaltenden Hirnspatel der laterobasale Temporallappen weiter angehoben werden.
Zusätzlich wird die Cisterna chiasmatica eröffnet, so daß der N. opticus, die A. carotis interna und der N. oculomotorius sichtbar werden. Das weitere Vorgehen ist
von der Art und der Ausdehnung des Tumors abhängig. Durch die Dissektion der
Fissura Sylvii und die dadurch mögliche weitere Retraktion des Temporallappens
wird die mittlere Schädelgrube und nach Resektion des Tentoriums die hintere
Schädelgrube erreicht, wo der Einblick aber durch die Felsenbeinkante begrenzt
ist. Es sollte rein intradural vorgegangen werden, da sonst die Gefahr besteht, daß
die Hirnnerven III–VI, die sich in ihrem extraduralen Verlauf nicht zufriedenstel-
lend darstellen lassen, geschädigt werden.

5.12 Der subtemporale Zugang (Abb. 7 a, b)

Der subtemporale Zugang wird von verschiedenen Autoren beschrieben (Stieglitz
et al. 1896; Naffziger 1928; Fay 1931; Guiot 1948; Bonnal et al. 1964; Drake 1968;
Rosomoff 1971; Garcia-Bengoche u. Kohut 1972). Bei der Retraktion des Temporallappens ist besonders auf die Schonung der unteren drainierenden Venen zu
achten. Der Zugang ist geeignet für Clivusmeningeome im oberen Bereich sowie
auch für Tumoren mit Ausdehnung bis in den Kleinhirnbrückenwinkel bei guter

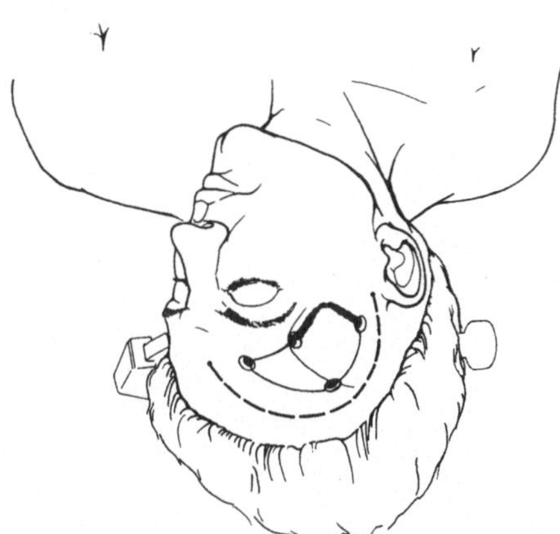

Abb. 6. Frontotemporaler Zugang (nach Yasargil et al. 1980)

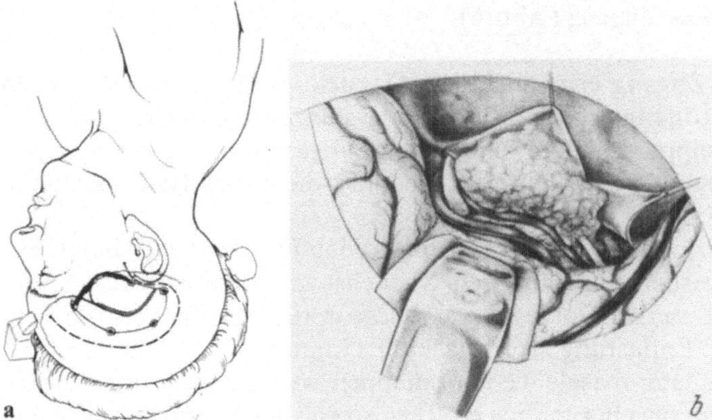

Abb. 7. a. Subtemporaler Zugang (nach Yasargil et al. 1980). **b** Nach Retraktion des Temporallappens Darstellung eines petroclivalen Meningeoms

Darstellung der Hirnnerven V, VII und VIII. Bei letzteren Tumoren wird das Tentorium parallel zur Felsenbeinhinterkante inzidiert. Die Nachteile dieses Zugangs liegen in den häufig postoperativ vorkommenden neurologischen Defiziten wie epileptische Anfälle, Aphasie und Schädigung der Hirnnerven III, IV und VI.

5.13 Der laterale subokzipitale Zugang (Abb. 8)

Für die Tumoren des Kleinhirnbrückenwinkels hat sich am besten der laterale subokzipitale Zugang bewährt. Als erster benutzte Sir C. Ballance 1895 diesen

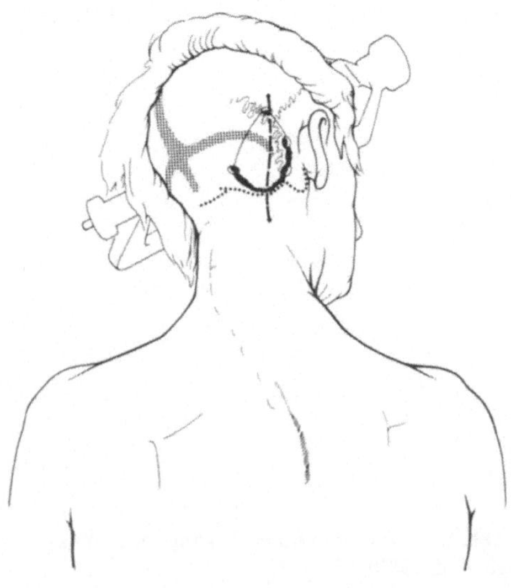

Abb. 8. Lateraler subokzipitaler Zugang (nach Yasargil et al. 1980)

Zugang, um erfolgreich ein Akustikusneurinom zu entfernen. Es folgten Cushing (1917), Dandy (1925), Rand u. Kurze (1967) sowie Yasargil (1978), wobei diese drei wesentlich die Vorteile des Operationmikroskops ausnutzten, um diesen Zugang weiterzuentwickeln.

Wesentlich ist hierbei die sitzende Position des Patienten. Der Kopf wird etwas zur operierten Seite gedreht. Die Trepanation wird direkt hinter dem Sinus sigmoideus ausgeführt. Nach der Duraeröffnung wird das Kleinhirn vorsichtig nach anterosuperior retrahiert, wobei der Liquor abgesaugt wird. Es bietet sich nun ein guter Einblick in den Kleinhirnbrückenwinkel mit den Hirnnerven V, VII, VIII, dem Porus acusticus internus und den kaudalen Hirnnerven. Die Risiken dieses Zugangs sind vor allem durch die sitzende Position gegeben: Luftembolie durch den negativen venösen Druck im Operationsgebiet, Lungenkomplikationen aus statischen Gründen und Pneumatozephalus, da der Liquor aus den Ventrikeln und dem Subarachnoidalraum abfließen kann.

Dem stehen aber die gute Übersichtlichkeit und geringen Blutungen aus dem Tumor gegenüber, was diesen Zugang immer wieder rechtfertigt.

6 Kasuistik

Folgende Tumoren und Pseudotumoren des Felsenbeines lassen sich unterscheiden:

1. Petrositis	9. Glomustumor
2. Mukozele	10. Karzinom
3. Cholesteatom	11. Melanom
4. Epidermoidzyste	12. Metastase
5. Chordom	13. Hypophysenadenom
6. Chondrosarkom	14. Hämangiom
7. Meningeom	15. Aneurysma der A. carotis interna
8. Neurinom	

6.1 Petrositis

6.2 Mukozele

6.3 Cholesteatom

Petrositis, Mukozele und Cholesteatom werden in den meisten Fällen alleine durch den HNO-Arzt behandelt, so daß hier nicht weiter darauf eingegangen werden soll. Erwähnt seien am Rande das subdurale Empyem und der Hirnabszeß, die in sehr seltenen Fällen der Mastoiditis mit Petrositis vorkommen können und dann von dem Neurochirurgen drainiert, bzw. primär entfernt werden müssen.

6.4 Epidermoidzyste

Die Epidermoidzysten oder primären Cholesteatome werden nach Zülch (1956) unter den Mißbildungstumoren eingeordnet. Ihre erste grundlegende Darstellung erfolgte 1897 durch Bastroem, der ihre epitheliale Entstehung auf dem Boden von Keimversprengungen in der 3.–5. Embryonalwoche nachweisen konnte. In neuerer Zeit hat sich aus der Fülle der Begriffe für diesen Tumor der Terminus Epidermoidzyste durchgesetz, vor allem um Verwechslungen mit den entzündlichen Cholesteatomen des Ohres zu vermeiden (Mahoney 1936). Bei einem anderen Mißbildungstumor, dem Dermoid, ist im Gegensatz zu der Epidermoidzyste zusätzlich Subkutis mit den entsprechenden Hautanhangsorganen, d. h. Talgdrüsen und Haarbälge, nachweisbar. Histologisch handelt es sich bei der Epidermoidzyste wie bei dem Cholesteatom um mit cholesterinhaltigen Massen gefüllte Tumoren, deren Kapsel aus typischer Epidermis besteht. Sie machen 0,7–1,4% aller Hirntumoren aus. Vorzugssitze sind der Kleinhirnbrückenwinkel bzw. die Parapontinregion. Dabei kann die Tumorgröße erheblich variieren und zwischen Kastanien- und Mannsfaustgröße schwanken.

Wir haben in einem Zeitraum von 4 Jahren 4 Patienten mit Epidermoidzysten der Parapontinregion operiert. Eine Analyse der klinischen Parameter zeigt folgende Tabelle:

Tabelle 1. Klinische Befunde bei Epidermoidzysten der Pyramide ($n=4$)

Trigeminusneuralgie	2
Fazialisparese	1
Hörminderung	1
Schwindel	1
Hirndruck	1

Fallbeispiel: Ein 40jähriger Patient bemerkte seit 9 Monaten eine zunehmende Hörminderung auf dem rechten Ohr. Seit 4 Wochen war von seiner Umgebung eine Fazialisparese rechts bemerkt worden. Weiterhin war es zu vermehrten Kopfschmerzen, vom Nacken in die Stirn beidseits ausstrahlend, gekommen.

Die neurologische Untersuchung bestätigte eine periphere Fazialisparese rechts.

Das Tonaudiogramm bestätigte eine mittelgradige pantonale Schwerhörigkeit rechts.

Die Ableitung der akustisch evozierten Hirnstammpotentiale zeigte eine deutlich verlängerte Interpeaklatenz I–V rechts. Die Röntgenaufnahmen nach Stenvers zeigten keine Seitendifferenz zwischen den beiden Felsenbeinen.

Das CT zeigte einen ausgedehnten, unregelmäßig begrenzten Tumor im rechten Kleinhirnbrückenwinkel. Die Pons stellte sich dabei vom Clivus abgehoben und gering nach links verlagert dar, wobei der 4. Ventrikel von rechts imprimiert erschien (Abb. 9.).

Die MRT ergab eine entsprechende signalintensive Raumforderung im rechten Kleinhirnbrückenwinkel (Abb. 10).

Die Vertebralisangiographie zeigte deutlich die Dorsalverlagerung der A. basilaris um etwa 2 cm vom Clivus (Abb. 11).

Bei der Operation wurde über den oben beschriebenen lateralen subokzipitalen Zugang in den rechten Kleinhirnbrückenwinkel eingegangen. Hier fand sich eine typische Epidermoidzyste, die den N. facialis, den N. trigeminus, den N. cochlearis und auch die kaudalen Hirnnerven umwachsen hatte

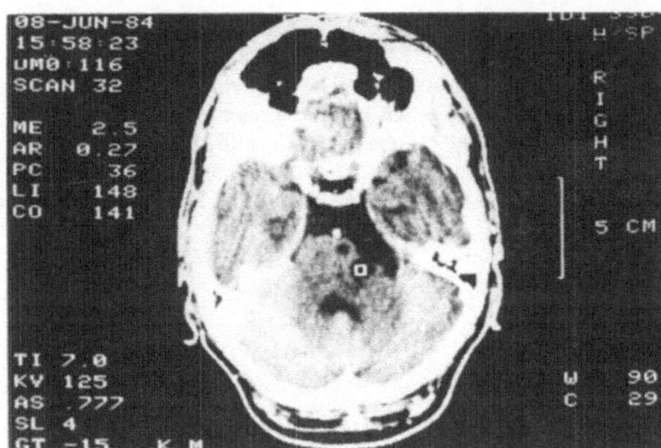

Abb. 9. Computertomogramm:
Epidermoidzyste im rechten
Kleinhirnbrückenwinkel und prä-
pontin

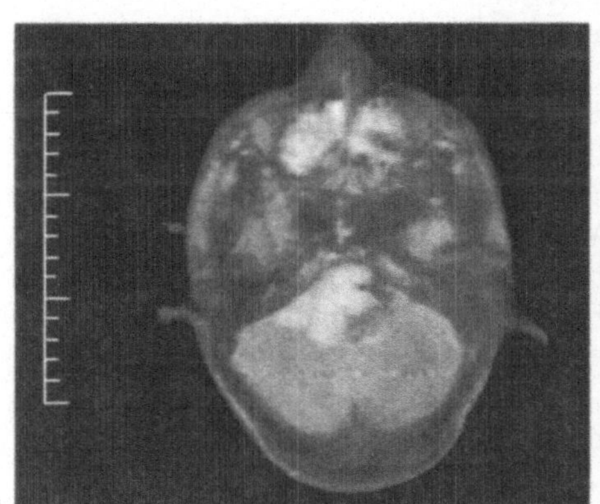

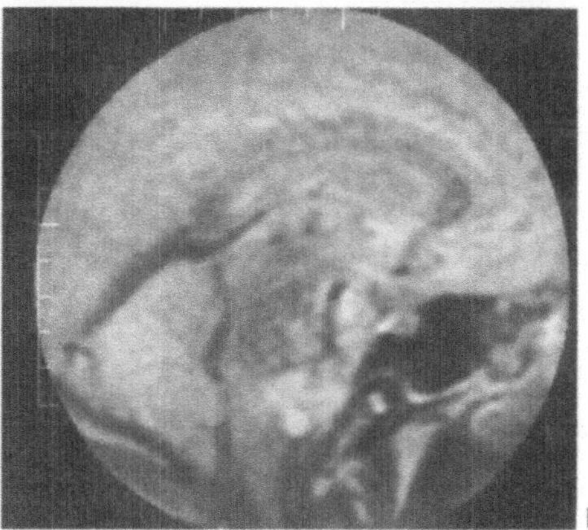

a

b

Abb. 10 a, b. Epidermoidzyste im rechten Kleinhirnbrückenwinkel und präpontin. **a** axiales Megnetre-
sonanztomogramm. **b** sagittales Magnetresonanztomogramm

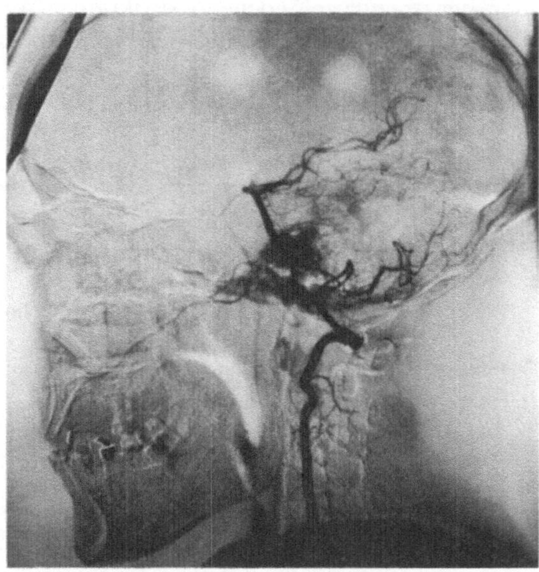

Abb. 11. Vertebralisangiographie:
Dorsalverlagerung der A. basilaris
durch Epidermoidzyste präpontin

und sich weiter nach supratentoriell ausdehnte. Nach medial ging er um die A. basilaris herum bis zur Gegenseite. Der Tumor ließ sich radikal extirpieren bzw. absaugen.

Die histologische Untersuchung bestätigte den Befund einer Epidermoidzyste.

Der postoperative Verlauf war komplikationslos. Eine postoperativ zusätzlich aufgetretene Abduzensparese rechts bildete sich ebenso wie die Fazialisparese im weiteren Verlauf langsam zurück.

6.5 Chordom

Luschka beschrieb als erster 1857 einen geleeartigen Tumor im Bereich des Clivus. Ribbert schließlich erkannte 1895, daß das Chordom seinen Ursprung in Überresten der Chorda dorsalis hat. Diese entwickelt sich in der 3. Embryonalwoche und wird ab der der 5. Woche von den primitiven Wirbelkörpern eingeschlossen, um später die Bandscheiben zu bilden.

Nach kranial dringt sie durch das mesenchymatöse Gewebe, das später den Dens axis und den Atlas bilden wird, in die Schädelbasis von okzipital her ein. Die kraniale Grenze ist die Rathkesche Tasche, so daß sie kaudal der Sella im Os sphenoidale endet (Wright 1967, Abb. 12).

Ungeklärt ist der Grund, warum diese primitiven Gewebsreste Tumoren bilden und auch maligne entarten können. Angenommen wurde etwa, daß ein Trauma in der Vergangenheit einen entsprechenden Stimulus darstellen könnte. Genauere Untersuchungen widerlegten aber diese These (Congdon 1952).

Ihre Häufigkeit beträgt unter 0,2% von allen Hirntumoren. Das mittlere Erkrankungsalter wird bei den Chordomen der Schädelbasis mit etwa 38 Jahren angegeben. Abbildung 13 zeigt die Verteilung der Chordome hinsichtlich der Lokalisation, die kranialen machen demnach 39% aus (Utne u. Pugh 1955). Histologisch finden sich irregulär gruppierte Zellhaufen in einer chondromatösen Matrix.

Das typische Chordom ist ein langsam wachsender, lokal infiltrierender Tumor, der irreguläre Knochendestruktionen verursacht und sich in den Weichteilen eher komprimierend und verdrängend als infiltrierend ausbreitet.

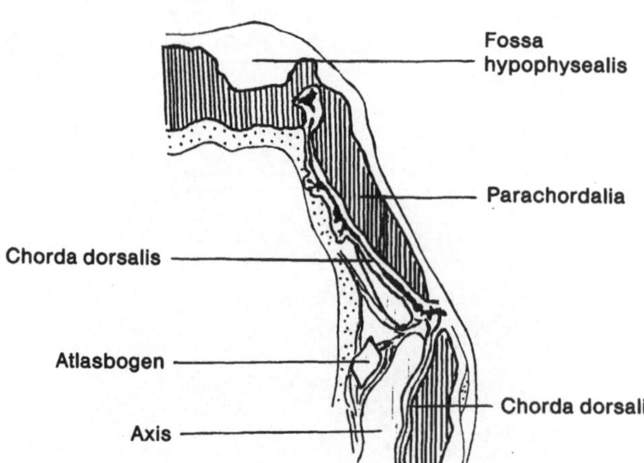

Abb. 12. Lage der Chorda dorsalis im Bereich der Schädelbasis (nach Wright 1967)

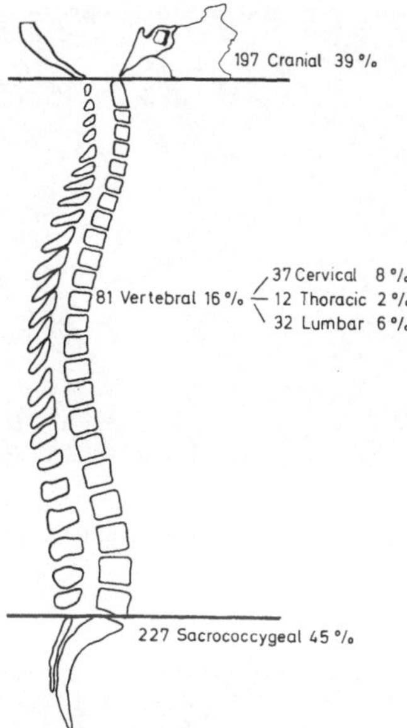

Abb. 13. Lokale Verteilung der Chordome
(nach Utne u. Pugh 1955)

Im Gegensatz zu den Chordomen im Bereich der Wirbelsäule, wo eine Metastasierung zu etwa 10% vorkommen soll, ist dies bei den Chordomen der Schädelbasis nicht bekannt.

Es lassen sich bei den kranialen Chordomen 3 Gruppen unterschiedlicher Lokalisation und damit auch Symptomatik unterscheiden:

Gruppe 1:
Selläre Chordome von der Sellagegend ausgehend
   Symptome: Bitemporale Hemianopsie, endokrine Störungen

Gruppe 2:
Paraselläre Chordome mit Ausdehnung lateral der Sella
   Symptome: In der Hälfte der Fälle kommt es zu einer Abduzensparese. Bei weiterer Ausdehnung Sinus-Cavernosus-Syndrom

Gruppe 3:
Clivuschordome vom Clivus posterior der Sella ausgehend
   Symptome: Betroffen sind meist die Hirnnerven III, IV, V und VI. Hydrozephalus und andere Zeichen der Hirnstammkompression bis hin zur Tetraparese (Falconer et al. 1968).

Eine Radikalextirpation ist wegen der Infiltration der knöchernen Strukturen der Schädelbasis so gut wie unmöglich. Daher sind Lokalrezidive sehr häufig (bis zu 85%).

Chordome sind wenig strahlenempfindlich, aber dennoch wird die Radiatio postoperativ meist durchgeführt.

Die durchschnittliche Überlebenszeit beträgt im Schnitt 5 Jahre (Stewart u. Morin 1926).

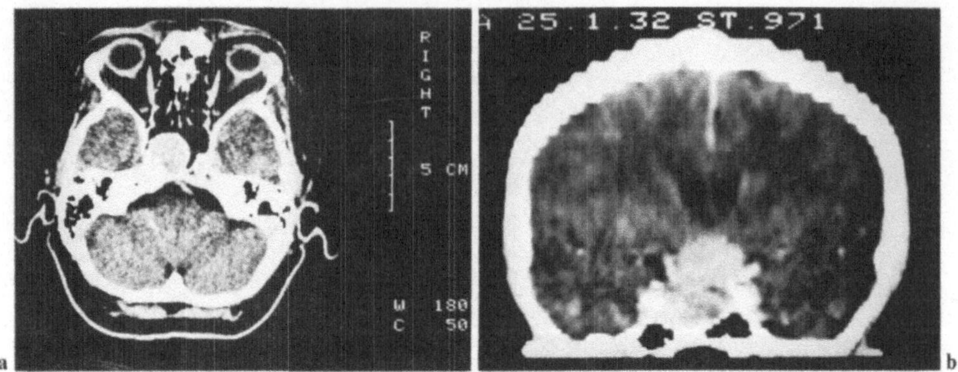

Abb. 14. a Computertomographie axiale Einstellung: Chordom im Bereich der Sella mit Vorwölbung in die Keilbeinhöhle hinein. **b** Computertomographie koronare Rekonstruktion: Chordom im Sellabereich

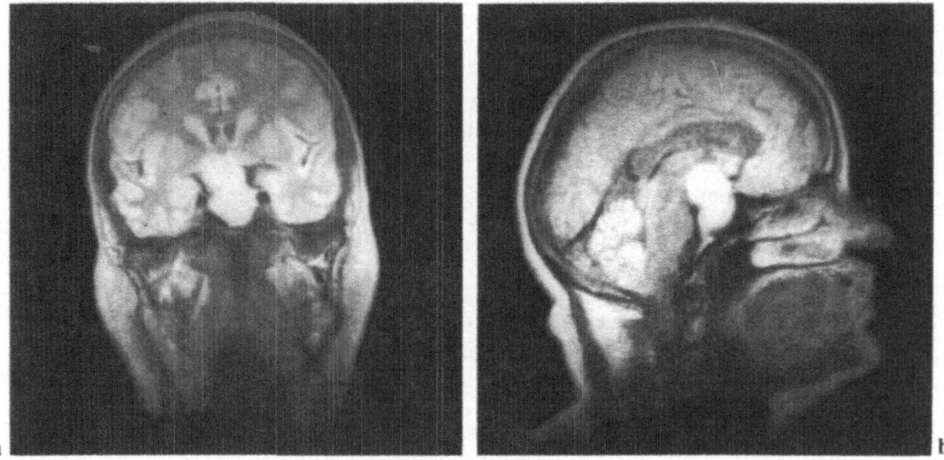

Abb. 15. a Magnetresonanztomographie in koronarer Einstellung: Chordom im Sellabereich. **b** Magnetresonanztomographie in sagittaler Einstellung: Chordom im Sellabereich

Fallbeispiel: Bei einer 55jährigen Patientin war es seit einem halben Jahr zu einer zunehmenden Visusminderung insbesondere des rechten Auges gekommen.

Bei der Untersuchung fand sich eine bitemporale Hemianopsie. Endokrine Störungen wurden nicht gefunden. Das CT und das MRT zeigten einen suprasellären Tumor, der bis zum Boden des 3. Ventrikels reichte (Abb. 14a, b u. 15a, b).

Bei der Operation wurde von rechts-fronto-temporalem Zugang aus ein an ein supraselläres Hypophysenadenom erinnernder Tumor extirpiert.

Die histologische Untersuchung ergab ein Chordom.

Der postoperative Verlauf war weitgehend komplikationslos. Es kam zu einer graduellen Visusverschlechterung rechts.

6.6 Chondrosarkom

Das Chondrosarkom ist ein maligner Tumor, der von knorpelig vorgebildeten
Knochen wie etwa auch der Schädelbasis ausgeht. Histologisch finden sich große
polymorphe Zellen mit meist in der Größe variierenden hyperchromatischen Zell-
kernen in einer chondroiden Grundsubstanz. Klinisch und radiologisch sind sie
kaum von den Chordomen zu unterscheiden. Sie gehen aber seltener von der Mittellinie der Schädelbasis aus. Die Knochendestruktionen sind auch meist stärker
ausgeprägt. Eine operative Radikalität läßt sich noch weniger erreichen. Trotz etwas besserer Strahlenempfindlichkeit ist die Prognose schlecht (Arlen et al.
1970).

Fallbeispiel: Eine 56jährige Patientin litt seit 20 Monaten unter Nacken-/Hinterhauptschmerzen. Das
bereits zu Beginn der Symptomatik durchgeführte CT ergab keine Besonderheiten.

Aktuell war es zu einer Gaumensegelparese links, einem Schulterschiefstand links sowie zur Heiserkeit gekommen.

Bei der neurologischen Untersuchung fand sich, daß die NN. hypoglossus, accessorius und glosso-
pharyngeus links betroffen waren. Das CT zeigte nun einen ausgedehnten Tumor, der sich zwischen
Pharynxhinterwand und Foramen magnum ausdehnte und sich nach kranial bis zum Clivus erstreckte.
Die Schädelbasis war insbesondere auf der linken Seite stark destruiert. Es kam zu einem kräftigen
Kontrastmittelenhancement (Abb. 16).

Bei der Operation von einem okzipitalen Zugang mit Resektion des Atlasbogens aus fand sich ein
extradural präpontin gelegener galertartiger Tumor, der soweit als möglich radikal extirpiert wurde.
Die histologische Untersuchung ergab ein Chondrosarkom.

Postoperativ kam es zu einer Vagusparese links, so daß die Tracheotomie durchgeführt werden
mußte.

Im weiteren Verlauf trübte die zunächst ansprechbare Patientin ein und verstarb schließlich 6 Wochen postoperativ unter den Zeichen des Herz-Kreislauf-Versagens.

Bei der Sektion fanden sich erneut große Tumormengen mit Ummauerung der Hirnnerven. Außerdem zeigten sich Erweichungsherde im Bereich der Medulla oblongata und der linken Kleinhirntonsille
bei Zeichen eines mittelgradigen Hirnödems, was wohl schließlich den Tod bewirkt hat.

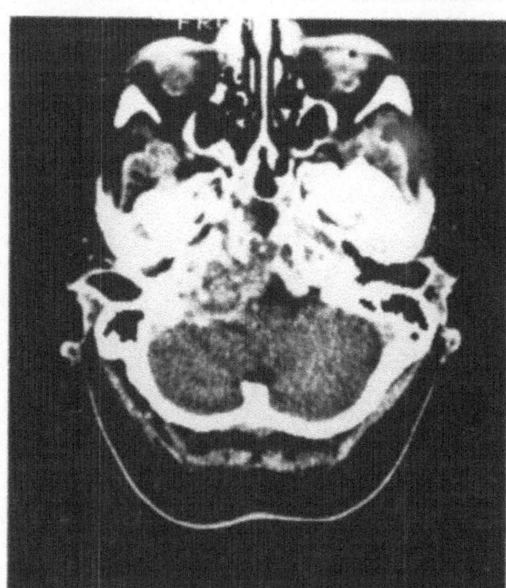

Abb. 16. Computertomographie: Chondrosarkom
der Schädelbasis mit Knochendestruktionen
hauptsächlich links

6.7 Meningeom

Erstmals schrieb Platter 1614 einen Bericht über ein parasagittales Meningeom. Der erste Bericht über ein basales, in diesem Fall ein Tentoriummeningeom, kam 1614 von Andral. Meningeome sind die häufigsten Hirntumoren, sie machen bis zu 38% der primären, also nicht metastatischen Tumoren aus. Bright erkannte bereits 1831 die histologische Ähnlichkeit zwischen den Tumorzellen und den Zellen der Arachnoidea. Meningeome bestehen meist aus wirbelförmig angeordneten, spindelförmigen oder runden Zellen, die Nester mit konzentrischer Anordnung bilden. Im Zentrum treten oft Verkalkungen auf, die sogen. Psammonkörper.

Nach Russell und Rubinstein (1977) werden die Meningeome in 5 Kategorien aufgeteilt: Synzytial, transitional, fibrös, angioplastisch und sarkomatös. Zülch und Mennel (1975) fanden bei 9% von 1400 untersuchten Meningeomen die Zeichen der Malignität.

Im Bereich der Schädelbasis finden sich bestimmte Prädilektionsstellen, von denen die Meningeome meist ausgehen (Abb. 17). In der großen Serie der Mayoklinik in Rochester wurden im Laufe von 61 Jahren 1923 Meningeome operiert. Hier der prozentuale Anteil der Meningeome im Bereich der Schädelbasis (Tabelle 2). Die Inzidenz steigt mit dem Lebensalter. Sie beträgt siehe Tabelle 3

Tabelle 3. (Nach Percy et al. 1972)

Alter (Jahre)	Inzidenz (n/100000 Population)
0–24	0,2
25–44	1,6
45–64	9,2
Über 65	39,4

Tabelle 2. (Nach MacCarty u. Taylor 1979)

Hintere Schädelgrube	9,9
Tuberculum sellae	9,4
Riechgrube	5,5
Mittlere Schädelgrube	3,6
Foramen magnum	2,5
Cavum Meckeli	1,2
Tentorium	1,0

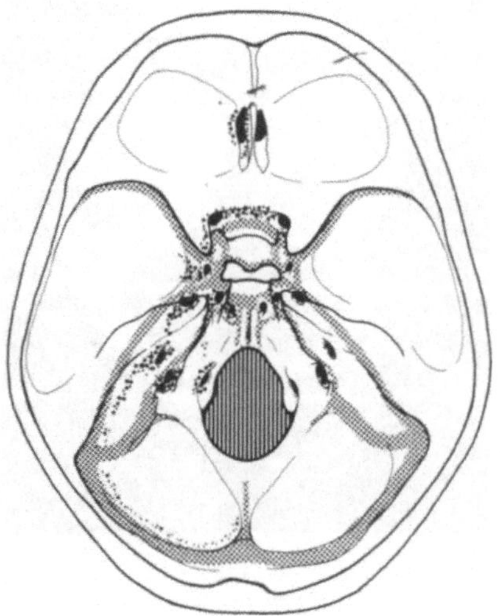

Abb. 17. Prädilektionsstellen der Meningeome im Bereich der Schädelbasis (nach Yasargil et al. 1980)

Meningeome verursachen Symptome durch Kompression des umgebenden Hirngewebes und insbesondere der Hirnnerven. Dies soll durch 3 Fallbeispiele veranschaulicht werden.

Fallbeispiel 1
Eine 46jährige Patientin bemerkte seit 3 Monaten ein Taubheitsgefühl im Bereich der rechten Oberlippe, das sich im weiteren Verlauf bis in die rechte Stirn ausbreitete, dazu kam ein Fremdkörpergefühl im lateralen Augenwinkel des rechten Auges.

Bei der neurologischen Untersuchung fiel lediglich eine Hypalgesie im 1. und 2. Trigeminusast auf. Das CT zeigte eine stark enhancende Raumforderung im Bereich des rechten Felsenbeins mit Ausdehnung in die hintere Schädelgrube und bis zur Orbitaspitze (Abb. 18). Die Angiographie der A. carotis interna zeigte ein Blushing im Bereich des rechten Felsenbeins sowie eine Anhebung und Steilstellung der Karotisendstrombahn (Abb. 19).

Bei der Operation mit frontotemporalem Zugang fand sich ein vom Tentorium rechts ausgehendes Meningeom mit rasenförmiger Ausbreitung auf dem rechten Keilbeinflügel und Ummauerung der

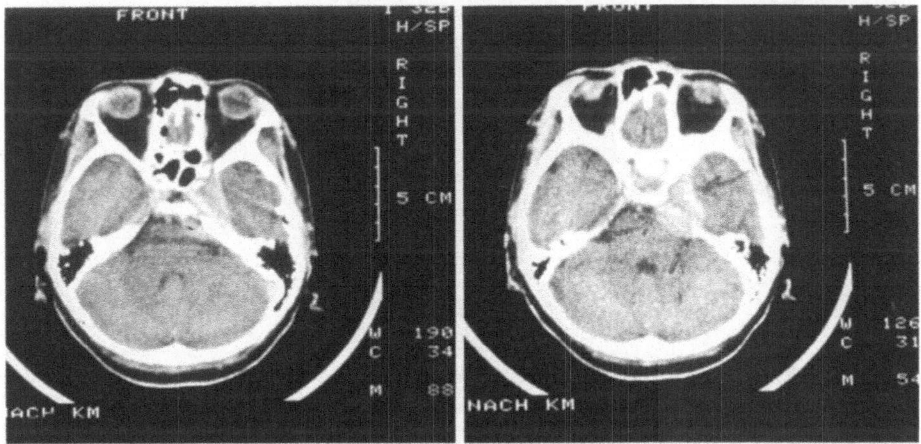

Abb. 18. Computertomographie: Petroklivales Meningeom rechts

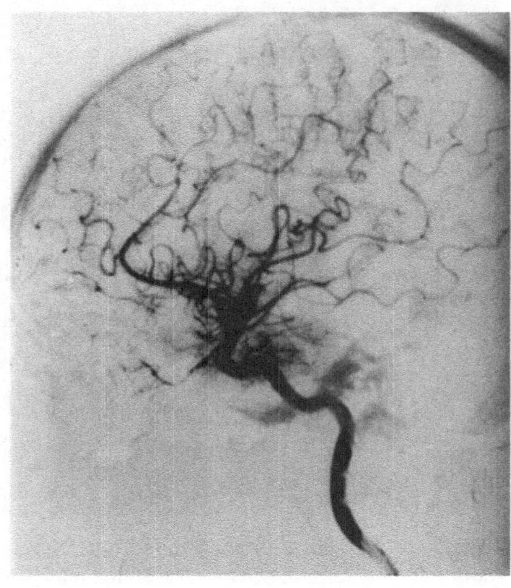

Abb. 19. Carotis-interna-Angiographie: Steilstellung der Endostrombahn durch petroklivales Meningeom rechts

A. carotis interna, des N. oculomotorius und des N. trigeminus im Bereich des Cavum Meckeli. Es erfolgte die subtotale Resektion des Tumors bis auf einen kleinen Rest im Kleinhirnbrückenwinkel, der über diesen Zugang nicht zu erreichen war.

Die histologische Untersuchung ergab ein endotheliomatöses Meningeom.

Der postoperative Verlauf war weitgehend komplikationslos. Es kam zu einer Analgesie im 1. und 2. Trigeminusast rechts mit erloschenem Kornealreflex, einer Abduzensparese und vorübergehend zu einer Okulomotoriusparese rechts.

Fallbeispiel 2

Eine 55jährige Patientin litt seit etwa 2½ Monaten unter einer progredienten Schwindel- und Kopfschmerzsymptomatik. Aktuell war es zu einem retrobulbären Druckgefühl gekommen. Neurologisch fand sich eine Druckdolenz im Bereich der Nervenaustrittspunkte des N. occipitalis beidseits. Es bestand eine diskrete Anisokorie zugunsten rechts. Beim Blick nach rechts zeigte sich ein horizontaler Ny-

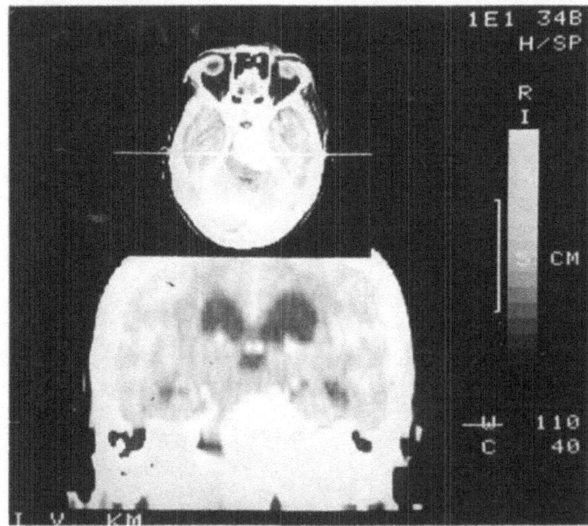

Abb. 20. Computertomographie in axialer (*oben*) und koronarer Einstellung (*unten*): Clivusmeningeom rechts

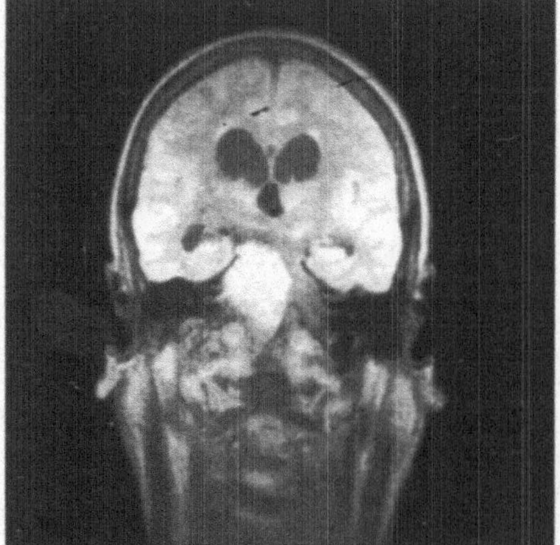

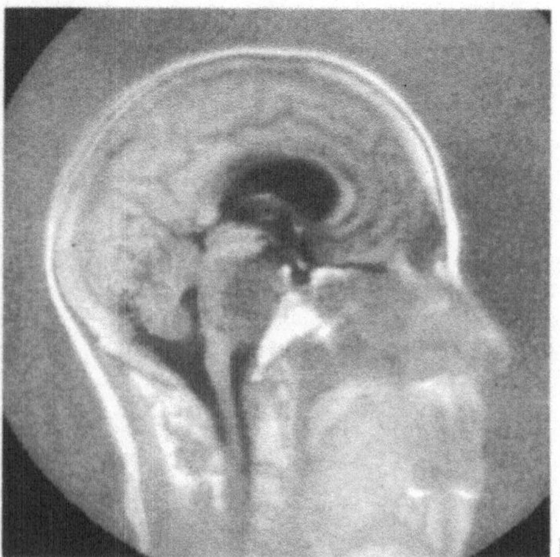

Abb. 21 a, b. Magnetresonanztomographie in koronarer (**a**) und sagittaler (**b**) Einstellung: Clivusmeningeom mit Verdrängung des Hirnstamms nach links dorso-lateral

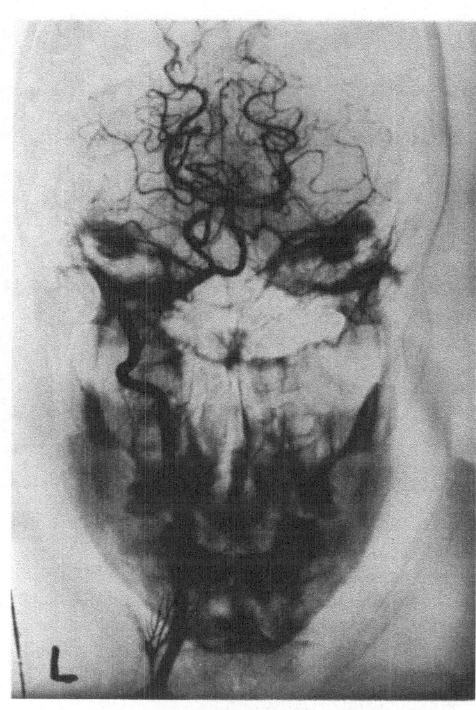

Abb. 22. Vertebralisangiographie: Verlagerung der A. basilaris durch ein Clivusmeningeom nach links

stagmus. Das Babinskische Zeichen war rechts angedeutet positiv. Ferner bestand rechts eine diskrete Dysdiadochokinese. Das CT zeigte eine stark enhancende, etwa mandarinengroße Raumforderung, die sich vom Tentoriumansatz rechts bis zum Clivus erstreckte, daneben Zeichen eines Hydrocephalus internus (Abb. 20).

Das MRT veranschaulichte deutlich die Abdrängung des Hirnstamms vom Clivus (Abb. 21 a, b). Die Panangiographie zeigte die arteriellen Zuflüsse aus der A. carotis interna beidseits sowie der A. pharyngea beidseits. Als Zeichen der Raumforderung zeigte sich eine bogige Verlagerung der A. basilaris nach links (Abb. 22).

Bei der Operation mit subtemporalem Zugang wurde zunächst zur Darstellung des lateralen Tumoranteils das Tentorium rechts reseziert. Der N. trigeminus zog breit gefächert über den Tumor und mußte mitreseziert werden. Der Tumor wurde sukzessive nach medial und schließlich nach kaudal, also infratentoriell extirpiert, wobei die Freipräparation der A. basilaris große Mühe machte.

Die histologische Untersuchung ergab ein endotheliomatöses Meningeom.

Postoperativ entwickelte die Patientin eine Hemiplegie links sowie eine motorische Aphasie. Aufgrund des Ausfalls des N. trigeminus kam es zu einer schweren Keratitis neuroparalytica mit Kapillarisierung der Kornea. Im Laufe eines 8monatigen Aufenthalts auf der Intensivstation kam es zu einer kontinuierlichen Besserung, so daß die Patientin wieder sprechen und selbständig essen konnte.

Die operative Therapie der Clivusmeningeome wie in diesem Fall gehört zu den riskantesten Eingriffen in der Neurochirurgie. Die Mortalität ist extrem hoch (Hakuba 1977) und die Ergebnisse sind allgemein unbefriedigend. So beträgt bei der Serie Yasargil's (1980) mit 20 Clivusmeningeomen die Mortalität 10% und die Morbidität, also schlechtes Outcome, mehr als 10%.

Fallbeispiel 3
Eine 70jährige Patientin litt seit einem ½ Jahr unter Schwindel und einer Gangunsicherheit.

Neurologisch fielen eine Desorientiertheit, Wortfindungsstörungen und eine Hypalgesie im 2. Trigeminusast links auf. Die Muskeleigenreflexe waren rechtsbetont. Es zeigte sich eine Gangataxie mit

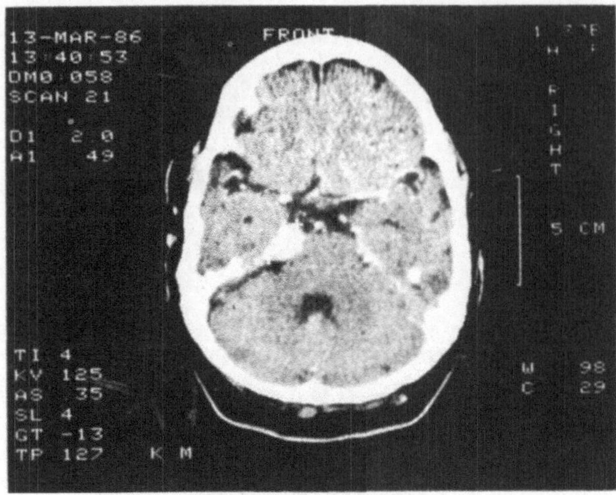

Abb. 23. Computertomographie: Pyramidenspitzenmeningeom links

linksseitigen Koordinationsstörungen. Bei dem Tonaudiogramm stellte sich eine Schwerhörigkeit links bis 90 dB im Hochtonbereich und bis 50 dB im Tieftonbereich heraus. Im Gegensatz dazu ergab die Ableitung der akustisch evozierten Potentiale beidseits normale Interpeaklatenzen. Das CT zeigte einen stark enhancenden Tumor von etwa 2 cm Durchmesser im linken Kleinhirnbrückenwinkel dorsal der Pyramidenspitze (Abb. 23).

Bei der Operation mit lateralem subokzipitalem Zugang fand sich ein der lateralen Dura anhaftender Tumor, der radikal entfernt werden konnte.

Der postoperative Verlauf war komplikationslos. Es kam zu einer leichten Fazialismundastschwäche.

Dieser Fall zeigt, daß es bei Meningeomen des Kleinhirnbrückenwinkels im Gegensatz zu den später zu erörternden Akustikusneurinomen zu keiner wesentlichen Beeinträchtigung des N. vestibulocochlearis kommt, was am besten durch den unauffälligen Befund bei den akustisch evozierten Potentialen verdeutlicht wird.

6.8 Neurinom

Neurinome machen zwischen 2–8% der intrakraniellen Tumoren aus. Sie gehen von den Schwannschen Zellen der Hirnnerven aus und werden deshalb auch Schwannome genannt. Sie sind meist angenähert runde Geschwülste mit einer Kapsel und einer derben weißlichen Schnittfläche. Die Vaskularisation kann sehr unterschiedlich sein, jedenfalls ist sie geringer als bei Meningeomen.

Histologisch haben diese aus Schwannschen Zellen aufgebauten Tumoren eine charakteristische rhythmische Struktur, d. h. die Kerne liegen in Palisadenstellung nebeneinander und haben zwischen sich Gliafasern, oft auch kollagene Bindegewebsfasern. Bei großen Neurinomen finden sich häufig Zysten im Inneren.

Neurinome sind selten maligne. 40–50% der malignen Neurinome sind mit der Neurofibromatose assoziiert, bei der es auch nicht selten zu beidseitigen Akustikusneurinomen kommt.

Wegen ihrer Benignität infiltrieren sie nicht die umgebenden Strukturen, sondern verlagern und komprimieren sie.

Neurinome treten bevorzugt in der 4. und 5. Lebensdekade auf, bei der Geschlechtsverteilung überwiegen etwas die Männer.

6.8.1 Trigeminusneurinom

Trigeminusneurinome machen etwa 0,2% der Hirntumoren aus (Schisano u. Olivecrona 1960). Sie lassen sich in 3 Typen unterteilen:

A vom Bereich des Ganglion Gasseri ausgehend
B von der retroganglionären Wurzel ausgehend
C Ausdehnung in die mittlere und hintere Schädelgrube (Krayenbühl 1936).

Beim *Typ A* stehen im Vordergrund der Symptomatik ipsilaterale Gesichtsschmerzen und Taubheitsgefühl, das aber oft nicht konstant ist. Meist kommt es zu einer Masseterschwäche.

Beim *Typ B* kommt es zu der Symptomatik, wie sie auch bei anderen Kleinhirnbrückenwinkeltumoren bekannt ist. Gesichtsschmerzen sind hierbei gering oder fehlen ganz als Symptom.

Die konventionellen Röntgenaufnahmen zeigen eine Erweiterung des Foramen ovale oder eine Arrosion der Pyramidenspitze.

Der operative Zugang geschieht beim Typ A in der Regel subtemporal und beim Typ B latero-subokzipital. Beim Typ C wird meist ein kombiniertes Vorgehen notwendig.

Fallbeispiel: Eine 51jährige Patientin litt seit etlichen Jahren unter Schmerzen im Bereich des linken Ohres. Seit 2 Jahren war es zur weiteren Zunahme der Beschwerden gekommen. Daneben traten ein Tinnitus, eine Hörminderung links sowie Hinterkopfschmerzen auf.

Seit 1 Woche war es zu Schwindel mit Gangstörungen gekommen. Bei der neurologischen Untersuchung fanden sich eine Hypalgesie im 1. und 2. Trigeminusast links, eine Atrophie des M. masseter, eine Fazialisparese links und eine Gangataxie.

Bei der Ableitung der akustisch evozierten Hirnstammpotentiale zeigte sich eine Verlängerung der Interpeaklatenz links. Der Stapediusreflex war links nicht auslösbar. Beim Schirmertest zeigte sich eine signifikante Verminderung der Tränenproduktion links.

Das CT zeigte eine deutlich enhancende, ca. 4 cm große Raumforderung an der Spitze und am Vorderrand des linken Felsenbeins mit Arrosion der oberen Felsenbeinstrukturen. Daneben zeigte sich eine

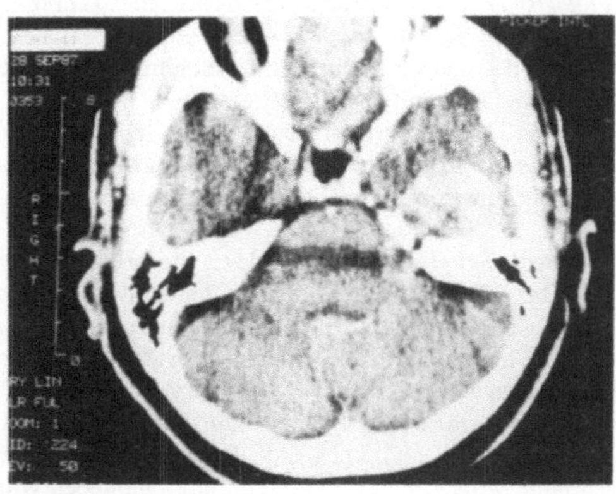

Abb. 24. Computertomographie: Trigeminusneurinom Typ C links mit Ausdehnung in die mittlere und hintere Schädelgrube

daran angrenzende 2 cm große Raumforderung in der hinteren Schädelgrube am oberen Rand des Porus acusticus internus (Abb. 24). Die Operation erfolgte über einen subtemporalen Zugang. Es fand sich ein typisches gekapseltes Trigeminusneurinom, daß sich von der Pyramidenspitze bzw. dem Ganglion Gasseri ausgehend in die mittlere Schädelgrube und ähnlich einem Sanduhrneurinom durch den Tentoriumschlitz in die hintere Schädelgrube ausgedehnt hatte. Der Tumor konnte radikal extirpiert werden, wobei der mediale Teil des Tentoriums reseziert wurde.

Der postoperative Verlauf war komplikationslos. Neurologisch fanden sich eine Schädigung des N. trigeminus und eine Fazialisparese links.

6.8.2 Akustikusneurinom

Der erste Autopsiebericht über einen vom N. vestibulocochlearis ausgehenden Tumor stammt aus dem Jahre 1777 von Sandifort. Der erste klinische Bericht über den Fall einer Patientin mit einem später autoptisch gesicherten Akustikusneurinom kommt von Bell aus dem Jahre 1830. Die erste erfolgreiche Extirpation eines Akustikusneurinoms wurde 1894 von Ballance über einen laterosubokzipitalen Zugang ausgeführt.

Akustikusneurinome sind die häufigsten Neurinome der Hirnnerven. Olivecrona (1967) gibt einen Anteil von 9,5% bei 3 265 in seiner Klinik operierten Hirntumoren an.

Die Tumoren entstehen meist an dem Übergang von Glia- zu Myelinscheide des N. vestibularis in der Nähe des Porus acusticus internus. Bei Tumoren im Meatus acusticus internus kommt es bereits bei kleiner Ausdehnung zum Vestibularisausfall und Hörstörungen, während es bei Ausdehnung in den Kleinhirnbrückenwinkel erst spät zu diesen Zeichen kommen kann, die dann oft schon mit sensiblen Ausfällen im Bereich des Trigeminusversorgungsgebietes, Ataxie und einer Liquorabflußstörung verbunden sind.

Elektrophysiologisch nachweisbare Störungen im Bereich des N. facialis finden sich auch bei intrameatalen Tumoren lange bevor sie klinisch manifest würden. Die akustisch evozierten Hirnstammpotentiale stellen ein wichtiges diagnostisches Hilfsmittel bei dem Verdacht auf ein Akustikusneurinom dar. Die Sensitivität beträgt 98% und die Spezifität 90%.

Das MRT hat sich auch hier als dem CT überlegen erwiesen. Es ist möglich geworden, selbst unter 4 mm große Akustikusneurinome zu diagnostizieren.

Fallbeispiel: Ein 16jähriger Patient litt seit 2 Jahren unter einer progredienten Hörminderung auf dem rechten Ohr. Seit 4 Wochen waren Schwindelerscheinungen dazugekommen.

Bei der neurologischen Untersuchung fielen ein Endstellnystagmus beidseits sowie eine Unsicherheit beim Gang mit geschlossenen Augen auf.

Das Tonaudiogramm zeigte einen Gehörverlust oberhalb von 1500 Hz (Abb. 25).

Das CT zeigte eine ca. 5 × 3 × 3 cm große isodense Raumforderung im Bereich des rechten Kleinhirnbrückenwinkels mit deutlichem inhomogenem Kontrastmittelenhancement und perifokalem Ödem.

Beide Seitenventrikel und der 3. Ventrikel waren deutlich erweitert (Abb. 26).

Das MRT zeigte besonders in der koronaren Einstellung die Verlagerung des Hirnstamms zur Gegenseite sowie zystische Veränderungen im Innern des Tumors (Abb. 27 a, b).

Die histologische Untersuchung ergab ein Neurinom mit älteren und frischen Einblutungen sowie regressiven Veränderungen.

Die Operation erfolgte von dem lateralen subokzipitalen Zugang aus. Bereits beim Eingehen in den Kleinhirnbrückenwinkel wurde der große Tumor sichtbar. Es erfolgte die sukzessive Enukleation des Tumors, wobei immer intraarchnoidal geblieben wurde. Der Tumor konnte so schonend vom Hirn-

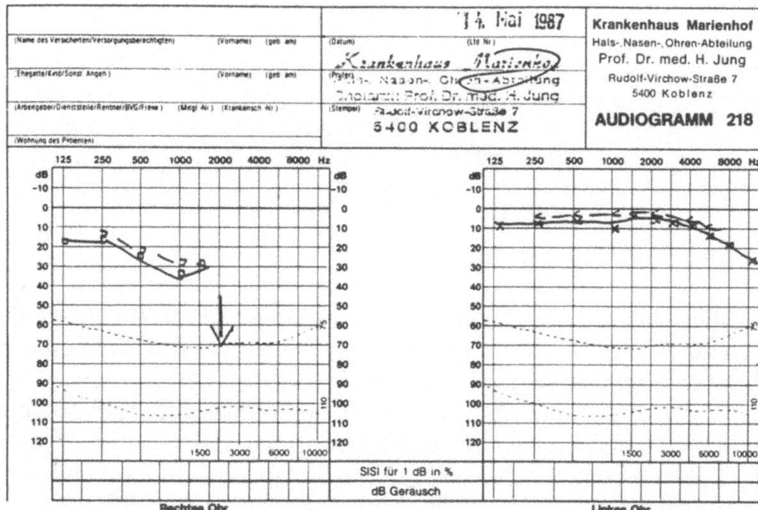

Abb. 25. Tonausiogramm: Gehörverlust rechts oberhalb 1 500 Hz bei Akustikusneurinom rechts

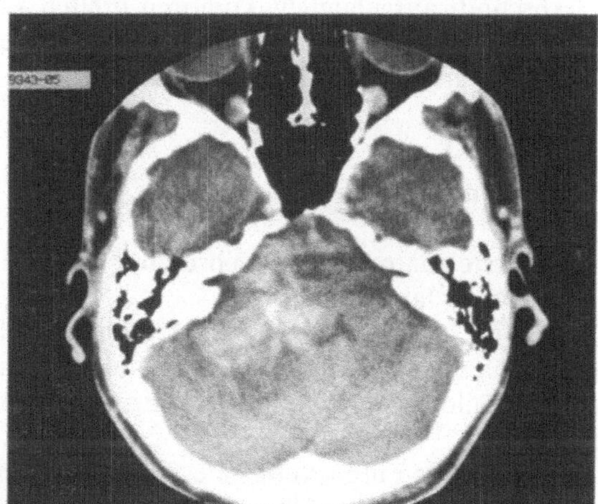

Abb. 26. Computertomographie: Akustikusneurinom rechts

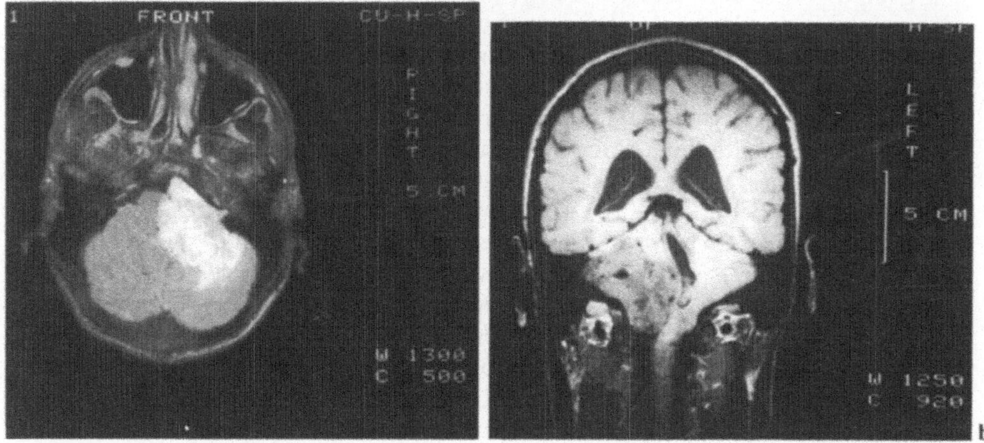

Abb. 27 a, b. Magnetresonanztomographie in axialer (**a**) und koronarer (**b**) Einstellung: Akustikusneurinom rechts mit Verdrängung des Hirnstamms nach links

stamm und den Hirnnerven abpräpariert werden. Auch der etwa 5 mm in den Meatus acusticus internus hineinragende Tumorzapfen konnte unter Erhalt der neuralen Strukturen entfernt werden.

Der postoperative Verlauf war komplikationslos. Die Hörprüfung ergab eine deutliche Verbesserung des Hörvermögens auf dem rechten Ohr.

6.8.3 Fazialisneurinom

In der Literatur werden etwa 70 Fälle von intrakraniellen Fazialisneurinomen genannt, was das extrem seltene Vorkommen dieser Neurinome im neurochirurgischen Bereich illustriert.

Als Symptome sind eine progrediente Fazialisparese, Hörminderung und oft auch ein Fazialisspasmus zu nennen.

Meist breiten sich die vom Ganglion geniculatum oder vom N. petrosus major ausgehenden Fazialisneurinome in die mittlere Schädelgrube aus, so daß zu ihrer Entfernung meist ein subtemporaler Zugang gewählt wird. Die vom intrapetrösen Abschnitt ausgehenden Tumoren breiten sich bevorzugt in den Kleinhirnbrückenwinkel aus, so daß sie am besten durch einen transpetrösen-transtentoriellen Zugang erreicht werden (Murata 1985).

6.9 Glomus-jugulare-Tumor

Die erste anatomische Beschreibung des Glomus jugulare erfolgte durch Valentine in dem Jahre 1840.

Die erste genauere Untersuchung einer Struktur im Bulbus venae jugularis, ähnlich dem Glomus caroticum und anderen chemorezeptiven Organen stammt von Guild aus dem Jahre 1941. Er gab ihr entsprechend den Namen Glomus jugulare.

Die erste Entdeckung eines Glomus-jugulare-Tumors stammt von Rosenwasser aus dem Jahre 1945.

Glomus-caroticum- und Glomus-jugulare-Tumoren gehören zu den Chemodektomen, die wiederum den Paragangliomen verwandt sind. Sie enthalten aber im Gegensatz zu diesen keine chromaffinen Zellen, sondern zahllose runde bis ovale hypochromatische Zellen, die in alveolären Gruppierungen innerhalb eines fibrösen Stromas angeordnet sind. Chemodektome können große Mengen von Katecholaminen enthalten, deren Freisetzung häufig hypertensive Krisen verursachen kann. Die Tumoren sind stark vaskularisiert und werden von N. glossopharyngeus innerviert.

Glomus-jugulare-Tumoren sind ausgesprochen selten und machen etwa 0,03% aller Tumoren aus (Jackson u. Koshiba 1974), während sie bei den Mittelohrtumoren bis zu 60% ausmachen können (Hildmann 1973). Glomus-jugulare-Tumoren zeigen eine deutliche familiäre Häufung und sind in etwa 9% der Fälle mit Chemodektomen anderer Lokalisation assoziiert (Lawson 1980).

Wegen der häufigen Multiplizität der Chemodektome kann die Frage der Metastasierung nicht endgültig geklärt werden. Ebenso ist die Frage der Dignität wegen der häufig aggressiven Wachstumseigenschaften noch strittig.

Ein Agens für die Entstehung der Glomustumoren scheint mit ihrer physiologischen Funktion zusammenzuhängen, also dem Reagieren auf die Sauerstoffspannung des Blutes. So fanden sich in Höhenlagen deutlich mehr Glomus-caroticum-Tumoren (Saldana et al. 1973).

Nach Größe und Ausbreitungsrichtung lassen sich die Glomus-jugulare-Tumoren in 5 Klassen aufteilen (Kempe et al. 1971).

Klasse 1:

Kleine Tumoren, die bereits die dünne Lamelle zwischen Bulbus v. jugularis und Hypotympanon durchbrochen haben, sind durch das Trommelfell als rötlich-blaue Masse zu erkennen. Als Symptome treten Tinnitus, Schalleitungsschwerhörigkeit, Fazialisparese und Ohrenbluten auf.

Klasse 2:

Tumoren, die auf den Bulbus beschränkt bleiben oder sich entlang der Sinus des Schädels und der Halsvenen ausdehnen.

Klasse 3:

Tumoren, die zur Erweiterung des Foramen jugulare führen, ohne daß bereits die Hirnnerven IX–XI betroffen würden.

Klasse 4:

Tumoren die sich durch Arrosion des Foramen jugulare in das Mastoid ausdehnen. Es kommt zum Foramen-jugulare-Syndrom, aber zu keiner Fazialisparese. Die Gefäßversorgung erfolgt noch ausschließlich über Äste der A. carotis externa, insbesondere die A. pharyngea ascendens.

Klasse 5:

Tumoren, die sich innerhalb des Felsenbeins ausgedehnt haben und zu Ausfällen der Hirnnerven V, VII und VIII geführt haben. Die Tumoren können das gesamte Felsenbein arrodiert haben und erreichen den Sinus cavernosus sowie den Parapharyngealraum. Die Gefäßversorgung geschieht über die A. carotis interna, extrakranielle Äste der A. vertebralis und Äste aus dem petrösen, manchmal auch aus dem intrakavernösen Abschnitt der A. carotis interna.

Klasse 6:

Tumoren, die über die Mittellinie der Schädelbasis hinausreichen und sich über den Clivus hinweg in den Sinus cavernosus beidseits ausdehnen.

Die Gefäßversorgung erfolgt über die A. carotis interna beidseits. Es kommt bei diesen großen Tumoren gehäuft zu Augenmuskellähmungen, gesteigertem Hirndruck, Nystagmus, Hemiparese und Gangataxie, da sich der Tumor meist auch in die hintere Schädelgrube ausgedehnt hat und dann den Hirnstamm sowie das Kleinhirn komprimiert.

Bei der operativen Therapie der großen, extensiv gewachsenen Glomus-jugulare-Tumoren hat sich folgende Vorgehensweise bewährt (Denecke 1969; Menzel 1978):

   Die Extirpation des Tumors entlang der A. carotis interna in der Pyramide erfolgt durch den HNO-Chirurgen. Die daran sich anschließende Extirpation des Tumors aus der hinteren Schädelgrube ist die Aufgabe des Neurochirurgen. Dabei sind folgende Punkte zu beachten:

1. Die Kraniotomie der hinteren Schädelgrube erfolgt osteoklastisch und soweit, wie es die Ausdehnung des Tumors verlangt (Abb. 28a).
2. Die Ligatur des Sinus transversus bzw. sigmoideus erfolgt am distalen Tumorpol. Wird die Ligatur am Sinus transversus durchgeführt, so ist der venöse Abfluß über die Sinus petrosus superior und inferior blockiert – sofern sie nicht schon durch den Tumor verschlossen sind –, und man muß mit einer venösen Abflußbehinderung mit Schwellung des Hirnstamms und der Kleinhirnhemisphäre rechnen. Dem muß schon während der Operation durch die Gabe von dehydrierenden Substanzen begegnet werden. Die Schwellung verstärkt sich, wenn nicht alle arteriellen Zuflüsse zum Tumor aus der A. carotis externa unterbunden wurden.
3. Die Tumorextirpation erfolgt unter mikro-neurochirurgischer Technik mit Verwendung des Operationsmikroskops. Kontusionierungen der Kleinhirn-

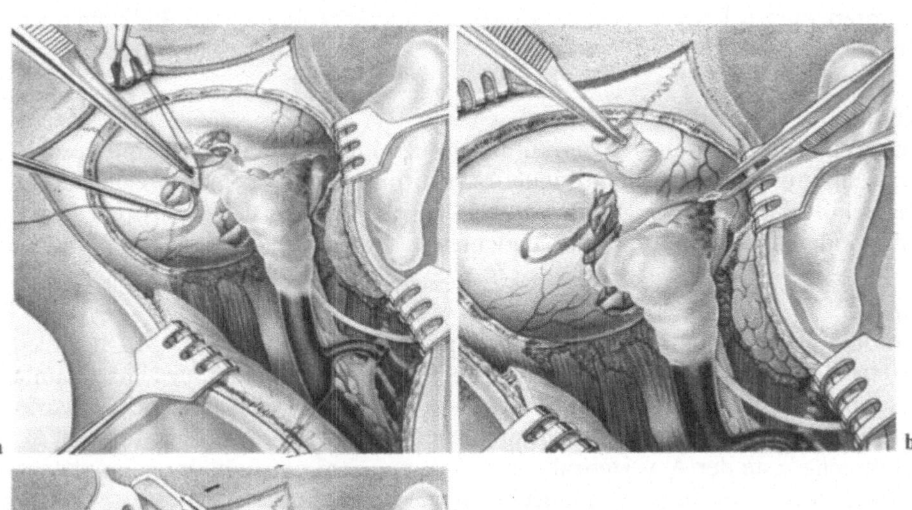

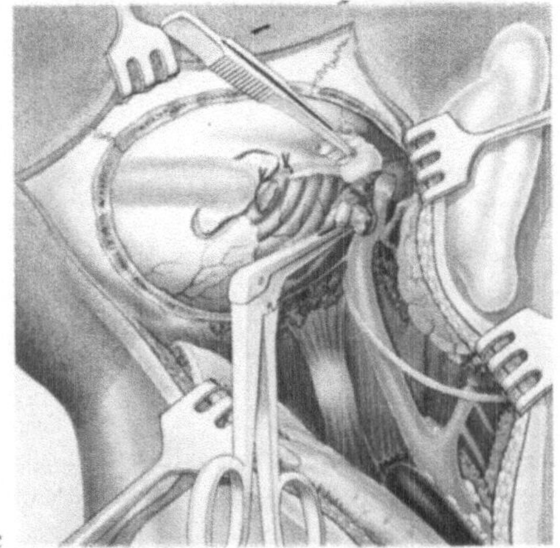

Abb. 28a–c. Operatives Vorgehen bei großen Glomus-jugulare-Tumoren. **a** Ausdehnung der osteoklastischen Kraniotomie und Ligatur des Sinus sigmoideus; Zustand nach Resektion des Mastoids; des Mittelohres und des Labyrinths. **b** Freipräparation der intrapyramidalen A. carotis interna bis zum Sinus cavernosus. **c** Darstellung des großen nach Tumorexstirpation entstandenen Duradefekts. (Aus Denecke 1980)

oberfläche, der Gefäße und der Nerven sind unbedingt zu vermeiden (Abb. 28 b).

4. Ein wichtiges neurochirurgisches Problem ist der Verschluß des nach Tumorextirpation entstandenen Duradefektes, da durch die verkürzte Tube eine Keiminvasion in den Nasopharynx mit der Gefahr einer Infektion oder Meningitis zu befürchten ist (Abb. 28 c).
Wir verzichten auf die Verwendung von Faszie oder lyophilisierter Dura und schlagen den am sternalen Ende abgelösten M. sternocleidomastoideus in das Resektionscavum ein.

5. Eine besondere Problematik stellt die Rekonstruktion des N. facialis dar. Bei der Größe dieser Tumoren ist es in der Regel nicht möglich, den häufig auch vom Tumor durchwachsenen Nerv zu erhalten. Wir streben nach radikaler Tumorextirpation eine perineurale End-zu-End-Naht des N. facialis an. Ist dies nicht spannungsfrei möglich, interponieren wir unter dem Operationsmikroskop Suralisfaszikel. Die Prognose ist in der Regel gut.
Die Strahlentherapie der Glomus-jugulare-Tumoren ist umstritten und wird von vielen Autoren abgelehnt (Kempe et al. 1971). Die selektive Embolisation hat sich in Kombination mit der operativen Therapie bewährt, da hierbei Blutverluste reduziert werden können (Simpson 1979).

Fallbeispiel: Ein 41jähriger Patient litt seit 2 Jahren unter einem zunehmenden Schulterschiefstand rechts mit Schwäche bei der Elevation des rechten Armes, einem Abweichen der Zunge nach rechts, einem plussynchronen Tinnitus und schließlich auch einer Schwerhörigkeit rechts, verbunden mit Schwindel.
Bei der neurologischen Untersuchung fanden sich eine hochgradige Hypakusis rechts mit Provokationsnystagmus sowie die Zeichen der Schädigung von den kaudalen Hirnnerven IX–XII.
Angiographisch stellte sich ein ca. 5 cm großer Tumor im Bereich des Foramen jugulare rechts dar, der ausschließlich von der A. carotis externa versorgt wurde (Abb. 29 a, b).

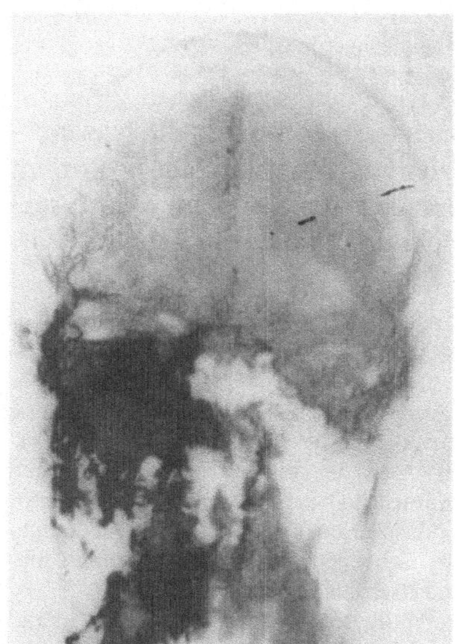
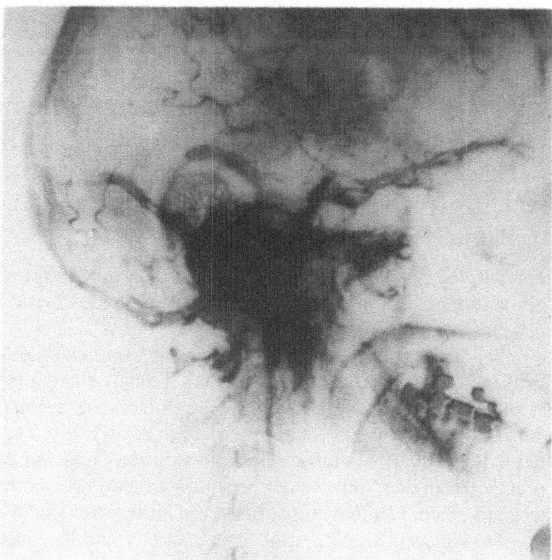

Abb. 29 a, b. Karotisangiographie rechts a. p. (**a**) und seitlich (**b**): Ausgedehnter Glomus-jugulare-Tumor rechts

Eine erste Operation mußte wegen einer exzessiven Kleinhirnschwellung abgebrochen werden. Trotz einer vorübergehenden Liquorfistel kam es zu keiner Infektion oder Meningitis.

Bei der zweiten Operation mußte der N. facialis wegen Tumorbeteiligung im Bereich des Porus acusticus internus reseziert werden. Eine Fazialisplastik wurde in diesem Falle nicht durchgeführt. Der Tumor konnte vollständig aus Pyramide und Kleinhirnbrückenwinkel herausgelöst werden.

Der postoperative Verlauf war komplikationslos. Neurologisch fanden sich ein Ausfall der kaudalen Hirnnerven, Fazialisparese und ein Horner-Syndrom rechts.

Bei zwei weiteren Sitzungen wurden die Korrektur des Schluck- und Stimmbandapparats sowie des rechten Gaumensegels nach Denecke (1977) durchgeführt. Der weitere Verlauf war komplikationslos, die Arbeitsfähigkeit konnte aber nicht wiederhergestellt werden. Der Patient versorgte zur Zeit der Nachuntersuchung 6 Jahre postoperativ einen 4-Personen-Haushalt.

6.10 Karzinom

6.10.1 Nasopharynxkarzinom

Der Nasopharynx ist der kraniale Teil des Pharynx und liegt direkt unterhalb des Os sphenoidale und damit auch unterhalb des medialen Teils des Foramen lacerum. Hierdurch können die Karzinome des Nasopharynx per continuitatem in die Schädelbasis einwachsen. Bei Einbruch in den Parapharyngealraum können die Tumoren den Keilbeinflügel und de Fossa infratemporalis infiltrieren. Die Nasopharynxkarzinome machen nicht mehr als 0,5% aller Tumoren aus, es gibt aber ein gehäuftes Vorkommen in Südchina, Malta und Kenya.

Lymphknotenmetastasen im Halsbereich kommen zu 70% vor.

Die Ausdehnung des Tumors in die Schädelbasis führt zur Klassifikation T4, was die Prognose deutlich verschlechtert (Wei 1984). Die Operation dient zur Gewinnung von Tumormaterial und zur Tumorverkleinerung, denn die wichtigste therapeutische Maßnahme ist die Radiatio.

6.10.2 Nasennebenhöhlenkarzinom

Häufiger als die Epipharynxkarzinome kommen in unseren Breiten die Nasennebenhöhlenkarzinome vor. Wegen der engen Beziehung zur Schädelbasis kommt es bei den Karzinomen, die von den Siebbeinzellen oder der Keilbeinhöhle ausgehen, in 50% der Fälle schon frühzeitig zur Ausdehnung in die Schädelbasis (Kitt u. Panje 1984).

Fallbeispiel: Ein 55jähriger Patient litt seit 4 Jahren unter rechtsseitigen Gesichtsschmerzen, die verbunden waren mit einem Taubheitsgefühl in der rechten Gesichtshälfte. Seit etwa 3 Monaten war es zusätzlich zu Doppelbildern gekommen.

Bei der neurologischen Untersuchung fand sich eine Abduzensparese rechts sowie eine Hypalgesie in allen 3 Trigeminusästen rechts. Das CT zeigte einen ausgedehnten destruierenden Prozeß in der Fossa pterygo-palatina mit Beteiligung des dorsolatero-kranialen Anteils der rechten Oberkieferhöhle und der rechten Orbitaspitze. Nach medial hin zeigten sich Tumoranteile in den Siebbeinzellen. Der Tumor hatte die rechte Fossa infratemporalis infiltriert und war über das Foramen ovale entlang dem Ganglion Gasseri in den Sinus cavernosus und an die Felsenbeispitze rechts gelangt, wobei er über diese hinweg mit einem kleinem Anteil bis in die hintere Schädelgrube zu reichen schien (Abb. 30).

Bei einer ersten Operation wurde über einen Zugang durch die rechte Oberkieferhöhle Material gewonnen.

Die histologische Untersuchung ergab ein infiltrierend gewachsenes, mittelgradig-differenziertes Plattenepithelkarzinom.

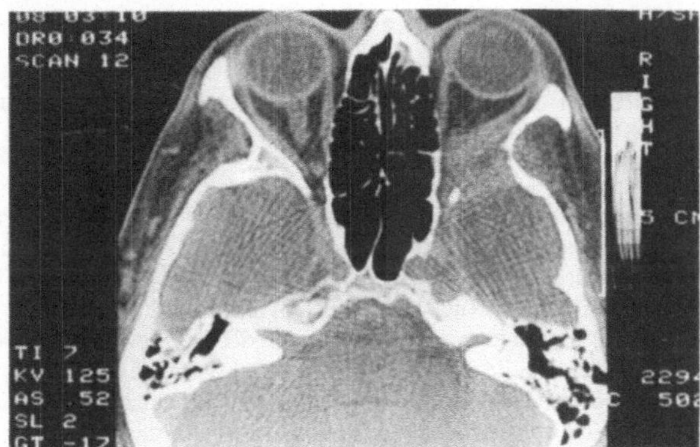

Abb. 30. Computertomographie: Nasennebenhöhlenkarzinom mit Destruktion der rechten Orbitaspitze und Pyramidenspitze

Bei einer zweiten Operation wurde über einen paranasalen Zugang der Tumor im Bereich der Orbitaspitze, der Oberkieferhöhle und des Siebbeinzellsystems mit Ausdehnung, soweit als möglich, nach hinten extirpiert.

Anschließend erfolgte die Radiatio.

Der Patient hat die Behandlung ohne wesentliche Komplikationen oder Defizite gut überstanden.

6.11 Melanom

Primäre Melanome im Bereich des ZNS sind ungewöhnlich, da sie bekanntlich meistens von der Haut und seltener von der Retina ausgehen. Etwa 300 Fälle sind in der Literatur genauer beschrieben worden, wobei das Alter hier schwerpunktmäßig in der 3. Dekade liegt, gegenüber einer fast gleichmäßigen Verteilung zwischen der 3. und 6. Dekade beim kutanen Melanom (Savitz et al. 1974).

Zerebrale Metastasen kommen bei disseminierenden Melanomen zu über 50% vor. Es ist daher schwierig, zwischen einem primären Melanom des ZNS und einer zerebralen Metastase eines Melanoms eines anderen Ursprungs zu unterscheiden. An erster Stelle steht daher die Suche nach einem anderen Melanom außerhalb des ZNS, wie etwa im Bereich der Haut und des Auges.

Die primären Melanome des ZNS, lassen sich grundsätzlich in zwei verschiedene Formen unterteilen. Es wird angenommen, daß sie jeweils ihren Ursprung in den Melanozyten der Leptomeningen haben, wobei die erste Form eine diffuse Infiltration der Meningen und die zweite solide Tumoren darstellen. Sie sind häufig, insbesondere bei Kindern mit neurokutanen Veränderungen wie einer Melanosis und großen Naevi vergesellschaftet.

Bei elektronenmikroskopischen Untersuchungen finden sich die Melanomzellen mit Melanosomen und Prämelanosomen beladen.

Melanome führen zu einer Endothelproliferation, wobei das Endothel stark gefenstert ist, was das starke Enhancement dieser Tumoren erklärt.

Auch bei der radikalen Extirpation dieser Tumoren liegt die mittlere postoperative Überlebenszeit bei 1 Monat, reicht aber in seltenen Fällen bis zu 10 Jahren.

Ebenso selten sind Melanome, die von der Dura, also den Pachymeningen ausgehen. Bei der elektronenmikroskopischen Untersuchung fehlen die sonst bei

leptomeningealen Melanomen typischen ribosomenreichen Zellen. Sie haben eine
wesentlich bessere Prognose (Narayan et al. 1981). Die postoperativen Überlebenszeiten liegen im Bereich von 2 und mehr Jahren. Wir denken, daß der folgende Fall zu dieser Melanomform gehört.

Fallbeispiel: Bei einer 25jährigen Patientin war es erstmals vor 7 Jahren zu rechtsseitigen Kopfschmerzen, Sensibilitätsstörungen in der rechten Gesichtshälfte, einer Parese der rechten Kaumuskulatur und
einer rechtsseitigen Abduzensparese gekommen. Die damals durchgeführte Diagnostik einschließlich
einer rechtsseitigen Karotisangiographie und eines kranialen CT ergab keine Auffälligkeiten. Es kam
zu einer langsamen Rückbildung der Symptomatik.

Vor 2 Jahren kam es zum Auftreten der gleichen Symptomatik, die sich wiederum zurückbildete.

Aktuell trat die Symptomatik in verstärktem Maße auf. Es fand sich nun neben einer Abduzensparese rechts auch eine Okulomotorius- und Trochlearisparese rechts sowie eine Hypalgesie im Bereich
der rechten Gesichtshälfte mit Kaumuskelparese und erloschenem Kornealreflex rechts.

Das nun durchgeführte kraniale CT zeigte eine Raumforderung von etwa 4 cm Durchmesser in der
mittleren Schädelgrube rechts mit Ausläufern in die hintere Schädelgrube und deutlichen Knochendestruktionen im Bereich der rechten Orbitaspitze, der Seitenwand der Keilbeinhöhle und der rechten Pyramidenspitze. Es kam zu einer saumförmigen Kontrastmittelanreicherung im Randbereich
(Abb. 31 a, b). Die MRT ergab deutliche Zeichen einer Blutung im Bereich der oben beschriebenen
Raumforderung (Abb. 32).

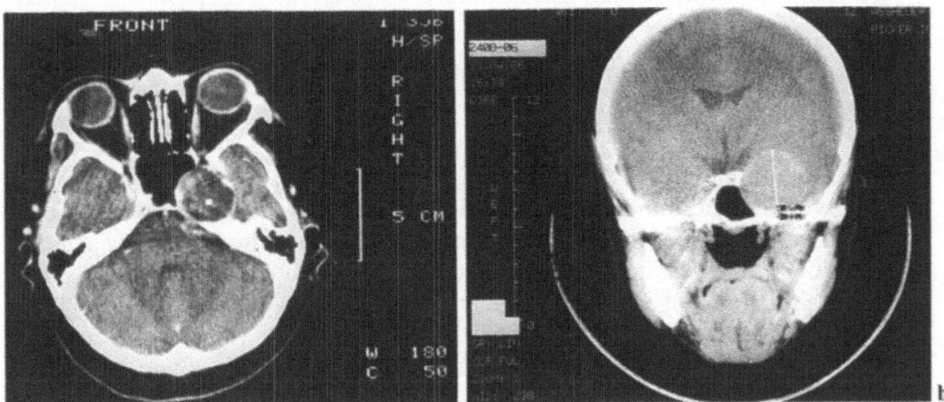

Abb. 31 a, b. Computertomographie in axialer (**a**) und koronarer (**b**) Einstellung: Melanom im Bereich
der rechten Pyramidenspitze und mittleren Schädelgrube

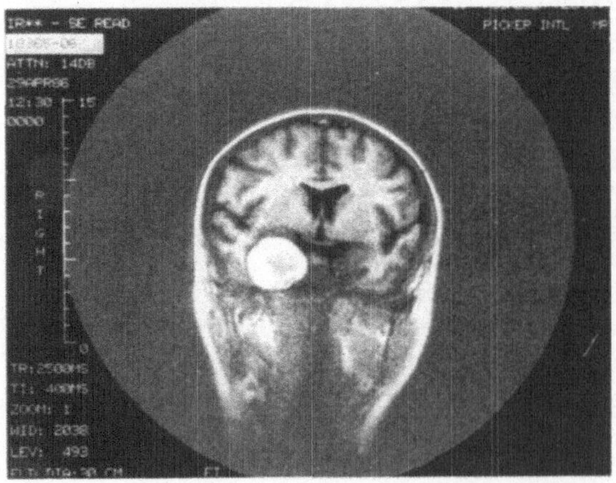

Abb. 32. Magnetresonanztomographie: Melanom im Bereich der rechten Pyramidenspitze und mittleren
Schädelgrube

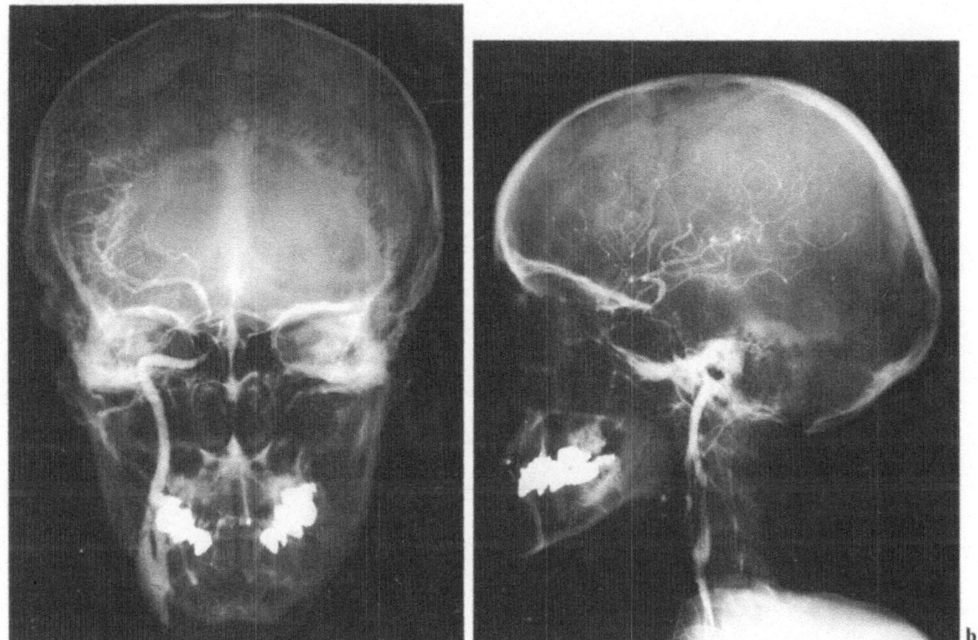

Abb. 33 a, b. Karotisangiographie a. p. (**a**) und seitlich (**b**): Kompression des kavernösen Abschnitts durch Melanom im Bereich der rechten Pyramidenspitze und mittleren Schädelgrube

Die selektive angiographische Darstellung der A. carotis interna rechts zeigte deren hochgradige Einengung und Verdrängung im kavernösen Abschnitt mit filiformer Stenose, ohne den Nachweis einer pathologischen Vaskularisation (Abb. 33 a, b).

Bei der Operation fand sich bei subtemporalem Zugang ein temporomediobasal, extradural gelegener Tumor von teils schwärzlich-bräunlichem und teils gelblich-weißlichem Aussehen. Der Tumor wurde radikal ausgeräumt. Kapselreste zur A. carotis interna und zum Sinus cavernosus hin wurden belassen und koaguliert.

Die histologische Untersuchung ergab einen Tumor mit mittelgradigem Gefäß- und kollagenem Fasergehalt, in dem sich Inseln eines Melanoms fanden. Dazwischen auch Einblutungen und Nekrosen mit darin enthaltenen Knochenbälkchen.

Die postoperative Kontrollangiographie der A. carotis rechts zeigte nun eine normallumige A. carotis interna im zuvor komprimierten kavernösen Abschnitt (Abb. 34). Neurologisch ist es zur weitgehenden Rückbildung der Augenmuskelparesen und Sensibilitätsstörungen gekommen.

Die Nachbeobachtungszeit beträgt nun mehr als 9 Monate, ohne daß ein Anhalt für ein Tumorrezidiv bestünde.

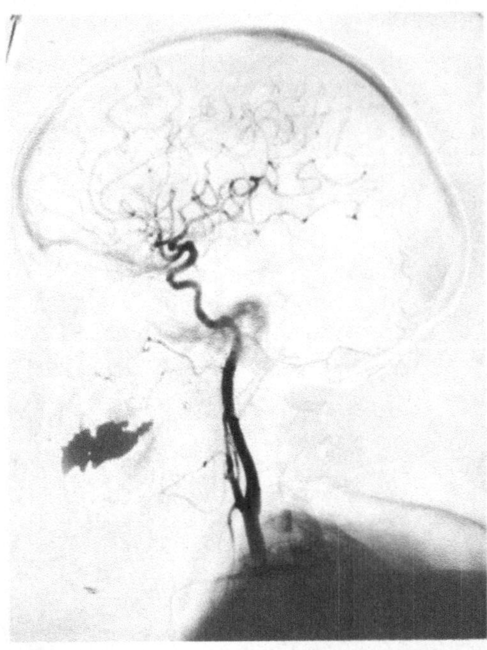

Abb. 34. Karotisangiographie bei Zustand nach Entfernung des Melanoms im Bereich der mittleren Schädelgrube

6.12 Metastase

Metastasen der Schädelbasis haben meist einen Primärtumor im Bereich der Prostata, Mamma, Niere und Lunge. Sofern es sich um eine Solitärmetastase handelt, sollte eine operative Entfernung angestrebt werden. Lage des Prozesses und daraus folgendes operatives Vorgehen können sehr ähnlich wie bei den Fallbeispielen Melanom und Nebenhöhlenkarzinom sein. Eine Nachbestrahlung sollte in den meisten Fällen erfolgen.

6.13 Hypophysenadenom

1839 erwähnte Bressler 3 Fälle von sogenanntem „Hypophysenkrebs". 1901 fanden Fränkel et al., daß die Ursache der Akromegalie ein Adenom der Hypophyse ist.

Dott et al. machten 1925 die Unterteilung in chromophobe Adenome, die meist mit einer Hypophyseninsuffiziens verbunden sind, und eosinophile Adenome, die etwa bei der Akromegalie anzutreffen sind. Die Bedeutung der basophilen Adenome als TSH-Produzenten wurde 1932 von Cushing beschrieben.

Hypophysenadenome machen etwa 10% aller Hirntumoren aus, wobei 20–50% keine eigene Hormonproduktion aufweisen.

Unabhängig von der Hyper- oder Hypoproduktion eines oder mehrerer Hormone der Hypophyse kommt es bei 20% der Patienten zu Kopfschmerzen. Durch die enge Nachbarschaft zum Chiasma kommt es bereits bei relativ geringer Ausdehnung der Tumoren nach suprasellär in 70% dieser Fälle zu einer mehr oder weniger ausgeprägten bitemporalen Hemianopsie und in 30% zu homonymen Gesichtsfeldausfällen.

Bei weiterer Ausdehnung nach suprasellär, bis in die Cisterna interpeduncularis kann es schließlich zur Kompression eines Hirnschenkels mit dem Auftreten einer Hemiparese kommen. Bei parasellärer Ausdehnung kann es zu Augenmuskelparesen und schließlich zum kompletten Sinus-cavernosus-Syndrom kommen.

Fallbeispiel: Ein 41jähriger Patient litt seit 12 Jahren wegen einer Retinopathia pigmentosa unter einer progredienten Sehverschlechterung. Seit etwa 6 Monaten waren Müdigkeit, Schwäche in den Beinen und Potenzstörungen aufgetreten.

Bei der Untersuchung konnte der Patient nur noch auf dem linken Auge gerade noch Schatten erkennen.

Die endokrinologische Untersuchung ergab eine Hypophysenvorderlappeninsuffizienz mit Hypogonadismus.

Das CT zeigte einen von der Sella ausgehenden Tumor mit Ausdehnung nach supra- und rechtsparasellär (Abb. 35).

Bei der Operation erfolgte über einen fronto-temporalen Zugang die Extirpation des supra- und parasellären Tumoranteils, der mit der rechten A. cerebri anterior verwachsen war und von dieser abpräpariert wurde.

Nachdem sich der Patient gut von diesem Eingriff erholt hatte, erfolgte 4 Monate später die Extirpation des intrasellären Tumoranteils über einen transphenoidalen Zugang.

Die histologische Untersuchung ergab jeweils ein gemischtes Hypophysenadenom mit chromophoben, eosinophilen und papillären Anteilen.

Eine Visusverbesserung konnte nicht mehr erreicht werden. Die sonstigen Beschwerden besserten sich unter der Hormonsubstitution.

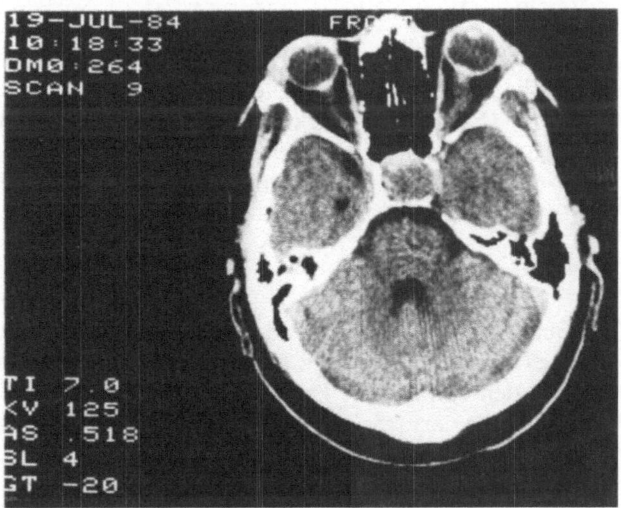

Abb. 35. Computertomographie: Hypophysenadenom mit Ausdehnung nach rechts parasellär

6.14 Hämangiom

Hämangiome wurden zuerst von Luschka 1854 und später von Virchow 1867 diskutiert. Die erste genauere Beschreibung stammt von Steinhill aus dem Jahre 1895. Dandy stellte in einer Arbeit aus dem Jahre 1928 8 eigene und 22 Fälle aus der Literatur zusammen und kam zu dem Schluß, daß diese Gefäßmalformationen so gut wie inkurabel sind. Er selbst erreichte nur eine kurative Exzision bei einer einfachen arteriovenösen Fistel durch Ligatur derselben. Die ersten erfolgreichen Operationen gelangen erst ab dem Jahre 1941 durch Penfield und Erickson.

Histologisch handelt es sich um meist kapilläre, seltener kavernöse Gefäßkonvolute, die einen direkten Shunt zwischen normalen Arterien und Venen bilden. Die Gefäße haben dabei teilweise zerreißliche Venenwände, teilweise Arterienwände oder hybride Wandformen.

Die Hämangiome haben die Tendenz, den Shuntfluß zu vergrößern und dabei selbst zu expandieren. Von pathophysiologischer Bedeutung sind dabei:
1. Das Steal-Phänomen, d. h. daß den normalen, das Gehirn versorgenden Kapillaren das Blut entzogen wird, was sich in neurologischen Defiziten oder Krampfanfällen äußern kann.
2. Erhöhter venöser Druck in den ableitenden Venen des Gehirnes, was sich in gesteigertem Hirndruck und ebenfalls erniedrigter Perfusion des Hirngewebes äußern kann.
3. Direkte Kompression des Gehirns durch diese pulsierenden, tumorartigen Gebilde.
4. Hämorrhagien, da die pathologischen Gefäßwände häufig einem erhöhten arteriellen Druck nicht gewachsen sind.

In 50% der Fälle treten Hämangiome durch Krampfanfälle in Erscheinung, wobei die Hälfte fokale Anfälle sind.

In 10–15% der Fälle kommt es zur intrazerebralen Blutung, in weiteren 15% zur progredienten Hemiparese und in 20% zu starken Kopfschmerzen, wobei wahrscheinlich auch Mikrohämorrhagien eine Rolle spielen dürften.

6.14.1 Duraangiom

Im Bereich der Schädelbasis dürften die Duraangiome relevant sein, die aber relativ selten sind (Kosnik et al. 1974). Sie gehen von den Gefäßen der Dura aus und werden von den die Dura versorgenden Arterien gespeist und von den Sinus drainiert. Sie verursachen meist einen erhöhten Hirndruck durch diesen arteriovenösen Shunt mit erhöhtem Flow in den Sinus.

Bei der Operation müssen möglichst alle zuführenden Arterien und unter Beachtung der wichtigen Abflußwege des Gehirnes auch die Venen bzw. Sinus in der Dura ligiert werden, so daß das Hämangiom zusammenschrumpft und damit vollständig reseziert werden kann.

Fallbeispiel 1
Eine 49jährige Patientin litt seit 1½ Jahren unter stärkeren rechtsseitigen Kopfschmerzen mit zeitweisem Erbrechen. Seit einem halben Jahr bemerkte sie eine zunehmende Schwäche in der linken Hand.

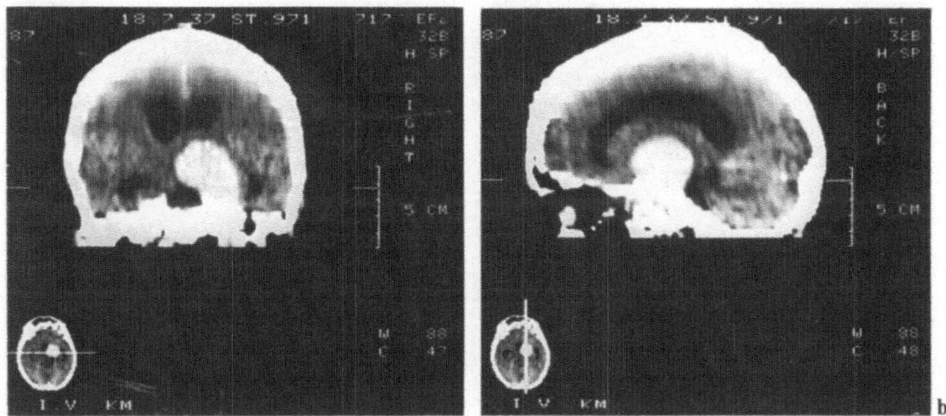

Abb. 36 a, b. Computertomographie in koronarer (**a**) und parasagittaler (**b**) Einstellung: Duraangiom im Bereich der mittleren Schädelgube rechts

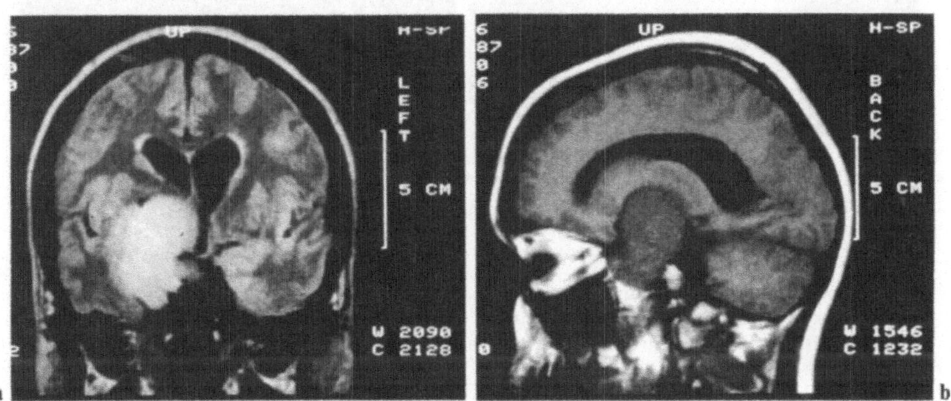

Abb. 37 a, b. Magnetresonanztomographie in koronarer (**a**) und parasagittaler (**b**) Einstellung: Duraangiom im Bereich der mittleren Schädelgrube rechts

Bei der neurologischen Untersuchung fand sich eine diskrete Hemiparese links, etwas deutlichere Minderung der groben Kraft der linken Hand.

Das CT zeigte eine hyperdense, stark enhancende Raumforderung von 4,5 × 4,5 cm Größe, die sich vom medialen Keilbeinflügel ausgehend nach kranial entwickelte, nach dorsal bis ans Tentorium reichte, nach medial hin bis zum Clivus reichte und die Mittellinie nach links überschritt, wobei es zu einer diskreten Liquorzirkulationsstörung kam (Abb. 36 a, b). Das MRT ergab einen entsprechenden Befund (Abb. 37 a, b). Die Angiographie zeigte die arteriellen Zuflüsse über die A. temporalis media aus der A. cerebri media und über einen kräftigen Truncus meningiohypophysius aus dem kavernösen Karotisabschnitt rechts (Abb. 38 a, b).

Bei der Operation mit einem subtemporalen Zugang zeigte sich ein großer stark vaskularisierter Tumor, der vom Tentoriumrand ausging. Bei der Extirpation blutete es stark. Da der N. oculomotorius mit dem Tumor verwachsen war, konnte er nicht erhalten werden. Der Tumor wurde so radikal zusammen mit einem Teil der Dura der mittleren Schädelgrube extirpiert. Schon während der Operation kam es zu einer deutlichen Hirnschwellung.

Die histologische Untersuchung ergab ein Duraangiom.

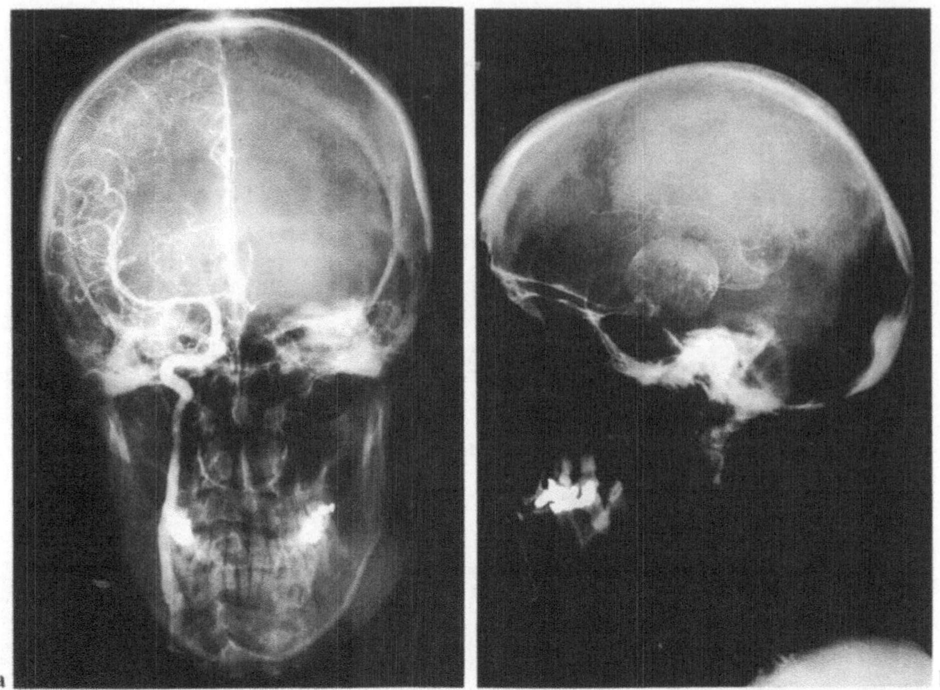

Abb. 38 a, b. Karotisangiographie a. p. (**a**) und seitlich (**b**) rechts: Duraangiom im Bereich der mittleren Schädelgrube rechts

Postoperativ war die Patientin somnolent, aber erweckbar, und zeigte neben einer Okulomotoriusparese rechts eine ausgeprägte Hemiparese links.

Sekundär trübte die Patientin ein und verstarb unter den Zeichen eines exzessiven Hirnödems.

6.14.2 Kavernöses Angiom

Kavernöse Angiome kommen häufig im Bereich des Meatus acusticus internus vor, wobei die Symptome die gleichen wie beim Akustikusneurinom sind, nur, daß sie wesentlich rascher progredient sind (Mangham et al. 1981).

Fallbeispiel 2

Ein 43jähriger Patient bemerkte seit 6 Monaten eine progrediente Hörminderung rechts. Von HNO-ärztlicher Seite war der Verdacht auf ein Akustikusneurinom geäußert worden.

Bei der Untersuchung fiel lediglich eine Hypakusis rechts auf. Das CT zeigte im Bereich des Porus acusticus internus rechts einen deutlich enhancenden Tumor mit kleinem extrameatalem Anteil (Abb. 39). Das MRT bestätigte den Befund eines etwa 8 mm großen raumfordernden Prozesses im Bereich des Porus acusticus internus rechts (Abb. 40 a, b).

Bei der Operation mit latero-subokzipitalem Zugang fand sich ein kavernöses Angiom im Bereich des Meatus acusticus internus, das den N. vestibulocochlearis und den N. facialis deutlich komprimierte. Das Angiom wurde koaguliert, so daß keine Raumforderung mehr von ihm ausging.

Der postoperative Verlauf war komplikationslos. Es blieb eine Hypakusis rechts.

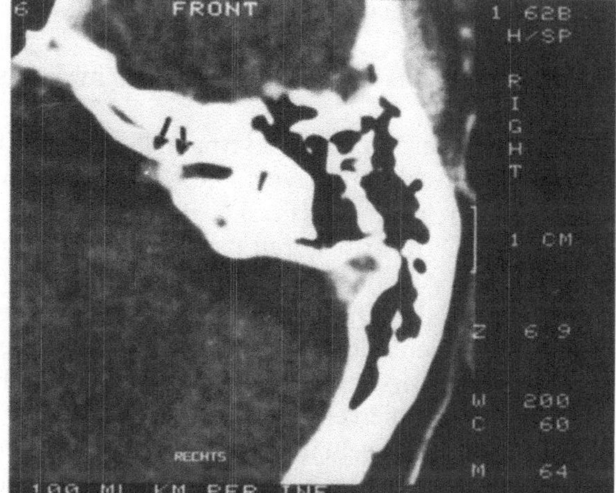

Abb. 39. Computertomographie:
Angion im Bereich des Porus
acusticus internus rechts

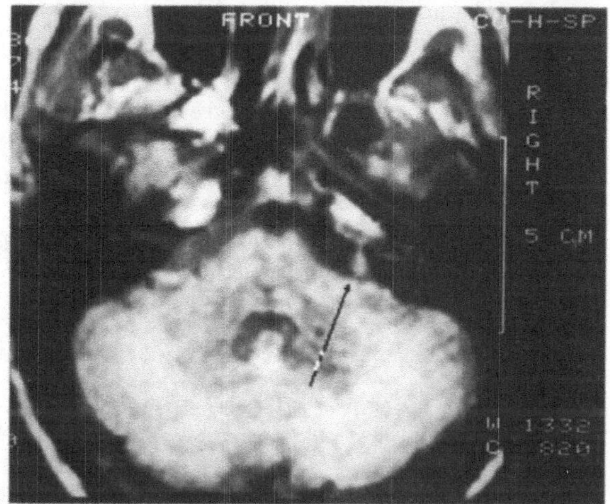

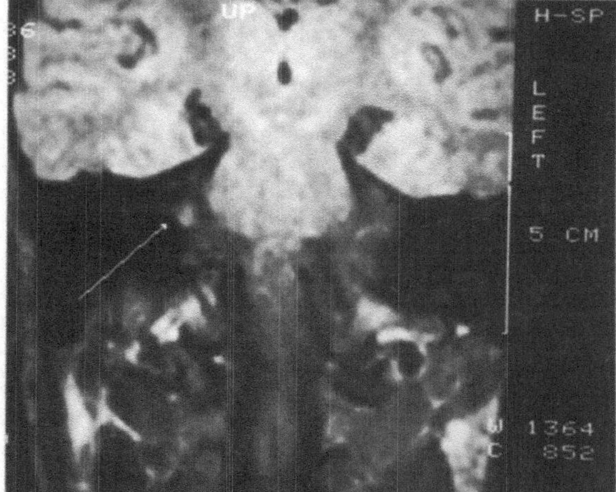

Abb. 40 a, b. Magnetresonanztomographie in axialer (**a**) und koronarer (**b**) Einstellung: Angiom
im Bereich des Porus acusticus
internus rechts

6.15 Aneurysma der A. carotis interna

6.15.1 Aneurysma der A. carotis interna im Sinus-cavernosus-Abschnitt

Aneurysmen der A. carotis interna im Schädelbasisbereich kommen häufig im intrakavernösen Abschnitt vor. Diese Lokalisation macht etwa 3% aller intrakraniellen Aneurysmen aus (Pool u. Potts 1965). Die A. carotis interna verläuft hier nach ihrem Durchtritt durch das Foramen lacerum ohne Widerlager durch den Sinus cavernosus, bis sie diesen durch die Dura oberhalb des vorderen Klinoidfortsatzes verläßt. Durch das fehlende Widerlager können die Aneurysmen hier sehr groß werden und werden dann als Riesenaneurysmen bezeichnet.

Sie treten überwiegend bei Frauen über 40 Jahren auf und sind häufig mit arterieller Hypertonie vergesellschaftet.

Blutungen sind selten, da die Aneurysmen bei entsprechender Größe die den Sinus cavernosus umgebende Durawand erreichen und so weitere Ausdehnung und damit die Ruptur verhindert wird (Barr et al. 1971). Kommt es doch einmal zur Ruptur und Blutung in den Sinus cavernosus, entsteht meist eine Sinus-cavernosus-Fistel mit auskultierbarem Ströhmungsgeräsch über dem ipsilateralen Auge, Exophthalmus und Glaskörperblutungen.

Bartholow beschrieb schon 1872 die Symptome der Aneurysmen im Bereich der Schädelbasis, wobei das Sinus-cavernosus-Syndrom im Vordergrund steht, also Augenmuskellähmungen bis hin zur Ophthalmoplegie.

Fallbeispiel:
Eine 59jährige Patientin bemerkte ein halbes Jahr zuvor plötzlich einsetzend für die Dauer von 10 min ein verschwommenes Sehen auf dem rechten Auge. Seitdem klagte sie über Kopfschmerzen rechts frontotemporal und Doppelbilder beim Blick nach rechts, zudem war ihr eine Protrusio bulbi rechts aufgefallen.
    Bei der neurologischen Untersuchung fand sich eine Protrusio bulbi sowie eine Abduzensparese rechts.
    Das kraniale CT und das MRT zeigten ein Riesenaneurysma der A. carotis interna rechts im kavernösen Abschnitt mit deutlicher Impression der lateralen Keilbeinhöhlenwand rechts (Abb. 41 u. 42 a, b).
    Die Angiographie bestätigte diesen Befund (Abb. 43) und zeigte bei der Darstellung der linken A. carotis mit Kompression der rechten Seite einen ausreichenden Übertritt des Kontrastmittels auf die Gegenseite, was einen suffizienten Circulus Wilisi und insbesondere Ramus communicans anterior bedeutete.
    Es konnte daher das Aneurysma durch Trapping ausgeschaltet werden, d. h. es wurde zunächst unter Lokalanästhesie und EEG sowie klinischer Überwachung die rechte A. carotis interna am Hals abgeklemmt und nach einer halbstündigen Beobachtungszeit ohne Auffälligkeiten legiert. Eine Woche später wurde schließlich die A. carotis interna intrakraniell von einem frontotemporalen Zugang aus geklippt.
    Komplikationen traten nicht auf. Die postoperative Hirndurchblutungsmessung ergab sogar eine überschießende Durchblutung auf der rechten Seite.

Bereits Dandy beschrieb 1939 die Behandlung der Carotis-interna-Aneurysmen durch Ligatur der A. carotis communis. Das Hauptrisiko liegt in der Ischämiegefahr für die betroffene Gehirnhälfte. Nach einer größeren Studie (Nishioka 1966) beträgt das Risiko für ischämisch bedingte neurologische Defizite bei der Ligatur der A. carotis communis 32% gegenüber 59% bei der Ligatur der A. carotis interna, die hinsichtlich der Drucksenkung im Aneurysma die effektivere Methode ist. Daher ist die präoperative angiographische Überprüfung eines

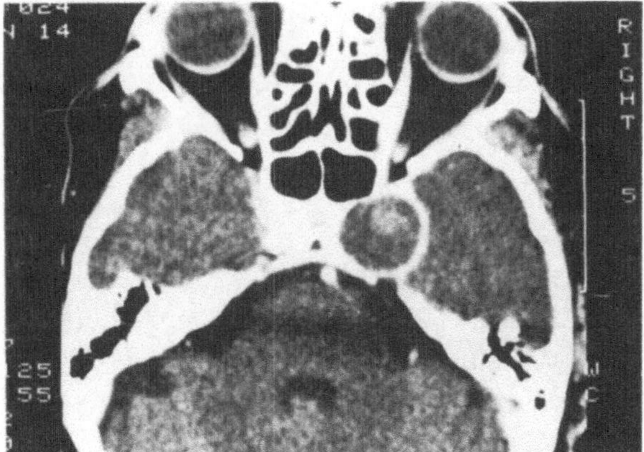

Abb. 41. Computertomographie: Riesenaneurysma der A. carotis interna rechts im kavernösen Abschnitt

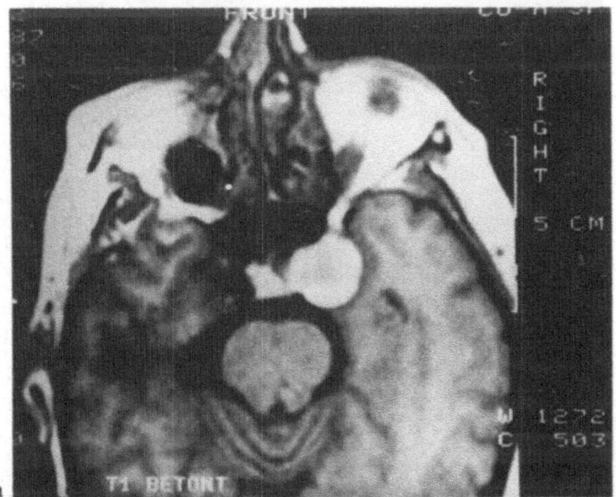

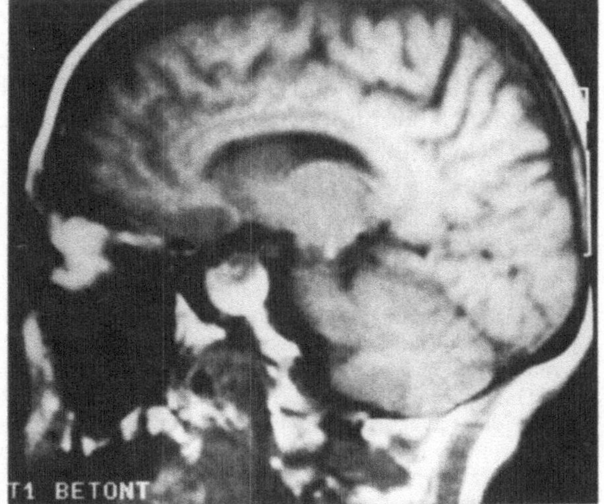

Abb. 42 a, b. Magnetresonanztomographie in axialer (**a**) und parasagittaler (**b**) Einstellung: Riesenaneurysma der A. carotis interna rechts im kavernösen Abschnitt

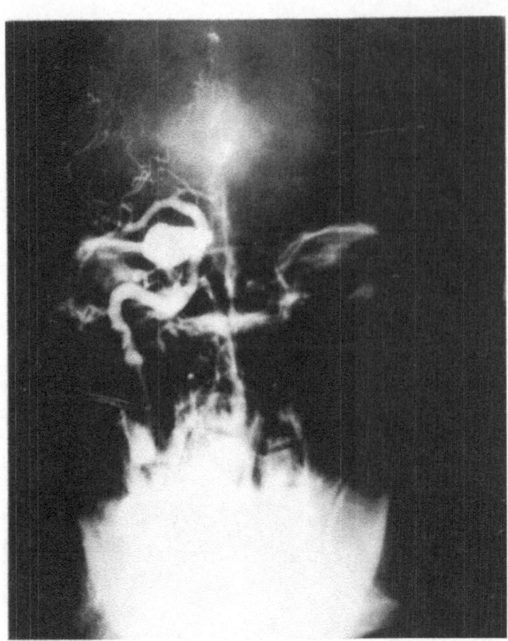

Abb. 43. Angiographie der A. carotis interna rechts: Riesenaneurysma im kavernösen Abschnitt

intakten Kollateralkreislaufs zwischen den beiden Seiten so wichtig. Gegebenenfalls ergibt sich daraus die Indikation zur Anlage eines extra-intrakraniellen Bypass vor der Ligatur der A. carotis interna (Gelber u. Sundt 1980). Hierbei wird die A. temporalis superficialis über ein temporoparietales Bohrloch mit einem kortikalen Ast der A. cerebri media anastomosiert, wodurch eine zusätzliche Perfusion der Hirnrinde durch einen Ast der A. carotis externa erreicht wird.

6.15.2 Aneurysma der A. carotis interna im petrösen Abschnitt

Aneurysmen der A. carotis interna im petrösen Abschnitt sind wegen der knöchernen Wand des Canalis caroticus ausgesprochen selten. Die Symptome sind wegen der Nähe zum Mittelohr und der Tuba auditiva Ohrgeräusche und Schalleitungsschwerhörigkeit.

Ravon (1976) berichtete von einem Fall eines Aneurysmas im petrösen Abschnitt der A. carotis interna bei einem Kind mit den entsprechenden Symptomen.

Wir können dazu folgendes Fallbeispiel beitragen: Bei einer 21jährigen Patientin war es 1 Jahr zuvor zu einer Hörminderung und pulssynchronem Rauschen auf dem linken Ohr gekommen. Bei der damaligen HNO-ärztlichen Untersuchung wurde ein Paukenerguß links gefunden, der mehrfach durch Parazentese und Einlegen eines Paukenröhrchens behandelt wurde, aber jeweils rezidivierte. Es konnte keine Durchgängigkeit der Eustachschen Röhre erreicht werden.

Bei röntgenologischem Verdacht auf ein Cholesteatom wurde daraufhin die Teilmastoidektomie und Antrotomie links durchgeführt, wobei ein Schleimhautpolyp und nach der Mittelohreröffnung noch weitere polypöse Schleimhautwucherungen entfernt wurden. Auch nach diesem Eingriff kam es weiter zu rezidivierenden Paukenergüssen links. Das nun angefertigte kraniale CT, ergänzt durch das

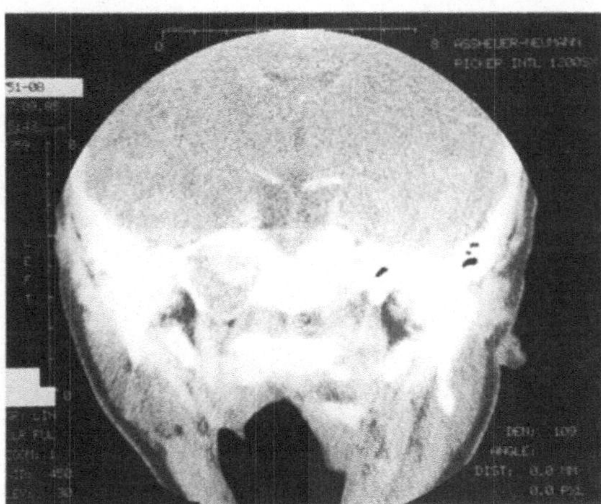

Abb. 44. Computertomographie in koronarer Einstellung: Riesenaneurysma der A. carotis interna links im petrösen Abschnitt

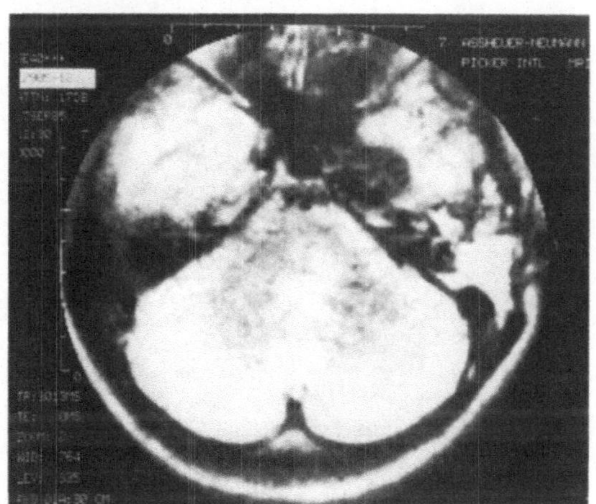

Abb. 45. Magnetresonanztomographie: Riesenaneurysma der A. carotis interna links im petrösen Abschnitt

MRT (Abb. 44 u. 45), zeigte eine Raumforderung von etwa 3 cm Durchmesser im Bereich der Pyramidenspitze links mit deutlichem Kontrastmittelenhancement, ausgedehnten Knochendestruktionen, Arrosion der dorsolateralen Wand der Keilbeinhöhle und Verlegung der Tuba Eustachii. Die Angiographie (Abb. 46 a, b) ergab den Nachweis eines teilweise trombosierten Riesenaneurysmas von 3 cm Durchmesser im Pars petrosa der linken A. carotis interna mit Impression der lateralen Keilbeinhöhlenwand. Bei der selektiven Angiographie der A. carotis interna rechts mit Kompression der Gegenseite kam es zum ausreichenden Fluß über den Ramus communicans anterior nach links. Das Aneurysma wurde in zwei Sitzungen durch Trapping, d. h. durch Ligatur der A. carotis interna am Hals und dann Klippung intrakraniell ausgeschaltet.

Die Patientin hat beide Eingriffe ohne neurologisches Defizit gut überstanden. Auch hier ergab die postoperative Hirndurchblutungsmessung beidseits normale Werte.

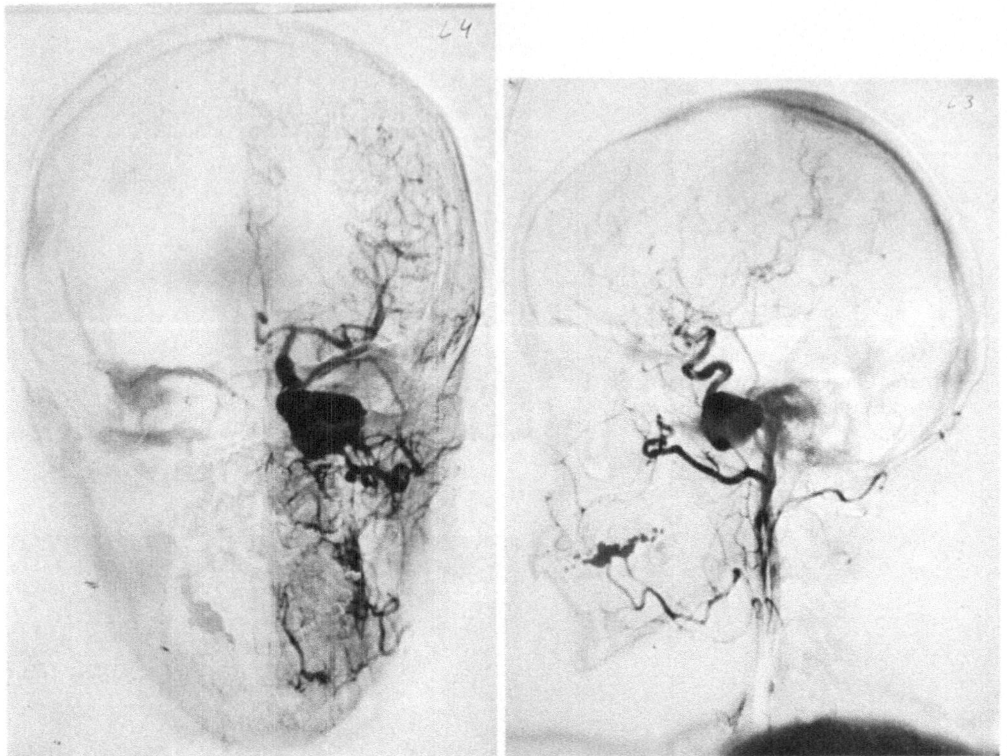

Abb. 46a, b. Karotisangiographie a. p. (**a**) und seitlich (**b**) links: Riesenaneurysma im petrösen Abschnitt

7 Zusammenfassung

Tumoren und Pseudotumoren im Bereich des Felsenbeins und der angrenzenden Schädelbasis konfrontieren den diagnostizierenden und behandelnden Arzt mit einer Reihe von Problemen. Überwiegend erst spät auftretende und häufig uncharakteristische Symptome führen zwangsläufig zu verspätet gestellten Diagnosen. Der raumfordernde Prozeß hat zu diesem Zeitpunkt schon eine Ausdehnung, die den therapeutischen Ansätzen Grenzen setzt. Dies ist durch die subtilere Diagnostik in den letzten Jahren relativiert worden. Dabei ist in erster Linie die Computertomographie zu nennen, die es ermöglicht, durch gezielte Aufnahmetechniken, koronare Rekonstruktionen und die High-Resolution-Technik auch kleinere und kleinste pathologische Prozesse zu erfassen. Ergänzt wurde diese Entwicklung durch die Einführung der Kernspintomographie, die insbesondere bei basisnahen Mittellinientumoren einen weiteren Einblick in die zugrunde liegenden pathologischen Prozesse gibt. Durch dieses Verfahren ist auch eine Abgrenzung des Tumors gegenüber den vaskulären und nervalen Strukturen und insbesondere zum Hirnstamm ermöglicht worden. Die ausgefeilte Diagnostik läßt neue therapeutische Ansätze zu. Dabei spielt die verfeinerte neurochirurgische Vorgehensweise, insbesondere unter dem Operationsmikroskop, und die Verwendung eines gut durchdachten Mikroinstrumentariums eine große Rolle, so daß schwer zugängliche Tumoren ohne Schädigung der umgebenden Hirnanteile dargestellt werden und, je nach Wachstumsrichtung, radikal oder teilweise extirpiert werden können. Interventionelle radiologische Verfahren, wie die Embolisation großer zuführender Gefäße, müssen in diesem Rahmen Erwähnung finden. Auch auf die Möglichkeiten der modernen Neuroanästhesie, die langstündige Operationen gestatten, muß in diesem Zusammenhang hingewiesen werden. Neurophysiologische Überwachungstechniken, wie z. B. die intraoperative Ableitung von Hirnstammpotentialen, geben dem Operateur eine zusätzliche Sicherheit, um wichtige zentralnervöse Strukturen zu schonen.

Zusammenfassend läßt sich sagen, daß die Tumoren und Pseudotumoren im Bereich des Felsenbeins und der angrenzenden Schädelbasis nichts von ihrer Brisanz verloren haben. Es ist jedoch zu einer Verbesserung der diagnostischen und therapeutischen Möglichkeiten gekommen, die ein früheres Vorgehen und ein schonenderes Operieren gestatten.

Literatur

Alonso WA et al. (1971) Transoral transpalatal approach for resection of clival chordoma. Laryngoscope 81(10):1626–1631

Andral D (1833) Clinique medicale, ou choix d'observations recueillies à l'Hôspital de la Charite, Gabon 5. Paris

Arana-Iniques R et al. (1968) Transoral approach in clivus and high cervical chordomas. Acta Neurol Latinoamer 14:65–73

Arlen M et al. (1970) Chondrosarcoma of the head and neck. Am J Surg 120:456–460

Ballance C (1970) Some points in the surgery of the brain and its membranes. Macmillan & Co. London, p 276

Barr HWK et al. (1971) Intracavernous carotid aneurysms. A clinical-pathological report. Brain 94:607–620

Bartolow R (1872) Aneurysms of the arteries at the base of the brain: their symptomatology, diagnosis and treatment. Am J Med Sci 64:373–386

Bastroem ME (1897) Über die pialen Epidermoide, Dermoide und Lipome und duralen Dermoide. Zbl Path 8:1–98

Bell C (1830) The nervous system of the human body. Anhang, pp 112–114

Bonnal J et al. (1964) L'abord temporal transtentoriel de l'angle ponto-cerebelleux et du clivus. Neuro-Chirurgie 10:3–12

Bressler H (1839) Die Krankheiten des Kopfes und der Sinnesorgane. Bd I: Die Krankheiten des Gehirns und der äußern Kopfbedeckungen. Verlag der Voss'schen Buchhandlung Berlin, S 295–296

Campbel E, Volk BM (1951) Total resection of the temporal bone for malignancy of the middle ear. Ann Surg 134:397

Congdon CC (1952) Benign and malignant Chordomas – A clinico-anatomical studies of 22 cases. Amer J Path 28:793

Cushing H (1917) Tumors of nervus acusticus and syndrome of cerebellopontine angle. WB Saunders, Philadelphia

Cushing H (1932) The basophil adenomas of the pituitary body and their clinical manifestations (pituitary basophilism). In: Papers relating to the pituitary body, hypothalamus and parasympathetic nervous system. ChC Thomas, Springfield Ill.

Dandy WE (1925) An operation for the total removal of cerebellopontine angle (acoustic) tumor. Surg Gynecol Obstet 41:129

Dandy WE (1928) Arteriovenous malformations of the brain. Arch Surg 17:190–243

Dandy WE (1939) Treatment of internal carotid aneurysm within the cavernous sinus and cranial chamber. Ann Surg 190:689–711

Denecke HJ (1969) Surgery of extensive glomus jugulare tumors of the ear. Rev Laryng 90:265

Denecke HJ (1977) Plastische Korrektur des Schluckaktes und der Stimme bei Vaguslähmung. HNO (Suppl) 25:140–143

Denecke HJ (1980) Die oto-rhino-laryngologischen Operationen im Mund- und Halsbereich. In: Zenker R, Heberer G, Pichlmayr R (Hrsg) Allgemeine und spezielle Operationslehre, Bd V, Teil 3, 3. Aufl. Springer, Berlin Heidelberg New York

Derome P et al. (1977) The transbasal approach to tumors invading the base of the skull. In: Schmidek HH, Sweet WH (eds) Current techniques in operative neurosurgery. New York, Grune and Straton, pp 223–245

Djindjian R, Merland JJ (1978) Super-selective arteriography of the sternal carotid artery. Springer, Berlin Heidelberg New York, p 147

Dott NM et al. (1925) A consideration of the hypophysial adenomata. Brit J Surg 13:314–366

Drake CG (1968) The surgical treatment of aneurysm of the basilar artery. J Neurosurg 29:436–446

Eagleton W (1932) Unlocking of the petrous pyramid for localized bulbar meningitis secondary to suppuration of the petrous apex. Arch Otolaryngol 13:386–442

Falconer MA et al. (1968) Surgical treatment of chordoma and chondroma of the skull base. J Neurosurg 29:261–275

Fay T (1931) The management of tumors of the posterior fossa by the transtentorial approach. Surg Clin N Amer 10:14–27

Fisch U, Pillsbury HC (1979) Infratemporal fossa approach to lesions in the temporal bone and base of the skull. Arch Otolaryngol 105:99–107

Fox H (1967) Obliteration of midline vertebral artery aneurysm via basilar craniectomy. J Neurosurg 26:406–412

Fränkel A et al. (1901) Klinische und antomische Beiträge zur Lehre von der Akromegalie. Deutsch Med Wochenschr 27:513–566

Frazier ChH (1925) Subtotal resection of sensory root for relief of major neuralgia. Arch Neurol (Am) 13:378

Gacek R (1975) Diagnosis and management of primary tumors of the petrous apex. Ann Otol Rhinol Laryngol 84(18):1

Garcia-Bengoche F, Kohut RI (1972) The subtemporal transtentorial approach for large acoustic nerve tumors. Acta Neurol Latinoamer 18:344–354

Gelber BR, Sundt TM Jr (1980) Combined carotid ligation and EC-IC bypass. J Neurosurg 52:1–10

Glasscock ME III, Hayes JW (1953) The translabyrinthine removal of acoustic and other cerebellopontine angle tumors. Arch Otolaryngol 82:415

Graham MD et al. (1984) Total en bloc resection of the temporal bone and carotid artery for malignant tumors of the ear and temporal bone. Laryngoscope 4:528

Guild SR (1941) A hithero unrecognized structure, the glomus jugulare, in man. Anat Rec 79:28

Guiot G (1948) Actualitee de neuro-chirurgie. Doin, Paris

Hakuba A (1977) Clivus meningioma: six cases of total removing. Neurol Med Chir (Tokyo) 17:63–77

Hardy J (1977) L'abord trans-sphenoidal des tumeurs du clivus. Neuro-Chirur 23:287–297

Hildmann H (1973) Die Glomustumoren des Mittelohres. HNO 21:344–346

House WF (1963) Middle cranial fossa approach to the petrous pyramid. Arch Otolaryngol 78:460

House WF et al. (1968) Middle cranial fossa approach to acoustic neurinoma tumor surgery. Arch Otolaryngol 88:631

House WF, Glasscock ME III (1968) Glomus tympanicum tumors. Arch Otolaryngol 87:550

House WF, Hitselberger WE (1976) The transcochlear approach to the skull base. Arch Otolaryngol 102:334

Jackson AW, Koshiba R (1974) Treatment of glomus jugulare tumours by radiotherapy. Proc R Soc Med 67:267–270

Kempe LG et al. (1971) The neurosurgical treatment of glomus jugulare tumors. J Neurosurg 35:59–64

Kitt VV, Panje WR (1984) Malignancies of the ethmoidal and sphenoidal sinuses: a report of 47 cases. International Conference on Head and Neck Cancer. Baltimore

Kosnik EJ et al. (1974) Dural arteriovenous malformations. J Neurosurg 40:322–329

Krayenbühl H (1936) Primary tumours of the root of the fifth cranial nerve: their distinction from tumours of the Gasserian ganglion. Brain 59:337–352

Lawson W (1980) Glomus bodies and tumors. NY State J Med 80:1567–1575

Linthicum FH et al. (1979) Elektronystagmographic caloric bithermal vestibular test (ENG) results in acoustic tumor cases. In: House WF et al. (eds) Acoustic tumors, vol I. University Park Press, Baltimore

Luschka H (1857) Virchows Arch path Anat 11:8

MacCarty CS, Taylor WF (1979) Intracranial meningiomas: Experiences at the Mayo Clinic. Neurol Med Chir (Tokyo) 19:569–574

Mahoney W (1936) Die Epidermoide des Zentralnervensystems. Z Neurol 155:416–471

Mangham CA et al. (1981) Management of intratemporal vascular tumors. Laryngoscope 91 (6):867

Menzel J (1978) Neurochirurgische Therapie extensiver Glomus-jugulare-Tumoren. Laryngol Rhinol 57:281–286

Montgomery WW (1977) Cystic lesions of the petrous apex: trans-sphenoidal approach. Ann Otolaryngol 86:429–435

Mullan S et al. (1966) The use of an anterior approach to centrally placed tumors in the foramen magnum and vertebral column. J Neurosurg 24:536–543

Murata T (1985) Intrapetrous neurinomas of the facial nerve. Report of three cases. Surg Neurol 23:507–512

Naffziger HC (1928) Brain surgery with special reference of exposure of the brainstem and posterior fossa. Surg Gynec Obstet 46:241–248

Narayan RK et al. (1981) Primary dural melanoma: A clinical and morphological study. Neurosurgery 9:710

Nishioka H (1966) Results of treatment of intracranial aneurysms by occlusion of the carotid arteria in the neck. J Neurosurg 25:660–682

Olivecrona H (1967) Acoustic tumors. J Neurosurg 16:6–13

Penfield W, Erickson TC (1941) Epilepsy and cerebral localization. ChC Thomas, Springfield, Ill.

Percy AK et al. (1972) Neoplasms of the central nervous system: Epidemiologic considerations. Neurology (Minneap) 22:40–48

Platter F (1614) Observationum in hominis affectibus plerisque, corpore et animo, functionum laesione, dolore, aliave molestia et vitio incommodantibus, libri tres. Basiliae: Impensis Ludovici Regis

Pool JL, Potts DG (1965) Aneurysms and arteriovenous anomalies of the brain. Harper & Row, New York

Proctor B, Linsay RR (1947) Tumors involving the petrous pyramid of the temporal bone. Arch Otolaryngol 46:180

Rand RW, Kurze TL (1967) Micro-neurosurgery in acoustic tumors (suboccipital transmeatal approach). Trans Am Acad Ophthalmol Otolaryngol 71:682

Ravon et al. (1976) Un cas d'anévrysme géant intra-pétreux e intra-caverneux de la carotide interne chez l'enfant. Neurochirurgie 22:621–626

Ribbert H (1895) Zbl allg Path path Anat 6:268

Rosenwasser H (1945) Carotid body tumor of the middle ear and mastoid. Arch Otolaryng (Chicago) 41:64–70

Rosomoff HL (1971) The subtemporal transtentorial approach to the cerebellopontine angle. Laryngoscope 81:1448–1454

Rougerie J et al. (1967) Les voies d'abord des chordomes du clivus. Neuro-Chirur 13:559–570

Russell DS, Rubinstein LJ (1977) Pathology of tumours of the nervous system. 4th ed., Wiliams and Wilkins, Baltimore

Sakalas R et al. (1975) Chronic sixth nerve palsy, an initial sign of basophenoid tumors. Arch Ophthalmol 93:186–190

Saldana MJ et al. (1973) High altitude hypoxia and chemodectomas. Hum Pathol 4:251–263

Sandifort E (1777) Observationes anatomicopathologicae. Lugduni Batvarorum, Kapit IX, pp 116–120

Sartor K et al. (1987) MR imaging in infra-, para- and retrosellar lesions. Neuroradiol 29:19–29

Savitz et al. (1974) Primary melanoma of the leptomeninges: a review. Mt Sinai J Med (NY) 41:774

Schisano G, Olivecrona H (1960) Neurinomas of the Gasserian ganglion and trigeminal root. J Neurosurg 17:306–322

Sekhar LN, Estonillo R (1986) Transtemporal approach to the skullbase: An anatomical study. Neurosurgery 19(5):799–808

Selters WA, Brackmann DE (1977) Acoustic tumor detection with brainstem electric response audiometry. Arch Otolaryngol 103:181–187

Simpson GT (1979) Immediate postembolization excision of glomus jugulare tumors. Advantages of combined techniques. Arch Otolaryngol 105:639–643

Spiller WG, Frazier CH (1901) The division of the sensory root of the trigeminus for the relief of tic doloreux; an experimental, pathological and clinical study with a preliminary report of one surgically successful case. Univ Pennsylvania Med Bull 14:341

Stevenson GC et al. (1966) A trancervical transclival approach to the ventral surface of the brainstem for removal of a clivus chordoma. J Nerosurg 64:544–551

Stewart MJ, Morin JE (1926) J Path Bact 29:41

Stieglitz L et al. (1896) A study of three cases of tumor of the brain in which operation was performed-one recovery, two deaths. Amer J Med Sci 111:509–531

Theron AJ, Lasjaunias P (1976) Participation of the external and internal carotid in the bloodsupply of acoustic neurinomas. Radiology 118:83–86

Utne JR, Pugh DG (1955) The roentgenologic aspects of chordomas. Amer J Roentg 74:593–608

Valentine G (1840) Über eine gangliöse Anschwellung in der Jakobsonschen Anastomose des Menschen. Arch Anat Physiol Wissensch Med 287–290

Wackenheim A, Braun JP (1978) The veins of the posterior fossa. Springer, Berlin Heidelberg New York, p 28

Wackenheim P, Metzger J Radiological study of the bone changes in 65 cases of neoformations of the crebellopontine angle. J Radiol Electr 43:860–871

Wei WI (1984) A comparison of clinical staging systems in nasopharygeal carcinoma. Clin Oncol 10:225

Wissinger P et al. (1967) Repair of aneurysm of the basilar artery by a transclival approach. Case report. J Neurosurg 26:417–419

Wright D (1967) Nasopharyngeal and cervical chordoma – some aspects of their development and treatment. J Laryngol 81(12):1337–1355

Yasargil MG (1978) Microsurgery of the aneurysms of the internal carotid artery and its branches. Prog neurol Surg 9:58–121

Yasargil MG (1978) Mikrochirurgie der Kleinhirnbrückenwinkel-Tumoren. In: Plester D et al. (Hrsg) Kleinhirnbrückenwinkel-Tumoren. Diagnostik und Therapie. Springer, Berlin Heidelberg New York, S 215–257

Yasargil MG et al. (1980) Meningiomas of basal posterior fossa. In: Krayenbühl H (ed) Advances and Technical Standards in Neurosurgery, vol 7. Springer, Wien, pp 3–115

Zülch KJ (1956) Pathologische Anatomie der raumbeengenden intrakraniellen Prozesse. In: Handbuch der Neurochirurgie, Bd III, Springer, Berlin Göttingen Heidelberg

Zülch KJ, Mennel HD (1975) The question of malignancy in meningiomas. Acta Neurochir 31:275–276

H. Weidauer, H. Maier; Heidelberg

Speicheldrüsen-erkrankungen

Aktuelle Gesichtspunkte zur Diagnostik und Therapie

1988. 108, z. T. mehrfarbige Abbildungen.
Etwa 200 Seiten. Gebunden DM 128,–
ISBN 3-540-18776-6

Das Buch behandelt die Diagnostik und Therapie der Erkrankungen der großen Kopfspeicheldrüsen. Die modernen bildgebenden Verfahren und immunhistologischen Untersuchungstechniken werden ausführlich dargestellt, neue Aspekte der konservativen und chirurgischen Therapie einschließlich der Strahlentherapie der entzündlichen neoplastischen Erkrankungen ausführlich besprochen. Dabei wurde der neueste Stand der TNM-Klassifikation von Speicheldrüsenmalignomen berücksichtigt. Ein umfangreiches Bildmaterial aus Kernspintomographie, Ultraschall, Szintigraphie und Immunhistologie illustriert den Einsatz dieser Methoden in der Diagnostik. Den mit der Erkennung und Behandlung von Speicheldrüsenerkrankungen beschäftigten Ärzten – Hals-Nasen-Ohren-Ärzten, Allgemeinmedizinern, Strahlentherapeuten und Kieferchirurgen – vermittelt das Buch einen breiten Überblick über die moderne Diagnostik und Therapie von Speicheldrüsenerkrankungen.

Springer-Verlag
Berlin Heidelberg New York
London Paris Tokyo

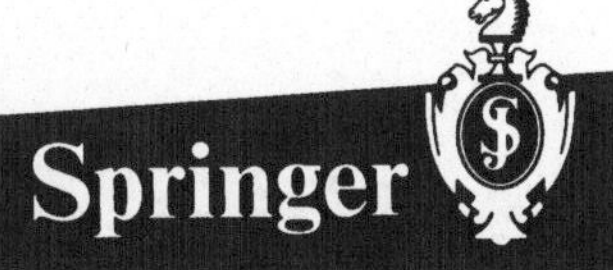

H.-P. Zenner, Würzburg

Allergologie in der Hals-Nasen-Ohren-Heilkunde

Pathogenese – Klinik – Therapie

Geleitwort von K. Terrahe

1987. 27 Abbildungen. XII, 145 Seiten.
Gebunden DM 78,–. ISBN 3-540-17412-5

Inhaltsverzeichnis: Einführung. – Immunologische
Grundlagen. – Allergische Rhinitis. – Allergologische
Notfälle. – Extranasale Allergien und Pseudoallergien.
– Weiterführende Literatur. – Sachverzeichnis.

Zum ersten Mal wird hier ein umfassender praktischer
Leitfaden durch das bedeutsame Teilgebiet der Allergologie in der Hals-Nasen-Ohren-Heilkunde in Buch-
form vorgelegt. Dem mit der Erkennung und Behandlung von allergischen Krankheitsbildern in der Hals-
Nasen-Ohren-Heilkunde beschäftigten Arzt vermittelt
das Buch erstmals einen umfassenden und praxisge-
rechten Überblick über die gegenwärtigen Möglichkeiten der allergologischen Diagnostik und Therapie im
HNO-Bereich mit seinen spezifischen Problemen. Die
methodischen Angaben zu allergologisch-diagnosti-
schen Verfahren und ihre graphische Heraushebung
erlauben einen direkten Zugriff für ihre unmittelbare
klinisch-praktische Verwirklichung. Der Bezug zur
täglichen HNO-ärztlichen Praxis wird hier in die Tat
umgesetzt. Auch für Hautärzte, Pulmologen, Interni-
sten und Allgemeinmediziner, die mit allergologischen Problemen konfrontiert werden, ist das Buch
ein wertvoller Ratgeber in der Praxis.

„Der Leser überzeuge sich selbst, wie didaktisch
einprägsam ihm die theoretischen Grundlagen der
Allergologie erschlossen werden und wie betont ihre
praktische Anwendung zu Wort kommt."

Aus dem Geleitwort von K. Terrahe

Springer-Verlag
Berlin Heidelberg New York
London Paris Tokyo

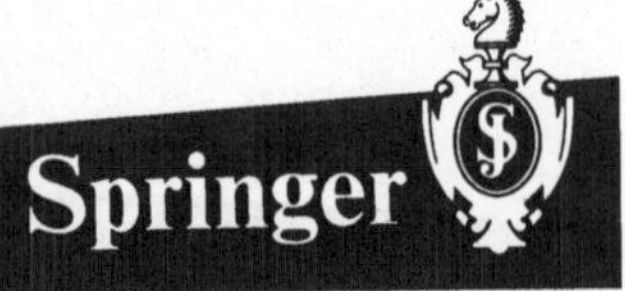